Interessenpolitik im deutschen Gesundheitswesen

Interessenpolitik im deutschen Gesundheitswesen

Wilfried Boroch

Wilfried Boroch

Interessenpolitik im deutschen Gesundheitswesen

Lobbyismus verstehen und Gesundheitspolitik mitgestalten

hogrefe

Prof. Dr. Wilfried Boroch
FOM | Hochschule für Oekonomie & Management
Herkulesstraße 32
45127 Essen
E-Mail: wilfried.boroch@fom.de

Bibliografische Information der Deutschen Nationalbibliothek
Die Deutsche Nationalbibliothek verzeichnet diese Publikation in der Deutschen Nationalbibliografie; detaillierte bibliografische Daten sind im Internet über http://www.dnb.de abrufbar.

Verantwortliche Person in der EU: Hogrefe Verlag GmbH & Co. KG, Merkelstraße 3,
37085 Göttingen, info@hogrefe.de

Anregungen und Zuschriften bitte an den Hersteller:
Hogrefe AG
Lektorat Gesundheit
Länggass-Strasse 76
3012 Bern
Schweiz
Tel. +41 31 300 45 00
info@hogrefe.ch
www.hogrefe.ch

Lektorat: Susanne Ristea
Bearbeitung: Elisabeth Dominik, Allendorf/Lumda
Herstellung: Daniel Berger
Umschlaggestaltung: Verlag intern
Satz: Claudia Wild, Konstanz
Druck und buchbinderische Verarbeitung: Multiprint Ltd., Kostinbrod
Printed in Bulgaria
Auf säurefreiem Papier gedruckt

1. Auflage 2026

(E-Book-ISBN_PDF 978-3-456-96411-9)
(E-Book-ISBN_EPUB 978-3-456-76411-5)
ISBN 978-3-456-86411-2
https://doi.org/10.1024/86411-000

Inhaltsverzeichnis

Cui bono – wem nützt es?

I.
Allgemeine und (gesundheits-) spezifische Grundlagen

1 Zur Orientierung

Im Jahr 2002 belegte der Begriff Kakophonie Platz 4 der Worte des Jahres. Was war geschehen? Der streitbare Altkanzler Gerhard Schröder mahnte in seiner für ihn typischen Basta-Manier die eigenen Parteireihen dazu an, die überbordenden Streitigkeiten zu den damaligen Steuer-, Sozial- und Gesundheitsreformen zu beenden. Wörtlich sagte er, „diese Art von Kakophonie sei der gemeinsamen Politik absolut unerträglich" (Lohse, 2019). Seither ist der Begriff in der politischen Welt gang und gäbe. Abgeleitet aus seiner altgriechischen Herkunft umschreibt er, laute und besonders harte Geräusche oder Töne in der Musik und Literatur, die als unangenehm oder unästhetisch wahrgenommen werden. Solcherart Dissonanzen, die chaotischen Umfang annehmen können, werden in der Politik heutzutage als Synonym für Meinungsunterschiede oder gegensätzliche, nicht miteinander kompatible Interessen verwendet.

Vielstimmige Interessenlagen und -streitigkeiten stehen wie in kaum einem anderen Politikfeld im Gesundheitswesen ständig auf der Tagesordnung. Ärzte, Apotheker, Krankenhausmanager, Krankenkassenbürokraten, Vertreter der pharmazeutischen und medizintechnischen Industrie, Epidemiologen, Ökonomen, Gesundheitswissenschaftler und viele mehr, sie alle konkurrieren miteinander im Wettstreit der Interessen, Ansichten und Haltungen. Das ist nicht verwunderlich, denn es geht um viel: um die Zukunftsfestigkeit des deutschen Gesundheitssystems, um eine qualitativ hochwertige medizinische Versorgung, um eine gesunde Gesellschaft, um sichere Arbeitsplätze, um persönliches Ansehen und um Macht, vor allem aber geht es um Geld, und zwar um sehr viel Geld. Mit einem Ausgabenvolumen im Jahr 2023 von knapp über 500 Mrd. Euro (destatis, 2025), wovon allein die Gesetzliche Krankenversicherung (GKV) aufgerundet 60 Prozent (280 Mrd. €) beanspruchte, sind die pekuniären Verteilungsspielräume deutlich umrissen. Alle wollen etwas von diesem riesigen Kuchen abhaben und kämpfen mehr oder weniger intensiv darum. Zumal dieser Kuchen großen Veränderungen unterliegt: zum einen wird sein Volumen infolge der demografischen und medizinisch-technischen Entwicklungen zunehmend größer, zum anderen verschieben sich aufgrund der damit verbundenen gesellschaftlichen Finanzierungsherausforderungen seine inneren Verteilungsmaße.

Vor diesem Hintergrund sind interessenpolitische Auseinandersetzungen nichts Ungewöhnliches. Beim Gesundheitswesen kommt jedoch noch eine bedeutsame politische Komponente hinzu, denn es dreht sich auch um Armut und Fairness sowie um die ideologische Grundsatzfrage: Wie muss ein System, das unterschiedlichen Marktversagensphänomene ausgesetzt ist, ausgestaltet und gesteuert werden, um gesellschaftlichen Wohlstand mit den Grundwerten Freiheit, Gerechtigkeit und Sicherheit zu verbinden? Diese Metafrage wird in allen entwickelten Volkswirtschaften durch die mehr oder minder starke Regulierung ihrer Gesundheitssysteme beantwortet.

Regulierungen und Interessenpolitik hängen aber häufig eng miteinander zusammen. Denn, wenn es für (Markt-)Akteure schwierig wird, sich im Wettbewerb der Märkte zu etablieren und durchzusetzen, liegt der Anreiz nahe, dass sie ihre „Pfründe" im (interessen-)politischen Wettbewerb sichern (Schulenburg & Greiner, 2013). Dieses Junktim ist für das deutsche Gesundheitswesen mit seiner solidarischen Wettbewerbsordnung, seinem parallel bestehenden Korporatismus und seinen sonstigen staatlichen Eingriffen von besonderer Bedeutung.

Das vorliegende Buch widmet sich daher folgender Aufgabenstellung: Was ist Interessenpolitik im Gesundheitswesen? Und weiter: Wie und unter welchen Voraussetzungen findet sie im gesundheitspolitischen Prozess statt? Die besondere Herausforderung besteht hier darin, dass man interessenpolitische Kernbegriffe, deren theoretische und politische Erklärungsansätze sowie Anwendungsbereiche im Rückgriff auf mindestens drei unterschiedliche Fachdisziplinen darstellen muss, und zwar in Bezug auf die Politik, die Ökonomie und die Gesundheitswissenschaften nebst ihren Bezügen zur Kommunikation, Soziologie und Verhaltenstheorie (Zimmer, 2023). Zur Interessenpolitik im Gesundheitswesen gibt es eben kein einheitliches, allgemein anwendbares Theoriegebäude. Vielmehr handelt es sich um ein multidisziplinäres Feld, das höchst unterschiedliche Kenntnisse erfordert und von hoher Komplexität gekennzeichnet ist. Es überrascht daher nicht, dass es hierzu nur wenige fachspezifische Arbeiten gibt, zumal sich Interessenvertreter nur äußerst selten in die Karten schauen lassen. Wer darum im Folgenden einen vollständigen Analyseüberblick zur Interessenpolitik im Gesundheitswesen erwartet, wird sicherlich enttäuscht sein. Im vorliegenden Band muss eine angemessene Auswahl an fachlichen Vertiefungen vorgenommen werden. Diese werden vorrangig von der ökonomischen und wirtschaftspolitischen Ausbildung des Autors sowie seinen langjährigen Erfahrungen im Bereich der Gesundheitspolitik und politischen Gesundheitskommunikation bestimmt.

Trotz dieser Einschränkungen ist die interessenpolitische Dimension im gesundheitspolitischen Entscheidungsprozess jedoch so bedeutsam, dass sie dringendst einer Systematisierung und Analyse bedarf. Sie muss hinterfragt und verstanden werden, und zwar nicht nur, um in der Praxis möglichst professionell und erfolgreich zum Einsatz zu kommen, sondern damit sie auch in der Lehre von Gesundheitswissenschaften, Gesundheitsökonomik und Gesundheitsmanagement künftig ihren Platz findet. Denn das tiefere Verständnis dafür, wie mittels interessenpolitischem Handeln Gesundheitspolitik gemacht und mitgestaltet wird, stellt einen wichtigen Beitrag in der Hochschulausbildung eines jeden Studierenden des Gesundheitsbereichs dar und ist von grundlegender Bedeutung für die Bestimmung und Bewertung von Reformprozessen und -entwicklungen im Gesundheitswesen Deutschlands.

Konzeptionell ist das Buch unter Bezugnahme verschiedener analytischer Rahmen aufgebaut und inhaltlich zusammengestellt worden. Es nutzt die Theorie der Interessenvermittlung, die Politikfeldanalyse und verwendet Aspekte der Kommunikationstheorie, denn Interessenpolitik ist immer zugleich Kommunikation. Vertiefend zusammengezogen werden diese unterschiedlichen Theoriefäden aus einer gesundheitsökonomischen Sicht. Dazu gehört sowohl der volkswirtschaftliche Blick auf das Gesundheitswesen als auch die managementseitige Perspektive zur Handhabung interessenseitig beeinflusster Austauschprozesse. In diesem Kontext unterliegt auch der Begriff Interessenpolitik im Rahmen dieses Buches einer gewissen Wandlung – nämlich in Form der Trias „Interessenvermittlung – Interessenpolitik – Lobbyismus" (Abbildung 1-1).

Infolgedessen umfasst das Buch vier Teile, die in insgesamt zehn Kapiteln gegliedert sind (Tabelle 1-1). Der I. Teil beschäftigt sich in zwei Kapiteln mit einführenden Grundlagen der Interessenvermittlung. Dazu gehören Definitionen und Grenzziehungen sowie die Darstellung der Akteursstruktur im deutschen Gesundheitswesen, wobei ein besonderes Augenmerk auf der GKV liegt. Der II. Teil widmet sich den theoretischen Erklärungsansätzen zur Interessen-

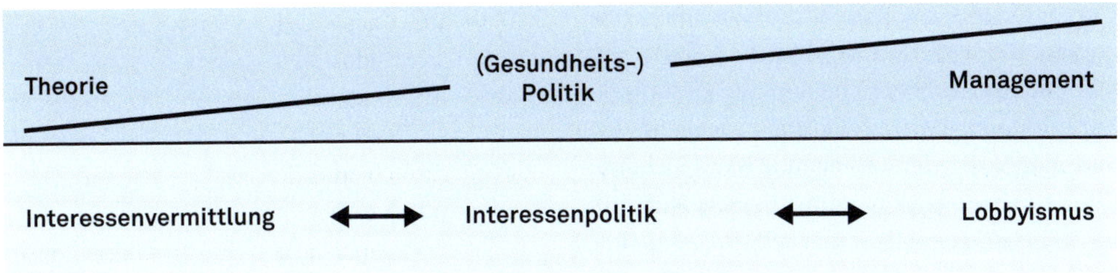

Abbildung 1-1: Erklärungsgegenstände und -felder der Interessenpolitik.

Tabelle 1-1: Aufbau des Buches.

Hauptfeld	Teilgebiet	Kapitel
Grundlagen	Abgrenzungen, Arbeitsfelder und Kritik	2
	Gesundheitspolitische Akteure und interessenpolitische Beziehungsgeflechte	3
Interessen-vermittlung	Theoretische Erklärungsansätze	4
	Macht- und Erfolgsfaktoren	5
Interessenpolitik im Politikfeld Gesundheit	Polity: Grundprinzipien und Allokationsmix	6
	Policy: Gesundheitspolitische Konzeptionen und Reformen	7
	Politics: (Gesundheits-)Politische Entscheidungsprozesse und Gesetzes-Lobbyismus	8
Lobbying	Strategisches Management und Planung der Lobbyarbeit in der Health Policy Arena	9
Ausblick	Herausforderungen und digitales Lobbying	10

vermittlung, während der III. Teil einen Wechsel zur Interessenpolitik im Politikfeld Gesundheit vollzieht. Dabei werden sowohl die spezifischen institutionellen Spielregeln (Polity) als auch die konzeptionellen gesundheitspolitischen Vorgaben und parteipolitischen Programmatiken (Policy) berücksichtigt. Der abschließende IV. Teil befasst sich mit den politischen Entscheidungsprozessen und dem Gesetzes-Lobbyismus (Politics) im deutschen Gesundheitswesen. Weiter stellt dieser Teil in kompakter Form einen einführenden Managementansatz zur Analyse, Steuerung und Planung des Gesundheitslobbyings bereit, einschließlich eines kurzen Ausblicks auf die zukünftigen Herausforderungen der Interessenvertretung in einer sich wandelnden Kommunikationswelt.

Aufbauend auf die einführenden Grundlagen zum Thema untergliedert das Buch folglich den interessenpolitischen Austauschprozess im Gesundheitswesen vom Theoretischen (Interessenvermittlung) über das Politikfeldspezifische (Interessenpolitik) hin zum anwendungsorientierten, professionell zu bearbeitenden Managementfall (Lobbyismus).

Dabei zeichnet sich im Gesundheitswesen infolge des punktuellen Eintröpfelns leichter wettbewerblicher Elemente ein Übergang ab, der von der deutlich stärker systemisch und gesellschaftlich orientierten Interessenpolitik des

Korporatismus hin zum professionellen, managementbezogenen Lobbyismus führt. Da hier alle drei Teilbereiche von der Theorie bis hin zur Managementsteuerung bearbeitet werden, eignet sich der vorliegende Band nicht nur für die Lehre, sondern kann auch als Hilfsmittel im interessenpolitischen Alltag dienen. Primär richtet sich der Band aber an Studierende gesundheitswissenschaftlicher und gesundheitsökonomischer Masterstudiengänge. Aber auch Bachelor-Studierende können ihn zur Erarbeitung der Grundlagen der Gesundheitspolitik nutzen, wobei in diesem Fall eine modulare Arbeitsweise mit den Kapiteln 3, 6 und 7 empfohlen wird.

Abschließend sei darauf hingewiesen, dass hier aus Gründen der besseren Lesbarkeit das generische Maskulinum verwendet wird. Weibliche und andere Geschlechtsidentitäten sind ausdrücklich mit eingeschlossen, soweit dies für die Aussage erforderlich ist.

Literatur

destatis. (2025). *Gesundheitsausgaben in Deutschland.* Statistisches Bundesamt. Zugriff am 08.10.2025 unter https://www.destatis.de/DE/Themen/Gesellschaft-Umwelt/Gesundheit/Gesundheitsausgaben/_inhalt.html

Lohse, E. (2019). *Kakophonie statt Geschlossenheit.* Frankfurter Allgemeine Zeitung – FAZ.NET. Zugriff am 21.03.2025 unter https://www.faz.net/aktuell/politik/inland/streit-in-der-union-kakophonie-statt-geschlossenheit-16490272.html

Schulenburg, J.-M. Graf v. d. & Greiner, W. (2013). *Gesundheitsökonomik* (3. Aufl.). Mohr Siebeck.

Zimmer, A. (2023). Lobbyismus aus politikwissenschaftlicher Perspektive. In A. Polk & K. Mause (Hrsg.), *Handbuch Lobbyismus* (S. 21–40). Springer VS. https://doi.org/10.1007/978-3-658-32320-2_3

2 Einführung in die Interessenvermittlung und Interessenpolitik

Wer die Interessenpolitik im Gesundheitswesen beschreiben und analysieren will, sollte sich zunächst vergegenwärtigen, was unter Interessenpolitik überhaupt zu verstehen ist. Daher werden in diesem Kapitel die Grundzüge – manche Autoren sprechen auch von Grundkonfigurationen (z. B.: Alemann, 2000; Kolbe et al., 2011b) – der Interessenpolitik herausgearbeitet. Dazu sind die bezugnehmenden Definitionen und Leitbegriffe zu bestimmen sowie weitergehende Abgrenzungen zu den Lobbyistentypen, Organisations- und Beziehungsformen der Interessenvertretung sowie deren Formate zu erläutern. Nebst diesen Abgrenzungen sind die elementaren theoretischen Grenzziehungen und Bezugspunkte zu Markt, Politikanalyse und Kommunikation zu umreißen. Abschließend soll ein kritischer Blick auf die Thematik und die sich hierzu im Wandel befindlichen rechtlichen Rahmenbedingungen geworfen werden.

Um es noch einmal zusammenzufassen – im Wesentlichen geht es in diesem Kapitel einleitend um die Fragen:

- „Was ist Interessenpolitik? und: „Welche Varianten und Unterformen von ihr gibt es?“
- „Welche Typen von Lobbyisten und Interessengruppen lassen sich identifizieren?“
- „Welche Beziehungen bestehen zwischen der Interessenpolitik und den Feldern Ökonomie, Politik, Kommunikation und Recht?

All diese Fragen werden selbstsprechend immer vor dem Hintergrund der Besonderheiten des deutschen Gesundheitswesens und der Gesundheitspolitik beantwortet.

2.1 Definitionen und Abgrenzungen

Um in das Thema Interessenpolitik einzuführen, ist es zweckmäßig, sich zunächst Klarheit darüber zu verschaffen, was unter Interessenpolitik begrifflich überhaupt zu verstehen ist und welche Facetten unseres Erkenntnisgegenstandes existieren. Es geht also darum, allgemeine Ansatzpunkte für die weiterführende Beschreibung und Analyse der Interessenpolitik im Gesundheitswesen zu gewinnen.

2.1.1 Interessenpolitik, Interessenvertretung und Interessenvermittlung

Zur Interessenpolitik existieren unterschiedliche Vorstellungen. In der öffentlichen Wahrnehmung ist sie, insbesondere in ihrer sprachlich häufig synonym verwendeten Ausprägung Lobbyismus, überwiegend negativ konnotiert. So haftet der Interessenpolitik etwas Anrüchiges, Fragwürdiges oder gar Illegitimes an (z. B.: Leif & Speth, 2003; Kleinfeld et al., 2007). Gelegentlich wird in diesem Zusammenhang auch von einem schillernden Phänomen gesprochen (z. B.: Kolbe et al., 2011b). Entsprechend vielfältig sind die Definitionen und begrifflichen Einordnungen von Interessenpolitik, zumal sie zudem aus der Perspektive unterschiedlicher wissenschaftlicher Subdisziplinen abgeleitet werden.

Als übergeordnete und neutrale Begriffskategorie wird im Weiteren der Begriff Interessenvermittlung verwendet.

Interessenvermittlung ist der Austausch von Ansichten, Meinungen und Positionen zwischen Interessenvertretern und Politikern sowie weiteren relevanten Entscheidungsträgern.

Interessenpolitik wiederum ist eine legitime, als Bürgerrecht zu verstehende Form der politischen und gesellschaftlichen Interessenvertretung im Rahmen demokratischer Willensbildungsprozesse (Kleinfeld et al., 2007). Dabei lässt sich diese Vertretung von Interessen prinzipiell auf vier Wegen organisieren (Chaloupek et al., 2011):

1. Einzelne Akteure, beispielsweise Bürger, Gewerbetreibende oder Unternehmen, organisieren und verfechten ihre Interessen eigenständig.
2. Gleichgesinnte schließen sich freiwillig zu einer Interessenorganisation wie einem Verband, Verein oder gegebenenfalls einer Partei zusammen.
3. Bestimmte Berufs- oder Zweckgruppen werden aufgrund essenzieller gesellschaftlicher Anforderungen vom Staat zwangsweise verpflichtet, Interessenvertretungen beispielsweise in Form von Vereinigungen oder Kammern einzurichten.
4. Dritte werden gegen Bezahlung beauftragt, die Interessen einer der drei zuvor genannten Akteurskonstellationen wahrzunehmen.

Wichtig ist nunmehr, dass die Chancen, die eigenen Interessen durchzusetzen, umso größer einzuschätzen sind, je besser die individuelle Ressourcenausstattung in Form von beispielsweise Geld, Macht oder Personal ist. Mit Ausnahme von finanzstarken und mächtigen Unternehmen oder Einzelpersonen werden Interessen daher in der Regel in Gruppen, Gemeinschaften oder Organisationen gebündelt. Diese Bündelung kann – wie oben dargestellt – freiwillig oder erzwungen sein. Insbesondere die Tatsache, dass die Vertretung von Interessen qua staatlicher Verpflichtung zwangsweise organisiert werden kann, deutet darauf hin, dass Interessenpolitik nicht grundsätzlich nur eigennutzorientiert sein muss, sondern auch gesellschaftliche bzw. Gemeinwohlinteressen wahrgenommen werden können.

Mit Bezug auf diese eingrenzenden Vorbemerkungen lässt sich Interessenpolitik wie folgt definieren:

Definition

Unter **Interessenpolitik** werden im Folgenden alle organisierten und strukturierten (Direkt-)Kontakte verstanden, mit denen die gleichgerichteten Interessen einer freiwillig oder zwangsweise organisierten Gruppe von Akteuren gegenüber Dritten, zumeist dem Staat und seinen politischen Institutionen, geltend gemacht und nach Möglichkeit durchgesetzt werden (z. B.: Vondenhoff & Busch-Janser, 2008; Buse et al., 2023). Allerdings wird dabei keine originäre politische Verantwortung angestrebt, d. h., es findet keine unmittelbar persönliche Beteiligung am politischen Entscheidungsprozess statt (Leif & Speth, 2006).

2.1.2 Lobbyismus, Public Affairs und Public Relations

Lobbyismus und Interessenpolitik können in einem weiter gefassten Sinne durchaus synonym verwendet werden (z. B.: Kolbe et al., 2011a). Eine scharfe und vor allem durchgängige Trennung zwischen den beiden Begriffen findet sich in der einschlägigen Literatur nicht.

Auch das Begriffspaar Lobbyismus und Lobbying lässt sich synonym verwenden (Beck, 2014). Vom Wortursprung her leitet es sich vom englischen Begriff Lobby ab, der die Empfangs- oder Wandelhalle eines Parlaments beschreibt. Im übertragenen Sinne warten in dieser Halle interessierte Bevölkerungsgruppen oder Unternehmensvertreter, um die Parlamentarier zu einem Sachverhalt zu informieren und sie von ihrer Position zu überzeugen (Alemann, 2023).

Pointierter wird inzwischen nur noch von einer Gruppe von Akteuren gesprochen, die im Vorhof der Politik und Bürokratie den Gesetzgebungsprozess beeinflussen will (u.a.: Leif & Speth, 2003; Michalowitz, 2007). In diesen knappen, zusammenfassenden Worten spiegelt sich das heute gängige Verständnis von Lobbying wider.

Im vorliegenden Buch wird der Begriff Lobbyismus allerdings enger gefasst:

Lobbyismus ist ein professionalisiertes und stärker auf den Eigennutz spezifiziertes Format der Interessenpolitik.

Mit anderen Worten: Interessenpolitik kann lobbyieren beinhalten. Lobbyismus ist jedoch im Vergleich zur Interessenpolitik in seiner ureigensten Ausprägung stets eigennutzorientiert und enthält bewusst keine gemeinnützigen Elemente. Im Vordergrund steht die Erzielung einseitiger Einkommens- und Wettbewerbsvorteile, und dies häufig zulasten Dritter (s. auch Kap. 4.5.3 unter dem Begriff Rent Seeking).

Mit dem fehlenden Gemeinwohlbezug des Lobbyismus wird zugleich seine Rolle als eigenständiges Willensbildungselement demokratischer Prozesse infrage gestellt (Leif & Speth, 2006). Vielmehr trägt sein insistierend-kommerzieller Charakter (Lösche, 2006) dazu bei, dass er management- und kommunikationsseitig hochgradig professionalisiert wird. Lobbying ist, so gesehen, betriebswirtschaftlich und wettbewerblich ausgerichtet und stellt ausgefeilte Strategien, Techniken und Instrumente bereit, mit denen Interessen systematisch gefördert und durchgesetzt werden sollen.

Mit dieser professionellen Komponente ist Lobbyismus zugleich Bestandteil der Public Affairs. Während sich Interessenpolitik und Lobbyismus jedoch auf Kontakte zu politischen Entscheidungsträgern und deren Institutionen abseits der Öffentlichkeit konzentrieren, also non-public sind (Köppl, 2003; Wehrmann, 2007), zielt Public Affairs darüber hinaus auf die Öffentlichkeit an den relevanten Schnittstellen zu Wirtschaft und Gesellschaft (z.B.: Zimmer 2021; Hoffjann, 2024). Sie umfasst somit zwei Ausprägungen. Zum einen die Government Relations, die mit dem allgemeinen, auf non-public basierenden Lobbying gleichzusetzen ist (auch: Inside-Lobbying), und zum anderen die politische Öffentlichkeitsarbeit, die über die Beeinflussung der (Fach-)Öffentlichkeit und darüber hinaus relevanter Zielgruppen versucht, indirekt auf die politischen Akteure einzuwirken (auch: Outside-Lobbying).

Ein weiteres Merkmal der Public Affairs ist, dass sie nicht nur die politischen Entscheidungsprozesse strategisch und kommunikativ beeinflussen will, sondern auch den Einsatz der dahinterliegenden Prozesse und Instrumente professionell managt. Dies bietet auch die Public Relations an. Sie richtet sich wie die Public Affairs an die Öffentlichkeit. Diese wird aber deutlich breitenwirksamer mittels Presse, Social Media und anderer Medien angesprochen. Die Public Relations will die öffentliche Meinung über ein Unternehmen oder eine Interessengruppe auf breiter Basis beeinflussen und ist stärker auf Reputation ausgerichtet.

Public Affairs (PA) und **Public Relations (PR)** umschreiben das Bündel an strategischer und kommunikativer Einflussnahme von Organisationen auf politische Entscheidungsprozesse. Während die Public Affairs aber angebotsorientiert politische Ansprechpartner und die für sie relevante Öffentlichkeit mit Informationen versorgt, um Reformen anzustoßen, ist Public Relations mehr nachfrageorientiert und folgt aktuellen gesellschaftlichen und wirtschaftlichen Entwicklungen. Ihre Stärken liegen im Bereich der massenmedialen Öffentlichkeit (Michalowitz, 2019).

Das Verhältnis von Interessenpolitik, Lobbyismus, Public Affairs und Public Relations ist in Abbildung 2-1 noch einmal vereinfacht dargestellt. Inhaltlich werden wir uns im Folgenden

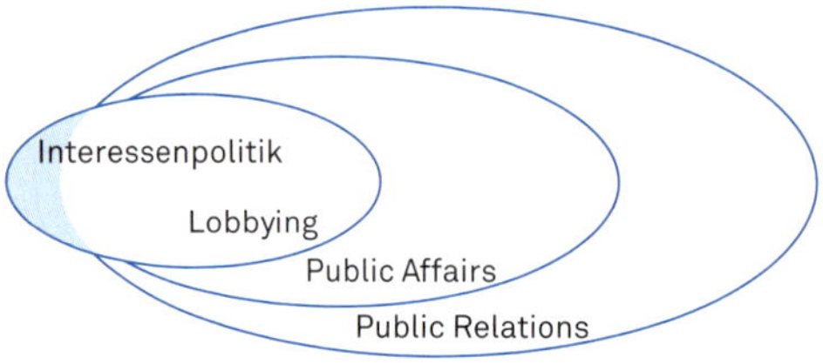

Abbildung 2-1: Schematische Zuordnung von der Interessenpolitik hin zur Public Relations (in Anlehnung an Bentele, 2008).

im Rahmen der Aufgabenstellung dieses Lehrbandes fokussieren. Es wird daher zentral mit den Begriffen Interessenpolitik bzw. Interessenvertretung einerseits und Lobbyismus bzw. Lobbying andererseits gearbeitet. Die Differenzierung zwischen Interessenpolitik und Lobbyismus bietet sich an, weil das deutsche Gesundheitswesen – wie später noch zu zeigen sein wird – über Korporatismus (s. unten) und Selbstverwaltung ein hohes Maß an gesamtgesellschaftlich initiierter Interessenvertretung umfasst. Gleichzeitig wird Lobbyismus als der nicht öffentliche Bestandteil der Public Affairs zunehmend bedeutsam (Zimmer, 2021). Denn in dem Maße, in dem wettbewerbliche Elemente in das Gesundheitswesen einfließen, gewinnen eigennutzorientierte Konkurrenzgedanken im Prozess der politischen Einflussnahme an Gewicht. Dies hat zur Konsequenz, dass sich die Interessenpolitik in bestimmten Bereichen des Gesundheitswesens allmählich in Richtung Lobbyismus verschiebt und dabei verstärkt und zusätzlich weiterführende Techniken und Instrumente der Public Affairs einsetzt.

Definition

Unter **Korporatismus** versteht man vereinfacht die Instrumentalisierung und Steuerung von Verbänden durch den Staat. Der Begriff und seine weitergehende Anwendung auf die Interessenpolitik im Allgemeinen (Kap. 4.2) sowie auf das Gesundheitswesen im Besonderen und hier wiederum bezogen auf die verbandsinterne Organisation (Kap. 3) und das Steuerungssystem (Kap. 6.2 und 6.3) werden an verschiedenen Stellen des vorliegenden Buches behandelt.

2.1.3 Formate des Lobbyismus

Lobbyismus findet in drei verschiedenen Formaten statt. Von zentraler Bedeutung sind der Beschaffungslobbyismus und der Gesetzes-Lobbyismus (Lianos & Hetzel, 2003; Beck, 2014). Als modernes Format der lobbyistischen Interessenvermittlung kann darüber hinaus das Deep Lobbying erfasst werden.

Beschaffungslobbying

Beim Beschaffungslobbyismus versuchen Interessengruppen üblicherweise öffentliche Aufträge, Subventionen und sonstige staatliche Gelder zu generieren. Dies schließt im Gesundheitswesen interessenpolitische Aktivitäten von vorwiegend privaten Akteuren wie die der Pharma- und Medizintechnikunternehmen mit ein, die sich durch Beschaffungslobbying den Zugang zum GKV-Markt für ihre Produkte und Dienstleistungen sichern wollen. [1]

1 Die Schnittstellen zur Vertriebstätigkeit sind beim Beschaffungslobbyismus fließend. So ist es durchaus gängige Praxis von Pharmaunternehmen, persönliche Kontakte zu Ärzten, Krankenhäusern, Apotheken oder Krankenkassen aufzubauen und zu pflegen. In Gesprächen und Treffen werden dann häufig vordergründig gesundheitspolitische Themen angesprochen und diskutiert oder unternehmensseitige Positionierungen platziert. Letztlich dienen diese Kontakte jedoch vorrangig der Auftragsbeschaffung, wobei es sich im Kern um vertriebliche Geschäftsanbahnungen handelt.

Gesetzes-Lobbying

Mit dem Gesetzes-Lobbyismus wird hingegen versucht, die Ausgestaltung rechtlicher und institutioneller Rahmenbedingungen zu beeinflussen oder es zielt darauf, gesetzgeberische Maßnahmen überhaupt erst zu initiieren. Dieses legislative Lobbying ist das dominierende Lobbyingformat in Gesellschaften mit demokratischen Willensbildungsprozessen. Es besitzt gerade im stark regulierten Gesundheitswesen große Relevanz und steht daher im Rahmen dieses Buches im Mittelpunkt der weiteren Betrachtung.

Deep Lobbying

Beim Deep Lobbying versuchen Interessengruppen, ihren Einfluss auf die breite Öffentlichkeit oder bestimmte Zielgruppen – häufig politische Eliten – auszudehnen (Lobbypedia, n.d.). Der entscheidende Unterschied zu den beiden zuvor beschriebenen Formaten liegt in seiner langfristigen strategischen Ausrichtung. Denn Deep Lobbying zielt vom Grundsatz her nicht auf den kurzfristigen, anwendungsbezogenen Lobbyingerfolg. Stattdessen peilt es die langfristige Beeinflussung gesellschaftlicher Einstellungen, Meinungen und Stimmungslagen an, um diese in eine bestimmte Richtung zu lenken und dadurch Einfluss auf die politische Agenda zu erlangen. Deep Lobbying schafft damit die Basis für zukünftige Lobbyingerfolge.

Aufgabe 2-1: Deep Lobbying in Schulen und Kindergärten

Deep Lobbying zielt auf zukünftige Lobbyingerfolge ab. Da insbesondere Kinder in ihrem Verhalten geprägt werden können, bieten sich Schulen oder auch Kindergärten als Orte für Deep Lobbying an. Das Motto lautet hier: „Präge die jungen Menschen heute, damit sie später das unterstützen, was man ihnen beigebracht hat".

- Recherchieren Sie im Internet, ob es im Gesundheitsbereich Aktivitäten gibt, die in die Richtung des Deep Lobbying zielen und listen Sie diese auf.
- Bewerten Sie diese Aktivitäten kurz.

2.1.4 Akteure, Lobbyistentypen und Interessengruppen

In den vorherigen Kapitelunterpunkten wurde bereits mehrfach der Begriff Akteur ins Spiel gebracht. Was ist nun ein Akteur? Antwort: Er ist ein Handelnder. Dieser kann wiederum als individueller oder komplexer Akteur auftreten. Bei Ersterem handelt es sich um eine einzelne Person oder ein einzelnes Unternehmen etc., während der komplexe Akteur, vereinfacht ausgedrückt, den Zusammenschluss mehrerer individueller Akteure repräsentiert (Blum & Schubert, 2018).

Mit Blick auf die Interessenpolitik sollen die beiden Begriffe individueller und komplexer Akteur im Weiteren auf den Interessenvertreter und die Interessengruppe übertragen und vertieft werden. Im späteren Verlauf dieses Kapitels (s. Kap. 2.3.3) werden noch zusätzlich der korporatistische Akteur und der kooperative Akteur vorgestellt.

Stakeholder ist ein weiterer Akteursbegriff, der in der interessenpolitischen Analyse immer wieder genannt wird. Dieser beschreibt im Weiteren Akteure, die ein eigenes (legitimes) Interesse am Verlauf oder Ergebnis eines politischen Prozesses oder Vorhabens haben.

Interessenvertreter, Lobbyistentypen und sonstige Berater

Gemäß den vorangegangenen Definitionen sind individuelle Akteure diejenigen, die Interessenpolitik machen: also Interessenvertreter, oder enger gefasst – sofern sie sich spezifisch auf den Eigennutz fokussieren – Lobbyisten. Wie bereits eingangs erwähnt, lassen sich Interessen unterschiedlich organisieren. Dementsprechend gibt es unterschiedliche Typen von Interessenvertretern, die im Weiteren, unter dem in der Literatur allgemein gebräuchlichen Begriff Lobbyistentypen firmieren (Martiny, 2006; Wehrmann, 2007). Das sind:

- **Verbandslobbyisten,** zu denen alle einflussnehmenden Akteure zählen, die in freiwillig organisierten Verbänden operieren und indirekt auch diejenigen, sofern sie nämlich lobbyierend tätig sind, die den Zwangsorganisationen angehören.
- **Nichtregierungslobbyisten,** die beispielsweise Stiftungen, kirchliche Organisationen, Bürgerinitiativen oder gar Selbsthilfegruppen repräsentieren.
- **Unternehmenslobbyisten,** die als Interessenakteure von privaten Unternehmen tätig sind. In dieser Fallkonstellation übernimmt häufig der Geschäftsführer oder Vorsitzende der betreffenden Firma die Funktion des Lobbyisten in Personalunion, während andere Organisationen separate Spezialisten für diese Aufgabe rekrutieren.
- **Auftragslobbyisten,** die in Agenturen, Unternehmensberatungen und (Rechts-)Kanzleien arbeiten und Dritten als externe Berater professionell Unterstützung beim politischen Lobbying und in der politischen Öffentlichkeitsarbeit anbieten.

Vom Auftragslobbyisten abzugrenzen sind:

- **Wissenschaftliche Politikberater und Think Tanks,** die ebenfalls im Auftrag Dritter tätig werden und den Auftraggeber mit Informationen oder spezifischem Wissen versorgen. Sie unterscheiden sich jedoch vom „klassischen" Auftragslobbyisten dadurch, dass sie ihren Auftraggeber objektiv wissenschaftlich beraten wollen und darüber hinaus den Anspruch erheben, unabhängig und neutral zu sein, um so rationale Problemlösungen vermitteln zu können (Fleischer et al., 2010). Allerdings ist die Abgrenzung zum Auftragslobbyismus nicht immer einfach, denn zum einen schmücken sich professionelle Lobbyingagenturen, die ein kommerzielles Auftragsgeschäft betreiben und damit per se nicht objektiv sind, mitunter mit dem Titel Politikberatung (Leif & Speth, 2003), zum anderen erfasst der Lobbyismus tendenziell zunehmend die Wissenschaft (Brede, 2019; LobbyControl, 2021).

Interessengruppen und ihre Subtypen

Unter Interessengruppen lassen sich aus organisatorischer Sicht Verbände, Vereine, NGOs (Non-Governmental Organisations), Allianzen, Aktionsbündnisse, Gewerkschaften, aber auch einzelne Unternehmen zusammenfassen. Sie stellen eine intermediäre Gruppe dar, die sich als komplexer Akteur zwischen Individuum und den rechtssetzenden Institutionen schiebt (z. B.: Streeck, 1987). Definitorisch enger gefasst, handelt es sich nach Buholzer (1998) in Anlehnung an Truman (1951) bei einer Interessengruppe, „um eine Gruppe von Akteuren mit gleichgerichteten – politischen, ökonomischen oder ideellen – (Sonder-)Interessen, die die Anliegen von Bevölkerungs-, Branchen- und Berufsgruppen repräsentieren, artikulieren und bündeln und gegenüber *Dritten, zumeist* den hoheitlichen Stellen, vertreten". Diese Definition ist grundsätzlich deckungsgleich mit der bereits zuvor genannten Definition zur Interessenpolitik. Entsprechend lassen sich Interessengruppen darüber hinaus dadurch kennzeichnen, dass sie nicht direkt am politischen Willensbildungsprozess teilnehmen und auch nicht anstreben, originäre legislative Gewalt auszuüben (Buse et al., 2023). Zusammenfassend sind die prägenden Merkmale einer Interessengruppe demnach

- das Vorliegen einer Organisation, in der sich Akteure zusammenschließen,
- der Wille, politische Entscheidungen indirekt zu beeinflussen,

- ohne aber dabei der offiziellen Gesetzgebungsmaschinerie anzugehören.

Diskussionswürdig ist, ob unter dem Begriff Interessengruppe nur solche Gruppen gezählt werden dürfen, die sich freiwillig organisieren oder ob darunter auch zwangsweise eingerichtete Zusammenschlüsse mit ihren übergeordneten gesellschaftlichen Aufgaben fallen. Als problematisch erweist sich der Umstand, wenn Zwangsorganisationen bestimmte Berufsgruppen repräsentieren. So beispielsweise im Gesundheitswesen die niedergelassenen Ärzte durch die Kassenärztlichen Vereinigungen (KVen). Wie an anderer Stelle noch genauer zu zeigen sein wird, stehen die KVen janusköpfig zwischen Interessenvertretung und rechtssetzenden Institutionen, indem sie einerseits gesellschaftliche medizinische Versorgungs- und Bedarfsziele verfolgen, andererseits für ihre eigene Klientel Rahmenbedingungen mitgestalten. Dieser kritische Zwiespalt lässt sich definitorisch auflösen, wenn man die Interessengruppen, so wie in Infobox 2-1, in Insider- und Outsidergruppen unterteilt.

Als weitere Kategorisierung können Interessengruppen hinsichtlich ihres motivationalen Charakters unterschieden werden. Es wird dann von Sectional Groups (Partikularinteressengruppen) und von den im Gesundheitswesen häufig anzutreffenden Cause Groups (Betroffeneninteressengruppen) gesprochen (Infobox 2-2). Darüber hinaus lassen sich Interessengruppen noch in weitere unterschiedliche Subtypen, wie ökonomische Interessengruppen, öffentliche Interessengruppen, regierungsnahe Interessengruppen, themenbezogene Interessengruppen etc. unterscheiden.

Infobox 2-1: Interessengruppen unterteilt in Insider- und Outsidergruppen

(unter Verwendung von Buse et al., 2023, S. 98 f.)

Insidergruppen sind Interessengruppen, die zwar nicht originär zum legislativen politischen Apparat gehören, aber dennoch von der Regierung als Interessensvertretungen besonders legitimiert sind, indem sie regelmäßig beratend und stellungnehmend in den Politikprozess einbezogen werden. Weiter wird von ihnen in besonderem Maße erwartet, dass sie die politikfeldspezifischen Spiel- und Kommunikationsregeln beherrschen und befolgen. Insidergruppen verfügen demnach über institutionalisierte, zumindest aber formelle Zugänge.

Im Gegensatz dazu handelt es sich bei den **Outsidergruppen** um Organisationen, denen aus strategischen Gründen eine enge Einbindung in den offiziellen legislativen Politikprozess verwehrt wird oder die über keine ausreichende Kompetenz und Reputation verfügen, um als legitimierte Interessengruppe mit Insiderstatus anerkannt zu werden.

Mit Blick auf das Gesundheitswesen wären dann die Zwangsverbände der Leistungserbringer und die gesetzlichen Krankenkassen Insidergruppen, während beispielsweise die finanzstarken und gewinnorientierten Verbände der pharmazeutischen und medizintechnischen Industrie von vornherein bewusst aus bestimmten politischen Entscheidungsprozessen herausgehalten werden und daher interessenpolitisch den Outsidergruppen zuzurechnen sind.

Infobox 2-2: Interessengruppen unterteilt in Partikular- und Betroffeneninteressengruppen

(unter Verwendung von Buse et al., 2012, S. 111 ff.)

Partikularinteressengruppen (Sectional Groups) sind Gruppen, deren primäres Ziel es ist, die Interessen der eigenen Mitglieder zu schützen oder zu stärken.

Betroffeneninteressengruppen (Cause Groups) wollen hingegen eine bestimmte Problemlage, zu der sie häufig einen persönlichen Bezug haben, kommunikativ so befördern, dass diese öffentlich und politisch an Aufmerksamkeit gewinnt.

Mit Blick auf das Gesundheitswesen würden unter Cause Groups beispielsweise Patientenverbände oder Selbsthilfegruppen fallen – also generell Gruppen, die eine bestimmte Krankheit, eine bestimmte Versorgungssituation oder einen kritischen medizinischen Fall öffentlichkeitswirksam thematisieren. Typisch für Cause Groups ist ihre Offenheit für alle, die sich dem jeweiligen Anliegen anschließen wollen. Demgegenüber neigen Sectional Groups dazu, die Mitgliedschaft einzuschränken. Im Gesundheitsbereich sind dies typischerweise die Verbände der Hausärzte und spezifischer Fachärzte sowie die Verbände der Apotheken, der Heilmittelerbringer oder spezifischer Branchen der Gesundheitsindustrie.

Interessengruppen werden in der einschlägigen Literatur zudem mit verschiedenen Begrifflichkeiten belegt. Häufig spricht man in ihrem Zusammenhang auch von Interessenorganisationen, zuweilen wird ebenfalls der Begriff Pressure Groups genannt. Alle drei Begriffe – also Interessengruppe, Interessenorganisation und Pressure Group – werden nachfolgend synonym verwendet. Eine weitere Bezeichnung, die im Kontext mit den Interessengruppen fällt, und zwar die des Netzwerks, wird hingegen mit der im Kap. 4.3 vorgestellten Netzwerkanalyse separat und vertiefend erläutert.

Aufgabe 2-2: Sie wollten schon immer etwas in der Gesundheitspolitik ändern!

Bis hierhin haben Sie bereits einige einleitende Grundlagen zur Interessenpolitik kennengelernt. Stellen Sie sich nun vor, Sie wollten schon immer etwas in der Gesundheitspolitik verändern. Zu diesem Zweck haben Sie vor einigen Jahren einen Verband gegründet, der dynamisch wächst. Sie sind nicht nur Gründungsmitglied dieses fiktiven Verbandes, sondern auch dessen „Cheflobbyistin bzw. Cheflobbyist“.

- Wie heißt der Verband?
- Legen Sie sich auf ein spezifisches Metaziel ihres Verbandes fest (= übergeordnetes Ziel, das die grundsätzliche Verbandsausrichtung bestimmt). Wie lautet es?
- Nennen Sie mindestens drei gesundheitspolitische Verbandsziele, die dazu dienen, das Metaziel zu erreichen. Mindestens eines davon sollte nur durch eine gesetzliche Änderung der aktuellen Rahmenbedingungen erreichbar sein.

Bitte beachten Sie: Am Ende dieses Bandes kommen wir nochmals auf diese Aufgabe zurück!

2.2 Markt

Interessenpolitik als Leistungs-Gegenleistungs-Prozess

Eine Möglichkeit, sich der Interessenpolitik inhaltlich anzunähern, ist die marktliche Sichtweise – wir werden hierauf nochmals intensiver im Rahmen der Public-Choice-Theorie in den folgenden Kapiteln (insbesondere Kap. 4.5) zurückkommen. An dieser Stelle genügt zunächst der vereinfachende Gedankengang, dass Interessenpolitik niemals eine Einbahnstraße ist, sondern ein „Leistungs-Gegenleistungs-Geschäft“ bzw. ein Austauschprozess zwischen politischen Entscheidungsträgern und Interessenvertretern, in dessen Mittelpunkt der Inputfaktor Information steht.

Zur Beschreibung dieses Austauschprozesses wird mitunter die Analogie zum Markt herangezogen (Frey, 1990; Winter, 2008; Kolbe et al., 2011a). Wie in Tabelle 2-1 ersichtlich, werden dabei seitens der konkurrierenden Interessenvertreter Informationen zur Beeinflussung politischer Entscheidungen angeboten und Zugänge zu neusten und spezifischen Informationen des politischen Prozesses nachgefragt. Die

Tabelle 2-1: Markt für den (interessen-)politischen Informationsaustausch (in Anlehnung an Kolbe et al., 2011a, S. 14).

	Interessenvertreter	Parlamentarischer Entscheidungsträger
Anbieter von Informationen	• informieren die parlamentarischen Interessenvertreter über ihre konkurrierenden Interessenlagen, ihre Positionen und Wünsche zu verschiedenen Sachfragen • liefern Expertise und Detailinformationen • vermitteln Tendenzen, Ambitionen und Stimmungslagen	• informiert Interessenvertreter auf der Grundlage seines parlamentarisch allgemein verfügbaren Informationsangebots • liefert Insiderinformationen und -einschätzungen zum politischen Prozess • lanciert gezielt Informationen
Nachfrager von Informationen	• wollen wissen, was die Politik plant • wollen an Informationen herankommen, die andere nicht haben • wollen sich einen Informationsvorsprung gegenüber Konkurrenten verschaffen	• will die Probleme der verschiedenen Interessengruppen kennen und verstehen lernen • will über die neuesten politikfeldspezifischen Entwicklungen informiert werden • will sich einen Informationsvorsprung gegenüber seinen Abgeordnetenkollegen verschaffen • sucht für eigene Vorhaben Bündnispartner unter den Interessenvertretern und prüft deren Commitment

politischen Entscheidungsträger bieten im Gegenzug entsprechende Informationen an und erwarten als Nachfrager entscheidungsrelevanter Informationen, einen möglichst transparenten und breit entfalteten Informationsmarkt vorzufinden, der die politikfeldspezifischen Interessenlagen abbildet und allgemeine Trends, Tendenzen, Ambitionen und Stimmungslagen benennt (Kolbe et al., 2011a).

Es existieren demnach nicht nur Kontaktwünsche von Interessenvertretern zu Politikern, sondern auch umgekehrt von Politikern zu Interessenvertretern. Vereinfacht lässt sich der Austauschprozess dahingehend zusammenfassen, dass die Interessenvertreter Informationen und Expertise zur Verfügung stellen und im Gegenzug ihre Interessen von den Politikern im politischen Entscheidungsprozess berücksichtigt werden (Beck, 2014; Polk, 2023).

Zur Einordnung dieses gegenseitigen Informationsaustauschs ist im Blick zu behalten, dass dieser dazu beitragen soll, einen Interessenabgleich zu bewirken. Man versteht die Position des Gegenübers und erfährt, was für den anderen wichtig ist, wo seine Haltelinien liegen und an welchen Stellen Veränderungen gewünscht, als sinnvoll erachtet und umsetzbar sind. Dieser Austauschprozess ist demokratietheoretisch relevant. Denn er hilft, konsensuale Lösungen eines Vorhabens zu realisieren und bewirkt so, dass zwischen den Prozessbeteiligten politisches Commitment entsteht.

Commitment ist insbesondere bei Gesetzesvorhaben wichtig, denn schließlich machen Gesetze nur dann Sinn, wenn sie nach Inkrafttreten möglichst reibungsfrei und zielgerichtet umgesetzt werden. Daher besitzt der Interessenabgleich, sofern die demokratischen Spielregeln eingehalten und die unterschiedlichen, z.T. sicherlich konkurrierenden Positionen einzelner Interessenvertreter abwägend berücksichtigt worden sind, Gemeinwohlcharakter und geht über die Eigennutzfokussierung des lobbyistischen Handelns hinaus.

2.2.1 Primäre und sekundäre Tauschgüter

Aus der Marktlogik wird ersichtlich, dass Interessenorganisationen Tauschgüter anbieten. Diese lassen sich in primäre und sekundäre (Tausch-)Leistungen unterscheiden (Truman, 1951).

Primäre Tauschgüter

Primäres und gängiges Tauschgut des Interessenvertreters ist – wie zuvor erörtert – die Information. Sie fußt auf Schnelligkeit und Exklusivität, um damit Informationsvorsprünge zu generieren. Als besondere informatorische Dienstleistung dient darüber hinaus die Expertise. Diese kann beispielsweise die Aufarbeitung komplexer Inhalte, Stellungnahmen und vorgefertigter Argumentationsmuster umfassen und reicht so weit, dass den parlamentarischen Instanzen auf Wunsch personelle Ressourcen in Form von Experten bereitgestellt werden.

Sekundäre Tauschgüter

Sekundäre Tauschgüter sind jene Angebote, mit denen Interessenvertreter den staatlichen Entscheidungsträgern eine Bühne bieten, ihre Sichtweisen und Haltungen öffentlichkeitswirksam darzustellen, ihre Macht zu stärken und zu erhalten oder gar ihre persönliche Karriere zu fördern. Das können beispielsweise Einladungen auf den Podien von Tagungen und Konferenzen oder persönliche Positionierungen und Interviews in Firmenjournals, Hauspostillen oder auf den organisationseigenen Websites sein. Die sekundären Tauschleistungen dienen daher weniger dem Informationstransport als vielmehr der Vertiefung und Verfestigung von Beziehungen. Eng damit verbunden ist der interessenpolitische Ausbau von Zugängen zu weiteren Parlamentariern und Ministerialbeamten bis hin zu Spitzenbeamten und -politikern.

Die sekundären Leistungen werden mitunter kritisch betrachtet (Leif & Speth, 2006). Der Übergang zwischen dem legitimen und illegitimen Lobbying ist hier fließend. Insbesondere als Vorteilsleistungen bzw. Zuwendungen – beispielsweise in Form „satt dotierter“ Einladungen zu einer Konferenz – gefährden sie unmittelbar die Demokratie, wirken wohlfahrtsmindernd und diskreditieren so die Interessenpolitik selbst.

2.2.2 Beziehungsformen

Der Austausch von Informationen und sonstigen Tauschleistungen erfolgt auf der Basis von Beziehungen zwischen Interessenvertretern und politischen Entscheidungsträgern. Dabei kann zwischen institutionalisierten, formellen und informellen Beziehungen unterschieden werden (z.B.: Sebaldt & Straßner, 2004; Michalowitz & Talos, 2007), wobei die jeweilige Beziehungsform zugleich den Zugang zu den Entscheidungsträgern mitbestimmt:

Institutionalisierte Beziehungen

Institutionalisierte Beziehungen bedeuten, dass die entsprechenden Interessenakteure zu bestimmten politischen Problemlagen und

Themen regelhaft und auch rechtmäßig von den legislativen Entscheidungsträgern angehört werden. Sie sind für die politische Interessenvermittlung von hohem Wert. Denn Akteure, die einen Zugang über die institutionalisierte Beziehungsebene besitzen, repräsentieren die Interessen ihrer Organisationen im Vergleich zu allen anderen privilegiert. Wie bereits zuvor dargelegt, beruht dieser privilegierte Zugang gewöhnlich darauf, dass die betreffenden Interessengruppen an gesellschaftlich übergeordneten Aufgaben auf Initiative des Staats mitwirken sollen und daher zwangsweise eingerichtet werden. Institutionalisierte Beziehungen sind im Gesundheitswesen im Rahmen von Selbstverwaltung und Korporatismus strukturell tief verankert.

Formelle Beziehungen

Institutionalisierte Beziehungen sind immer auch formelle Beziehungen. Allerdings ist nicht jede formelle Beziehung eine institutionalisierte. Formell bedeutet, dass die betreffenden Interessenorganisationen offiziell in einen politischen Sachverhalt eingebunden werden. So können beispielsweise freie Interessenorganisationen oder Unternehmen im Rahmen von Gesetzgebungsverfahren von den Ministerien oder Parlamenten formell aufgefordert werden, dazu Stellung zu beziehen.

Informelle Beziehungen

Die informellen Beziehungsstrukturen und Zugänge sind ein Kernelement der Interessenpolitik. Sie werden dadurch geprägt, dass sie essenziell auf Macht, finanziellen Ressourcen und persönlichen Kontakten beruhen und der Austausch von Informationen keines spezifischen formellen Anlasses bedarf. Der Lobbyingkontakt kann hier grundsätzlich zu jedem Zeitpunkt stattfinden, er ist losgelöst von institutionellen und formellen Vorgaben.

Genauso wie bei den primären und vor allem sekundären interessenpolitischen Austauschleistungen ist mit den informellen Beziehungen aus demokratietheoretischen Überlegungen achtsam umzugehen. Sie sind zwar legitim und gehören zur Interessenpolitik, müssen jedoch hinsichtlich ihrer Ausprägung und in Bezug auf ihre Transparenz stets kritisch beobachtet und hinterfragt werden.

2.3 Politik

Interessenpolitik als Dimension der (gesundheits-)politischen Analyse

Die Interessenpolitik ist ein wichtiger Bestandteil des politischen Systems in demokratischen Gesellschaften. Sie kann politische Entscheidungen beeinflussen und Rahmenbedingungen mitgestalten. Die Politik selbst wiederum kann als ein offener, weitgehend unstrukturierter, sozialer Prozess verstanden werden, der innerhalb eines spezifischen formalen Rahmens und unter der Bedingung einer vorhandenen politischen Ordnung erfolgt (Donges & Jarren, 2022). Auf die für diese Arbeit relevanten Grenzziehungen zwischen Interessenpolitik, öffentlicher Politik und Gesundheitspolitik wird in den beiden folgenden Kap. 2.3.1 und 2.3.2 eingegangen.

2.3.1 Gegenstand der Politikfeldanalyse

Interessenpolitik stellt grundsätzlich ein spezifisches Unterformat der allgemeinen Politik dar. Ihr Zusammenwirken lässt sich mit der Politikfeldanalyse beschreiben und untersuchen. Da die Politikfeldanalyse einen besonderen Fokus auf die öffentliche Politik legt, weshalb sie in der angelsächsischen Literatur mitunter auch als Public Policy bezeichnet wird (Blum & Schubert, 2018), eignet sie sich in hohem Maße für den Gesundheitssektor, der infolge von Regulierungen stets mehr oder weniger große Umfänge staatlicher Schnittstellen ausweist (z. B.: Schulenburg & Greiner, 2013; Pritzl, 2018). Die Gesundheitspolitik selbst stellt darin wiederum ein spezifisches Politikfeld dar.

Die Politikfeldanalyse im Allgemeinen und das Politikfeld Gesundheitspolitik im Besonderen werden in unterschiedlichen Kapiteln des vorliegenden Bandes im Kontext der Interessenpolitik vertiefend behandelt. An dieser Stelle sind zunächst einige abgrenzende Einordnungen erforderlich.

Die Politikfeldanalyse beschäftigt sich vom Grundverständnis her mit den Fragen, was Regierungen und sonstige politische Akteure tun, warum sie es machen und was sie bewirken können (Schubert & Bandelow, 2014; in Anlehnung an: Dye, 1976). Um sich diesen Fragen systematisch anzunähern, arbeitet die Politikfeldanalyse mit der sogenannten Trias (Abbildung 2-2). Das sind die drei Politikdimensionen (Schubert & Bandelow, 2014)

- Polity (politische Normen und Rahmenbedingungen),
- Policy (Politikinhalte und -ergebnisse) und
- Politics (Politikprozesse).

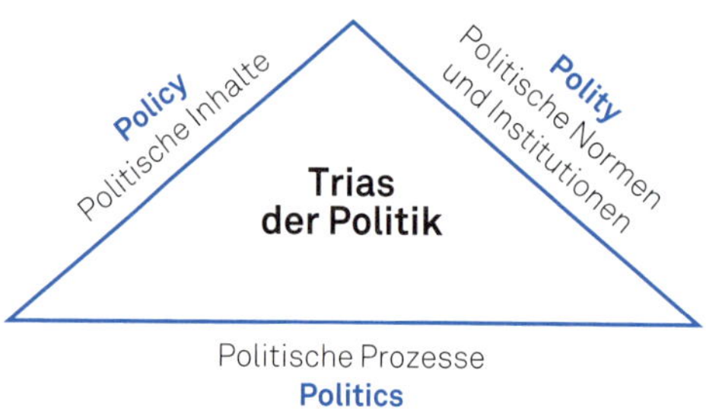

Abbildung 2-2: Trias von Polity, Policy und Politics.

Im Kontext dieser Trias werden im politischen Prozess (Politics) unter den Bedingungen des politischen Normen- und Institutionengefüges (Polity) politische Inhalte und Probleme in konkrete Reformen (Policy) umgegossen, wobei die zentrale Forschungsthese gilt, dass die Politikinhalte die Politikprozesse bestimmen: *„Policies determine politics“* (Lowi, 1972). Genau an dieser Stelle können sich die organisierten Interessen in den politischen Prozess einklinken und an der Gestaltung und Formung der darin einfließenden unterschiedlichen, gleichlaufenden, konträren, neutralen oder koalierenden (Akteurs-)Forderungen und Absichten mitwirken (Schubert & Bandelow, 2014).

Die im politischen Prozess tatsächlich erfolgten Verhandlungs-, Entscheidungs- und Umsetzungsschritte und -ergebnisse werden jedoch nicht nur von den allgemeinen Umfeldbedingungen und den jeweils konkreten Politikinhalten bestimmt, sondern hängen maßgeblich von den spezifischen Problemwahrnehmungs- und Problemlösungsansätzen sowie Problemverfahrensmustern und Machtverhältnissen innerhalb eines Politikfeldes ab.

Als **Politikfeld** wird im Weiteren ein sozial konstruierter Raum verstanden, in dem Politikinhalte miteinander verknüpft sind (Pappi et al., 1990). Es kann aus politischen Problemlagen entstehen oder ist – so wie hier angenommen – das Resultat einer eindeutigen, sektoralen Abgrenzung wie die der Verkehrspolitik, der Bildungspolitik oder eben der Sozial- und Gesundheitspolitik.

Innerhalb des Politikfeldes kommt es zwischen den beteiligten Akteuren infolge ihrer unterschiedlichen (reform-)politischen Präferenzen zu Konflikten und Konsens. Das Politikfeld wird seinerseits zur politischen Arena, in der sich interessenpolitisch wechselnde Macht- und Einflusssituationen widerspiegeln. Es entwickeln sich Politikfelder im Politikfeld, die als eine Art Mikrokosmos jeweils weitere inhaltlich abgegrenzte Bereiche von Regelungen und Programmen sowie auch Verhaltenskodexen umfassen können (Sebaldt & Straßner, 2004).

Definition

Allgemein definiert, beschreibt die **politische Arena** ein politisches Umfeld, in dem öffentliche Maßnahmen bestimmte Reaktionen und Erwartungen bei den betroffenen Akteuren auslösen, die den fortfolgenden politischen Aushandlungs-, Entscheidungs- und Umsetzungsprozess prägen (Windhoff-Héritier, 1985).

Verkürzt zusammengefasst, ist die **interessenpolitische Arena** dann das politische Umfeld einer Interessengruppe, in dem Staat, Politiker und Interessenvertreter wechselseitig interagieren (März & Pütz, 2015). Die dort behandelten und zur Bearbeitung und Lösung anstehenden Themen und Probleme werden bildlich gesprochen, auf einer politischen Tagesordnung verortet, der sogenannten **Policy Agenda.** Wie hingegen die Themen und Probleme auf eine Tagesordnung gelangen bzw. gezielt gesetzt werden, das entspricht dem **Agenda Setting.**

Ein weiterer wichtiger theoretischer Baustein, der im Rahmen der Politikfeldanalyse zum Tragen kommt, ist der Policy Cycle. Der Policy Cycle ist ein Phasenmodell, das Politik als sequenzielle Abfolge einzelner Phasen des politischen Prozesses begreift (Überblick s. beispielsweise Jann & Wegrich, 2014). Das sind, um die einzelnen Phasen schon einmal kurz vorab zu nennen, die Problemdefinition, das Agenda Setting, die Politikformulierung, die Politikimplementierung, die Politikevaluation und alternativ die Politikterminierung oder die Problemredefinition. In Kap. 8.3 wird dieser Cycle ausführlich vorgestellt und zudem in einen Interest-based Policy Cycle abgewandelt und weiterentwickelt.[2]

Die Cycle-Modelle sind von ihrem Grundverständnis her sehr praxisorientiert ausgerichtet und können hilfsweise dazu dienen, Erkenntnisse zu den hochkomplexen, interaktiven und vielfach sich überlappenden politischen Entstehungs-, Entscheidungs- und Verhandlungsprozessen zu vermitteln, die wiederum Schlüsse, Systematisierungen und Learnings für die interessenpolitische Einflussnahme zulassen – so auch im Politikfeld Gesundheit.

2.3.2 Politikfeld Gesundheitspolitik

Das Politikfeld Gesundheitspolitik ist interessenpolitisch umfänglichst durchwoben. Dafür gibt es zahlreiche Gründe, die sich u.a. in den Besonderheiten dieses Bereichs widerspiegeln (z.B.: Schwartz et al., 2012; Fleßa & Greiner, 2020; Beek et al., 2024):

- Dieser wird aufgrund seiner im System liegenden allokativen Verzerrungen – den sogenannten Marktversagensphänomenen – und weiteren distributiven Anforderungen regelmäßig mehr oder minder stark reguliert.
- Er besitzt infolge der multifaktoriellen Bedingungen von Gesundheit und Krankheit, die von individuellen, verhaltensbedingten und sozialen sowie systemischen Determinanten beeinflusst werden können, zahlreiche Schnittstellen zu anderen Politikfeldern wie Verkehrspolitik, Bildungspolitik, Umweltpolitik, Sozialpolitik und viele mehr.
- Gesundheit selbst wiederum gilt als Voraussetzung für eine produktive Gesellschaft, denn nur eine gesunde Gesellschaft ist eine leistungsfähige.
- Gesundheit ist, so wie es die WHO (World Health Organization) (1999) definiert, schlichtweg ein fundamentales Menschenrecht.

2 Es sei an dieser Stelle darauf hingewiesen, dass der Policy Cycle in den Gesundheitswissenschaften in abgewandelter Form als sogenannter Public Health Action Cycle (PHAC) zum Einsatz kommt. Er dient auf abstrakter Ebene als eine Art Lernspirale, um Muster des gesellschaftlichen Umgangs mit Gesundheit und Krankheit zu beschreiben (Gerlinger & Rosenbrock, 2024, S. 25f.). In diesem Kontext wird er konkret im Gesundheitszieleprozess verwendet (s. auch Kap. 7.1.2), um ergebnisorientierte Gesundheitsziele systematisch abzuleiten (Schwartz et al., 2012; RKI, 2015, S. 399f.).

Gerade aus dem letzten Blickwinkel ist Gesundheit ein gesellschaftspolitisches Finalziel, womit das Politikfeld zu einem prädominanten politischen Handlungsbereich wird. Gesundheitspolitik hat jedoch nicht nur gesellschaftlich höchste Relevanz, sondern berührt auch individuelle Rechte und Präferenzen, die staatliche Aufgaben allenfalls als subsidiär begreifen. So stellen sich in ihrem Zusammenhang stets Fragen zur Selbstbestimmung, zur Eigenverantwortung sowie zu den persönlichen, beruflichen und unternehmerischen Freiheiten. In der Gesundheitspolitik bewegen wir uns folglich auf einem extrem komplexen Gebiet, das für unterschiedliche interessenseitige Zugänge offen ist, zumal es – wie bereits eingangs dargelegt – auch um viel Geld und um Macht geht. Folglich durchmengen sich bei der Gesundheitspolitik eigennutzbezogene Partikularinteressen, gemeinnützige Ziele sowie humanistische, ethische und medizinische Ansichten (Fleßa & Greiner, 2020).

Vor diesem Hintergrund ist gerade aus der interessenpolitischen Sicht ein umfassendes Verständnis für die konzeptionellen Schnittstellen der Gesundheitspolitik erforderlich. Die Inhalte dazu werden in Kap. 7.1 vertiefend aufbereitet. Einleitend sind zunächst erneut einige Definitionen und Grenzziehungen zu leisten. Dazu sei auf Abbildung 2-3 und den sich daran anschließenden Erörterungen verwiesen. Darin wird zwischen allgemeiner Gesundheitspolitik und ihren Teildimensionen eng, weit und angewandt (realtypisch) unterschieden.

Definition

Allgemeine Gesundheitspolitik wird definiert „als die Gesamtheit der [rechtlichen, institutionellen und organisatorischen] Anstrengungen, die auf die Gesundheit von Individuen oder sozialen Gruppen Einfluss nehmen – gleich, ob sie die Gesundheit fördern, erhalten, (wieder-)herstellen oder auch

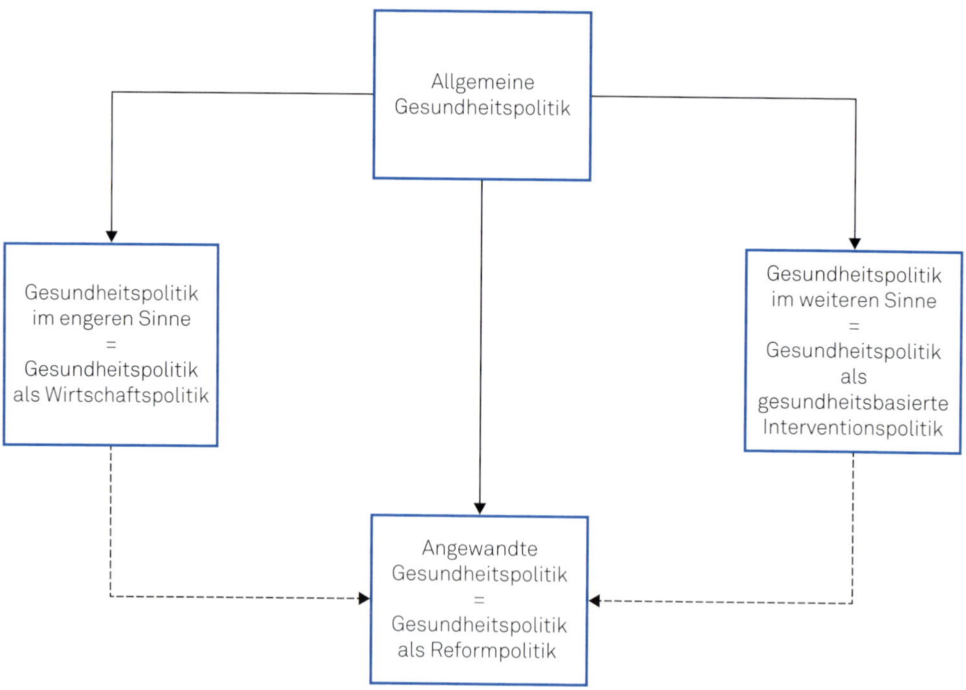

Abbildung 2-3: Systematisierung der Dimensionen der Gesundheitspolitik (modifiziert nach Boroch, 2019, S. 224).

nur die individuellen und sozialen Folgen von Krankheit lindern"[3] oder dabei helfen, sie zu bewältigen.

Die allgemeine Gesundheitspolitik untergliedert sich in zwei Teildimensionen, mit denen sich die konzeptionellen Handlungsbereiche der gesundheitspolitischen Akteure abstecken lassen. Dazu zählt zum einen die Gesundheitspolitik im engeren Sinne, die ihren Fokus verstärkt auf Allokations-, Organisations- und Finanzierungsfragen setzt. Ihre konzeptionelle Ausrichtung lässt sich unter der Überschrift „Gesundheitspolitik als Wirtschaftspolitik" zusammenzufassen. Als weitere Teildimension existiert die Gesundheitspolitik im weiteren Sinne. Sie ist gesundheitswissenschaftlich geprägt und zeichnet sich durch ihren Gesundheitsförderungs- und Präventionsschwerpunkt, ihre speziellen gesundheitsbezogenen und sozialen, auf Gleichheit ausgerichteten Ziele sowie ihr integrales Denken aus, das prinzipiell auf Vorrang gegenüber allen übrigen Politikfeldern bedacht ist. Konzeptionell lässt sich in diesem Zusammenhang von einer Gesundheitspolitik als gesundheitsbasierter Interventionspolitik sprechen.[4]

Diese beiden Konzeptionen stellen vom Grundsatz her das normative Gerüst der aktuellen Gesundheitspolitik dar (Boroch, 2019). Die darin zum Ausdruck kommenden Sichtweisen, politischen Einstellungen und praktischen Anwendungsvorstellungen stehen sich konkurrierend, z. T. diametral, gegenüber. Das gilt vor allem auch – wie später ebenfalls gezeigt wird – für den jeweils präferierten ordnungspolitischen Steuerungs- und Lenkungsansatz.

Das hat Auswirkungen auf die dritte Dimension der Gesundheitspolitik, die angewandte und damit realtypische Politik. Sie umfasst den gesundheitspolitischen Entscheidungsprozess, der in die Gesetzgebung mündet und Gegenstand interessenpolitischer Einflussnahme ist. Realtypische Gesundheitspolitik ist demnach Reformpolitik, in die die unterschiedlichen Strategien und konzeptionellen Überlegungen der Gesundheitspolitik im engeren und weiten Sinne einfließen. Im Ergebnis stellt sie einen komplexen, politisch getragenen Entstehungs-, Entscheidungs- und Verhandlungsprozess dar, der sich auf unterschiedlichen Kompetenz- und Regulierungsebenen, in unterschiedlichen gesundheitspolitischen (Teil-)Arenen sowie vor dem Hintergrund unterschiedlicher Zielvorstellungen abspielt. Um sich in diesem komplexen Umfeld interessenseitig einzubringen und gegebenenfalls durchzusetzen, ist es aus Sicht der Interessenvertreter wichtig, professionell aufgestellt zu sein und den politischen Reformprozess professionell zu managen. Gesundheitspolitik als Reformpolitik wird folgerichtig vom lobbyistischen Handeln überlagert.

2.3.3 Dreigeteilte gesundheitspolitische Arena plus „X"

Üblicherweise sind die politischen Arenen von Politikfeldern zweigeteilt in Staat und freie Verbände (Wasem et al., 2019). Das heißt, der Staat setzt die gesetzgebenden Normen und die Verbände artikulieren ihre Interessen. Im Gesundheitswesen ist dies anders, da sich hier die Gemeinsame Selbstverwaltung mit ihren spezifischen hoheitsrechtlichen Kompetenzen zwischen den Staat und die freien Verbände schiebt.

---

3 Diese Definition wurde im Kern unverändert von Gerlinger & Rosenbrock (2024, S. 12) übernommen. Die Autoren verwenden sie allerdings im Zusammenhang mit der Beschreibung der Gesundheitspolitik im weiteren Sinne. Zur Begründung der Übertragung dieser Definition auf die allgemeine Gesundheitspolitik vgl. Boroch (2018, S. 53 f.).

4 In der gesundheitspolitischen Diskussion wird in diesem Kontext häufig auch von einer gesundheitsfördernden Gesamtpolitik gesprochen. Deren Bezüge und Schnittstellen zur gesundheitsbasierten Interventionspolitik werden im Kap. 7.1.2 noch einmal aufgegriffen.

Die gesundheitspolitische Arena ist folglich dreigeteilt in: „Staat“ – „korporatistische Verbände und deren (Beschluss-)Gremien (sogenannte Gemeinsame Selbstverwaltung)“ – sowie „freie und gemeinnützige Verbände“. Diese Dreiteilung lässt sich anhand der Abbildung 2-4 veranschaulichen. Stark vereinfacht werden darin die staatlichen Akteure der Makroebene und die korporatistischen, freien und gemeinnützigen Verbände der Mesoebene zugeordnet. Die Mesoebene übt interessenpolitischen Einfluss auf den Staat aus, während die Mikroebene die Akteure der beiden vorgelagerten Ebenen primär durch Wahlen legitimiert.

Will man nun die interessenpolitischen Beziehungsmuster möglichst umfassend abbilden, so wie es im nachfolgenden Kap. 3 geschieht, dürfen die Mikroakteure jedoch keinesfalls völlig ausgeblendet werden. Denn heutzutage besitzen z.B. ressourcenstarke Unternehmen eigene Lobbyabteilungen und über Internetplattformen können Einzelpersonen wie Influencer durchaus politischen Einfluss ausüben. Wenn wir im Folgenden von der gesundheitspolitischen Arena sprechen, ist es daher ratsam, immer von einer Dreiteilung plus „X“ auszugehen. Das „X“ steht dabei für ausgewählte Akteure der Mikroebene.

Abschließend sei an dieser Stelle darauf hingewiesen, dass die in der Abbildung 2-4 illustrierte dreistufige Pyramide später nochmals als Erklärungsansatz zur Steuerung des Gesundheitswesens im Teil III dieses Buches unter Kap. 6 ausführlich behandelt wird.

Steuerungsebenen und Akteure (Abbildung 2-4)

(unter Verwendung von Leif & Speth, 2006, S. 22 f.; Wasem et al., 2019, S. 41 ff.; Simon, 2023)

Akteure der Makroebene

Die Makro-Steuerungsebene umfasst alle staatlichen Akteure, repräsentiert durch den

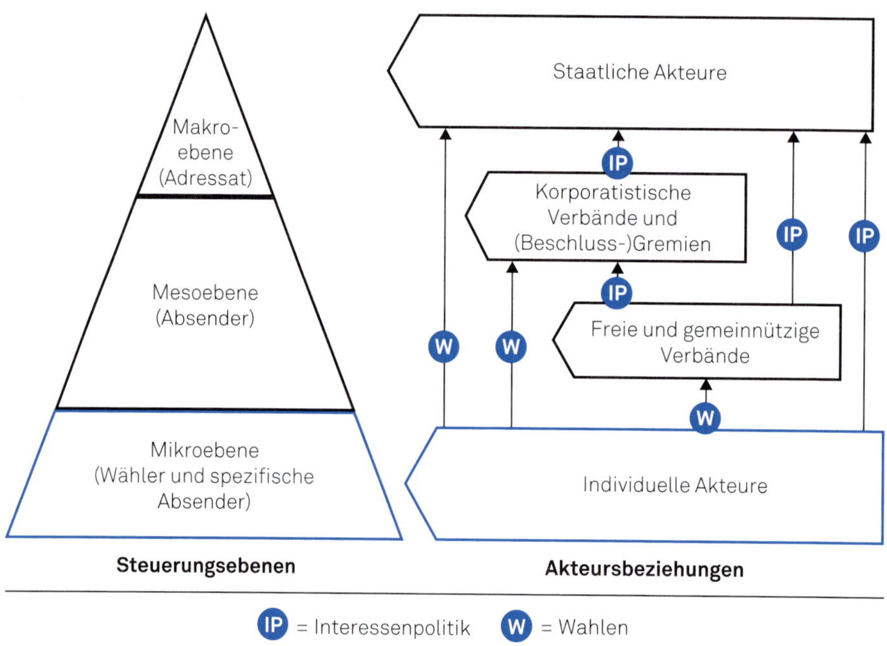

Abbildung 2-4: Politisch-institutionelle Akteursbeziehungen in der Interessenpolitik (in weiter Anlehnung an Wasem et al., 2019, S. 55).

Gesetzgeber und die staatliche Gesundheitspolitik. Als oberste Entscheidungsträger und Gestalter des politischen Systems sind sie die zentralen Adressaten bzw. Empfänger von Interessenpolitik.

Akteure der Mesoebene
Die Mesoebene ist die wichtigste Ebene der Sender der Interessenpolitik. Auf ihr lassen sich speziell mit Sicht auf den Gesundheitsbereich zwei Untergruppen definieren:

- Zum ersten ist das die Gruppe der Akteure der Selbstverwaltung. Die Selbstverwaltung ist eine Form der mittelbaren Staatsverwaltung, bei der spezifische Aufgaben wie beispielsweise gemeinsame Verträge im Rahmen der sogenannten korporatistischen Steuerung (Kap. 3 und 5) von Verwaltungsträgern und ihren gemeinsamen (Beschluss-)Gremien und Ausschüssen wahrgenommen werden. Die Träger bezeichnet man auch als korporatistische Verbände, die für die Erfüllung ihrer Aufgaben im Gegenzug mit semistaatlichen Hoheitsbefugnissen ausgestattet werden. Die korporatistischen Akteure sind mitunter selbst Empfänger politischer Inhalte.
- Zum zweiten handelt es sich um die sogenannten kollektiven Akteure, die auf freiwilliger Basis zusammenarbeiten. Sie werden von den Akteuren der Mikroebene selbstständig initiiert und konstituiert und üben als freie Verbände, Vereine oder sonstige (Aktions-)Gruppen klassische Interessenvertretungsfunktionen aus. Eine Sonderfunktion nehmen im Gesundheitswesen die gemeinnützigen Organisationen ein, zu denen die karitativen Einrichtungen und Wohlfahrtsverbände zählen.

Akteure der Mikroebene
Die individuellen Akteure auf der Mikroebene artikulieren ihre Interessen vornehmlich im Rahmen von Wahlen sowie durch die Mitgliedschaft in Organisationen der Mesoebene oder durch nicht formalisierte Aktivitäten wie Demonstrationen, Unterschriftensammlungen etc. Darüber hinaus gibt es auf der Mikroebene aber auch spezifische Einzelakteure, die über die notwendigen Ressourcen verfügen, um konkret interessenpolitischen Einfluss auszuüben. Dies sind im Gesundheitsbereich vorwiegend finanzstarke privatwirtschaftliche Pharmaunternehmen oder mitgliederstarke Krankenkassen. Zudem gibt es professionelle Einzelakteure wie Journalisten oder Influencer, die interessenpolitische Botschaften sowohl empfangen als auch senden können.

2.4 Kommunikation

Interessenpolitik als Dimension der politischen Kommunikation

Die politische Kommunikation gilt aus Sicht der Kommunikationstheorie als zentrales Mittel, um im demokratischen Willensbildungsprozess kollektiv verbindliche Entscheidungen vorzuformulieren, mitzugestalten, zusammenzuführen und durchzusetzen. Definiert man Politik im Gegenzug als soziale Interaktionen, die auf die Auswahl, Umsetzung und Durchsetzung eben jener kollektiv verbindlichen Entscheidungen gerichtet sind, dann ist politische Kommunikation nicht nur Mittel, sondern zugleich selbst Politik:

„Politik und politische Kommunikation sind untrennbar miteinander verbunden" (Donges & Jarren, 2022).

Wenn dem so ist, dann sind aber auch Interessenpolitik und politische Kommunikation aufs engste miteinander verwoben. Oder anders ausgedrückt: Interessenpolitik ist ein politischer Kommunikationsprozess, der sich zwischen den politikfeldrelevanten Akteuren mit dem Ziel der unmittelbaren oder mittelbaren Einflussnahme auf den politischen Entscheidungsprozess abspielt. Dazu sind im Weiteren erneut einige Abgrenzungen und inhaltliche Vertiefungen vorzunehmen.

2.4.1 Adressatenbezogene Varianten der Interessenvermittlung

Auch die politische Kommunikation beschäftigt sich mit drei Akteursgruppen, wobei hier der Fokus auf den kommunikativen Beziehungen liegt und eben nicht – wie zuvor – auf den politisch-institutionellen. Das sind, wie in Abbildung 2-5 illustriert,

- die Politiker einschließlich der ministeriellen Führungsebene mit ihrer spezifischen Policy Agenda,
- die analogen und digitalen (Massen-) und (Fach-)Medien (Media Agenda) sowie
- die allgemeine Öffentlichkeit (Publikumsagenda).

Diese drei Akteursgruppen interagieren kommunikativ miteinander, indem sie Informationen verbreiten, tauschen und interpretieren, die jeweils Bezüge zum politischen Prozess und zur Regierung besitzen. Dabei kommt der politischen Kommunikation eine Scharnierfunktion zu, und zwar zum einen ausschließlich in Bezug auf die Verständigung und den Austausch der Politiker untereinander und zum anderen in Richtung einer öffentlichen Arena, die die öffentlichen Äußerungen aller am Prozess beteiligten Akteure umfasst (Donges & Jarren, 2022).

Die Rolle der Interessenpolitik in der politischen Kommunikation lässt sich nun je nachdem, welche der Beteiligten direkt oder indirekt von der Interessenorganisation angesprochen werden sollen, näher beschreiben. Die Interessenorganisation ist demzufolge als Absender politischer Inhalte bzw. politischer Botschaften ein vierter Akteur, der auf eine oder mehrere Agenden der an der politischen Kommunikation Beteiligten, die nunmehr Adressaten sind, einwirkt. Um das zu veranschaulichen, sei nochmals auf die Abbildung 2-5 verwiesen.

Ersichtlich wird, dass aus der Kommunikationsperspektive unterschiedliche Wege beschritten werden können, um Interessen zu vermitteln.

Variante 1: In der klassischen interessenpolitischen Kommunikation bzw. dem professionalisierten, vorrangig eigennutzorientierten Lobbying steht die direkte Kommunikationsbeziehung zwischen der Interessenorganisation (Absender) und den politischen Entscheidungsträgern (Adressaten) im Vordergrund. Demzufolge kommen auf dieser Beziehungsebene, wie noch in Kap. 9.7 eingänglich erläutert wird, in erster Linie Instrumente wie persönliche Gespräche, Telefonate oder Briefe etc. zum Einsatz.

Variante 2: Ist zwischen der Interessenorganisation und den politischen Entscheidungsträgern noch ein innerhalb des politischen Raums agierender Dritter als Verbündeter oder Unterstützer zwischengeschaltet, so spricht man von indirekter Interessenvertretung bzw. indirektem Lobbying.

Variante 3: Erfolgt die politische Kommunikation der Interessenorganisation hingegen über die (Fach-)Medien an die Politik und Ministerialverwaltung, entspricht dies der politischen Öffentlichkeitsarbeit; wobei die politische Öffentlichkeitsarbeit fallweise durchaus auf eine breitere zielgruppenrelevante Öffentlichkeit ausgedehnt werden kann.

Variante 4: Im sogenannten Advocacy mobilisiert die Interessenorganisation – oft mit digitaler Unterstützung – eine breitere Gruppe von Fürsprechern, die dann an ihrer Stelle versuchen, direkt oder indirekt über Medien und Internet Druck auf die Politik auszuüben.

Variante 5: Ist die politische Kommunikation hingegen breit gestreut und richtet sich möglicherweise hilfsweise oder sogar zentral eher an die öffentlichen Akteure, und hier wiederum vor allem an die analogen und digitalen Medien, wendet sich also der einzelne Adressat an Viele, dann sprechen wir von politischen Kampagnen, die mittels der Instrumente der Public Relations unterstützt und gesteuert werden.

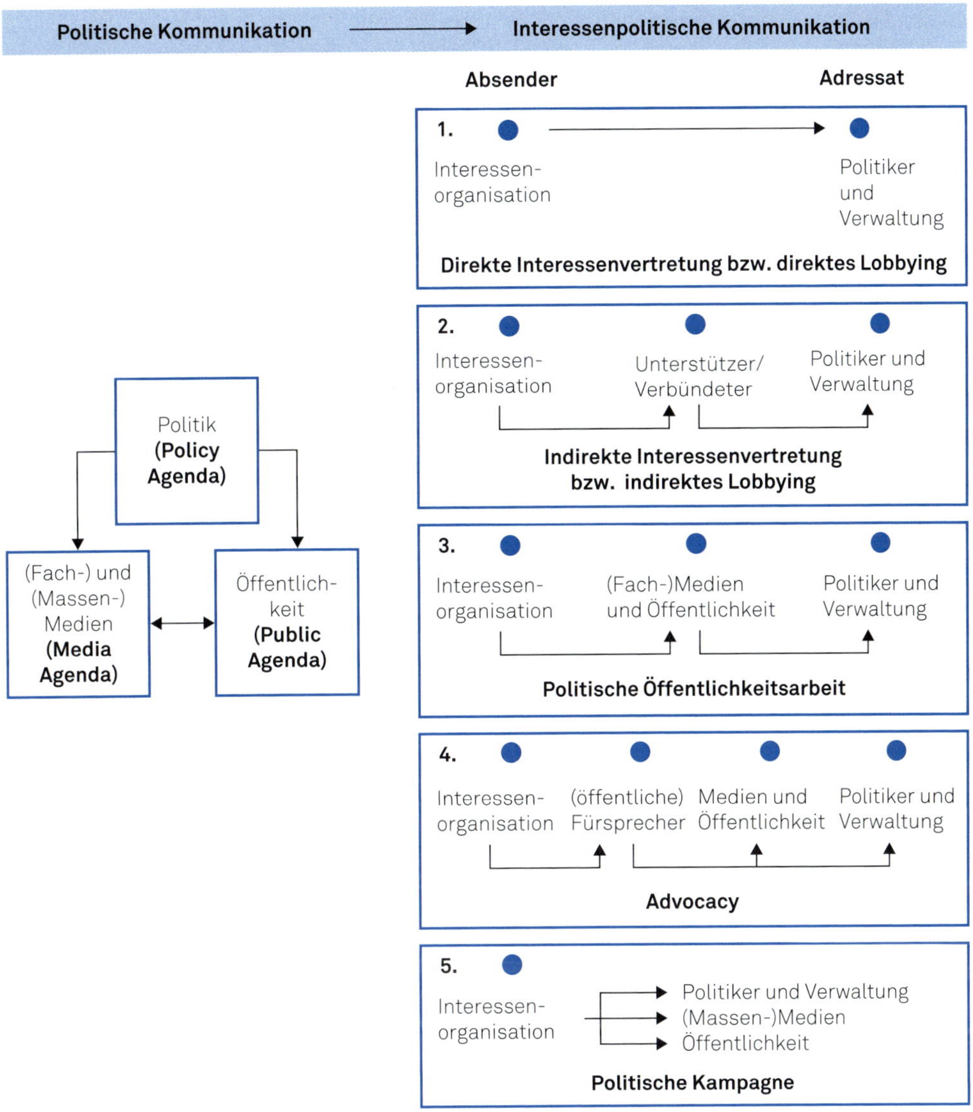

Abbildung 2-5: Varianten der Interessenvermittlung im Rahmen der politischen Kommunikation.

Wenn im Folgenden von Interessenpolitik bzw. Interessenvertretung im Politikfeld Gesundheit gesprochen wird, sind aus kommunikationsanalytischer Sicht vor allem die Varianten 1 und 2 gemeint, also jene Varianten, die sich im nicht öffentlichen Raum direkt oder indirekt zwischen Absender und Adressat abspielen. Je weiter sich die Interessenpolitik in Richtung Lobbying bewegt, desto mehr können in Abhängigkeit vom gesamtgesellschaftlichen, gesamtpolitischen und gesamtwirtschaftlichen Umfeld Elemente der Public Affairs im Rahmen der politischen Öffentlichkeitsarbeit hinzukommen.

2.4.2 Thema, Problem und Issue

Wenn Interessenpolitik aus Kommunikation konstituiert wird, dann sind (interessen-)politische Inhalte und Botschaften von zentraler Bedeutung. Diese lassen sich begrifflich mit den Kategorien Themen, politische Probleme und Issues belegen.

Thema

Die allgemeinste Begrifflichkeit in der politischen Kommunikation ist die des Themas, mitunter auch Topic genannt. Darunter versteht man ganz einfach einen Leit- oder Grundgedanken, der behandelt wird oder zu behandeln ist. Das Thema wird zum politischen Thema, wenn es in die politische Arena und von dort auf die Policy Agenda gelangt (s. auch Kap. 8.3). Das kann öffentlich passieren mittels Nachricht, Erklärung oder Positionierung etc. oder innerhalb eines kleinen Kreises teilöffentlich oder gar ganz unter Ausschluss der Öffentlichkeit. Das politische Thema wird im Weiteren als übergeordneter Begriff im Zusammenhang mit der Interessenpolitik verwendet.

(Politisches) Problem

Die Kategorie Problem ist im Vergleich zum Thema schwieriger zu erfassen. Denn Probleme haben zunächst einmal keine objektive Existenz. Sie existieren nicht grundsätzlich, sondern sie müssen von jemanden festgestellt werden. Probleme beinhalten daher neben einem „erhärtbaren“ Bestandteil jeweils subjektive Elemente, wie Überzeugungen, Meinungen, Einstellungen, mit denen zum Ausdruck gebracht wird, dass eine Situation verändert werden soll. Ein Problem wird dann zu einem politischen Problem, wenn es nach einem gesellschaftlichen Prozess der Auseinandersetzung als dringend veränderungsbedürftig erscheint (Knill & Tosun, 2015).

Die Einschätzung der Veränderungsbedürftigkeit kann bei Problemen mit hoher Wichtigkeit wie die der Arbeitslosigkeit oder im Umweltbereich auf eine große Zahl von Gesellschaftsmitgliedern zurückzuführen sein. Sie kann sich aber auch innerhalb von Subsystemen wie in Politikfeldern quasi unbemerkt von einer breiten Öffentlichkeit entwickeln, und dies selbst dann, wenn die Einschätzung für die betroffene Öffentlichkeit wichtige Auswirkungen hätte. So hängt im Gesundheitsbereich beispielsweise von der Ausgestaltung des Risikostrukturausgleichs ab, ob und inwieweit gesetzliche Krankenkassen (GKV) faire Rahmenbedingungen im Wettbewerb besitzen, damit sich zum Wohle ihrer Versicherten die leistungsfähigsten, wirtschaftlichsten und servicestärksten unter ihnen durchsetzen. In der breiten Öffentlichkeit findet ein solches Problem faktisch nicht statt, obwohl rund 90 Prozent aller Bürger in der GKV pflichtversichert sind und bis zur Beitragsbemessungsgrenze mehr als 8,5 Prozent ihres sozialversicherungspflichtigen Einkommens dahin abzweigen. Es handelt sich also im angeführten Beispiel um ein politisches Problem, das überwiegend Experten, Insidergruppen sowie politische Entscheidungsträger und Interessenvertreter beschäftigt.

Entsprechend soll im Weiteren unter (gesundheits-)politischem Problem verstanden werden, dass es erstens von mindestens den Akteuren des Gesundheitsbereichs als lösungsbedürftiges Problem identifiziert und zweitens daraufhin Gegenstand des politischen Willensbildungs- und Entscheidungsprozesses wird, womit es zugleich den Policy Cycle durchläuft. In diesem Kontext besitzt das (gesundheits-)politische Problem in Abhängigkeit von seinem inhaltlichen Schwerpunkt mehr oder minder starke Relevanz (Infobox 2-3) für die Interessenpolitik.

Infobox 2-3: Kommunikationswissenschaftliche Schlüsselbegriffe für das politische Lobbying

Unter der **Relevanz** eines Themas soll hier allgemein seine Bedeutsamkeit verstanden werden. Weitere zentrale, aus der Kommunikationswissenschaft entlehnte Schlüsselbegriffe für das politische Lobbying sind:

- **Salienz,** was der Wichtigkeit oder Dringlichkeit eines Themas entspricht; und
- **Valenz,** die den Wert eines Themas bezeichnet.

Mit Blick auf die Interessenpolitik sind diese Begriffe vor allem im Hinblick auf die Frage von Belang, ob und inwieweit Interessenvertreter politische Entscheidungsträger auf ein bestimmtes Thema aufmerksam machen können bzw. wie sich generell Aufmerksamkeit **(Awareness)** generieren lässt, und wie die Priorisierung bzw. das Ranking von Themen proaktiv beeinflussbar ist **(Selektion).** Ein entscheidender Aspekt ist, dass die Aufmerksamkeitsspanne, d.h. die Zeitspanne, in der sich eine Person auf einen bestimmten Reiz oder eine bestimmte Aufgabe konzentrieren kann, ohne abgelenkt zu werden, tendenziell abnimmt. Aufmerksamkeit wird zu einer knappen Ressource mit der Konsequenz, dass Informationen und Botschaften entsprechend gemanagt werden müssen **(Aufmerksamkeitsökonomie)** (Franck, 1998).

Issue

Klärungsbedarf hat ebenfalls der Begriff Issue. Hierzu gibt es sehr unterschiedliche Definitionsversuche. Sehr vereinfacht wird Issue im Deutschen mit dem Begriff Thema gleichgesetzt. Weiter gefasst versteht man darunter einen kritischen inhaltlichen Aspekt, ein problematisches Ereignis oder einen Interessenskonflikt oder ganz allgemein eine öffentliche Streitfrage. Häufig beeinflusst es den Handlungsspielraum Dritter und definiert Ansprüche an sie (Eichhorn, 2015).

Theoretisch folgen Issues einer Themenkarriere (Issue Attention Cycle in Kap. 4.6.4 und 9.6.2), die anders als beim politischen Problem nicht notwendigerweise den gesamten Policy Cycle durchlaufen müssen. Sie besitzen aber durchaus das Potenzial, die politische Debatte zu beeinflussen, indem sie beispielsweise sogenannte Policy Windows bzw. politische Gelegenheitsfenster öffnen (Kap. 4.6.1). Klassisch ist das Issue kein Thema, das als Ergebnis eigener strategischer Überlegungen entwickelt wurde, sondern das von außen an die politischen Akteure herangetragen wird.

In der Interessenpolitik werden die Begriffe Issue und Thema häufig synonym verwendet. Im weiteren Verlauf dieser Arbeit wird jedoch nur dann von einem Issue (Ausnahme s. Kap. 9) gesprochen, wenn ein Thema mit einem kritischen Aspekt oder einem Interessenkonflikt verbunden ist. Ansonsten wird auf den übergeordneten Begriff Thema zurückgegriffen oder es wird unter den oben genannten Voraussetzungen spezifisch mit dem Begriff politisches Problem gearbeitet.

2.5 Interessenkonflikte

Interessenkonflikte stellen im Gesundheitsbereich eine ernsthafte Herausforderung dar. Sie können zu wirtschaftlichen Einbußen oder gar finanziellen Schäden für das Krankenversicherungssystem und damit in letzter Konsequenz für alle Versicherten führen. Genauso können sie aber auch Imageschäden verursachen oder Misstrauen gegenüber der Versicherung und einzelnen Gruppen von Leistungserbringern wie Ärzten, Krankenhäusern oder Pflegediensten bewirken. Interessenkonflikte gefährden demzufolge systemisch immer auch die Solidarität im Gesundheitswesen.

Definiert sind Interessenkonflikte „als Gegebenheiten, die ein Risiko dafür schaffen, dass professionelles Urteilsvermögen oder Handeln, welches sich auf ein primäres Interesse bezieht, durch ein sekundäres Interesse unangemessen beeinflusst wird“ (AWMF, 2010). Kurz zusammengefasst: Es handelt sich um einen Konflikt von „primären versus sekundären Anliegen“, der potenziell zu Fehlverhalten führen kann.

Primäre Interessen entsprechen dem originären Anliegen der Berufsausübung: Der Arzt oder das Krankenhaus wollen die bestmögliche Behandlung für ihre Patienten, die Krankenversicherung möchte ihre Versicherten im Krankheitsfall bestmöglich absichern usw. Diesen originären Anliegen stehen aber sekundären Interessen gegenüber. Das sind definitorisch Rahmenbedingungen und Sachverhalte, die sich über materielle und soziale Folgen auf das Urteilsvermögen der betreffenden Akteure auswirken können. Die größte Herausforderung stellen dabei finanzielle Vorteile dar. Beachtenswert sind aber darüber hinaus ebenfalls sonstige Vorteilssituationen, wie der Erhalt oder die Verbesserung des sozialen Status oder die Realisierung von zumeist gruppenbezogenen Wettbewerbsvorteilen (Strech, 2015; Lieb et al., 2018).

Interessenpolitisch sind primäre und sekundäre Interessen deshalb so interessant, weil sie strategisch eingesetzt werden können. Denn häufig ist das eigentliche Anliegen von Interessengruppen, finanzielle Vorteile für ihre Mitglieder zu erwirken. Dieses Anliegen wird jedoch nicht selten hinter den originären Anliegen der beruflichen Tätigkeit verborgen. Fiktiv ausgedrückt: Äußert beispielsweise ein x-beliebiger ärztlicher Berufsverband Besorgnis über regionale Versorgungsdefizite infolge eines potenziellen Mangels an Ärzten in der Zukunft und sieht dadurch das Patientenwohl gefährdet, ist es nicht auszuschließen, dass der Verband tatsächlich in erster Linie an der Verbesserung der materiellen Situation seiner Klientel interessiert ist. Durch diese Form der interessenseitigen Verschleierung und Intransparenz der tatsächlichen Anliegen wird gesellschaftlich Vertrauen untergraben. Damit bewegen wir uns auch auf die Kritik an der Interessenpolitik zu.

Aufgabe 2-3: Interessenkonflikte im Gesundheitswesen

Die Verbraucherzentrale (21. Mai 2024) berichtet, dass der Nutzen der Augeninnendruckmessung zur Glaukom-Früherkennung wissenschaftlich nicht erwiesen ist. Trotzdem gehört sie zu den am häufigsten angebotenen Individuellen Gesundheitsleistungen (IGeL) in deutschen Augenarztpraxen.

- Beschreiben Sie den für die Augenarztpraxen ersichtlichen Interessenkonflikt anhand der Kriterien „primäre Interessen“ und „sekundäre Interessen“.
- Recherchieren Sie, wie sich der Berufsverband der Augenärzte hierzu positioniert.
- Welche Konsequenzen leiten Sie daraus für die Patientinnen und Patienten sowie die Gesetzliche Krankenversicherung ab?
- Identifizieren Sie mindestens drei weitere prominente Interessenkonflikte im Gesundheitswesen.

2.6 Kritik an der Interessenpolitik

Kritik an der Interessenpolitik gibt es seit jeher (z. B.: Arlt, 2021). So hatte bereits der Mitbegründer der sozialen Marktwirtschaft, Walter Eucken (1952), vor zu starkem Einfluss von Interessengruppen gewarnt und stellte in seinen staatsordnungspolitischen Grundsätzen der Wirtschaftspolitik das Prinzip der Begrenzung der Macht von Interessengruppen auf. Denn diese können ansonsten unreguliert ihre Wünsche gegenüber der Mehrheit der Bevölkerung und zu deren Lasten durchzusetzen. Die mit geringerer Macht ausgestattete Mehrheit der Gesellschaft, folgerichtig das Gemeinwohl einer Gesellschaft, müsse deshalb seiner Auffassung nach vor schädlichen Einflüssen durch Interessengruppen geschützt werden. Kirsch (1988) stellte daran anknüpfend Ende der 1980er Jahre die These auf, dass der Einfluss von Interessengruppen umso größer wird, je mehr der

Staat in seiner Funktion als Ordnungsinstanz entwertet wird. Denn wenn „der Markt als ein Ort der geregelten Auseinandersetzung widerstreitender Interessen zunehmend an Bedeutung verliert, [dann wird] der Staat immer mehr zu einem Ort der ungeregelten Konfrontation organisierter Interessen ... (S. 108)". So führt seines Erachtens der Übergang zum Sozialstaat zu einer Politisierung der Ökonomie und diese wiederum zu einer Ökonomisierung der Politik: „Der liberal-demokratische Staat, der angetreten war, Kraft der Stärke des Gesetzes das Gesetz der Stärke außer Kraft zu setzen, wird zunehmend gezwungen, die Stärke des Gesetzes in den Dienst des Gesetzes der Stärke zu stellen" (Kirsch, 1988, S. 108).

An dieser Kritik hat sich vom Grundsatz her nichts geändert, auch wenn sie dem aktuellen Gesellschaftstrend folgend eher aus demokratiepolitischer Perspektive, denn aus marktspezifischer Sichtweise abgeleitet wird und sich darüber hinaus infolge der zunehmenden Professionalisierungstendenzen in der Interessenpolitik am Lobbyismus abarbeitet. So formuliert beispielsweise die nach eigenen Angaben unabhängige Initiative LobbyControl auf ihrer Website zehn Thesen, warum der Lobbyismus die Demokratie aushöhlt (Tabelle 2-2). Übertragen auf die Gesundheitspolitik sind es im Kern Einkommensumverteilungen, die hier kritisch angegriffen werden. Wie bei den zuvor thematisierten Interessenkonflikten, können das Einkommensvorteile sein, die zulasten der Versicherten beispielsweise an Ärzte oder die Arzneimittelindustrie ausgeschüttet werden. Es können aber auch innerhalb eines Sektors staatlich gewährte Wettbewerbsvorteile für einzelne Akteure sein. Naheliegend ist, dass gut vernetz-

Tabelle 2-2: Zehn Thesen, warum Lobbyismus die Demokratie aushöhlt (aus LobbyControl, n.d. und 2021, S. 8).

Nr.	These
1.	Lobbyismus in Deutschland und der EU findet vor dem Hintergrund wachsender sozialer Ungleichheit und verfestigter Machtstrukturen statt.
2.	Die Gestaltungsmöglichkeiten der Politik leiden unter Machtverschiebungen durch ökonomische Machtkonzentration und einer auf Unternehmen ausgerichteten Globalisierung.
3.	Lobbyismus in seiner gegenwärtigen Form benachteiligt diejenigen, die über weniger Ressourcen oder Zugänge verfügen.
4.	Der Lobbyismus ist vielfältiger geworden und erfasst auch Wissenschaft, Medien und die breite Öffentlichkeit.
5.	Der Staat öffnet sich mehr und mehr für Lobbyingeinflüsse.
6.	Zunehmende finanzielle und personelle Verflechtungen gefährden die Unabhängigkeit demokratischer Institutionen und die Ausgewogenheit politischer Entscheidungen.
7.	Die zunehmende Verlagerung vieler wichtiger Entscheidungen nach Brüssel führt zu einem strukturellen Vorteil für starke Lobbyingakteure.
8.	Mangelnde Transparenz erschwert die demokratische Kontrolle.
9.	Bürgerinnen und Bürger stehen dem Lobbyismus weitaus kritischer gegenüber als ihre Vertreter in den Parlamenten.
10.	Die Demokratie ist in Gefahr – Lobbyregulierung und Machtbegrenzung sind eine Zukunftsaufgabe.

te und politisch organisierte oder finanziell starke Interessengruppen potenziell in der Lage sind, den Staat zu ihren Gunsten zu beeinflussen oder gar zu manipulieren (LobbyControl, 2021). Der Staat wird so zum Umverteilungsstaat mit entsprechenden negativen Einflüssen auf den gesamtgesellschaftlichen Wohlstand und die Demokratie (Lachmann, 2013).

Diese Problematik spitzt sich im selbstverwalteten Gesundheitswesen im Sinne der Kirsch'schen Kritik am Einfluss von Interessengruppen im Sozialstaat zu. Denn infolge der dort bestehenden ausgeprägten regulierten Organisationsstrukturen sind ausgewählte Beteiligte Gestalter von Rahmenbedingungen und Inhaber von Interessen in einem. Sie sollen zwar vom Grundsatz her gemeinnützig agieren, sie stimmen jedoch in den dahinter laufenden Aushandlungsprozessen quasi eigenbestimmt über Teile ihres Einkommens oder über die benötigte gesellschaftliche Umverteilungsmasse mit ab. Auf mögliche negative Veränderungen können sie verdeckt mit Besitzstandswahrung reagieren. Das Gesundheitswesen befindet sich demzufolge in einer speziellen interessenpolitischen Zwickmühle. Interessenkonflikte sind hier immanent. Die in einer Abfrage der OECD (2020) von Interessenvertretern selbst geäußerte Einschätzung, dass bestimmte Interessen in den Ergebnissen politischer Entscheidungsfindungsprozesse überrepräsentiert sind, dürfte daher für das deutsche Gesundheitswesen besonderes Gewicht besitzen.

Als Konsequenz zu den kritischen Aspekten von Interessenpolitik und Interessenkonflikten werden unabhängig vom jeweiligen Politikfeld seit Jahren unterschiedliche Maßnahmen eingefordert, die auf erweiterte Offenlegungspflichten und eine generelle Verschärfung der Kontrolle des Lobbyings hinauslaufen. Dazu mehr im folgenden Unterkapitel (2.7).

2.7 Rechtlicher Rahmen und Kontrollmechanismen

Die rechtlichen Grundlagen für die Artikulation öffentlicher und gesellschaftlicher Interessen bilden hierzulande u. a. die Geschäftsordnung des Deutschen Bundestages (GO-BT), die Gemeinsame Geschäftsordnung der Bundesministerien (GGO) und die Rechtsvorschriften zum Lobbyregister (Battis, 2023).

So ist in § 70 der GO-BT die formale parlamentarische Mitwirkung, mithin die Anhörung in Ausschüssen des Bundestages, geregelt (z. B.: Grotz & Schroeder, 2021). Die GGO umfasst hingegen die konkreten Vorgaben für interessenpolitische Aktivitäten innerhalb der Bundesministerien. In § 47 und § 48 ist festgelegt, welche Akteure zu welchem Zeitpunkt in den Prozess der Entwicklung eines Gesetzes eingebunden werden. Das Recht der Auswahl der konkreten Akteure liegt dabei in der Verantwortung und dem Ermessen der jeweiligen Ministerien, wobei – wie bereits mehrfach erwähnt – die Körperschaften des öffentlichen Rechts aufgrund ihres Rechtsstatus über einen generell erleichterten institutionalisierten Zugang zu den politischen Entscheidungsträgern verfügen. Mit den Bestimmungen der GGO ist rechtlich sichergestellt, dass die Interessenorganisationen mit Informationen seitens der Ministerien versorgt werden können, während sie im Gegenzug die Möglichkeit erhalten, Stellungnahmen und Argumente frühzeitig in den Gesetzgebungsprozess einzuspeisen (Speth, 2006; Neupert, 2021).

Wichtigster rechtlicher Eckpfeiler zum Lobbbying ist jedoch das erst jüngst zum 01. Januar 2022 in Kraft getretene „Gesetz zur Einführung eines Lobbyregisters für die Interessenvertretung gegenüber dem Deutschen Bundestag und gegenüber der Bundesregierung" (LobbyRG). Dieses sieht eine Registrierungspflicht der meisten Interessenvertreter, die mit Bundestagsabgeordneten, Fraktionen, anderweitigen Mitgliedern der Bundesregierung und Mitarbeitern der Bundesministerien kommunizieren, vor (Grotz & Schroeder, 2021). Erneut verfügen u. a. die öffentlich-rechtlichen Körperschaften, und dementsprechend die korporatistischen Verbände des Gesundheitswesens und die Repräsentanten der ihnen angeschlossenen Gremien, über einen Ausnahmestatus, indem sie von der Registrierungspflicht befreit sind. Diese Ausnahme greift, soweit ihre Vertreterinnen und Vertreter in Erfüllung des ihnen durch Rechtsakt übertragenen Aufgabenkreises tätig werden (Deutscher Bundestag, n.d.-a). Davon unbenommen besteht für die betreffende Organisation die Möglichkeit, sich freiwillig in das Lobbyregister einzutragen.

Abgefragt werden bei der Registrierung unter anderem Auftraggeber der Interessenvertreter, Themenfelder sowie der personelle und finanzielle Aufwand ihrer interessenpolitischen Tätigkeit im parlamentarischen Raum. Weitere Einzelheiten dazu werden in einem gesonderten, im Internet aufrufbaren Handbuch geregelt (Deutscher Bundestag, n.d.-b). Mit der Eingabe im Lobbyregister akzeptieren die Interessenvertreter einen Verhaltenskodex, der sie auf die Grundsätze der Offenheit, Transparenz, Ehrlichkeit und Integrität verpflichtet und insgesamt neun konkrete Regeln für die Kontaktaufnahme zu Mitgliedern von Bundestag und Bundesregierung formuliert (Deutscher Bundestag, n.d.-c).

Das Lobbyregister ist im Jahr 2024 hinsichtlich seines Anwendungsbereichs und der Offenlegungspflichten weiter gesetzlich geschärft worden. So sind seither bereits Kontakte zu Ministerien ab der Referatsleiterebene zu erfassen. Darüber hinaus werden zur Transparenzverbesserung zusätzliche Registrierungsangaben von eintragungspflichtigen Interessenvertretern verlangt. Anzuzeigen ist nunmehr, auf welche Gesetzes- und Verordnungsvorhaben sich die Interessenvertretung konkret bezieht. Aussagekräftiger offenzulegen sind zudem die Interessenwahrnehmung im Auftrag von Dritten und die jeweiligen Hauptfinanzierungsquellen der eingetragenen Interessenorganisation (Heyer, 2023).

Perspektivisch sollen diese Regelungen in einen sogenannten „exekutiven Lobby-Fußabdruck“ münden. Dazu müssten allerdings neben den bereits implementierten Registrierungs- und Offenlegungspflichten weitere Transparenzregeln wie beispielsweise verpflichtende Analysen der Verteilungswirkungen von Gesetzgebungsvorhaben festgeschrieben werden (z. B.: OECD, 2020; LobbyControl, 2021). Ebenfalls wird die Einrichtung einer eigenständigen und weisungsunabhängigen Compliance-Behörde zur Korruptionsprävention und zum Umgang mit Interessenkonflikten im parlamentarischen Raum eingefordert (z. B.: Lange, 2023).

Im Januar 2025 waren den Registerangaben zufolge 5.891 Interessenvertretungen (Personen) beim Bundestag registriert. Das Register ist unter www.lobbyregister.bundestag.de/startseite öffentlich einsehbar. Eine differenzierte Suchfunktion ermöglicht es, die Registereinträge zu filtern und so zu prüfen, wer Interessen gegenüber dem Bundestag und der Bundesregierung vertritt. Aufgrund dieser Digitalisierungsfunktionen wird das Lobbyregister häufig auch als digitales Lobbyregister bezeichnet.

Ergänzend ist im vorliegenden Kontext darauf hinzuweisen, dass unter den Stichwörtern „Parteispendenkontrolle“ und „Abgeordnetenkorruption“ eine Reihe sonstiger Rechtsvorschriften und Hinweise beispielsweise im Abgeordnetengesetz oder selbstsprechend im Strafgesetzbuch vorzufinden sind. Seit Juni 2016 ist zudem das Gesetz zur Bekämpfung von Korruption im Gesundheitswesen in Kraft gesetzt worden. Die Reform wurde durch eine BGH-Entscheidung (BGH: Bundesgerichtshof) angestoßen, bei der ein niedergelassener Vertragsarzt trotz Vorteilsannahme straffrei ausging. Das neue Antikorruptionsgesetz wendet sich seither strafrechtlich gegen Bestechung und Bestechlichkeit von Angehörigen eines Heilberufs (beispielsweise Arzt) durch Dritte (beispielsweise Pharmaindustrie). Interessenkonflikte sollen entsprechend rechtlich abgedämpft werden.

Bei aller rechtlichen Problematik und auch grundsätzlich berechtigten Kritik zur Interessenvertretung sollte man aber nicht aus den Augen verlieren, dass Interessenpolitik eine legitime Form der politischen Beteiligung am demokratischen System ist. Das Verhältnis zwischen ihren nutzenstiftenden Aspekten und der ihr innewohnenden Gefahren für die Demokratie ist daher verantwortungsbewusst rechtlich auszubalancieren. Denn wohldosiert kann die Interessenpolitik immer auch eine vermittelnde Funktion zwischen Politik und Gesellschaft bzw. zwischen Politik, Gesundheitsakteuren und Patienten einnehmen. Dazu mehr vor allem in Kap. 4.

Literatur

Alemann, U. von (2000). Vom Korporatismus zum Lobbyismus? Die Zukunft der Verbände zwischen Globalisierung, Europäisierung und Berlinisierung. *Aus der Politik und Zeitgeschichte, 50*(B 26–27), 3–6.

Alemann, U. von (2023). Lobbyismus – Eine Geschichte der Begriffe und Formen. In A. Polk & K. Mause (Hrsg.), *Handbuch Lobbyismus* (S. 2–19). Springer VS.

Arlt, H.-J. (2021). Public Affairs und Lobbying aus Sicht von Kritikern. In U. Röttger, P. Donges & A. Zerfaß (Hrsg.), *Handbuch Public Affairs: Politische Kommunikation für Unternehmen und Organisation* (S. 163–188). SpringerGabler.

AWMF (Arbeitsgemeinschaft der Medizinischen Wissenschaftlichen Fachgesellschaften). (2010). *Empfehlungen der AWMF zum Umgang mit Interessenkonflikten bei Fachgesellschaften – Fassung vom 10. November 2010*. Zugriff am 21.03.2025 unter https://www.egms.de/static/en/journals/awmf/2010-7/awmf000206.shtml

Battis, U. (2023). Lobbyismus aus rechtswissenschaftlicher Perspektive. In A. Polk & K. Mause (Hrsg.), *Handbuch Lobbyismus* (S. 91–103). Springer VS. https://doi.org/10.1007/978-3-658-32320-2_6

Beck, St. (2014). *Lobbyismus im Gesundheitswesen*. Nomos. https://doi.org/10.5771/9783845254050

Beek, C. van der, Beek, G. van der & Boroch, W. (2024). *Gesundheitsökonomie. Eine Einführung* (2. Aufl.). De Gruyter Oldenbourg.

Bentele, G. (2008, 7./8. April). *Lobbying. Begriffliche Grundlagen und Tätigkeitsfeld in Berlin* [Vortrag]. Konrad-Adenauer-Stiftung, Schloss Wendgräben. Zugriff am 21.03.2025 unter https://www.kas.de/c/document_library/get_file?uuid=f734ca52-131a-bd4a-2732-47684dbdeb09&groupId=252038

Blum, S. & Schubert, K. (2018). *Politikfeldanalyse: Eine Einführung* (3. Aufl.). Springer VS.

Boroch, W. (2018). *Dimensionen allgemeiner Gesundheitspolitik: Eine modifizierte Anordnung nach Kriterien der engen, weiten und praxisbezogenen Anwendung* (ifgs Schriftenreihe, Bd. 11). MA Verlags- und Druck-Gesellschaft mbH.

Boroch, W. (2019). Konkurrierende Konzeptionen der Gesundheitspolitik. *Zeitschrift für Wirtschaftspolitik, 68*(3), 222–250. https://doi.org/10.1515/zfwp-2019-2013

Brede, F. (2019). Politikberatung in der Gesundheitspolitik. In S. Falk, M. Glaab, A. Römmele, H. Schober & M. Thunert (Hrsg.), *Handbuch der Politikberatung. Theorie, Praxis, Institutionen* (2. Aufl., S. 317–328). VS Verlag für Sozialwissenschaften. https://doi.org/10.1007/978-3-658-03483-2_26

Buholzer, R. P. (1998). *Legislatives Lobbying in der Europäischen Union. Ein Konzept für Interessengruppen*. Paul Haupt.

Buse, K., Mays, N., Colombini, M., Fraser, A., Khan, M. & Walls, H. (2023). *Making Health Policy* (3rd ed.). McGraw-Hill Education – Open University Press.

Buse, K., Mays, N. & Walt, G. (2012). *Making Health Policy* (2nd ed.). McGraw-Hill Education/Open University Press.

Chaloupek, G., Mesch, M., Wedl, M. & Zellenberg, U. E. (2011). *Lobbyismus versus Interessenvertretung im Rahmen der Sozialpartnerschaft*. Wirtschaftskammer Österreich.

Deutscher Bundestag. (n. d.-a). *Gesetz zur Einführung eines Lobbyregisters für die Interessenvertretung gegenüber dem Deutschen Bundestag und gegenüber der Bundesregierung (Lobbyregistergesetz – LobbyRG)*. Zugriff am 05.03.2025 unter https://www.lobbyregister.bundestag.de/informationen-und-hilfe/rechtsvorschriften-parlamentarische-materialien-863566

Deutscher Bundestag. (n. d.-b). *Handbuch für Interessenvertreterinnen und Interessenvertreter zur Eintragung in das Lobbyregister* (Version 2.0.2). Zugriff am 05.03.2025 unter https://www.lobbyregister.bundestag.de/informationen-und-hilfe/handbuch

Deutscher Bundestag. (n. d.-c). *Verhaltenskodex für Interessenvertreterinnen und Interessenvertreter im Rahmen des Lobbyregistergesetzes*. Zugriff am 05.03.2025 unter https://www.bundestag.de/resource/blob/991840/cebe30b6a57c06b978d3cd2ebe42c412/Verhaltenskodex-2024.pdf

Donges, P. & Jarren, O. (2022). *Politische Kommunikation in der Mediengesellschaft. Eine Einführung* (5. Aufl.). Springer VS. https://doi.org/10.1007/978-3-658-37079-4

Dye, Th. S. (1976). *Policy Analysis: What Government Do, Why They Do It, and What Differences It Makes*. The University of Alabama Press.

Eichhorn, W. (2015). *Agenda-Setting-Prozesse: Eine theoretische Analyse individueller und gesellschaftlicher Themenstrukturierung* (2. Aufl.). Springer VS.

Eucken, W. (1952). *Grundsätze der Wirtschaftspolitik*. J. C. B. Mohr (Paul Siebeck).

Fleischer, J., Veit, S. & Hustedt, T. (2010). Wissen ist Macht? Wissenschaftliche Politikberatung der Bundesregierung. *Aus Politik und Zeitgeschichte, 19*(1), 15–21.

Fleßa, St., Greiner, W. (2020). *Grundlagen der Gesundheitsökonomie. Eine Einführung in das wirtschaftliche Denken im Gesundheitswesen* (4. Aufl.). Wiesbaden: SpringerGabler. https://doi.org/10.1007/978-3-662-62116-5

Franck, G. (1998). *Ökonomie der Aufmerksamkeit: Ein Entwurf*. Carl Hanser Verlag.

Frey, B. S. (1990). *Ökonomie ist Sozialwissenschaft: Die Anwendung der Ökonomie auf neue Gebiete*. Vahlen.

Gerlinger, Th. & Rosenbrock, R. (2024). *Gesundheitspolitik: Eine systematische Einführung* (4., vollständig überarb. u. erw. Aufl.). Hogrefe.

Grotz, F. & Schroeder, W. (2021). *Das politische System der Bundesrepublik Deutschland: Eine Einführung*. Springer. https://doi.org/10.1007/978-3-658-08638-1

Heyer, Ch. (2023, 5. Dezember). *Lobbyregister-Reform 2024 – Inhalt und Einordnung*. Zugriff am 05.03.2025 unter https://de.linkedin.com/pulse/lobbyregister-reform-2024-inhalt-und-einordnung-christian-heyer

Hoffjann, O. (2024). Public Affairs. In P. Szyszka, R. Fröhlich & U. Röttger (Hrsg.), *Handbuch der Public Relations* (4. Aufl., S. 721–740). Springer VS. https://doi.org/10.1007/978-3-658-28034-5_40

Jann, W. & Wegrich, K. (2014). Phasenmodelle und Politikprozesse: Der Policy-Cycle. In K. Schubert & N. C. Bandelow (Hrsg.), *Lehrbuch der Politikfeldanalyse* (3. Aufl., S. 97–105). De Gruyter Oldenbourg.

Kirsch, G. (1988). Der redistributionspolitische Interventionismus: Von der Lenkung der Wirtschaft zur Zerstörung des Staates. In D. Cassel, B.-T. Ramb & H. J. Thieme (Hrsg.), *Ordnungspolitik* (S. 107–133). Vahlen.

Kleinfeld, R., Zimmer, A. & Willems, U. (2007). Lobbyismus und Verbändeforschung: Eine Einleitung. In R. Kleinfeld, A. Zimmer & U. Willems (Hrsg.), *Lobbying: Strukturen. Akteure. Strategien* (S. 7–37). VS Verlag für Sozialwissenschaften.

Knill, Ch. & Tosun, J. (2015). *Einführung in die Policy-Analyse*. Verlag Barbara Budrich. https://doi.org/10.36198/9783838541365

Kolbe, A., Hönigsberger, H. & Osterberg, S. (2011a). Marktordnung für Lobbyisten: Wie Politik den Lobbyeinfluss regulieren kann. In *Otto-Brenner-Stiftung – Arbeitsheft 70*. Zugriff am 05.03.2025 unter https://www.otto-brenner-stiftung.de/fileadmin/user_data/stiftung/02_Wissenschaftsportal/03_Publikationen/AH70_Lobby_KolbeHoenigsberger_2011_12_05.pdf

Kolbe, A., Hönigsberger, H. & Osterberg, S. (2011b). Teil A: Lobbyismus: Ein Überblick aus verschiedenen Perspektiven. In *Otto-Brenner-Stiftung – Arbeitsheft 70*. Zugriff am 05.03.2025 unter https://www.otto-brenner-stiftung.de/fileadmin/user_data/stiftung/02_Wissenschaftsportal/02_Infoseiten/AH70/AH70_Online_A3.pdf

Köppl, P. (2003). *Power Lobbying: Das Praxishandbuch der Public Affairs – Wie professionelles Lobbying die Unternehmenserfolge absichert und steigert*. Linde Verlag.

Lachmann, W. (2013). Interessenverbände, Lobby. In Konrad-Adenauer-Stiftung (Hrsg.), *Lexikon Soziale Marktwirtschaft – Wirtschaftspolitik von A–Z*. Verfügbar unter https://www.kas.de/documents/252038/3346186/Lexikon+Soziale+Marktwirtschaft+-+Wirtschaftspolitik+von+A-Z+%28PDF%29.pdf/1f12acdd-391f-103a-a63f-b9220fa8ba96?version=1.0&t=1642757711270

Lange, T. (2023). *Nach Graichen: 7 Eckpunkte für strengere Regeln bei Interessenkonflikten*. Verfügbar unter https://www.lobbycontrol.de/aus-der-lobbywelt/nach-graichen-7-eckpunkte-fuer-strengere-regeln-bei-interessenkonflikten-108875/

Leif, Th. & Speth, R. (2003). Anatomie des Lobbyismus: Einführung in eine unbekannte Sphäre der Macht. In Th. Leif & R. Speth (Hrsg.), *Die stille Macht: Lobbyismus in Deutschland* (S. 7–32). Westdeutscher Verlag.

Leif, Th. & Speth, R. (2006). Die fünfte Gewalt – Anatomie des Lobbyismus. In Th. Leif & R. Speth

(Hrsg.), *Die fünfte Gewalt – Lobbyismus in Deutschland* (S. 10–36). Bundeszentrale für politische Bildung.

Lianos, M. & Hetzel, R. (2003). Die Quadratur der Kreise. So arbeitet die Firmen-Lobby in Berlin. *Politik & Kommunikation, 2*(2), 14–17.

Lieb, K., Klemperer, D., Kölbel, R. & Ludwig, W.-D. (Hrsg.). (2018). *Interessenkonflikte, Korruption und Compliance im Gesundheitswesen*. Medizinisch Wissenschaftliche Verlagsgesellschaft. https://doi.org/10.32745/9783954663897

LobbyControl. (2021). *Lobbyreport 2021: Beispiellose Skandale – strengere Lobbyregeln*. Verfügbar unter https://www.lobbycontrol.de/wp-content/uploads/Lobbyreport-2021_Beispiellose-Skandale-strengere-Lobbyregeln.pdf

LobbyControl. (n. d.). *Lobbyismus höhlt die Demokratie aus: Zehn Thesen*. Verfügbar unter https://www.lobbycontrol.de/ueber-uns/lobbyismus-hoehlt-die-demokratie-aus-zehn-thesen

Lobbypedia. (n. d.). *Deep Lobbying*. Verfügbar unter https://lobbypedia.de/wiki/Deep_lobbying

Lösche, P. (2006). Lobbyismus als spezifische Form der Politikberatung. In S. Falk, D. Rehfeld, A. Römmele & M. Thunert (Hrsg.), *Handbuch der Politikberatung* (S. 334–342). VS Verlag für Sozialwissenschaften. https://doi.org/10.1007/978-3-531-90052-0_31

Lowi, Th. J. (1972). Four Systems of Policy, Politics, and Choice. *Public Administration Review, 32*(4), 298–310. https://doi.org/10.2307/974990

März, D. & Pütz, J. (2015). Vom Lobbyismus zum Public Affairs Management: Professionalisierungstendenzen in der politischen Arena politischer Interessenvertretung. *ZPB*, 1–2, 28–38. https://doi.org/10.5771/1865-4789-2015-1-2-28

Martiny, A. (2006). Wer steuert Deutschlands Gesundheitswesen? Nur Blauäugige glauben, es seien Parlament und Gesetzgebung. In Th. Leif & R. Speth (Hrsg.), *Die fünfte Gewalt – Lobbyismus in Deutschland* (S. 221–235). Bundeszentrale für politische Bildung.

Michalowitz, I. (2007). *Lobbying in der EU*. facultas. wuv. https://doi.org/10.36198/9783838528984

Michalowitz, I. (2019). Lobbying and Public Affairs. In S. Falk, M. Glaab, A. Römmele, H. Schober & M. Thunert (Hrsg.), *Handbuch der Politikberatung* (2. Aufl., S. 503–516). VS Verlag für Sozialwissenschaften. https://doi.org/10.1007/978-3-658-03483-2_56

Michalowitz, I. & Talos, E. (2007). Österreichs Interessenpolitik auf neuen Pfaden: zwischen Austrokorporatismus und Lobbying? *Österreichische Zeitschrift für Politikwissenschaft, 36*(4), 369–388.

Neupert, H. (2021). Rechtliche Rahmenbedingungen der Kommunikation gegenüber Politik und Verwaltung. In U. Röttger, P. Donges & A. Zerfaß (Hrsg.), *Handbuch Public Affairs: Politische Kommunikation für Unternehmen und Organisation* (S. 281–312). SpringerGabler. https://doi.org/10.1007/978-3-658-22931-3_14

OECD (Organisation for Economic Co-operation and Development). (2020). *Das Lobbyregister* [Onlineveranstaltung der OECD, 07. Januar 2020]. Verfügbar unter https://www.oecd.org/en/publications/lobbying-in-the-21st-century_c6d8eff8-en.html

Pappi, F. U., König, Th. & Knoke, D. (1990). *Entscheidungsprozesse in der Arbeits- und Sozialpolitik: Der Zugang der Interessengruppen zum Regierungssystem über Politikfeldnetze – ein deutsch-amerikanischer Vergleich*. Campus Verlag.

Polk, A. (2023). Lobbyismus aus ökonomischer Perspektive. In A. Polk & K. Mause (Hrsg.), *Handbuch Lobbyismus* (S. 41–70). Springer VS. https://doi.org/10.1007/978-3-658-32320-2_4

Pritzl, R. (2018). Lobbyismus in der modernen Politikberatung. *regierungsforschung.de*. Verfügbar unter https://regierungsforschung.de/lobbyismus-und-korruption-im-spannungsfeld/

RKI (Robert Koch-Institut). (2015). *Gesundheit in Deutschland: Gesundheitsberichterstattung des Bundes – gemeinsam getragen von RKI und Destatis*. RKI.

Schubert, K. & Bandelow, N. C. (2014). Politikdimensionen und Fragestellungen der Politikfeldanalyse. In *Lehrbuch der Politikfeldanalyse* (3. Aufl., S. 1–22). De Gruyter Oldenbourg. https://doi.org/10.1515/9783110408072

Schulenburg, J.-M. Graf v. d. & Greiner, W. (2013). *Gesundheitsökonomik* (3. Aufl.). Mohr Siebeck.

Schwartz, F. W., Kickbusch, I., Wismar, M. & Krugmann, C. S. (2012). Ziele und Strategien der Gesundheitspolitik. In F. W. Schwartz, U. Walter, J. Siegrist, P. Kolip, R. Leidl, M.-L. Dierks, R. Busse & N. Schneider (Hrsg.), *Public Health. Gesundheit und Gesundheitswesen* (S. 243–257). Urban & Fischer. https://doi.org/10.1016/B978-3-437-22261-0.00011-3

Sebaldt, M. & Straßner, A. (2004). *Verbände in der Bundesrepublik Deutschland: Eine Einführung*. Verlag für Sozialwissenschaften.

Simon, M. (2023). Interessenvertretung und Lobbying in der Gesundheitspolitik. *Bundeszentrale für politische Bildung*. Verfügbar unter https://www.bp

b.de/themen/gesundheit/gesundheitspolitik/521842/interessenvertretung-und-lobbying-in-der-gesundheitspolitik/

Speth, R. (2006). Die Ministerialbürokratie: Erste Adresse der Lobbyisten. In Th. Leif & R. Speth (Hrsg.), *Die fünfte Gewalt - Lobbyismus in Deutschland* (S. 99–110). Bundeszentrale für politische Bildung.

Strech, D. (2015). Interessenkonflikte. In G. Marckmann (Hrsg.), *Praxisbuch Ethik in der Medizin* (S. 215–223). Medizinisch Wissenschaftliche Verlagsgesellschaft.

Streeck, W. (1987). Vielfalt und Interdependenz. Überlegungen zur Rolle intermediärer Organisationen in sich verändernden Umwelten. *Kölner Zeitschrift für Soziologie und Sozialpsychologie, 39*(3), 470–495.

Truman, D. B. (1951). *The governmental process: Political interests and public opinion.* Alfred A. Knopf.

Verbraucherzentrale. (2024). *Glaukom-Früherkennung: Nutzen ist nicht wissenschaftlich erwiesen.* Verbraucherzentrale Nordrhein-Westfalen e. V.

Vondenhoff, Ch. & Busch-Janser, S. (2008). *Praxishandbuch Lobbying.* Polisphere Verlag.

Wasem, J., Matusiewicz, D., Lux, G. & Noweski, M. (2019). Akteure des Gesundheitssystems in Deutschland. In J. Wasem, D. Matusiewicz, A. Neumann & M. Noweski (Hrsg.), *Medizinmanagement: Grundlagen und Praxis des Managements in Gesundheitssystem und Versorgung* (2. Aufl., S. 29–79). Medizinisch Wissenschaftliche Verlagsgesellschaft. https://doi.org/10.32745/9783954664788

Wehrmann, I. (2007). Lobbying in Deutschland: Begriff und Trends. In R. Kleinfeld, A. Zimmer & U. Willems (Hrsg.), *Lobbying: Strukturen. Akteure. Strategien* (S. 36–64). VS Verlag für Sozialwissenschaften.

WHO (World Health Organization). (1999). *Health21 - Health for All in the 21st Century.* World Health Organization's Regional Office for Europe.

Windhoff-Héritier, A. (1985). Politikarena und Policy-Netz: Zum analytischen Nutzen zweier Begriffe. *Veröffentlichungsreihe des Internationalen Instituts für Gesellschaftsforschung (IIVG)/Arbeitspolitik des Wissenschaftszentrums*, dp85-212.

Winter, Th. von (2008). Lobbying als politischer Tauschprozess. In Th. von Winter & V. Mittendorf (Hrsg.), *Perspektiven der politischen Soziologie im Wandel von Gesellschaft und Staatlichkeit* (S. 49–67). VS Verlag für Sozialwissenschaften. https://doi.org/10.1007/978-3-531-90908-0_4

Zimmer, A. (2021). Lobbying als nicht-öffentliche Form der Public Affairs: Konzeption, Gestaltungsformen, Fallbeispiele. In U. Röttger, P. Donges & A. Zerfaß (Hrsg.), *Handbuch Public Affairs: Politische Kommunikation für Unternehmen und Organisation* (S. 457–478). SpringerGabler.

3 Akteure und interessenpolitische Beziehungsgeflechte des deutschen Gesundheitssystems

Im vorangehenden Kapitel wurde der Frage nachgegangen, was unter Interessenpolitik zu verstehen ist. Im Vorgriff auf die Erörterungen der theoretischen Grundlagen der Interessenvermittlung im zweiten Teil dieses Bandes ist es nun hilfreich, zunächst die Frage zu beantworten, wer konkret die Interessenakteure des hier im Mittelpunkt stehenden Politikfeldes sind. Denn so lassen sich die späteren theoretischen Überlegungen des zweiten Teils mit den im Gesundheitswesen operierenden unterschiedlichen Interessengruppen und Verbänden fallweise verknüpfen. Zu diesem Zweck werden nach einer kurzen theoretischen Einleitung zu den Zielen und Funktionen von Interessenverbänden die wichtigsten und einflussreichsten unter ihnen bereits an dieser Stelle vorgestellt – wohlbewusst der Tatsache, dass die Akteursstruktur üblicherweise dem Bereich Polity in der Politikfeldanalyse zugeordnet wird.

Aufgabe 3-1: Wer sind die wichtigsten Stakeholder im deutschen Gesundheitswesen?

Bevor Sie weiterlesen, nehmen Sie sich bitte fünf Minuten Zeit und machen Sie eine Liste der Ihrer Meinung nach zehn einflussreichsten Verbänden und Institutionen des deutschen Gesundheitswesens.

Groben Schätzungen zufolge lassen sich von den derzeit rund 5.900 im Lobbyregister eingetragenen Interessenvertretungen etwa 30 Prozent dem gesundheitspolitischen Umfeld zuordnen (Simon, 2023). Das entspräche einer ungefähren Gesamtzahl von ca. 1.800 interessenpolitischen Akteuren der Gesundheitspolitik. Auch wenn diese Zahl nur sehr vage ist und allenfalls eine geringe qualitative Aussagekraft besitzt, deutet sie doch auf die immense Interessendurchdringung des deutschen Gesundheitswesens hin (Infobox 3-1).

Infobox 3-1: Wer sitzt wo in der Gesundheitspolitik?

Einen ersten guten und schnellen Überblick über die parlamentarischen Parteien und relevanten gesundheitspolitischen Ansprechpartner findet man regelmäßig auf den Websites des Bundestages und darüber hinaus in den Informationsbroschüren einiger Gesundheitsverbände; so beispielsweise die Broschüre „Wer sitzt wo? Köpfe der Gesundheitspolitik" des AOK-BV (AOK-Bundesverbandes, 2025).

Einen umfassenden Überblick mit rund 4.500 Adressen von Institutionen, Verbänden und Ansprechpartnern des Gesundheitswesens auf Bundes- und Landesebene bietet das LEONHART Taschen-Jahrbuch (Preusker, 2025).

Wie bereits in Kap. 2 erläutert, vollziehen sich gesundheits- und interessenpolitische Prozesse entlang der Makro-, Meso- und Mikroebenen. Gezeigt wurde zudem, dass sich die Akteure interessenpolitisch in einem ersten Schritt als Empfänger und Absender ordnen lassen, wobei die staatlichen Akteure die Empfänger interessengeleiteter Botschaften sind und die Interessenorganisationen die Absender.

In Abweichung zu vielen anderen Politikfeldern ist in der gesundheitspolitischen Arena auf der Mesoebene der Selbstverwaltung gesondert Beachtung zu schenken. Denn die an der Ausgestaltung und Umsetzung der Selbstverwaltung beteiligten korporatistischen Verbände und ihre Interessenvertreter tragen im weitesten Sinne „zwei Hüte". Einerseits werden sie die Interessen ihrer entsendenden Interessengruppe im Auge behalten müssen, andererseits sind sie formal gemeinnützigen Interessen im Sinne einer flächendeckenden, bedarfsgerechten und medizinisch hochwertigen Versorgung im Spannungsfeld zur Wirtschaftlichkeit verpflichtet.

Vor diesem Hintergrund sollen die jeweils interessenpolitisch relevanten Akteure in ihrer für das Gesundheitswesen typischen dreiteiligen Gliederung plus „X" (Kap. 2.3.3), vorgestellt werden. Im Weiteren sind dies:

- die staatlichen Akteure auf der Makroebene,
- die Selbstverwaltung und ihre korporatistischen Verbände an der Schnittstelle zwischen Makro- und Mesoebene, sowie
- die Akteure der freien Gesundheitsverbände (Mesoebene) und sonstige Einzelakteure (Mikroebene).

Die verbandsseitig organisierten Interessengruppen werden zudem noch hinsichtlich ihrer Betätigungsfelder unterteilt, und zwar nach:

- Kostenträger
- ärztliche und nicht-ärztliche Leistungserbringer
- Gesundheitsindustrie und -handwerk
- Patienten und Versicherte

Visualisierung des „verbands- und interessenpolitischen Beziehungsgeflechts"

Zur Veranschaulichung der Interessenbeziehungen auf den einzelnen Ebenen und innerhalb der Betätigungsfelder wird schematisch mit einem sogenannten „verbands- und interessenpolitischen Beziehungsgeflecht gearbeitet wird. In den hierzu erstellten Abbildungen werden unterschiedlich bezeichnete Pfeile verwendet. Die beiden wichtigsten sind:

- Der Pfeil **„IV"** – dieser steht gemäß der Definition im Vorkapitel für eine mehr allgemeine „Interessenvertretung", die auch gesellschaftliche bzw. gemeinnützige Aspekte umfasst.
- Der Pfeil **„L"** – er wird verwendet, wenn die Interessenvertreter vorwiegend aus lobbyistischen, also in erster Linie aus eigennützigen Erwägungen heraus agieren und dabei gezielt professionelle PA-Instrumente einsetzen.

Weitere in den Abbildungen verwendete Pfeile sind:

- **„W"** für Wahl eines Interessenvertreters
- **„D"** für Delegation eines Verbandsrepräsentanten
- **„K"** für Koordination/Interessenabstimmung

Damit sind die erforderlichen Abgrenzungen für die Darstellung der Interessenakteure des Gesundheitswesens genannt. Einleitend beginnen wollen wir aber mit einem kursorischen Überblick über die grundsätzlichen Funktionen und Ziele von Interessenverbänden.

3.1 Interessengruppenziele

Interessenvermittlung erfolgt stets aus den spezifischen Motivlagen, Problemwahrnehmungsmustern und Handlungslogiken einzelner Akteursgruppen heraus. Mit speziellem Blick auf den Gesundheitsbereich stehen im Weiteren die folgenden acht Interessenziele im Vordergrund (z. B.: Peterson, 1999; Nothnagel, 2004; Gerlinger & Rosenbrock, 2024):

1. Die Stärkung der Wettbewerbsfähigkeit der eigenen Organisation, also des eigenen Unternehmens, der eigenen gesundheitswirtschaftlichen Institution bzw. der jeweils vertretenen Akteursgruppe. Als Teilziele fallen darunter

1.1. die Steigerung der einzelwirtschaftlichen Gewinn- und Einkommenssituation bzw. allgemeiner, der Vorteilsposition;
1.2. die Überwälzung von Kosten bzw. die Erhöhung von Einnahmen zu Lasten Dritter (das kann der Staat sein, das können im Gesundheitswesen die Versicherten oder Patienten sein oder auch Konkurrenten wie es beispielsweise die immer wiederkehrenden Diskussionen um die Ausgestaltung des morbiditätsorientierten Risikostrukturausgleichs zwischen den gesetzlichen Krankenkassen zeigen); sowie
1.3. die Realisierung von Zeitgewinnen.

2. Die Erlangung, Aufrechterhaltung und Ausweitung von politischer Macht – und damit indirekt verbunden die Verbreiterung der Zugänge zu Ressourcen, zu politischen Entscheidungsträgern und zur Mitwirkung bzw. Initiierung von Gesetzgebungsverfahren.
3. Die Besitzstandswahrung, wozu auch die Vermeidung von Gesetzesänderungen bzw. die bewusste Blockade der Mitwirkung, Gestaltung und Umsetzung neuer Gesetze und Verordnungen gehört.
4. Die Sicherung von Arbeitsplätzen.

Über diese im Wesentlichen *eigennutzorientierte* Ziele hinaus sind dem Gesundheitswesen einige besondere *gemeinwohlorientierte* Ziele präsent:

5. Die Verbesserung und Optimierung der Behandlungsqualität und der Versorgungsstrukturen.
6. Die Sicherstellung einer flächendeckenden und bedarfsgerechten Versorgung.
7. Die Durchsetzung allgemeiner sozialer, gesundheitspolitischer und systemischer Erfordernisse wie beispielsweise die Vermeidung der Benachteiligung sozial schwacher Gruppen oder die Stärkung der Patientenrechte.
8. Die grundsätzliche Sicherung der Zukunftsfestigkeit und Finanzierbarkeit des deutschen Gesundheitswesens.

Einer kurzen ergänzenden Erläuterung bedarf an dieser Stelle noch das Ziel 4 „Sicherung von Arbeitsplätzen“. Dieses steht im Sinne eines Interessenkonfliktes in enger Verbindung mit dem Ziel der Stärkung der Wettbewerbsfähigkeit einer Organisation und ihrer Mitglieder, und zwar: Werden wettbewerbsfähige Rahmenbedingungen staatlicherseits geschaffen, können Arbeitsplätze gesichert werden. In der Realität ist es jedoch häufig so, dass zur Steigerung der eigenen Wettbewerbsfähigkeit aus betriebswirtschaftlicher Sicht in erster Linie die eigenen Organisations- und Produktionsprozesse optimiert werden müssen und damit gleichzeitig der Abbau von Arbeitsplätzen droht. Aus lobbyistischer Sicht ist das Ziel der Arbeitsplatzsicherung daher häufig nur ein vorgeschobenes Argument oder gar eine lobbyistische Drohgebärde, um Fördermittel, Subventionen und andere Transferleistungen sowie insgesamt günstige Rahmenbedingungen zu erhalten. Dennoch sollte gerade mit Bezug auf den Gesundheitsbereich beachtet werden, dass hier trotz langjähriger Privatisierungstendenzen noch immer zahlreiche Sozialunternehmen tätig sind. Und schließlich arbeiten im Gesundheitsbereich auch einige Berufsgruppen mit zumindest prinzipiell hohen ethischen Ansprüchen, wie z. B. Ärzte. Dieses Umfeld führt dann dazu, dass die Sicherung der Arbeitsplätze der Mitarbeitenden ein durchaus exponiertes Ziel im Mindset der relevanten Einflussgruppen sein kann.

Wie einleitend dargelegt, ist der anvisierte Interessenvorteil stets davon abhängig, welches Klientel die jeweilige Interessengruppe repräsentiert. Zu den interessengeleiteten Motivationslagen der Einzelakteure des Gesundheitswesens, die hier nach Betätigungsfeld sortiert und vereinfacht zusammengefasst werden, siehe die nachfolgende Tabelle 3-1. Deutlich wird, dass vor allem die gewinn- und einkommensorientierten Gruppen Interessenkonflikten unterliegen.

Tabelle 3-1: Interessengeleitete Motivationslagen ausgewählter Akteure des Gesundheitswesens nach Betätigungsfeld.

Akteure	Interessengeleitete Motivationslagen
Gesetzliche Krankenkassen	Die gesetzlichen Krankenkassen sind qua Gesetz nicht gewinnorientiert. Das SGB V gibt ihnen sogar verbindliche solidarische Versorgungs- und Regelleistungsziele vor, sodass man bei ihnen im weitesten Sinne von Versorgungsunternehmen sprechen kann, die gesetzlich zur solidarischen Sicherstellung qualitativ hochwertiger Versorgungsstrukturen verpflichtet sind. Je stärker sie jedoch dem Wettbewerb ausgesetzt sind, desto mehr verhalten sie sich faktisch wie Unternehmen (Boroch, 2019). Ihre lobbyistische Zielfunktion ist dann nicht die Gewinnmaximierung, sondern ihre Verbände und Interessenvertretungen müssen aufgrund der gegebenen Rahmenbedingungen vorrangig auf die Maximierung der Einnahmen – immer auch im Verhältnis zu den Konkurrenzkassen – hinwirken.
Anbieter ärztlicher und sonstiger therapeutischer Versorgungsleistungen	Als Berufstätige des Gesundheitswesens werden Ärzte, Heilmittelerbringer und sonstige Therapeuten sicherlich ihre Bestätigung in ihrer Kerntätigkeit sehen: der guten Versorgung und Betreuung kranker und hilfsbedürftiger Menschen. Gute Versorgung ist aber zugleich der Weg, viele Patienten oder auch Kunden zu generieren und über deren Zufriedenheit und Bindung – vorrangig unter den Bedingungen von GKV und PKV – hohe Einkommen zu realisieren. Die Interessengruppen der medizinischen und therapeutischen Leistungserbringer agieren daher in einem Spannungsfeld zwischen Versorgungszielen und der Sicherung von Einkommenschancen sowie weiteren sekundären Vorteilen für das eigene Klientel. Mitunter geht es aber auch nur um spröde Besitzstandswahrung.
Gesundheitsunternehmen	Prinzipiell stellt die Gewinn- respektive Einkommensmaximierung oder Erreichung sonstiger Vorteilspositionen das oberste Ziel der Gesundheitsunternehmen dar und ist entsprechend von ihren Interessenvertretungen vorrangig zu sichern und auszubauen. Als sekundäre Forderungen gelten bessere Standort-, Forschungs- und Investitionsbedingungen.
Versicherte und Patienten	Grundsätzlich handelt es sich um jeweils dieselben Akteure, denn der Patient ist (Pflicht-)Versicherter und der Versicherte ist potenziell immer auch Patient. Dennoch sind ihre Motivlagen unterschiedlich ausgeprägt. So wird der Versicherte – solange er gesund ist – an einer umfassenden und qualitativ hochwertigen Versorgung zu einem möglichst günstigen Preis interessiert sein. Da etwa 90 bis 95 Prozent der Leistungen in der GKV identisch sind und aufgrund von Regulierungen einer relativ hohen Mindestqualität unterliegen, steht für den gesunden Versicherten der Preis im Vordergrund. Wird der Versicherte dagegen krank, also Patient, gewinnen Versorgungsumfang und Behandlungsqualität an Gewicht. Interessengruppen von Versicherten und Patientengruppen haben demnach divergierende Zielparameter, wobei die Versorgungs- und Servicequalität freilich stets besondere Bedeutung genießt.

GKV: Gesetzliche Krankenversicherung, PKV: Private Krankenversicherung, SBG: Sozialgesetzbuch

3.2 Funktionen von Interessengruppen

Wie im vorangegangenen Kapitel definiert, sind Interessengruppen intermediäre Gruppen, die sich zwischen das Individuum und die gesetzgebenden Institutionen schieben. Ihre charakteristischen Merkmale sind das Vorhandensein einer Organisation, in der sich Akteure zusammenschließen, und das Bestreben, politische Entscheidungen indirekt zu beeinflussen, ohne jedoch Teil der offiziellen Gesetzgebungsmaschinerie zu sein (Buse et al., 2023). Was aber sind nun ihre grundsätzlichen Kernleistungen bzw. Kernfunktionen (z. B.: Alemann, 1989; Sebaldt & Straßner, 2004; Hoffjann, 2021)?

Generalfunktion

1. *Repräsentation:* Da Interessengruppen den in ihnen zusammengeschlossenen und handelnden Personen eine Basis bereitstellen, ihre spezifischen Interessen nach außen zu vertreten, stellt die Repräsentationsfunktion eine Art übergeordnete Aufgabe bzw. eine Primärfunktion von Interessengruppen dar. Darüber hinaus können sie aber auch Aufgaben mit demokratietheoretischer Bedeutung als Sekundärfunktion wahrnehmen.

Mitgliederspezifische Funktionen

2. *Positionierung:* Interessengruppen können der Politik ihre Einschätzungen und Sichtweisen zu bestimmten Problemlagen nahelegen. Für die für sie relevanten Themen können sie zusätzliche Informationen liefern und dabei die Art und Weise wie der Gesetzgeber diese Themen betrachtet, beeinflussen und verändern.
3. *Mobilisierung:* Interessengruppen erzeugen politischen Handlungsdruck, indem sie ihre Mitglieder mobilisieren und kampagnenseitig koordinieren oder beispielsweise das Medien- bzw. öffentliche Interesse an einem bestimmten Thema stimulieren.
4. *Poltische Bildung:* Interessengruppen bieten ihren eigenen Mitgliedern die Möglichkeit, den politischen Prozess zu verstehen und zu erlernen – insbesondere dann, wenn ihre Mitglieder (pro-)aktive Funktionen innerhalb der Interessengruppe übernehmen.
5. *Dienstleistung:* Interessengruppen können ihr spezifisches Wissen und ihr spezifisches Know-how in einem bestimmten Politikfeld oder zu bestimmten Leistungen dazu nutzen, Dienstleistungen zu erbringen: nach außen gegenüber Politikern, Ministerien und sonstigen Stakeholdern; nach innen durch unterstützende Serviceleistungen, indem sie ihre eigenen Mitglieder z. B. in rechtlichen, organisatorischen und anderen (fach-)spezifischen Fragen beraten.

Ausgewählte demokratieunterstützende Funktionen

6. *Interessenselektion:* Interessengruppen können für den Staat hilfsweise eine selektierende Filterfunktion ausüben. Denn, indem sie die zum Teil diffusen Einzelvorstellungen und Meinungen innerhalb ihrer Gruppe oder ihres Handlungsfeldes bündeln und in ein Gesamtprogramm einfließen lassen (Interessenaggregation), nehmen sie quasi für den Staat eine Selektionsleistung wahr. Sie sind eine Art Gatekeeper, die relevante Interessen verstärken und irrelevante ausblenden (Interessenpriorisierung), sodass sich der Staat auf wesentliche gesellschaftliche Forderungen konzentrieren kann und vor Überlastung geschützt ist.
7. *Partizipation:* Interessengruppen bieten eine alternative und direktere Möglichkeit für Wähler, sich politisch zu engagieren und ihre Meinungen sowie Ansichten bei Politikern zu platzieren. Legt man zugrunde, dass Wahlen in Demokratien für die Bürger eine eher seltene und vor allem indirekte Form sind, sich in öffentliche Angelegenheiten einzubringen, so verbessern Interessengruppen die Chancen zur politischen Teilhabe.
8. *Sozioökonomische Selbstregulierung:* Eine spezielle Funktion von Interessengruppen liegt

vor, wenn der Staat – wie im Gesundheitswesen typisch – Aufgaben an sie delegiert. Mit der sozioökonomischen Selbstregulierung wird den betreffenden Interessengruppen eine ordnungspolitische Funktion zugeschrieben: Indem sie die rechtlichen und institutionellen Rahmenbedingungen in ihrem Bereich (teil-)verantwortlich mitgestalten, entlasten sie den Staat sowohl finanziell als auch informationell und organisatorisch. Interessengruppen tragen mittels Selbstregulierung ihres Interessenbereichs so zur Sicherung der staatlichen Handlungseffizienz bei.

Interessengruppen repräsentieren also nicht nur in erster Linie eigene Interessen, sondern üben darüber hinaus wichtige demokratieunterstützende Funktionen aus und wirken auf diese Weise vielfach am politischen Wandel mit. Allerdings darf nicht vernachlässigt werden, dass einige der zuvor beschriebenen Funktionen durchaus auch mit negativen Folgen verbunden sein können. So tragen Interessengruppen nicht nur zum Wandel bei, sondern können ebenso Veränderungen blockieren und gesellschaftliche Strukturverhärtungen herbeiführen oder verlängern. Darüber hinaus ist ihre Interessenaggregation und -priorisierung immer dann negativ zu bewerten, wenn sie zur dauerhaften Ausgrenzung bestimmter Interessen oder zu Verzerrungen in der politischen und öffentlichen Wahrnehmung führt (Sebaldt & Straßner, 2004). Ein Beispiel: Wenn Krankenkassen das Verhalten von Arzneimittelunternehmen monitoren, sind sie in ihrer Bewertung nicht frei von Eigeninteressen, mitunter verstehen sie gar nicht die Funktionsweise des betreffenden Marktes. Ihre Schlussfolgerungen beruhen dann auf falschen Annahmen mit der Folge, dass ihre Reformvorschläge nicht systemverbessernd wirken, sondern gesellschaftlich vorteilhafte Entwicklungen konterkarieren können.

Abschließend sollte auch niemals ausgeblendet werden, dass Interessengruppen mitunter am Rande der Legitimität handeln können, womit auf die Schnittstellen zur Kritik am Lobbyismus verwiesen ist (Kap. 2.6).

3.3 Zentrale staatliche Institutionen und politische Akteure

Die Adressaten bzw. Empfänger der Interessenpolitik sind, wie bereits mehrfach erwähnt, prinzipiell all die staatlichen und politischen Akteure auf der Makroebene, die den Rahmen für das Gesundheitswesen setzen bzw. maßgeblich daran gestaltend mitwirken. Im Einzelnen zählen dazu der Bundestag und die Bundesregierung sowie die daran gekoppelten Institutionen, Ausschüsse und Arbeitsgruppen. Die Staatsakteure und ihre Institutionen werden ganz wesentlich durch Abgeordnete, parlamentarische Funktionsträger und Ministerialbeamte repräsentiert und vertreten. Diese sind das Eingangstor zu den meisten gesundheitspolitischen Entscheidungsprozessen und damit die personifizierten Hauptadressaten der Interessenpolitik. Eine besondere Funktion auf der Empfängerseite gesundheitspolitischer Interessenpolitik kommt darüber hinaus den Parteiorganisationen zu. Sie zählen zwar rein formal zu den kollektiven Akteuren der Mesoebene, besitzen aber interessenpolitisch eher eine Empfängerfunktion und sollen daher an dieser Stelle ebenfalls kurz skizziert werden.

3.3.1 Staatliche Institutionen

An der Spitze der für die Interessenpolitik relevanten staatlichen Akteure stehen der Bundestag mit seiner originären Gesetzgebungskompetenz, der Bundesrat mit seinem föderal ergänzenden Recht zur Gesetzesinitiative und Gesetzesberatung sowie die Bundesregierung, die sowohl über die parlamentarischen Mehrheiten zur Verabschiedung von Gesetzen verfügt als auch Zugriff auf eine leistungsfähige Administration in Form des Bundesgesundheitsministeriums (BMG) besitzt. Federführendes und damit zugleich wichtigstes parlamentarisches Gremium für die meisten Gesetze im Gesundheitswesen ist der Bundestagsausschuss für Gesundheit, während das BMG zur Umsetzung seiner Aufgaben auf zahlreiche nachgeordnete Behörden zurückgreifen kann.

Infolge der föderalen Strukturen Deutschlands finden sich viele der zentralen politischen Institutionen der Bundesebene spiegelbildlich auf der Ebene der Bundesländer wieder. Die Länder verantworten aber nicht nur die Durchführung der Bundesgesetze, sondern sie verfügen selbst über Kompetenzen der gesundheitspolitischen Gesetzgebung. Zu den einzelnen aus interessenpolitischer Sicht relevanten Institutionen der Makroebene sei im Weiteren auf die Infoboxen 3-2, 3-3 und 3-4 verwiesen.

Infobox 3-2: Makroakteure der Gesundheitspolitik auf der Bundesebene

(unter Verwendung von Gerlinger, 2017a; Bundesgesundheitsministerium, n.d.-a; Deutscher Bundestag, n.d.)

Bundestag
Der Deutsche Bundestag ist das direkt gewählte Parlament und damit das gesetzgebende Verfassungsorgan der Bundesrepublik Deutschland mit Sitz in Berlin. Soweit die jeweilige Zuständigkeit für ein betreffendes Gesetz beim Bund liegt, hat der Bundestag folglich Gesetzgebungskompetenz für die rechtliche Ausgestaltung des Gesundheitssystems.

Ausschuss für Gesundheit
Der Gesundheitsausschuss ist ein vorbereitendes Beschlussorgan des Bundestages und bereitet die meisten gesetzgeberischen Entscheidungen zur Weiterentwicklung des Gesundheits- und Pflegesystems vor. Er ist jedoch nicht befugt, abschließend über eine Angelegenheit zu entscheiden, sondern gibt nur Beschlussempfehlungen ab. Diese dürfen sich lediglich auf die überwiesenen Vorlagen oder mit diesen in unmittelbarem sachlichem Zusammenhang stehende Fragen beziehen. Der Ausschuss besitzt kein Initiativrecht. Er setzt sich aus gewählten Abgeordneten zusammen und wird von seinem Vorsitzenden geleitet. Andere Ausschüsse des Bundestages können ihn beraten.

Bundesrat
Der Bundesrat ist ein Verfassungsorgan der Bundesrepublik Deutschland mit Sitz in Berlin. Durch ihn wirken die Länder bei der Gesetzgebung und Verwaltung des Bundes sowie in Angelegenheiten der Europäischen Union mit. Der Bundesrat hat ein Initiativrecht, von dem er im Gesundheitsbereich gelegentlich Gebrauch macht. Außerdem kann er die vom Bundestag beschlossenen Gesetze beraten. Insofern hat er die Möglichkeit, Gesetze zu verzögern, zu verändern oder sogar scheitern zu lassen.

Bundesgesundheitsministerium (BMG)
Das Bundesgesundheitsministerium ist das wichtigste Ressort der Bundesregierung für das Gesundheitswesen und zugleich oberste Bundesbehörde in diesem Bereich. Es hat einen Dienstsitz in Bonn und einen zweiten in Berlin. Das BMG bzw. der Bundesminister für Gesundheit wird in der Öffentlichkeit in besonderem Maße mit den staatlichen Aufgaben und Zuständigkeiten im Gesundheitswesen identifiziert. Dessen Kernaufgaben sind:

- Die Ausarbeitung von Gesetzesvorhaben, Rechtsverordnungen, Verwaltungsvorschriften mit dem Ziel, eine leistungsfähige Gesundheitsversorgung und funktionsfähige Gesetzliche Kranken- und Pflegeversicherung zu sichern und weiterzuentwickeln. Dazu gehören insbesondere folgende (Teil-)Aufgaben:
  - die Qualität des Gesundheitssystems weiterzuentwickeln,
  - die Interessen der Patientinnen und Patienten zu stärken,
  - die Wirtschaftlichkeit des Gesundheitssystems zu gewährleisten, sowie
  - die Beitragssätze stabil zu halten.

Dem BMG sind unterstützend und begleitend zahlreiche Bundesbehörden nachgeordnet. Die wichtigsten darunter sind:

- das Robert Koch-Institut (RKI),
- das Paul-Ehrlich-Institut (PEI),
- das Bundesinstitut für Arzneimittel und Medizinprodukte (BfArM),
- das Bundesinstitut für Öffentliche Gesundheit (BIÖG),
- das Deutsche Institut für Medizinische Dokumentation und Information (DIMDI),
- das Bundesamt für Soziale Sicherung (BAS).

Infobox 3-3: Makroakteure der Gesundheitspolitik auf der Landesebene

(unter Verwendung von Gerlinger, 2017a; Bundesgesundheitsministerium, n.d.-a; AOK-BV, n.d.)

Aufgrund der föderalen Struktur Deutschlands sind die parlamentarischen und administrativen Strukturen sowie die Gerichtsbarkeit des Bundes mit Ausnahme des Bundesrates grundsätzlich deckungsgleich auf der Ebene der Bundesländer nachgebildet. Dies geht so weit, dass beispielsweise in den Gesundheitsministerien der Länder Spiegelabteilungen und -referate zur Bundesebene eingerichtet sind.

Landesministerien für Gesundheit
Die Gesundheitsministerien der Länder unterscheiden sich in ihrem Zuschnitt von Bundesland zu Bundesland, da das Ressort „Gesundheit" auf Landesebene immer mit weiteren Ressorts wie „Arbeit", „Soziales" oder „Familie" unter einem Dach verbunden ist. Die Gesetzgebungsspielräume der Länder sind im Gesundheitsbereich faktisch sehr eng und beziehen sich nur auf solche Bereiche, die in ihre alleinige Zuständigkeit fallen. Oberste Priorität haben dabei zum einen die Organisation des Öffentlichen Gesundheitsdienstes (ÖGD) und zum anderen die Bedarfsplanung in der stationären Krankenhausversorgung. Beide Bereiche werden von den Ländern beaufsichtigt. Darüber hinaus nehmen sie wichtige Aufsichtsfunktionen über landesunmittelbare Krankenkassen wie die AOKn und landesunmittelbare Institutionen wie die Kassenärztlichen Vereinigungen wahr.

Gesundheitsministerkonferenz (GMK)
Die GMK ist eine Zusammenkunft der für Gesundheit zuständigen Landesminister. Sie dient dem politischen Meinungs- und Erfahrungsaustausch und befasst sich mit allen Fachthemen und auch darüberhinausgehenden Querschnittsthemen des Gesundheitswesens. Zudem erarbeitet und koordiniert sie gemeinsame, länderübergreifende gesundheitspolitische Positionen und Forderungen. Die GMK tagt in der Regel einmal jährlich, wobei jeweils ein Bundesland für ein Jahr den Vorsitz übernimmt.

Infobox 3-4: Gerichtsbarkeit

(unter Verwendung von Gerlinger, 2017a; Bundesministerium für Justiz und für Verbraucherschutz, n.d.)

Die Gerichtsbarkeit nimmt im deutschen Gesundheitswesen aufgrund der umfangreichen gesetzlichen Regelungen und deren Umsetzung durch untergesetzliches Handeln eine durchaus relevante Rolle ein. Aus interessenpolitischer Sicht ist diese Relevanz insbesondere im Zusammenhang mit den dort agierenden korporatistischen Akteuren evident. Neben dem Bundesverfassungsgericht, das beispielsweise im Rahmen von Normenkontrollklagen tätig wurde, sind die Gerichte der Sozialgerichtsbarkeit zuständig. Diese sind als spezialisierte Gerichte der Verwaltungsgerichtsbarkeit für Streitigkeiten über die Rechtsmäßigkeit staatlichen Handelns im Gesundheitsbereich zuständig und typischerweise dreistufig – Gemeinde, Land, Bund – organisiert. Das oberste Gericht der Sozialgerichtsbarkeit ist das Bundessozialgericht (BSG) mit Sitz in Kassel.

In der Infobox 3-1 sind wichtige, das BMG unterstellte Bundesbehörden aufgeführt. Über diese Institutionen hinaus sind zwei weitere Bundesakteure von besonderem gesundheitspolitischem Interesse (BAS, n. d.; SVR Gesundheit, n. d.):

Bundesamt für Soziale Sicherung (BAS) (vormals: Bundesversicherungsamt): Hierbei handelt es sich um eine selbstständige Bundesoberbehörde im Geschäftsbereich des Bundesministeriums für Arbeit und Soziales (BMAS). Sie ist Rechtsaufsichtsbehörde für vier der fünf Sozialversicherungszweige und arbeitet in Bezug auf die Gesetzliche Kranken- und Soziale Pflegeversicherung eng mit dem BMG zusammen. Neben der Aufsicht über die bundesunmittelbaren Krankenkassen nimmt sie weitere Verwaltungsaufgaben wahr, z. B. bei der Organisation des Gesundheitsfonds und des morbiditätsorientierten Risikostrukturausgleichs oder bei der Zulassung von Behandlungsprogrammen für chronisch Kranke (sogenannte DMP [Disease Management Programme]).

Sachverständigenrat Gesundheit & Pflege (SVR):[5] Er ist ein interdisziplinär besetzter Rat, dessen Mitglieder vom BMG auf Zeit berufen werden. Aktuell besteht er aus sieben Mitgliedern und hat die Aufgabe, im Abstand von zwei Jahren Gutachten mit dem Ziel zu erstellen,

- die Entwicklung in der gesundheitlichen und pflegerischen Versorgung mit ihren medizinischen und wirtschaftlichen Auswirkungen analytisch zu bewerten,
- unter Berücksichtigung der finanziellen Rahmenbedingungen und vorhandener Wirtschaftlichkeitsreserven Prioritäten für den Abbau von Versorgungsdefiziten und bestehenden Überversorgungen zu entwickeln,
- Vorschläge für medizinische und ökonomische Orientierungsdaten abzuleiten, sowie
- Möglichkeiten und Wege zur Weiterentwicklung des Gesundheitswesens aufzuzeigen und zu empfehlen.

Die Gutachten werden dem BMG übergeben und dienen als gesundheitspolitische Orientierungshilfe für die jeweils aktuell diskutierten übergreifenden Themen. Dem Sachverständigenrat kommt damit eine wichtige Funktion beim gesundheitspolitischen Agenda Setting zu. So wurden in der Vergangenheit wiederholt verschiedene seiner Vorschläge und Empfehlungen aufgegriffen und in Gesundheitsreformen implementiert.

3.3.2 (Partei-)Politische Akteure

Zu den politischen Akteuren, die für die Interessenpolitik relevant sind, zählen die Abgeordneten und ihre Parteien. Beide Gruppen sollen im Weiteren kurz umrissen werden. Dabei wird vereinfachend ein stärkerer Fokus auf die Bundesebene gelegt. Unabhängig von dieser Vereinfachung sollte aber klar sein, dass in der Lebenswirklichkeit die einzelnen Adressaten der Interessenpolitik von den Interessenorganisationen in Bezug auf das jeweilige Politikfeld und hinsichtlich der Dimension „regionale Verortung“ sortiert werden. Handelt es sich beispielsweise um ein pharmazeutisches Unternehmen mit Sitz in Frankfurt a. M. und will dieses Unternehmen aufgrund seiner wirtschaftlichen Potenz eigenständig lobbyistisch tätig werden, so wird es seine Ansprechpartner im Umfeld der Gesundheits- und Wirtschaftsministerien sowie der entsprechenden parlamentarischen Ausschüsse und Arbeitsgruppen suchen. Dabei wird das Unternehmen auf der Bundesebene und aufgrund seines Heimatstandorts auch auf der hessischen Landesebene proaktiv werden. Es wird also verstärkt hessische Bundestagsabgeordnete ansprechen oder aber über hessische

5 Auch als Sachverständigenrat zur Begutachtung der Entwicklung im Gesundheitswesen bezeichnet; vormals (1985–2003): Sachverständigenrat für die Konzertierte Aktion im Gesundheitswesen.

Politiker und weitere Entscheidungsträger prolongierend den Kontakt zur Bundesebene herbeiführen.

Aufgabe 3-2: Abgeordnete des Gesundheitsausschusses

- Machen Sie sich eine Liste der Gesundheitspolitiker, die Sie kennen. Ordnen Sie die jeweiligen Politiker möglichst der Partei zu, die sie repräsentieren.
- Unter dem Gliederungspunkt Makroakteure der Bundesebene haben Sie den Gesundheitsausschuss kennengelernt. Recherchieren Sie im Internet und ergänzen Sie Ihre Liste um die Abgeordneten aus Ihrem Bundesland.

Parteien

Wie zuvor angesprochen, handelt es sich bei den Parteien rein formal um kollektive Akteure der Mesoebene, die jedoch aus interessenpolitischer Sicht im Wesentlichen eine Empfängerfunktion wahrnehmen. Dabei wird ihre Rolle für das Lobbying durchaus differenziert bewertet. Als nachgelagert bedeutsam werden die Pateiorganisationen u.a. deshalb eingeordnet, weil sie vornehmlich auf die langfristige und grundsätzliche Parteiprogrammatik ausgerichtet sind, während die gestaltende Gesetzgebungsarbeit im Umfeld der Fraktionen und ihrer Abgeordneten verankert ist (Wehrmann, 2007). Aus dieser Perspektive sollte sich die Interessenpolitik auf die Gestalter fokussieren. Jedoch darf andererseits nicht unterschätzt werden, dass sich über die parteipolitische Programmatik die Ansprache an dieselbigen nuancieren lässt (Kap. 7.3). Zudem kann bei inhaltlichem Schulterschluss zwischen Lobbyingabsender und Parteiorganisation, die Partei selbst oder ein spezifischer Parteiangehöriger den Zugang zum richtigen Ansprechpartner bieten. Dies gilt insbesondere bei der Anbahnung von Neukontakten oder beim Wechsel von politischen Verantwortlichkeiten.

Die für das Gesundheitsressort in der Vergangenheit hauptverantwortlichen Regierungsparteien der Bundesrepublik Deutschland waren die CDU/CSU, die SPD, die FDP und Bündnis 90/Die Grünen. In der laufenden 21. Legislaturperiode ist die FDP jedoch aus dem Bundestag ausgeschieden. Komplettiert wird das aktuelle Parlament durch die Parteien AfD und Die Linke, die jedoch beide bis dato keine primäre Verantwortlichkeit für den Gesundheitsbereich innehatten. Die Parteien mit ihren Grundsatzprogrammatiken sind Gegenstand von Kap. 7.3.

Abgeordnete

Vornehmlichste Ansprechpartner des Lobbyings sind die von den Parteien für das jeweilige Fachgebiet benannten Abgeordneten in Bund und Ländern. Das sind für den Gesundheitsbereich die gesundheitspolitischen Sprecher der einzelnen Parteien und sonstigen Obleute der Fraktionen in den jeweiligen Gesundheitsausschüssen von Bund und Ländern. Im aktuellen Bundestag gehören dem Ausschuss 38 ordentliche Mitglieder an. Seitens der Fraktionen der Regierungsparteien sind das 13 Abgeordnete von CDU/CSU und sieben von der SPD. Hinzu kommen aus den Oppositionsparteien neun Vertreter der AfD, fünf von Bündnis 90/Die Grünen und vier von der Parteifraktion Die Linke. Vorsitzende ist Tanja Machalet (SPD) (Deutscher Bundestag, n.d.).

In demokratischen Gesellschaften versteht es sich von selbst, dass vor allem die dem Gesundheitsausschuss angehörenden Fachabgeordneten der Regierungsfraktionen von besonderem lobbyistischen Interesse sind, denn die Regierungsfraktionen initiieren nicht nur vorrangig Reformen, sondern vor allem entscheiden sie mit ihren Mehrheiten darüber. Aber auch die fachverantwortlichen Politiker der Oppositionsparteien sind keineswegs irrelevant.

Bei ihnen lassen sich Reformthemen oder Kritikpunkte an einem anstehenden Gesetz oft sehr wirkungsvoll platzieren. Schließlich ist demokratische Politik immer auch ein pluralistischer, auf Konsens ausgerichteter Prozess, an dem viele beteiligt sind. Zudem liegen mitunter rein formal Wahlkonstellationen vor, bei denen die Regierungsfraktionen über keine Mehrheit im Bundesrat verfügen, sodass die Opposition über den Bundesrat insbesondere bei Einspruchsgesetzen (s. Kap. 8.4.3) beträchtlichen Einfluss nehmen kann.

Und es darf auch nie außer Acht gelassen werden, dass in Demokratien Mehrheiten wechseln. Eine einseitige Fokussierung auf die Abgeordneten einzelner Parteien ist daher nicht empfehlenswert. Vielmehr sollte eine wohlaufgestellte Interessenvertretung über ein stabiles bundes- und gegebenenfalls landesweites Beziehungsnetz zu möglichst allen demokratisch gewählten Parteien und deren Abgeordneten verfügen; dies schließt belastbare Kontakte zu den zentralen Mitarbeitern der jeweiligen Abgeordnetenbüros mit ein.

3.3.3 (Ministerial-)Verwaltung

Eine weitere bedeutsame Adressatengruppe der Interessenpolitik sind die für das Politikfeld zuständigen Ministerialbeamten. An oberster Stelle steht dabei der Gesundheitsminister bzw. die Gesundheitsministerin, weil von ihm oder ihr in der Regel die Zentralverantwortung für das Initiieren und Umsetzen von Reformen ausgeht. Der Zugang zum Zentralverantwortlichen und den organisatorisch direkt darunter angesiedelten parlamentarischen und beamteten Staatssekretären sowie weiteren leitenden Spitzenbeamten ist daher eine „Königsdisziplin“ interessenpolitischer Aktivitäten, wobei auf dieser Spitzenebene die Ressourcen Macht und Vertrauen auf Seiten des Interessenvertreters von herausragender Bedeutung sind. So muss er sehr genau auf Form und Ausmaß der Einflussnahme achten, wenn er sich außerhalb der formalisierten Spitzengespräche langfristig Gehör verschaffen will (mehr dazu in Kap. 9).

Vielfach lässt sich konkreter inhaltlicher Einfluss effektiver über die Arbeitsebene des Gesundheitsministeriums ausüben, das betrifft in erster Linie die entsprechenden (Fach-) Beamten bzw. Referenten. Lobbyistisch sind vor allem jene Fachleute von Interesse, die einen bestimmten, eingegrenzten Bereich der Gesetzgebung bearbeiten und dabei über langjährige Erfahrungen und große Fachkompetenz verfügen. Denn schwerpunktmäßig sind sie es, die Gesetzentwürfe formulieren und fachlich abstimmen, und zwar unabhängig davon, ob der jeweilige Anstoß dazu direkt aus dem Ministerium selbst kam oder von den Mitgliedern einer Parlamentsfraktion gesetzt wurde (Simon, 2023). Wichtig können die (Fach-) Beamten zudem werden, wenn sie direkten Zugang zu den Top-Entscheidungsträgern des Hauses haben, die inhaltliche Vorbereitung ihrer Treffen sicherstellen sowie deren Termine koordinieren und Terminfenster für persönliche Gespräche eröffnen können.

3.4 Selbstverwaltung

Die Selbstverwaltung ist bekanntlich eine Form der mittelbaren Staatsverwaltung, bei der bestimmte Träger und ihre Institutionen zur Erfüllung spezifischer Aufgaben mit semistaatlichen Hoheitsrechten ausgestattet werden. Der informelle Handlungsgrundsatz lautet, dass der Gesetzgeber den Rahmen vorgibt und die wesentlichen Inhalte regelt, während die sich anschließende operative Ausgestaltung und Umsetzung der Selbstverwaltung überlassen bleibt. Allerdings ist Selbstverwaltung nicht gleich Selbstverwaltung. Prinzipiell lassen sich die gemeinsame, soziale und berufsständische Selbstverwaltung unterscheiden. Insbesondere der Gemeinsamen Selbstverwaltung und ihren korporatistischen Verbänden kommt im deutschen Gesundheitswesen eine exponierte Rolle zu.

3.4.1 Gemeinsame Selbstverwaltung

Die Gemeinsame Selbstverwaltung umfasst zuvorderst die korporatistischen Verbände der Leistungserbringer und der gesetzlichen Krankenkassen (Abbildung 3-1). Für die Krankenkassen sind dies auf Bundesebene der Spitzenverband Bund der Krankenkassen (kurz: GKV-Spitzenverband; GKV-SV) und auf Landesebene die kassenartenspezifischen Landesverbände bzw. Landesvertretungen (Ersatzkassen). Die Interessen der Leistungserbringer werden durch die Bundesorganisationen der Ärzte und Zahnärzte (Kassenärztliche und Kassenzahnärztliche Bundesvereinigung) und der Krankenhäuser (Deutsche Krankenhausgesellschaft) sowie deren Landesverbände bzw. Landesgesellschaften vertreten (SGB V § 90–92). Mit dem Ziel der Sicherung einer leistungsfähigen medizinischen Versorgung sind diese Akteure rechtlich dauerhaften Verhandlungssystemen unterworfen, die ihrerseits Ausschüsse als zentrale Entscheidungsgremien ausweisen.

Die gemeinsame Selbstverwaltung ist der Mesoebene zuzuordnen, deren Funktionsweise von den beteiligten Akteuren grundsätzlich ein stärker unparteiisches und von Eigeninteressen losgelöstes Verhalten verlangt: im Rahmen der gesetzlich vorgesehenen Aufgaben sind sie institutionell zur Kooperation verpflichtet (Neubauer & Rebscher, 1984). Bei Nichteinigung werden Schlichtungsmechanismen in Gang gesetzt. Dazu werden Schiedsgremien bzw. Schiedsstellen als weitere originäre Organe der Selbstverwaltung vermittelnd tätig. Diese sind bishin befugt, ersatzweise für beide Seiten verbindliche Zwangsentscheidungen herbeizuführen (Nothnagel, 2004). Formell dient die gemeinsame Selbstverwaltung demnach dem Machterhalt und der Machtdurchsetzung staatlicher Aufgaben und Interessen im Rahmen einer ausreichenden, zweckmäßigen und wirtschaftlichen Versorgungssicherung der Bevölkerung.

Oberstes (Beschluss-)Gremium der Gemeinsamen Selbstverwaltung ist der Gemeinsame Bundesausschuss (G-BA) (im Weiteren: SGB V

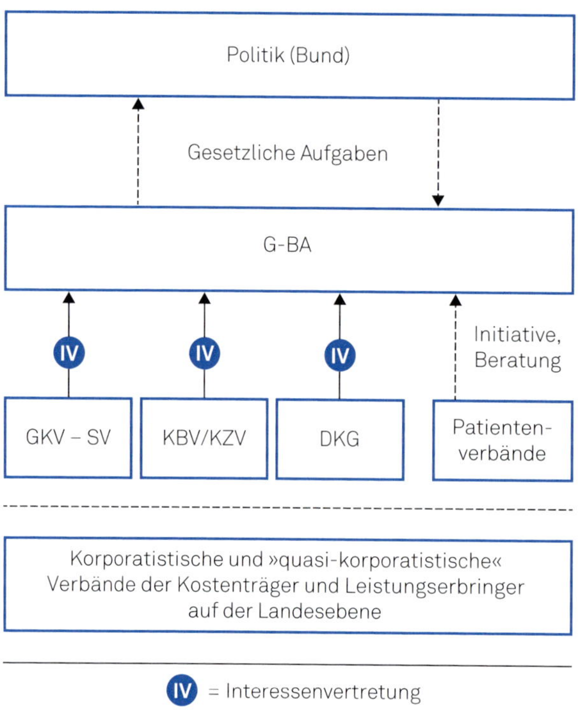

Abbildung 3-1: Gemeinsame Selbstverwaltung. G-BA: Gemeinsamer Bundesausschuss, GKV-SV: Spitzenverband Bund der Krankenkassen, KBV/KZV: Kassenärztliche und Kassenzahnärztliche Bundesvereinigung, DKV: Deutsche Krankenhausgesellschaft.

§ 1; auch: Bundesgesundheitsministerium, n. d-b). Sein staatsnaher Bezug kommt auch darin zum Ausdruck, dass er in den gesundheitspolitischen Insiderkreisen als „kleiner Gesetzgeber" bezeichnet wird. Organisiert ist er als Körperschaft des öffentlichen Rechts und unterliegt der Rechtsaufsicht durch das BMG. Er besteht aus drei unparteiischen Mitgliedern sowie je fünf Vertretern der GKV und fünf Vertretern der Leistungserbringer, zu denen die Vertragsärzte- und Vertragszahnärzteschaft (einschließlich Psychotherapeuten) sowie die Krankenhäuser zählen. Um Patienteninteressen zu berücksichtigen, nehmen darüber hinaus ausgewählte Patientenorganisationen ohne Stimmrecht, aber mit Mitberatungs- und Antragsrecht ausgestattet, an den Gremiensitzungen des G-BA teil (G-BA, n. d.). Zudem werden weiteren Akteuren wie beispielsweise den Bundesländern oder dem Verband der Privaten Krankenversicherung zu bestimmten versorgungsrelevanten Fragestellungen Beteiligungsrechte im G-BA eingeräumt.

Kernaufgabe des G-BA ist es, Entscheidungen zur Ausgestaltung des Leistungskatalogs der GKV zu treffen. Dabei ist die Entwicklung des medizinischen Fortschritts jeweils zu berücksichtigen. Die entsprechenden Entscheidungen bzw. Beschlüsse werden dann vor allem in Richtlinien umgesetzt, die für die Krankenkassen, ihre Versicherten und die Leistungserbringer verbindlich sind, sodass dem G-BA eine untergesetzliche Normsetzungskompetenz zukommt. Zusätzlich nimmt er in diesem Rahmen eine Reihe weiterer Aufgaben wahr, die eine qualitätsgesicherte und wirtschaftliche medizinische Versorgung gewährleisten sollen.

Um arbeitsfähig zu sein und die erforderlichen Beschlüsse fachlich vorzubereiten, verfügt der G-BA über neun ständige Unterausschüsse (u. a. für die Bereiche Qualitätssicherung, Arzneimittel, zahnärztliche Versorgung, psychiatrische Versorgung, Disease-Management-Programme, ambulante Bedarfsplanung) und kann bei Bedarf temporäre Unterausschüsse einsetzen. Weiterhin verwaltet er den sogenannten Innovationsfonds zur Förderung von neuen Versorgungsformen und von Versorgungsforschung (Bundesgesundheitsministerium, n. d-b).

Der G-BA wird bei der Wahrnehmung seiner Aufgaben wissenschaftlich unterstützt. Dazu stehen ihm staatlich eingerichtete Institute wie das Institut für Qualität und Wirtschaftlichkeit im Gesundheitswesen (IQWiG) und das Institut für Qualitätssicherung und Transparenz im Gesundheitswesen (IQTiG) zur Seite.

Neben dem G-BA und seinen Unterausschüssen existieren eine Reihe weiterer Gremien der Gemeinsamen Selbstverwaltung. Am bekanntesten sind der Bewertungsausschuss und auf Landesebene die Zulassungsausschüsse. Im weiteren Sinne können aber auch Hilfskonstruktionen wie die Landeskrankenhauskonferenzen dazu gezählt werden. In diesen Gremien werden ergänzende und weiter konkretisierende Entscheidungen zur medizinischen Versorgung getroffen. Am einfachsten lässt sich dies am Beispiel des Bewertungsausschusses verdeutlichen, der im Wesentlichen die Rahmenbedingungen für die vertragsärztliche Vergütung konkretisiert (im Weiteren: SGB V § 87). Dazu ist er wie der G-BA paritätisch mit je drei Vertretern des GKV-Spitzenverbandes und der Kassenärztlichen Bundesvereinigung besetzt. Seine Hauptaufgabe ist die Erarbeitung und Weiterentwicklung des Einheitlichen Bewertungsmaßstabes (EBM), der die Grundlage für die Abrechnung der vertragsärztlichen und vertragspsychotherapeutischen Leistungen gegenüber den Krankenkassen bildet. Weiterhin beschließt er Regelungen, wie z. B. den bundeseinheitlichen Orientierungswert (Preisgröße) und gibt Empfehlungen zur morbiditätsorientierten Gesamtvergütung aufgrund von Veränderungen der Morbiditätsstruktur von Versicherten (Mengengröße). Diese Vorgaben werden dann auf Landesebene zwischen den Verbänden der Krankenkassen und den Kassenärztlichen Vereinigungen unter Berücksichtigung der regionalen Versorgungssituation verhandelt und fließen in für beide Seiten verbindliche Kollektivverträge ein (Beek et al., 2024). Können sich die Beteiligten nicht einigen, wird je nach Zuständigkeit auf Bundesebene der Erweiterte Bewertungsausschuss einberufen und von Seiten der Landesebene das Schiedsamt eingeschaltet. Im Krankenhaus gibt es ein vom Grundsatz her ähnliches Verfahren, wobei aufgrund einiger rechtlicher und institutioneller Besonderheiten die Vertragsparteien auf Bundesebene das Institut für das Entgeltsystem im Krankenhaus (InEK) damit beauftragen, einen einheitlichen Bundesbasisfallwert (Preisgröße) zu ermitteln, der wiederum die Grundlage für die Verhandlungen auf Landesebene darstellt (GKV-SV, n.d.).

Die Gemeinsame Selbstverwaltung hat in den letzten Jahrzehnten eine Reihe von Änderungen erfahren. Ihre Aufgaben sind sowohl erweitert als auch angepasst worden, so u.a. auch als Reflex auf eine anscheinend zunehmende Wettbewerbsorientierung und Ökonomisierung des Gesundheitswesens, die mit einer gefühlt steigenden interessenpolitischen Zersplitterung und Differenzierung der Organisations- und Versorgungsstrukturen einhergeht (s. Kap. 6.2 und Kap. 6.3). In diesem Kontext befinden sich die Akteure der korporatistischen Verbände der Gemeinsamen Selbstverwaltung in einem ständigen Interessenkonflikt. Denn auf der einen Seite müssen sie die Interessen ihrer zentralen Organisationsbereiche in den gemeinsamen Verhandlungsprozess einbringen, auf der anderen Seite dürfen sie jedoch nicht einseitig lobbyistisch agieren. Das heißt, sie müssen formell gemeinwohlorientierte Aspekte des Gesundheitswesens in ihrem Handeln berücksichtigen und dürfen diese nicht allein aus eigennützigen Interessen ausblenden. Zweifelsfrei drückt sich hierin interessenpolitisch die januskopfige Konstruktion der Gemeinsamen Selbstverwaltung aus.

3.4.2 Soziale Selbstverwaltung

Eine Besonderheit stellen die Landesverbände der Krankenkassen dar, die ihre Mitgliedskassen unterstützen und nach außen vertreten sollen. Sie sind – wie auch die Landesvertretungen der bundesweit agierenden Ersatzkassen – nach dem Prinzip der Selbstverwaltung organisiert und handeln kollektive, kontrahierungspflichtige Verträge mit den Leistungserbringern aus. Sie entsprechen damit korporatistischen Verbänden, gehören aber formal zur sogenannten sozialen Selbstverwaltung an (Wasem et al., 2019), die als Strukturelement des Sozialversicherungssystems die Interessen von Arbeitnehmern und Arbeitgebern berücksichtigt und einen Interessenausgleich zwischen Arbeit und Versichertenansprüchen (Arbeitnehmerseite) einerseits sowie Kapital und Versorgungskosten (Arbeitgeberseite)andererseits ermöglicht. Ihr wichtigstes Organ ist der ehrenamtlich organisierte Verwaltungsrat, der mit Ausnahme der Ersatzkassen (nur Versicherte) von beiden Gruppen (zumeist) paritätisch besetzt ist. Zu den sozial bedeutsamsten Ausschüssen gehört der Widerspruchsausschuss, der über Widersprüche der Versicherten gegen Leistungsbescheide ihrer Krankenkasse entscheidet.

3.4.3 Berufsständige Selbstverwaltung

Eine weitere Unterform der Selbstverwaltung sind die berufsständischen Selbstverwaltungen. Dazu zählen vorrangig die Kammern der Ärzte, Zahnärzte und Psychotherapeuten. Zudem ist eine Verkammerung der Pflegeberufe in Umsetzung. Die Kammern beruhen jeweils auf Zwangsmitgliedschaft und sind als Körperschaften des öffentlichen Rechts organisiert. Sie kümmern sich nach dem bekannten kammertypischen Dreiklang um Standesförderung, Standesvertretung und Standesaufsicht. Aus dieser Perspektive wären sie die zentralen Interessenvertreter ihrer Berufsgruppen, ihre Rolle ist jedoch als deutlich geschwächt anzusehen, da sie explizit kein Strukturelement der Gemeinsamen Selbstverwaltung im deutschen Gesundheitswesen sind.

3.5 Verbände der Kostenträger

Das deutsche Krankenversicherungssystem ist durch ein gesetzliches und ein privates Subsystem gekennzeichnet (im Folgenden insbesondere Gerlinger & Burkhard, 2017; Simon, 2023). Diese Dualität zweier substitutiver Krankenvollversicherungssysteme ist in Europa einzigartig.

3.5.1 Gesetzliche Krankenversicherung

Die GKV steht im Zentrum der Steuerung und Interessenpolitik des deutschen Gesundheitswesens. Ihr Beziehungs- und Akteursgeflecht lässt sich mit Abbildung 3-2 verdeutlichen. Grundsätzlich gilt, dass sie nach dem Prinzip der gegliederten Krankenversicherung organisiert ist. Dies bedeutet:

- Es gibt keinen einheitlichen Versicherungsträger, sondern es existieren sechs verschiedene vorwiegend verbands- bzw. vereinsmä-

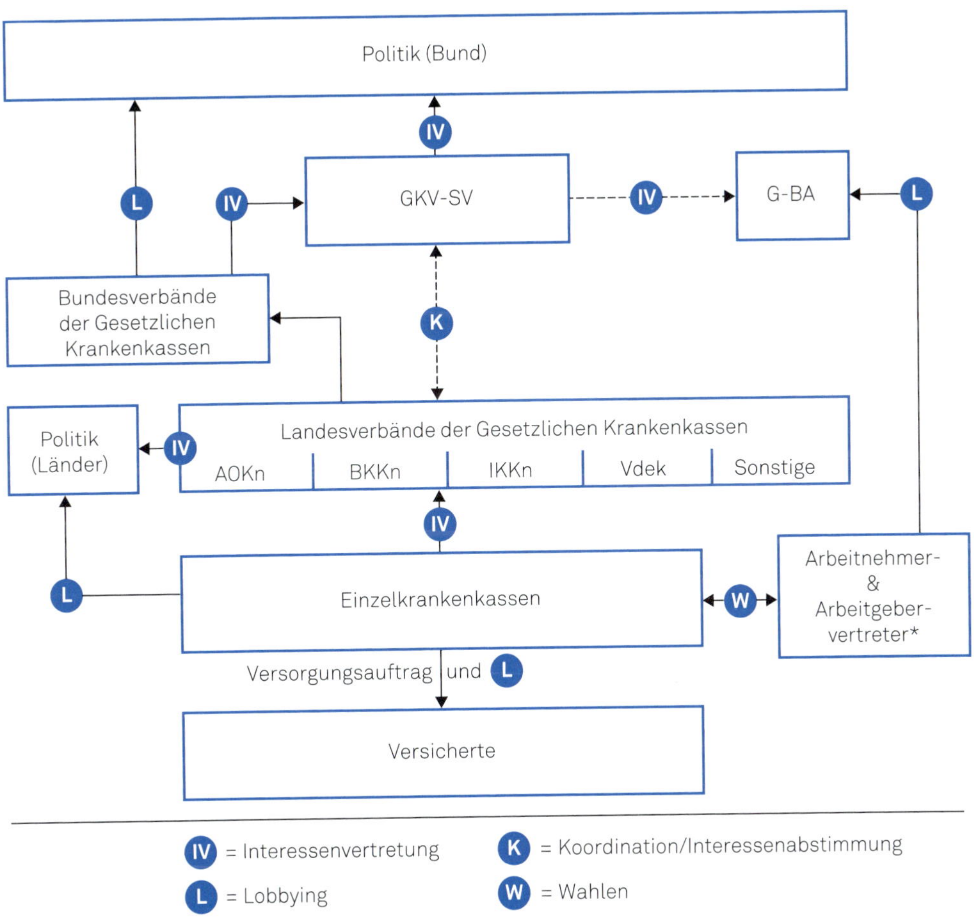

Abbildung 3-2: Verbands- und interessenpolitisches Beziehungsgeflecht der Gesetzlichen Krankenversicherung. *Ersatzkassen nur Arbeitnehmervertreter. G-BA: Gemeinsamer Bundesausschuss, GKV-SV: Spitzenverband Bund der Krankenkassen, AOKn: Allgemeine Ortskrankenkassen, BKKn: Betriebskrankenkassen, IKKn: Innungskrankenkassen, Vdek: Verband der Ersatzkassen.

ßig organisierte Kassenarten. Das sind die Allgemeinen Ortskrankenkassen (AOKn), die Betriebskrankenkassen (BKKn), die Ersatzkassen (EKn), die Innungskrankenkassen (IKKn), die Knappschaft und die Sozialversicherung Landwirtschaft, Forsten und Gartenbau (SVLFG) (Mesoebene).
- Die jeweiligen Kassenarten umfassen wiederum eine oder mehrere rechtlich selbstständige Einzelkrankenkassen mit Körperschaftsstatus, die die faktischen Träger der GKV sind (Mikroebene).

GKV-Spitzenverband

Der GKV-Spitzenverband ist körperschaftlich organisiert und fungiert als Dachverband aller gesetzlichen Krankenkassen Deutschlands. Intern bezeichnet er sich selbst als „Nicht-Wettbewerbsverband". Dies deshalb, weil er erstens tatsächlich einige nicht-wettbewerbliche Funktionen ausübt, so regelt er beispielsweise grundsätzliche Fach- und Rechtsfragen des Beitrags- und Meldeverfahrens. Zweitens nimmt er als Spitzenverband mittelbar hoheitsrechtliche Aufgaben der Staatsverwaltung auf Bundesebene wahr, indem er u.a. Mantelverträge abschließt, allgemeingültige Rahmenbedingungen zu Einzelverträgen und Satzungen für die Krankenkassen und Vertragspartner schafft oder stellvertretend für alle gesetzlichen Krankenkassen Mitglieder in den G-BA und die Bewertungsausschüsse entsendet. Gleichzeitig berät er drittens das Bundesparlament und das BMG zu Gesetzen und Rechtsverordnungen und ist so ungeschrieben der zentrale Ansprechpartner der GKV für die Politik. Der GKV-Spitzenverband unterstützt auf diese Art und Weise die Krankenkassen und ihre Landesverbände vielfach, zieht sich aber interessenpolitisch tendenziell auf wettbewerbsneutrale Kassenpositionen zurück. Um sicherzustellen, dass er bei der Wahrnehmung seiner Aufgaben die Positionen der Einzelkassen und die Erfordernisse des operativen Tagesgeschäfts ausreichend berücksichtigt, wurde im Jahr 2020 zusätzlich ein Lenkungs- und Koordinierungsausschuss eingerichtet, der mit ausgewählten Vorständen der Einzelkrankenkassen besetzt ist.

Bundesverbände der Krankenkassen

Die Gründung des GKV-Spitzenverbands geht auf das GKV-Wettbewerbsstärkungs-Gesetz von 2007 zurück. Dessen Implementierung bewirkte weitläufige Organisations- und Machtverschiebungen im Kassengefüge. Das betrifft vorwiegend die Bundesverbände der Kassenarten, die vor dem Wettbewerbsstärkungs-Gesetz durchweg Körperschaften des öffentlichen Rechts waren und als Spitzenverbände eine tragende Rolle in der Gemeinsamen Selbstverwaltung ausübten. Heute sind die Bundesverbände – mit Ausnahme der gesundheitspolitisch eher randständigen Knappschaft und der SVLFG – allesamt entweder in der Rechtsform der Gesellschaft des bürgerlichen Rechts (AOK GbR) organisiert oder zu Vereinen weiterentwickelt bzw. fusioniert worden (IKK e.V., BKK DV e.V., VdeK e.V.).[6] Ohne ihren körperschaftlichen Rechtsstatus agieren sie als freie Verbände, die sich zwar interessenpolitisch autonomer und flexibler positionieren können (Wasem et al., 2019), gleichzeitig aber durch den Verlust ihrer institutionellen Zugänge zur Politik an machtpolitischem Gewicht eingebüßt haben. Als interessenpolitisches Gegengewicht zu den Big two (AOK BV und VdeK) hat sich zudem die Kooperationsgemeinschaft unternehmensnaher Krankenkassen (kuk e.V.) gebildet, der der

6 Der IKK Bundesverband GbR und der Betriebskrankenkassen Bundesverband GbR fungieren nur noch als Abwicklungsgesellschaften, um die aus der Vergangenheit übrig gebliebenen Verpflichtungen zu bedienen. Im Weiteren wird bei der Nennung der Verbände – mit Ausnahme des IKK e.V., der unter dieser Begrifflichkeit öffentlich auftritt – darauf verzichtet, die Rechtsform separat auszuweisen.

BKK-Dachverband, die Bundesträger SVLFG, die IKK e. V. sowie die Knappschaft angehören.

Landesverbände der Krankenkassen

Anders als auf Bundesebene blieb auf Landesebene die organisatorische Rolle der Verbände der Krankenkassen überwiegend stabil. Kassenartenspezifisch verhandeln sie die Kollektivverträge für ihre Mitgliedskassen mit den Vertragspartnern der Leistungserbringerseite, besetzen die Landesausschüsse und vertreten, soweit ihre Mitgliedskassen es ihnen gestatten, deren Interessen gegenüber der Landespolitik. Die Organisation der einzelnen Landesverbände ist nicht homogen und unterliegt einigen organisatorischen Besonderheiten (beispielsweise in Bezug auf ihre Aufgabe als soziale Selbstverwaltung, s. Kap. 3.4.2).

Einzelkrankenkassen

Machtpolitisch hat sich die Rolle der Bundes- und Landesverbände in den letzten Jahren zunehmend in Richtung der Einzelkassen verschoben. Als Körperschaften des öffentlichen Rechts, die zugleich im Wettbewerb stehen, nehmen sie eine janusköpfige Position ein, wenn sie zum einen aufgrund ihrer Rechtsstellung öffentliche Aufgaben ausüben, sich zum anderen aber im Wettbewerb erfolgsorientiert und interessenpolitisch eigennützig verhalten (Boroch, 2019). Mitunter sind sie, wie beispielsweise die Landes-AOKn, zugleich Landesverband und wirtschaftlich eigenverantwortliche Einzelkasse in einem. Ihre interessenpolitische Bedeutung wächst insbesondere mit ihrer Größe. So vereinen die Top-10-Krankenkassen ca. ⅔ und die TOP-20-Krankenkassen mehr als 9/10 aller GKV-Versicherten auf sich (Boroch, 2017). Diese marktmächtigen Krankenkassen verfügen zum Teil über exzellent ausgebaute Lobbyabteilungen, die auf Bundes- und Landesebene zumeist unter Führung ihrer Vorstände lobbyieren, was für die Einzelkasse umso wichtiger ist, da die Interessen auch innerhalb der Kassenarten erheblich divergieren können.

3.5.2 Private Krankenversicherung

Die privaten Krankenversicherungsunternehmen werden zentral durch den Verband der privaten Krankenversicherung (PKV-Verband) gegenüber Politik, Regierung, gesetzlichen Krankenkassen und Leistungserbringern vertreten. Grundsätzlich bemüht man sich um eine deutliche Abgrenzung zur GKV. Dies kann in der Praxis unter den gegebenen rechtlichen und institutionellen Rahmenbedingungen des deutschen Gesundheitswesens jedoch nicht immer konsequent eingehalten werden. So ist der PKV-Verband seit einigen Jahren punktuell in die Entscheidungsstrukturen der Gemeinsamen Selbstverwaltung der GKV eingebunden, etwa wenn es um die jährliche Weiterentwicklung des Fallpauschalensystems für Krankenhäuser geht.

Aktuell (Stand: Mai 2025) repräsentiert der PKV-Verband 39 ordentliche Mitglieder, von denen wiederum 25 als Aktiengesellschaft und 14 als Verein auf Gegenseitigkeit organisiert sind. Voraussetzung für eine Mitgliedschaft ist, dass ein Versicherungsunternehmen sein Geschäft in Deutschland betreibt und entweder durch die Bundesanstalt für Finanzdienstleistungsaufsicht (BaFin) oder eine Landesaufsichtsbehörde zugelassen ist. Neben den ordentlichen Mitgliedern gibt es im PKV-Verband zehn außerordentliche Mitglieder, die dadurch gekennzeichnet sind, dass sie keine Krankenvollversicherungen, sondern nur Zusatzversicherungen anbieten. Darüber hinaus gibt es die verbundenen Einrichtungen des PKV-Verbandes, das sind die Postbeamtenkasse und die Krankenversorgung der Beamten der Bundesbahn (PKV-Verband, n. d.).

Die wirtschaftliche Potenz und interessenseitige Geschlossenheit des Verbandes drückt sich darin aus, dass seine Mitgliedsunternehmen nahezu den gesamten privaten Voll- und Zusatzversicherungsmarkt hierzulande abdecken (PKV-Verband, n. d.). Die umsatzstärksten unter ihnen verfügen ähnlich wie bei der GKV über eigenständige, durchsetzungsstarke Lobbybüros, die zum Teil direkt in Berlin als interessenpolitische Satelliten der Zentrale angesiedelt sind.

3.6 Verbände der Leistungserbringer

Als Leistungserbringer werden im deutschen Gesundheitswesen jene Berufsgruppen bezeichnet, die medizinische oder therapeutische (Versorgungs-)Leistungen für die Versicherten der gesetzlichen Krankenkassen erbringen. Gemäß dem Sozialgesetzbuch (SGB V) zählen dazu die Vertragsärzte und -zahnärzte, die Psychotherapeuten, die Apotheken und Krankenhäuser sowie bestimmte Gruppen von Heilmitteltherapeuten. Deren freie und korporatistische Verbände werden im Folgenden näher dargestellt (im Weiteren s. beispielsweise: Gerlinger, 2017b; Wasem et al., 2019; Simon, 2023; Hornung & Bandelow, 2023).

3.6.1 (Vertrags-)Ärzte und Zahnärzte

In Deutschland existiert ein breites Netz an Ärzteorganisationen und Verbänden, die die berufspolitischen und wirtschaftlichen Interessen von Ärzten gegenüber Dritten in der Gesundheitspolitik vertreten (Abbildung 3-3). Zu den beiden wichtigsten Organisationen zählen ihre Kammern und ihre Vereinigungen, die als vom Staat implementierte Selbstverwaltungsorganisationen mehr oder minder zentrale Aufgaben im Rahmen der korporatistischen Steuerung des deutschen Gesundheitswesens ausüben. Neben dieser Funktion der mittelbaren Staatsverwaltung vertreten sie, soweit es das SGB V überhaupt zulässt, direkt oder indirekt in unterschiedlichen Feldern die berufspolitischen Interessen der in ihnen verpflichtend zusammengeschlossenen Ärzte (Simon, 2023). Interessenpolitisch flankiert und ergänzt werden die beiden Selbstverwaltungsorganisationen durch zahlreiche freie ärztliche Berufsverbände.

Die Zahnärzte und Psychotherapeuten sind bis auf wenige Ausnahmen nahezu deckungsgleich wie der ambulante ärztliche Bereich organisiert. Daher wird im Weiteren darauf verzichtet, das institutionelle Umfeld dieser Gruppen gesondert darzustellen. Vielmehr werden alle drei Berufsgruppen – also Ärzte, Zahnärzte und Psychotherapeuten – der Einfachheit halber im Folgenden zusammengefasst. Der inhaltliche Schwerpunkt liegt dann jeweils auf der Darstellung der ambulanten ärztlichen Organisationen, während die beiden anderen Berufsgruppen ergänzend und hinsichtlich relevanter Abweichungen beschrieben werden. Insbesondere betreffend der Zahnärzte sei aber darauf verwiesen, dass es sich bei ihnen um einen rechtlich eigenständigen Versorgungssektor handelt, der entsprechend interessenpolitisch eigenständig agiert.

Ärzte- und Zahnärztekammern

Die Bundesärztekammer (BÄK) ist selbst keine Körperschaft des öffentlichen Rechts, sondern die vereinsmäßig organisierte Arbeitsgemeinschaft und Spitzenorganisation der 17 Landesärztekammern (LÄKn). Sie untersteht der staatlichen Aufsicht und vertritt als berufsständische Selbstverwaltung die berufspolitischen Interessen aller approbierten Ärztinnen und Ärzte, u. a. gegenüber der Politik, den Ministerien und dem PKV-Verband sowie in ihrer Funktion als Beteiligte in verschiedenen bundesweiten Gesundheitsgremien. Neben ihren Dienstleistungsaufgaben für die LÄKn übt sie auf der Bundesebene vor allem koordinierende, gestaltende und vereinheitlichende Tätigkeiten aus, um die schwerpunktmäßig auf Landesebene umzusetzenden berufsständischen Kammeraufgaben mittels spezifischer Beschlüsse, Regelungen und (Be-

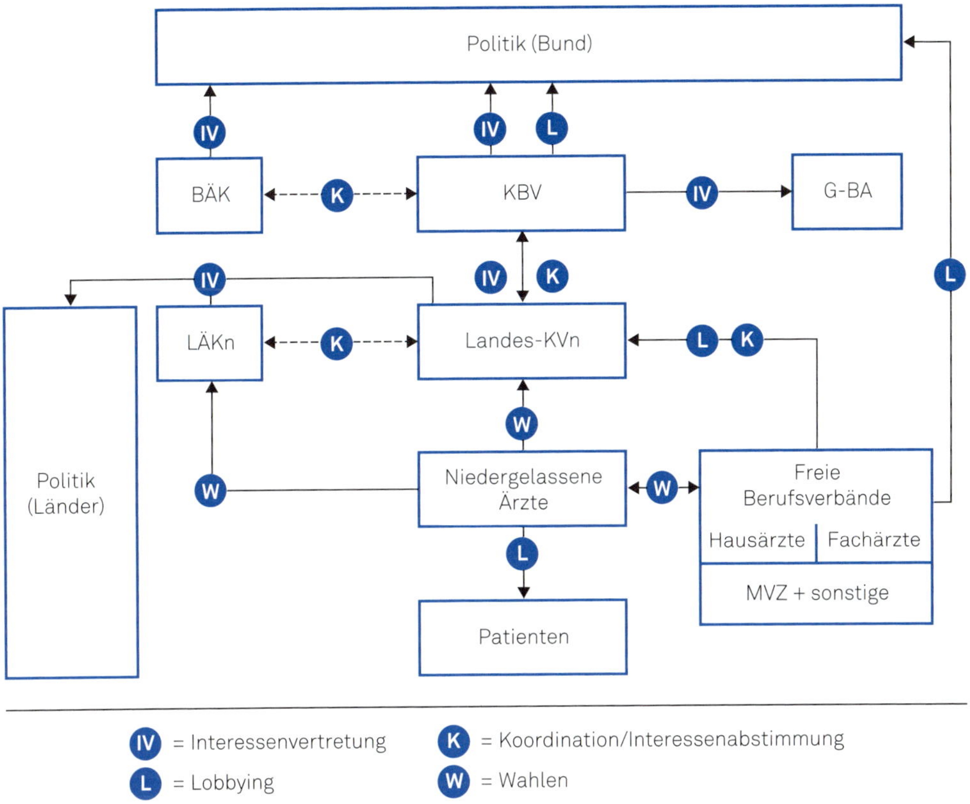

Abbildung 3-3: Verbands- und interessenpolitisches Beziehungsgeflecht der niedergelassenen Ärzteschaft. BÄK: Bundesärztekammer, KBV: Kassenärztliche Bundesvereinigung, G-BA: Gemeinsamer Bundesausschuss, LÄKn: Landesärztekammern, KVn: Kassenärztliche Vereinigungen, MVZ: Medizinische Versorgungszentren.

rufs-)Ordnungen zu unterstützen. Die Landesärztekammern, die im Gegensatz zur BÄK Körperschaftsstatus besitzen, setzen wiederum die in den Kammergesetzen der Bundesländer verankerten Aufgaben vor Ort um, wozu beispielsweise die Überwachung der Berufsordnung, Qualitätssicherungsmaßnahmen, die Streitschlichtung oder Weiter- und Fortbildungsmaßnahmen gehören.

Die Kammerstrukturen der Zahnärzte und Psychotherapeuten sowie ihre gesetzlichen und satzungsmäßigen Aufgaben und Regelungen sind weitgehend analog zu denen der Ärzte. Alle hier betrachteten Bundes- und Landeskammern decken demnach vom Grundsatz her den bereits zuvor erwähnten Kammerdreiklang von Standesaufsicht, Standesförderung und Standesvertretung ab. Da sie jedoch mit Ausnahme der Auseinandersetzungen um die privatwirtschaftlichen Gebührenordnungen ihrer Klientel kaum wirtschaftliche Ziele verfolgen, ist ihre interessenpolitische Einflusssphäre eher als moderat einzustufen. Dies kommt auch darin zum Ausdruck, wenn Ärzte, Zahnärzte und Psychotherapeuten selbst davon sprechen, dass die Aufgabe ihrer Kammern die der Ethik sei, während sich die Kassenärztlichen Vereinigungen um die Monetik zu kümmern hätten.

Kassenärztliche und kassenzahnärztliche Vereinigungen

Die Kassenärztliche Bundesvereinigung (KBV) ist eine Körperschaft des öffentlichen Rechts, deren Zuständigkeitsbereich sich auf die ambulante ärztliche Versorgung der GKV-Versicherten erstreckt. Sie umfasst auf der Bundesebene alle Kassenärztlichen Vereinigungen der Länder (KVn) und vertritt deren gesundheitspolitische und wirtschaftliche Interessen in ihrer Gesamtheit, schließt bundesweit geltende Verträge mit dem GKV-Spitzenverband ab und besetzt die Gremien der gemeinsamen Selbstverwaltung. Sie nimmt insofern mittelbare Aufgaben der Staatsverwaltung wahr und ist eine der Spitzenorganisationen der GKV, die entscheidend an der Umsetzung der korporatistischen Steuerung mitwirkt und von daher interessenpolitisch außerordentlich mächtig ist.

Auch die Kassenärztlichen Vereinigungen (KVn) sind Körperschaften des öffentlichen Rechts. Ihr Zuständigkeitsbereich erstreckt sich in der Regel auf ein Bundesland[7] und regelt die Versorgung vor Ort. Sie setzen insbesondere den staatlichen verfügten Sicherstellungsauftrag um, wobei ihnen im Gegenzug gesetzlich monopolähnliche Verhandlungskompetenzen zum Abschluss von Vergütungsverträgen mit den Krankenkassen eingeräumt wurden. Interessenpolitisch sind sie eher regional ausgerichtet. Ihren bundesweiten Einfluss sichern sie maßgeblich über die personelle Besetzung von Wahlämtern in der KBV. Mit dem Sicherstellungsauftrag, den die Vereinigungen ausüben, ist aus interessenpolitischer Sicht indirekt verknüpft, dass sie über kein „Streikrecht" verfügen und offiziell nicht zu berufspolitischen Kampfmaßnahmen aufrufen dürfen (Simon, 2023).

Ähnlich wie bei den Kammern ist auch die Selbstverwaltung der Zahnärzte weitgehend analog zu den Ärzten organisiert. Eine organisatorische Besonderheit gibt es hingegen bei den Psychotherapeuten, die keine eigenständigen Psychotherapeutische Vereinigungen besitzen, sondern direkt den jeweiligen regionalen Kassenärztlichen Vereinigungen angeschlossen sind und auf Bundesebene entsprechend durch die KBV in der Interessenpolitik und der Gemeinsamen Selbstverwaltung vertreten werden.

Freie ärztliche Berufsverbände und Fachgesellschaften

Ferner wird die Ärzteschaft durch eine Vielzahl privatrechtlicher Ärzteverbände und -organisationen interessenpolitisch repräsentiert (z. B.: Gerlinger, 2017b; Wikipedia, n. d.). Darunter fallen fachübergreifende Verbände, wie beispielsweise

- der Hartmannbund,
- der NAV-Virchow-Bund, oder
- die Freie Ärzteschaft e. V.

Darüber hinaus zählen fachspezifische Organisationen dazu, wie z. B.

- der Deutsche Hausärzteverband (HZV),
- der Spitzenverband der Fachärzte (SpiFA),
- der Bundesverband Medizinische Versorgungszentren – Gesundheitszentren – Integrierte Versorgung e. V. (BMVZ), sowie
- zahlreiche fachärztliche Berufsverbände, wie der Berufsverband der Hals-Nasen-Ohrenärzte (BVHNO), der Berufsverband der niedergelassenen Diabetologen (BVND), der Berufsverband Deutscher Internisten (BDI) oder die Arbeitsgemeinschaft der niedergelassenen Gefäßchirurgen und Gefäßmediziner Deutschlands (ANG), um hier nur einige wenige exemplarisch zu nennen.

Interessenpolitisch spielen die freien ärztlichen Berufsverbände im Vergleich zu den korporatistischen Verbänden eher eine randständige Rol-

7 Eine Ausnahme stellt das Bundesland NRW dar, das die beiden Kassenärztlichen Vereinigungen Nordrhein und Westfalen-Lippe umfasst. Zur historischen Begründung dieser regionalen Splittung, die im Übrigen auch die Ärztekammern betrifft, s. beispielsweise Wasem et al. (2019, S. 46).

le (Simon, 2023). Dennoch sollte ihr Einfluss nicht unterschätzt werden, zumal die Verbandslandschaft durchaus inhomogen ist. So wurden dem Hausärzteverband im Rahmen des § 73b SGB V (Hausarztzentrierte Versorgung) tendenziell korporatistische Kompetenzen zugeordnet, was gleichzeitig seinen politischen Einfluss stärkte. Auch darf nicht übersehen werden, dass in besonderem Maße die mitgliederstarken Verbände ressourcenseitig in der Lage sind, die spezifischen berufspolitischen Interessen der in ihnen zusammengeschlossenen Ärzteschaft durchaus pointiert zu vertreten – manchmal sogar besser als ihre ärztlichen Körperschaften. Dies führt mitunter dazu, dass die freien Verbände im Rahmen informeller Absprachen mit Kammern und Vereinigungen gesundheitspolitische Forderungen derselben flankieren, bisweilen sogar Positionen vertreten und Aktionen durchführen, die die Körperschaften selbst im Rahmen ihrer formalrechtlichen Grenzen weder ausüben dürften noch wollen. Gerade diese interessenpolitisch gelebte Ambivalenz zwischen formellen Zugängen und informellen Handlungsspielräumen – zwischen Interessenvertretung und Lobbyismus – macht die ärztliche Interessenvertretung so außerordentlich einflussreich.

Dies lässt sich grundsätzlich auch auf die Zahnärzte und Psychotherapeuten übertragen, die ebenfalls durch eine Vielzahl von freien Verbänden interessenpolitisch repräsentiert werden, wie z. B. dem Berufsverband der Deutschen Kieferorthopäden (BDK), dem Freien Verband Deutscher Zahnärzte (FVDZ) oder dem Berufsverband Deutscher Oralchirurgen für Zahnärzte (BDO) (Wikipedia, n. d.); oder für die Psychotherapeuten sind das die Deutsche Psychotherapeuten Vereinigung (DPtV), der Berufsverband der Kinder- und Jugendlichenpsychotherapie (bkj) oder die Arbeitsgemeinschaft der Psychotherapeutischen Fachverbände (z. B.: Therapie.de, n. d.), um nur einige wenige Berufsverbände beider Gruppen exemplarisch zu nennen.

Eine besondere Bedeutung kommt zudem den Fachgesellschaften zu, in denen sich die Ärzte, Zahnärzte und Psychotherapeuten vielfältig themenbezogen organisieren. Die Fachgesellschaften sind zwar in erster Linie inhaltlich ausgerichtet, können aber durch fachliche Analysen und Expertise die berufspolitischen Forderungen betroffener Gruppen indirekt unterfüttern.

Arztpraxen

Auch die Arztpraxen stellen einen erweiterten Bestandteil der ärztlichen Interessenpolitik dar. Sie werden von ihren jeweiligen Verbänden mit gesundheitspolitischen Informationen versorgt und erhalten zugleich als Praxisauslage Informationsmaterial in Form von Plakaten, Broschüren, Flugblättern etc. So werden Patientinnen und Patienten schon beim Eintritt in die Praxis mit berufspolitischen Positionen konfrontiert, die dann schlimmstenfalls im persönlichen Gespräch mit dem Arzt weiter penetriert werden. Häufig mit einfachsten, emotionalisierenden Botschaften, wie „zu wenig Geld“, „zu wenig Ärzte“, „zu wenig Zeit“ etc. – stets mit dem Ziel verbunden, die Patientinnen und Patienten für die eigenen Belange einzuspannen.

3.6.2 Krankenhäuser

Die Krankenhauslandschaft wird durch unterschiedliche Träger geprägt. Neben Krankenhäusern in öffentlicher bzw. kommunaler Trägerschaft werden stationäre Einrichtungen von konfessionellen und nicht-konfessionellen freigemeinnützigen sowie privatwirtschaftlichen Trägern betrieben (DKG, n. d.). Aufsetzend auf dieser Organisationsstruktur ist das interessenpolitische Beziehungsgeflecht des stationären Sektors – wie in der Abbildung 3-4 ersichtlich – ganz wesentlich über die beiden Stränge Krankenhausgesellschaften und freie Verbände aufgegleist.

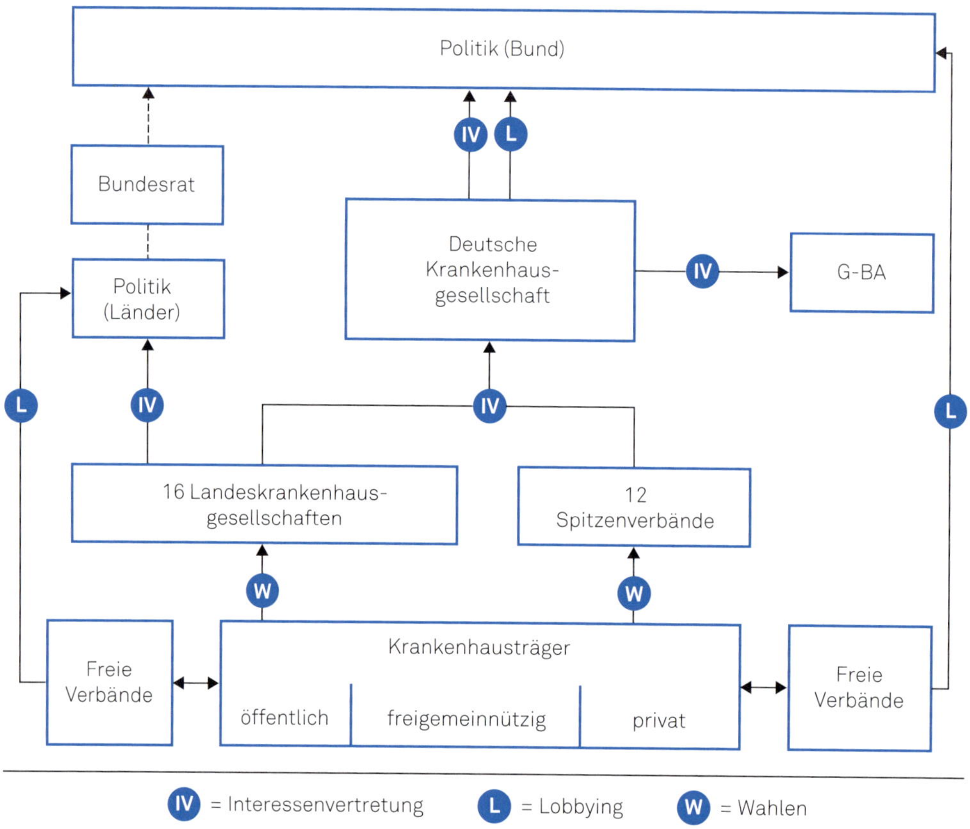

Abbildung 3-4: Verbands- und interessenpolitisches Beziehungsgeflecht der Krankenhäuser. G-BA: Gemeinsamer Bundesausschuss.

Deutsche Krankenhausgesellschaft

Die wichtigste Interessenorganisation im Krankenhausbereich ist die Deutsche Krankenhausgesellschaft (DKG). Sie fungiert als Dachverband der Krankenhausträger, in dem insgesamt 28 Mitgliedsverbände zusammengeschlossen sind. Dies sind die 16 Landeskrankenhausgesellschaften (LKGn) und zwölf weitere Spitzenverbände von Krankenhausträgern (DKG, n.d.). Zu letzteren gehören

- die sechs Dachverbände der Freien Wohlfahrtspflege (Arbeiterwohlfahrt Bundesverband, Deutscher Caritasverband, Deutscher Paritätischer Wohlfahrtsverband, Deutsches Rotes Kreuz, Diakonie Deutschland),
- die drei kommunalen Spitzenverbände (Deutscher Städtetag, Deutscher Landkreistag, Deutscher Städte- und Gemeindebund) sowie
- der Bundesverband Deutscher Privatkliniken (BDPK), die Deutsche Rentenversicherung Bund und der Verband der Universitätsklinika Deutschlands (VUD).

Anders als die Kassenärztlichen Vereinigungen ist die DKG keine Körperschaft des öffentlichen Rechts, sondern ein privatrechtlich organisierter Verein mit gemeinnützigem Charakter. Formal ist die DKG daher ein freier Verband, dennoch wird sie von der Gesundheitspolitik inzwischen als struktureller Bestandteil der Gemeinsamen Selbstverwaltung behandelt. So wirkt sie beispielsweise an der Weiterentwicklung des Vergütungssystems für Krankenhäuser mit und ist darüber hinaus eine der zentralen Trägerorganisationen des Gemeinsamen Bundesausschusses. Zugleich ist in den Sozial- und Ländergesetzen geregelt, dass die von ihr mit dem GKV-Spitzenverband abgeschlossenen (Rahmen-)Verträge für alle Bedarfs- und künftig auch Sicherstellungskrankenhäuser unmittelbar verbindlich sind (z. B.: Simon, 2023). Ihre weit über die berufsständische Ebene hinausgehenden Selbstverwaltungsfunktionen erstrecken sich auf die Landesebene, wo ihre regionalen Organisationen (Landeskrankenhausgesellschaften) beispielsweise durch die mit den Krankenkassenverbänden abgeschlossenen Verträge über die Landesbasisfallwerte zu den aDRGs (ausgegliederte Diagnosis Related Groups) korporatistisch tätig werden. Infolge dieser umfassenden Einbindung in die Selbstverwaltung und der Tatsache, dass regelmäßig mehr als ein Drittel der GKV-Gesundheitsausgaben im stationären Sektor anfallen, zählt die DKG mit ihren angeschlossenen Landesverbänden zu den einflussreichsten Interessenakteuren des Deutschen Gesundheitswesens.

Freie Krankenhausverbände

Die DKG kann gegenüber der Politik häufig nur peripher als lobbyisitischer Akteur auftreten, da sie aufgrund ihrer Selbstverwaltungseinbindung vom Grundsatz her Gemeinwohlaspekte in ihr Handeln einbeziehen muss. Hinzu kommt, dass sie infolge ihrer sehr breiten organisatorischen Aufstellung intern mit zum Teil gravierenden Interessengegensätzen zu kämpfen hat. Zwar können sich die in der DKG und ihren Landesverbänden zusammengeschlossenen freien und freigemeinnützigen Verbände durchaus eigenständig gegenüber der Politik positionieren, jedoch sind sie letztlich immer auch Mitgliedsverbände der DKG. Insofern ist es nicht überraschend, dass sich eine Reihe weiterer freier Krankenhausverbände etabliert hat, die spezifische stationäre Akteursinteressen pointierter lobbyistisch repräsentieren können. Exemplarisch seien hier der CLINOTEL Krankenhausverbund oder der Verband der Krankenhausdirektoren Deutschlands (VKD) genannt. Weitere Akteure sind die Arbeitsgemeinschaft Evangelische Krankenhaus- und Altenheim-Hilfe sowie der Katholische Krankenhausverband (KKVD).

Nicht zu vernachlässigen ist an dieser Stelle die Finanzkraft einiger privatgewerblicher, zumeist als Aktiengesellschaften organisierter Krankenhausträger. Sie sind nicht nur ressourcenmäßig in der Lage, selbstständig Lobbyarbeit zu betreiben, sondern verfügen darüber hinaus auch über die notwendige wirtschafts- und interessenpolitische Relevanz, um auf ihre Themen aufmerksam zu machen.

3.6.3 Apotheken

Die Apotheken sind interessenpolitisch durchaus schlagkräftig aufgestellt und werden – wie der Abbildung 3-5 zu entnehmen ist – verbandsseitig durch ihre körperschaftlichen Kammern und durch ihre freien Berufsverbände sowie durch ihren Dachverband, die Bundesvereinigung Deutscher Apothekenverbände (ABDA), repräsentiert. Die Apotheken sind allerdings kein Bestandteil der korporatistisch verankerten Selbstverwaltung des deutschen Gesundheitswesens.

Die Kammern sind in einer Bundesapothekenkammer (BAK), die als Arbeitsgemeinschaft Deutscher Apothekerkammern auftritt, und 17 körperschaftlichen Landesapothekenkammern (LAK) untergliedert (ABDA, n. d.). Mit den Kammern, in denen alle selbstständigen und angestellten Apotheker Pflichtmitglieder sind, verwalten sich die Apotheker als freie Berufe selbst. So fungieren die Kammern nach außen gegenüber der Politik und weiteren Akteuren als berufsständische Selbstverwaltung mit den typischen Aufgaben „Berufsaufsicht, Berufsförderung und Berufsvertretung“. Nach innen neh-

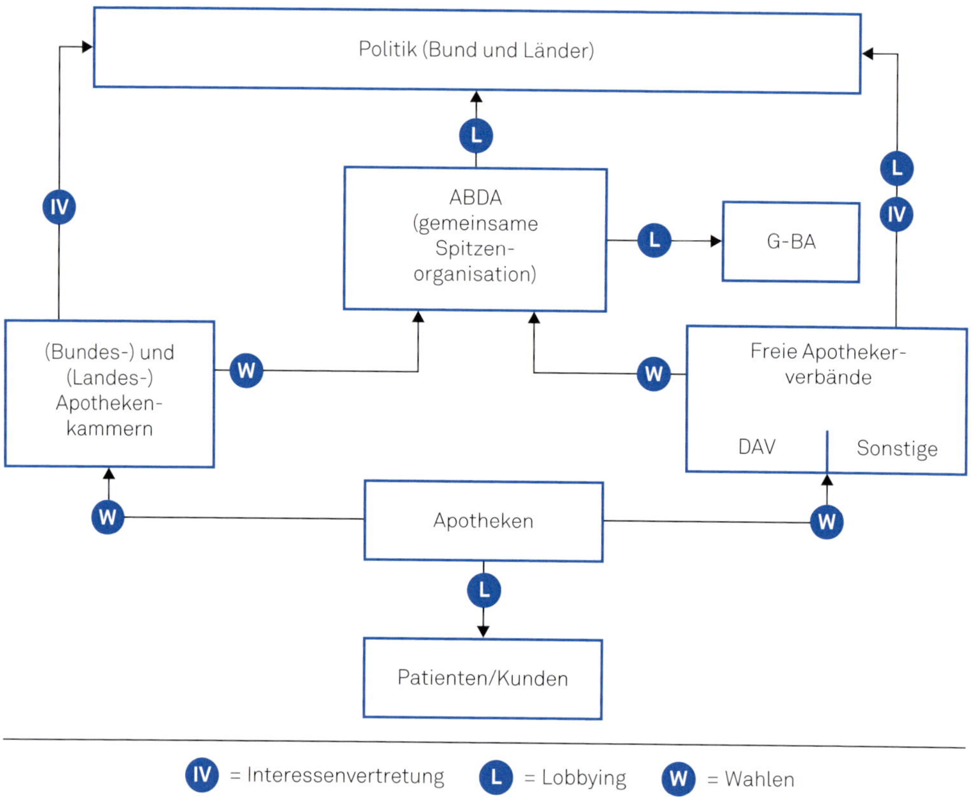

Abbildung 3-5: Verbands- und interessenpolitisches Beziehungsgeflecht der Apotheken. ABDA: Bundesvereinigung Deutscher Apothekenverbände, DAV: Deutscher Apothekerverband, G-BA: Gemeinsamer Bundesausschuss.

men sie hingegen Aufgaben wie Fort- und Weiterbildung, Qualitätssicherung, Schlichtung etc. wahr, sie organisieren zum Teil das Versorgungswerk für die Rentenversicherung und bringen sich zudem interessenseitig in ihren Dachverband ein.

Spiegelbildlich aufgestellt ist der Deutsche Apothekerverband (DAV), der jedoch wie ein klassischer Unternehmerverband operiert, sich über freiwillige Mitgliedschaften finanziert und schwerpunktmäßig Lobbyarbeit betreibt (ABDA, n.d.). Ferner haben sich auf der Ebene der freien Verbände in den letzten Jahren einige spezialisierte privatrechtliche Organisationen etabliert, wie der Bundesverband Deutscher Versandapotheken (BVDVA), der Verband der Zytostatika herstellenden Apothekerinnen und Apotheker (VZA) oder der Bundesverband Deutscher Apothekenkooperationen (BVDAK).

Als Dachverband aller körperschaftlichen und freien Apothekerzusammenschlüsse fungiert schließlich die ABDA. Diese versucht, die unterschiedlichen interessenpolitischen Positionen einzelner Apothekengruppen auszugleichen und ist im Sinne einer „Spitzenorganisation" der Apotheker der zentrale Ansprechpartner für die Gemeinsame Selbstverwaltung und die allgemeine staatliche Gesundheitspolitik (Beck, 2014; ABDA, n.d.). Zwar verfügt die ABDA über keine originären institutionellen Zugänge zum Gesetzgeber und seinen Institutionen, jedoch vermag sie infolge ihrer Ressourcenstärke berufsspezifische Belange lobbyisitisch erfolgreich zu positionieren.

Auch auf der Ebene der einzelnen Apotheken lobbyiert die Berufsgruppe rege, auch wenn dies in der Öffentlichkeit mitunter nur unterschwellig wahrgenommen wird. Bestes Beispiel hierzu ist die in den öffentlichen Apotheken kostenlos ausgelegte Apotheken Umschau, die in internen gesundheitspolitischen Zirkeln als sogenannte „Rentnerbravo“ firmiert und mit einer jährlichen Auflage von nahezu 10 Mio. Exemplaren Deutschland flächendeckend mit vielfach interessenseitig eingefärbten berufspolitischen Aussagen überschwemmt.

3.6.4 Heilmittelerbringer

Die Heilmittelerbringer sind als therapeutische Gesundheitsfachberufe einzuordnen. Kennzeichnend für diese Berufsgruppe ist die Erbringung ärztlich verordneter Leistungen. Ihr gehören insbesondere Ergotherapeuten, Physiotherapeuten, Podologen und Logopäden an.

Die verbandliche Interessenvertretung der Heilmittelerbringer ist zersplittert und hinsichtlich ihrer Struktur ausbaufähig (Abbildung 3-6), d.h. es gibt eine Vielzahl kleiner und kleinster Berufsverbände im Heilmittelbereich. Mitunter erfüllen sie nicht einmal das rechtlich erforderliche Kriterium der „Maßgeblichkeit“, indem sie beispielsweise weniger als fünf Prozent der Niedergelassenen ihrer Berufsgruppe als Mitglieder auf sich vereinen (Pfeiffer, 2021).

Gebündelt wird die Interessenvertretung zumindest partiell durch den Spitzenverband der Heilmittelverbände (SHV). Partiell meint hier, dass der SHV gerade einmal rund ein Viertel der knapp 300.000 Heilmittelerbringer mitgliederseitig repräsentiert. Ungeachtet dessen lobbyiert er formal für die gesamte Berufsgruppe gegenüber der Politik und stellt zudem unterstützend die Interessenvertretung gegenüber dem G-BA und dem GKV-Spitzenverband sicher. Der SHV verhandelt jedoch nicht mit dem GKV-Spitzenverband über Heilmittelversorgungs- und Vergütungsverträge nach § 125 SGB V, sondern diese Aufgabe obliegt – jeweils bezo-

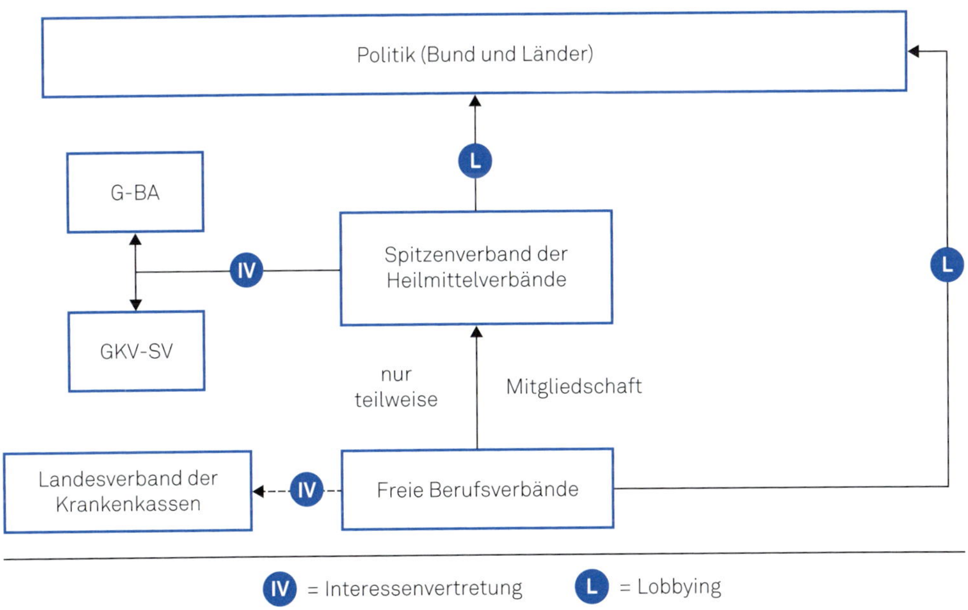

Abbildung 3-6: Verbands- und interessenpolitisches Beziehungsgeflecht der Heilmittelerbringer. G-BA: Gemeinsamer Bundesausschuss, GKV-SV: Spitzenverband Bund der Krankenkassen.

gen auf die berufsgruppenspezifische Vertretung – seinen Mitgliedsverbänden.

Die Verbände der Heilberufe sind selbstverständlich auch auf der Landesebene tätig. Dort kümmern sie sich schwerpunktmäßig um die regionale Interessenvertretung, die Zulassung und sonstige berufsspezifische Belange ihrer Klientel.

Entsprechend der heterogenen Verbandsstruktur, der zwar existierenden, aber vergleichsweise moderaten und zugleich vertragsseitig zersplitterten Einbindung in die Gemeinsame Selbstverwaltung sowie der Tatsache, dass es anders als bei der ambulanten Versorgung keine Pflichtmitglieder gibt, ist der gesundheitspolitische Einfluss der Heilmittelerbringer eher als schwach einzustufen.

3.7 Verbände der Pflege- und sonstiger nicht-ärztlicher Gesundheitsberufe

Die Pflegeberufe gehören mit 1,2 Mio. Beschäftigten (Bundespflegekammer, n.d.) zu der zahlenmäßig größten Berufsgruppe im deutschen Gesundheitswesen. Ihre Interessenvertretung ist jedoch deutlich fragmentiert und im Vergleich zu vielen anderen Berufsgruppen im Gesundheitswesen nur wenig institutionalisiert, wie auch die Abbildung 3-7 zeigt.

Historisch wurden die Pflegeberufe im Wesentlichen wie abhängig Beschäftigte behandelt. Ihre Berufspolitik ist dementsprechend von freien Verbänden in Verbindung mit flankierenden Aktivitäten der Gewerkschaften wahrgenommen worden. Zu den mehr als 30 Berufsverbänden (pflegemarkt.com, 2022), die sich im Pflegebereich und im weiteren Umfeld betätigen, zählen als mitgliederstärkste u. a. der Deutsche Berufsverband für Pflegeberufe (DBfK), der Verband der Schwesternschaften vom Deutschen Roten Kreuz (DRK), der Bundesverband privater Anbieter und sozialer Dienste (bpa) und der Deutsche Pflegeverband (DPV). Eine übergreifende Rolle nimmt zudem der Deutsche Pflegerat (DPR) ein, der sich selbst als der Dachverband der wichtigsten Verbände des Pflege- und Hebammenwesens bezeichnet.

Aufgrund des systemisch verursachten Kräfteungleichgewichts der Pflegeberufe gegenüber den korporatistischen und auch sonstigen Akteuren des Gesundheitswesens drohten und drohen ihre Interessenbelange unzureichend berücksichtigt zu werden oder gar unterzugehen, was politisch vielfach auf Kritik gestoßen ist. Um dem entgegenzuwirken, sollten für das Pflegewesen flächendeckend berufsständische (Lands-)Pflegekammern eingerichtet werden (Jendrsczok & Raiß, 2017). Die Entwicklung hierzu ist jedoch ernüchternd, denn bis zum Jahr 2024 sind lediglich zwei Kammern funktionstüchtig, und zwar in Rheinland-Pfalz und Nordrhein-Westfalen. In den übrigen Bundesländern sind dagegen Stand heute keine weiteren Aktivitäten geplant; in Schleswig-Holstein und Niedersachsen sind sogar bereits gegründete Landespflegekammern infolge interner Querelen und Beschwerden zur Pflichtmitgliedschaft wieder aufgelöst worden.

Ein kleiner Lichtblick ist, dass sich inzwischen die bestehenden Landespflegekammern gemeinsam mit dem Deutschen Pflegerat (DPR) zu einer als Verein organisierten Bundespflegekammer zusammengeschlossen haben. Diese versucht seit ihrer Gründung im Jahr 2020 die Interessen der Pflegeberufe übergreifend gegenüber Politik und Selbstverwaltung zu vertreten. Sie ist jedoch aufgrund der nur ungenügenden Kammerbeteiligung der Bundesländer in ihren Ressourcen und Kompetenzen deutlich geschwächt. Die Pflegeberufe stehen sich zweifelsfrei selbst im Weg.

Neben den Pflegeberufen gibt es zahlreiche weitere nicht-ärztliche Gesundheitsberufe, die sich im Wesentlichen in die beiden Unterkategorien „Assistenzberufe" und „therapeutische Gesundheitsfachberufe" unterteilen lassen (im Weiteren hierzu: Wasem et al., 2019). Zu ersteren zählen beispielsweise die Arzthelfer, Rettungsassistenten oder die Technischen Assistenten in der Medizin (MTA), um nur einige we-

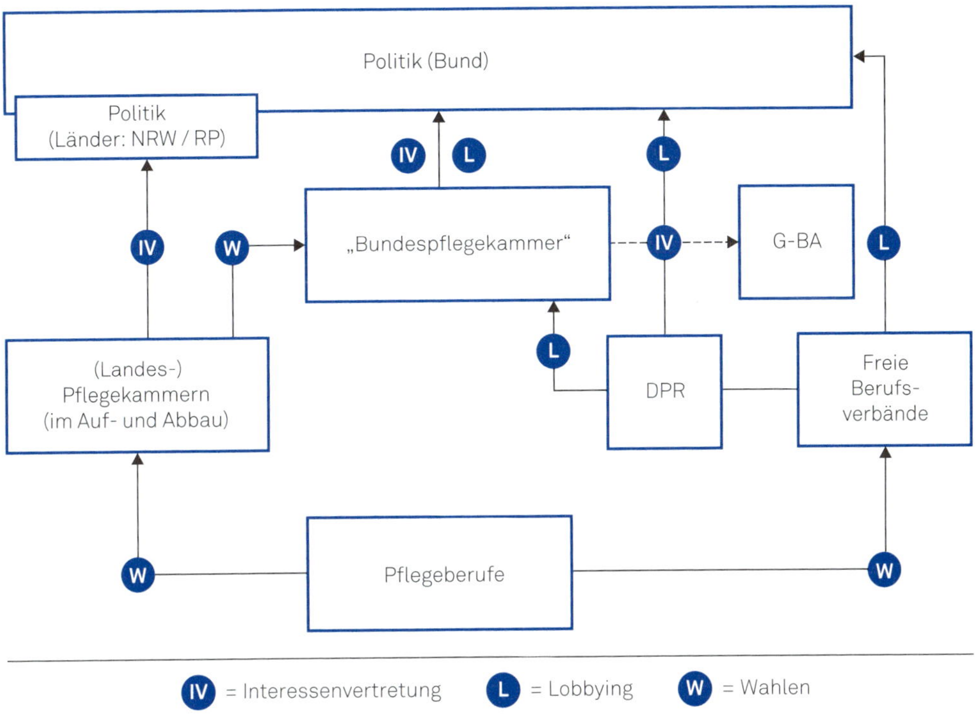

Abbildung 3-7: Verbands- und interessenpolitisches Beziehungsgeflecht der Pflegekräfte. DPR: Deutscher Pflegerat, G-BA: Gemeinsamer Bundesausschuss, NRW: Nordrhein-Westfalen, RP: Rheinland-Pfalz.

nige unter ihnen zu nennen. Sie sind wiederum in verschiedenen (Fach-)Verbänden organisiert, zu denen u.a. der Verband medizinischer Fachberufe (VMF), der Dachverband für Technologen/innen und Analytiker/innen in der Medizin Deutschland (DVTA) oder der Berufsverband für den Rettungsdienst (BVRD) gehören. Sieht man von den bereits zuvor vorgestellten Heilmittelerbringern ab, so sind den therapeutischen Gesundheitsfachberufen diejenigen Therapeuten zuzuordnen, deren wesentliches Merkmal es ist, dass sie Leistungen anbieten, die in der Regel nicht oder nur sehr marginal von der GKV erstattet werden – so z.B. die Mehrzahl der ernährungstherapeutischen Maßnahmen, die Leistungen der Sporttherapeuten oder der Präventologen. Alle diese Akteure sind in Verbänden organisiert, wobei insgesamt festzustellen ist, dass deren interessenpolitische Stärke und Durchsetzungskraft aufgrund fehlender korporatistischer Einbindung und begrenzter sonstiger Ressourcen sehr moderat ist. Eine Ausnahme bilden mit Abstrichen die Hebammen, die in den letzten Jahren einen „gewissen" Zugang zum GKV-Leistungskatalog durchsetzen konnten und die über ihre beiden zentralen Verbände, dem Bund freiberuflicher Hebammen in Deutschland (BfHD) und dem Deutschen Hebammenverband (DHV), organisiert sind.

3.8 Verbände der Gesundheitsindustrie und des Gesundheitshandwerks

Zu Gesundheitsindustrie und zum Gesundheitshandwerk werden fortfolgend alle Unternehmen und Betriebe gezählt, die industriell und handwerklich gefertigte Vorleistungen für die Gesundheitsversorgung produzieren – also im weitesten Sinne Faktormarktfunktionen für den Gesundheitsmarkt ausüben. Gemeinsame Schnittstelle ihrer Verbände ist, dass sie interessenseitig vorrangig nicht nur gesundheitspolitisch, sondern vor allem auch industrie- und standortpolitisch argumentieren, zumal viele der Mitgliedsunternehmen international aufgestellt sind.

Die beiden wichtigsten Industriezweige sind aufgrund ihres Produktionsvolumens die pharmazeutische und die medizintechnische Industrie. Eine ergänzende und nicht immer eindeutig von den Medizinprodukten abgrenzbare Rolle spielen darüber hinaus die Hersteller von Hilfsmitteln. Die interessenpolitische Organisation dieser Industriezweige soll im Weiteren skizziert werden.

3.8.1 Arzneimittelindustrie

Die Interessenvertretung der Arzneimittelindustrie ist intensiv und richtet ihr Lobbying an alle Akteure des Gesundheitswesens (Abbildung 3-8). Neben der staatlichen Gesundheitspolitik zählen dazu in erster Linie die Leistungserbringer, darüber hinaus aber auch die Kostenträger und die Patientenorganisationen. Gleichzeitig stehen sie in bestimmten Themenfeldern – insbesondere bei der Marktzulassung und bezüglich spezifischer gesetzlicher Preisregulierungen – mit den Zulassungsbehörden und dem G-BA lose in Verbindung.

Verbandsseitig lobbyiert die Arzneimittelindustrie jedoch nicht mit einer Stimme, sondern ihre Interessenvertretung erfolgt durch vier ressourcenstarke, freie Unternehmensverbände, die allesamt in der Rechtsform des eingetragenen Vereins organisiert werden. Dies sind (mit Stand vom Mai 2025: BPI, n. d.; VFA, n. d.; Pro Generika, n. d.; Pharma Deutschland, n. d.):

- Der Bundesverband der Pharmazeutischen Industrie (BPI), dem knapp 260 überwiegend kleine und mittelständische Unternehmen angehören, darunter vor allem auch die Hersteller von Nachahmerprodukten (Generika).
- Der Verband der forschenden Arzneimittelhersteller (VFA), der ein Zusammenschluss von aktuell über 45 forschenden Arzneimittelherstellern ist. Darunter fallen auch die großen, gewinnträchtigen und umsatzstarken multinational operierenden Pharmaunternehmen.
- Der Verband Pro Generika, der die Interessen von 15 Nachahmerunternehmen bündelt, die nahezu 80 Prozent des gesamten Bedarfs an Arzneimitteln in der GKV abdecken.
- Der Verband Pharma Deutschland (ehemals: Bundesfachverband der Arzneimittelhersteller [BAH]), der mit rund 400 überwiegend mittelständisch geprägten Unternehmen, die vor allem nicht verschreibungspflichtige Arzneimittel herstellen, den mitgliederstärksten Dachverband der Arzneimittelindustrie repräsentiert.

Die interessenseitige Zersplitterung der pharmazeutischen Industrie ist ganz wesentlich der Tatsache geschuldet, dass sie markttechnisch in zwei voneinander unterschiedliche Unternehmenstypen unterteilt werden muss: Das ist zum einen die forschungsintensive Industrie, die neue Produkte schafft, in die neues Wissen einfließt (Software), und zum anderen sind das die Herstellungsunternehmen, die vorwiegend auf die Produktion von Arzneimitteln spezialisiert sind, deren implementiertes Wissen frei zugänglich ist (Hardware). Beide Typen unterliegen einer gänzlich anderen Kostenstruktur[8], gänzlich anderer Personalherausforderungen und einem funktional voneinander abweichenden Wettbewerb (Boroch, 1994), der in Deutschland und anderen Ländern auch unterschiedlich reguliert wird.

8 Die Entwicklungskosten eines neuen Forschungsarzneimittels sind beträchtlich und umfassen nach aktueller Studienlage eine Spannweite von 137 Mio. € bis zu 3,86 Mrd. € (Schlander, M. et al., 2021).

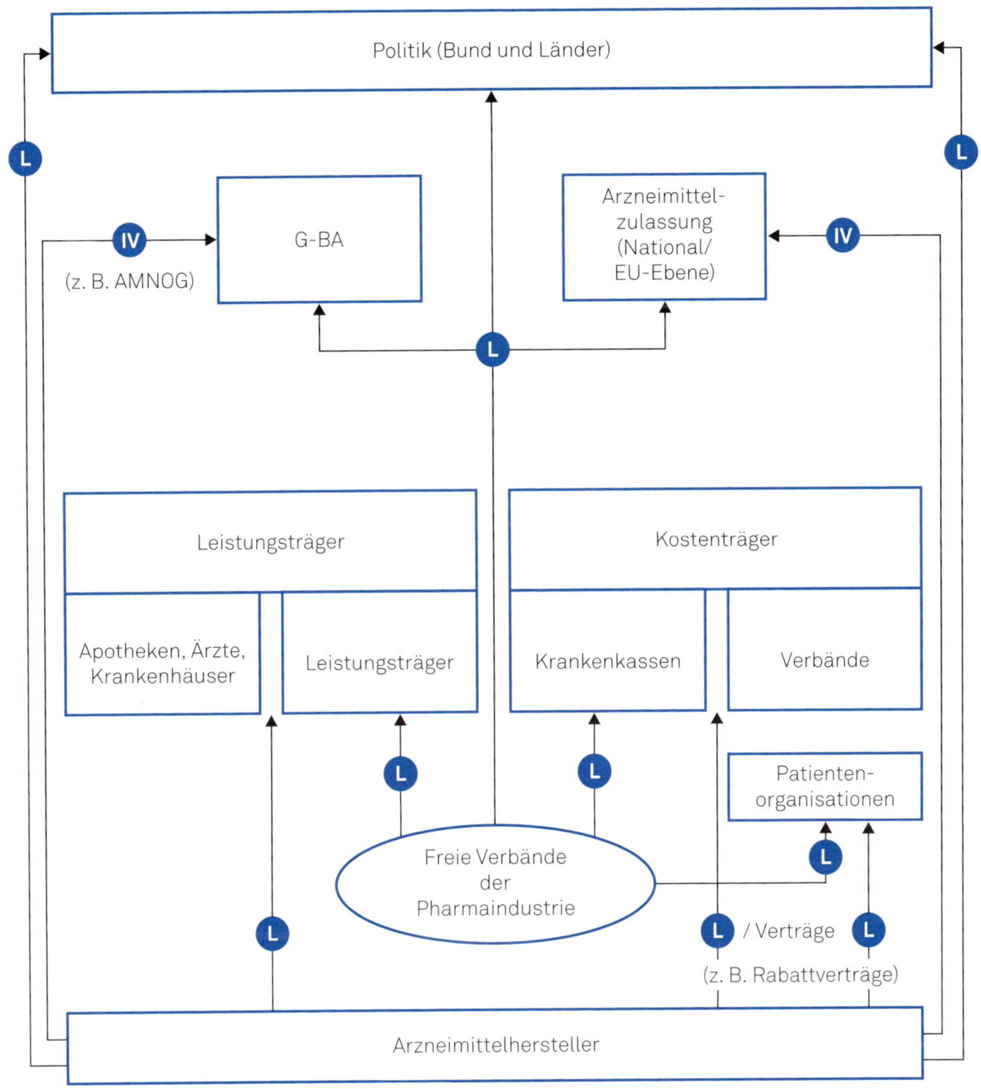

Abbildung 3-8: Verbands- und interessenpolitisches Beziehungsgeflecht der Arzneimittelindustrie. AMNOG: Arzneimittel-Neuordnungsgesetz, G-BA: Gemeinsamer Bundesausschuss.

Entsprechend dieser unterschiedlichen Bedingungen, die sich auf nationaler gesetzlicher Ebene zentral in der frühen Nutzenbewertung des AMNOG (Arzneimittel-Neuordnungsgesetz) und den Festbetragsregelungen für Generika widerspiegeln, ergeben sich stark voneinander abweichende Geschäftsmodelle und Interessenlagen. Das hat auch dazu beigetragen, dass der ehemals gemeinsame Spitzenverband der Pharmaindustrie, der Bundesverband der Pharmazeutischen Industrie (BPI), inzwischen nur noch ein Restverband ist, wohingegen heutzutage das hauptsächliche Pharmalobbying durch den finanzstarken Verband der forschenden

Arzneimittelhersteller (VFA) einerseits und den marktanteilsstarken Verband Pro Generika andererseits betrieben wird. Zusätzlich hat sich als interessenseitiges Sprachrohr für die Hersteller der nicht verschreibungspflichtigen Produkte der Fachverband Pharma Deutschland etabliert.

Ein weiteres hervorstechendes Merkmal der Interessenpolitik der Pharmaindustrie sind ihre erheblichen Lobbyingaktivitäten auf der Ebene der Einzelunternehmen. So unterhält insbesondere die forschende Arzneimittelindustrie eigenständige, häufig satt ausgestattete Lobbyabteilungen, die sowohl zentral in Brüssel und Berlin aktiv sind als auch regional interessenseitig tätig werden. Dabei verschwimmen immer dann, wenn die Ärzte, Krankenhäuser oder Apotheken vor Ort direkt „gesundheitspolitisch beraten" werden, mitunter die Schnittstellen zum Vertrieb.

3.8.2 Medizintechnik- und Medizinprodukteindustrie

Die Industrie der Medizintechnik und Medizinprodukte agiert trotz ihrer GKV-Ausgabenrelevanz weitgehend unterhalb des Radars der öffentlichen und gesundheitspolitischen Aufmerksamkeit. Auch ist dieser Bereich interessenseitig sehr breit gefächert, was unter anderem auf seine hohe Produktdiversität zurückzuführen ist. So gibt es nach Angaben des Bundesverbandes Medizintechnologie (BVMed) rund 500.000 Medizinprodukte, zu denen beispielsweise Geräte für die Intensivmedizin, die Diagnostik, die Chirurgie sowie Implantate und Prothesen, Verbandmittel, Hilfsmittel, OP-Material oder Labordiagnostika zählen (BVMed, 2024).

Ähnlich wie in der Pharmaindustrie finden sich hier stärker multinational operierende, forschungsintensive Unternehmen und zahlreiche reine (Produkt-)Hersteller, wobei die durchschnittlichen Forschungskosten für neue Produkte in diesem Sektor in der Regel deutlich unter denen der Pharmaindustrie liegen, sodass vergleichsweise viele kleine, und speziell in der Telematik und Biotechnologie auch hochinnovative Unternehmen unterwegs sind.

Der wichtigste Interessenverband in diesem Bereich ist der bereits erwähnte BVMed. Er ist privatrechtlich organisiert und vertritt rund 300 Industrie-, Handels- und Zulieferunternehmen der Medizintechnikbranche, darunter die 20 weltweit größten Medizinproduktehersteller im Verbrauchsgüterbereich (Beeres & Klee, 2024). Darüber hinaus sind hier weitere Fach- und Querschnittsverbände wie SPECTARIS (Deutscher Industrieverband für optische, medizinische und mechatronische Technologien), ZVEI (Zentralverband für Elektrotechnik und Elektroindustrie), VDGH (Verband der Diagnostica-Industrie), der Verband OpenTelematics sowie zahlreiche innovationsgetriebene Netzwerke lobbyistisch aktiv. Im Einzelnen können sie durchaus relevante interessenpolitische Impulse setzen, sie sind aber aufgrund ihrer thematischen Streuung, ihrer hohen Diversität und ihrer fehlenden Einbindung in die Selbstverwaltung allenfalls sporadisch gesundheitspolitisch gestaltend relevant. Ihre Stärke liegt, ähnlich wie bei der Pharmaindustrie, eher darin, industrie- und standortpolitische Argumente ins Spiel bringen zu können. Zudem gilt auch hier, dass viele der umsatzstärksten Medizintechnik- und Medizintechnologieunternehmen neben ihrer Verbandstätigkeit eigenständig Lobbyarbeit betreiben.

Ein besonderes Augenmerk ist zudem auf die Hersteller und Entwickler von Telematikanwendungen sowie digitalem und KI-basiertem

Aufgabe 3-3: Verbands- und interessenpolitisches Beziehungsgeflecht der Medizinprodukteindustrie

Sie haben nun die Verbands- und interessenpolitischen Beziehungsgeflechte verschiedener Akteure des Gesundheitswesens kennengelernt.

- Erstellen Sie ein entsprechendes Schema für den Bereich der Medizintechnikprodukte.

Zubehör zu richten. Diese entwickeln infolge ihres hohen Innovationspotenzials nicht nur in hoher Schlagzahl neue Produkte, sondern dringen auch in Bereiche wie die der Robotik, der Kommunikationsmittel und Vernetzungsanwendungen vor, die klassischerweise nicht zu den originären Medizintechnologiebereichen zählen, und sich in diesem Zusammenhang in neu gegründeten Verbänden und Netzwerken positionieren.

3.8.3 Hilfsmittelhersteller

Die Verbandsorganisation und Interessenvertretung der Hilfsmittelhersteller verdient aufgrund ihrer umfassenden Leistungserbringung für die Versicherten der GKV hier nochmals eine gesonderte Betrachtung. Grundsätzlich wird sie vielfach von den Zentral- und Querschnittsverbänden der Medizintechnik- und Medizinprodukteindustrie wahrgenommen. Dies gilt in besonderem Maße für die Verbandstätigkeit, die der BVMed anbietet. Grund dafür ist, dass Hilfsmittel und Medizinprodukte mitunter identisch sind. So sind Blutdruckmessgeräte, Prothesen, Absauggeräte, Badewannenlifter oder Rollstühle Beispiele für Hilfsmittel, die per definitionem zugleich Medizinprodukte sind. Dementsprechend ließen sich etwa Hersteller orthopädischer Hilfsmittel sowohl den Verbänden der Hilfsmittelhersteller als auch den Verbänden der Medizintechnik zuordnen. Gleiches gilt für zahlreiche weitere Bereiche, wie z. B. die der Sehhilfen oder Hörgeräte. Als Faustformel lässt sich daher ableiten, dass die größeren und technologieintensiveren Hilfsmittelhersteller interessenseitig durch den BVMed oder einen der anderen Querschnittsverbände der Medizintechnologie repräsentiert werden, während die kleineren und mittleren Hilfsmittelhersteller interessenpolitisch eher den Weg über Arbeitsgemeinschaften und über Netzwerke mit den Patienten-, sowie Altenhilfe- und Selbsthilfeorganisationen einschlagen.

3.9 Patienten- und Versichertenorganisationen

Patienten und Versicherte sind die zahlenmäßig die größte „Akteursgruppe“ im Gesundheitswesen. Ihre Anliegen spielen im Gesundheitswesen eine herausragende Rolle, dennoch ist ihr interessenpolitischer Einfluss vergleichsweise gering. Ähnlich wie bei den Pflegeberufen wirkt sich auch bei ihnen das im Kap. 4.5.1 noch näher darzulegende Öffentliche-Gut-Problem großer Interessengruppen aus. Eine Möglichkeit, diese Problematik abzudämpfen, sind institutionelle Arrangements, die den Anreiz erhöhen, sich als große Gruppe zu organisieren. Eine solche regulative Unterstützung ist für Patienten umso wichtiger, als ihre psychischen und physischen Ressourcen durch die Erkrankung bereits erheblich beeinträchtigt sein können.

Dementsprechend hat der Gesetzgeber in den vergangenen Jahren die Rechte von Patientinnen und Patienten im Allgemeinen und speziell auch mit Bezug auf ihre Interessenvertretung deutlich gestärkt und an verschiedenen Stellen institutionalisiert, was sich auch in Abbildung 3-9 widerspiegelt. Wichtigster Ansatzpunkt ist neben der Berufung eines Patientenbeauftragten, der direkt beim BMG angesiedelt ist, ihre Beteiligung in Form von Mitberatungs- und Antragsrechten im Gemeinsamen Bundesausschuss (G-BA, n. d.). Da hier jedoch nicht auf einen legitimierten und allgemein anerkannten Dachverband der Patienteninteressen zurückgegriffen werden konnte, wurden qua gesetzlicher Verordnung zunächst vier Organisationen für die Mitwirkung an dem G-BA bestimmt (§ 2 PatBeteiligungsV):

- die Bundesarbeitsgemeinschaft der Patientenstellen (bagp),
- die Deutsche Arbeitsgemeinschaft der Selbsthilfegruppen (DAG-SHG),
- der Deutsche Behindertenrat (DBR) und
- der Bundesverband der Verbraucherzentralen (VZBV).

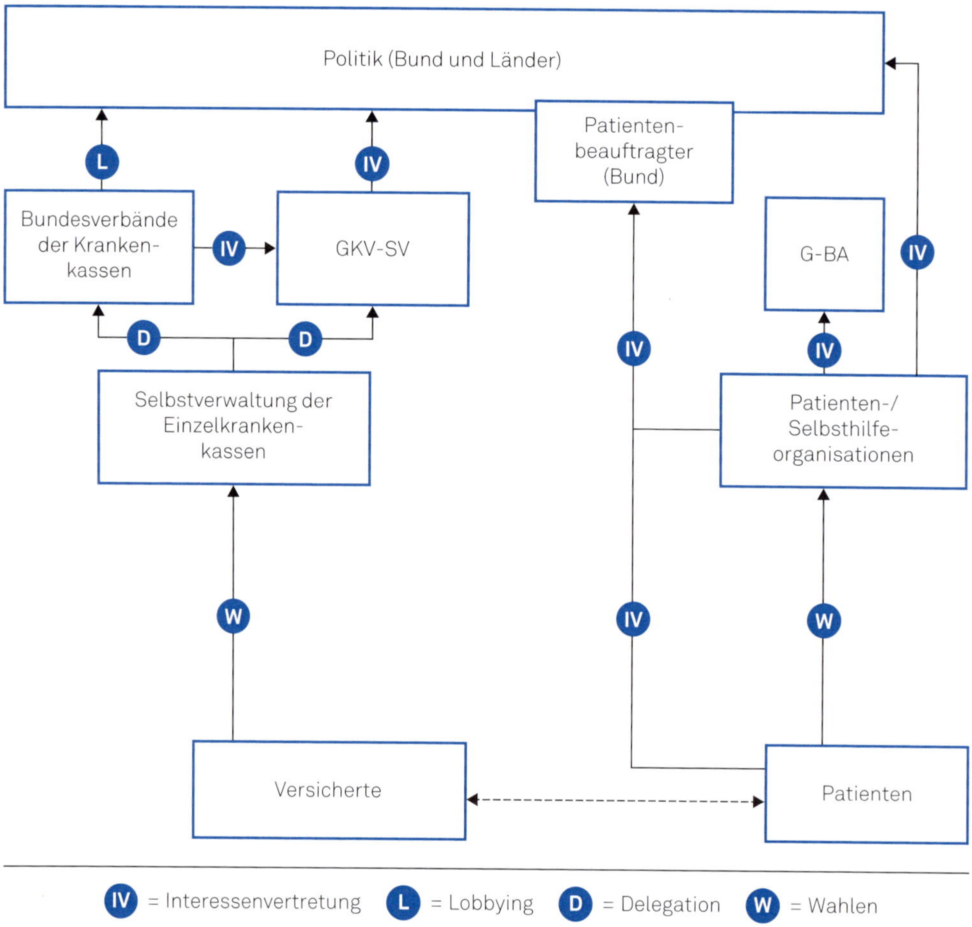

Abbildung 3-9: Verbands- und interessenpolitisches Beziehungsgeflecht der Patienten und Versicherten. G-BA: Gemeinsamer Bundesausschuss, GKV-SV: Spitzenverband Bund der Krankenkassen.

Die Auswahl der Verbände erfolgte nach zwei Kriterien, nämlich erstens ihrer Unabhängigkeit von Fremdinteressen wie der Gesundheitsindustrie und zweitens ihrer Größe und Repräsentativität. So üben die benannten Organisationen im übertragenen Sinne Dachverbandsfunktionen aus, die die Interessen einer Vielzahl von Patientengruppen mit mehreren Millionen Betroffenen bündeln. Die Zahl der am G-BA beteiligten Organisationen ist grundsätzlich nicht abschließend, und kann auf Antrag erweitert werden.

Das Spektrum der Patientenverbände ist, wenn es um die Betroffenenorganisationen ergänzt wird, außerordentlich vielfältig und kaum überschaubar. Es umfasst Zusammenschlüsse und Netzwerke für einzelne Krankheiten, insbesondere für chronische, schwere und seltene Erkrankungen wie die von Diabetikern, Asthmatikern, Depressiven oder Krebskranken. Unterstützung erhalten Betroffene unter anderem durch den Dachverband ACHSE (Allianz Chronischer Seltener Erkrankungen) oder die NAKOS (Nationale Kontakt- und Informationsstelle zur Anregung und Unterstützung von Selbsthilfegruppen). Gerade den Selbsthilfegruppen kommt eine nicht zu unterschätzende Rolle zu, wenn es darum geht, den Anliegen der Betroffenen Sichtbarkeit zu verschaffen. Entsprechend wurden sie in den letzten Jahren vom Gesetzgeber finanziell und institutionell gefördert. So sind etwa die gesetzlichen Krankenkassen verpflichtet worden, jährlich einen festgelegten Anteil ihrer Ausgaben (2024: 1,28 Euro je Versichertem) für Selbsthilfegruppen und -kontaktstellen zur Verfügung zu stellen. Die Interessen der Selbsthilfeorganisationen sind umso höher zu bewerten, als sie, wie der Name schon sagt, Hilfe zur Selbsthilfe anbieten. Desto kritischer ist es, wenn sich ihre Anliegen – wie vereinzelt geschehen – durch privatwirtschaftliches Unternehmenssponsoring mit Industrieinteressen vermengen.

Eine Besonderheit stellt die Vertretung der Versicherteninteressen im deutschen Gesundheitswesen dar (Abbildung 3-9). Traditionell soll deren Position von den Versichertenvertretern der gesetzlichen Krankenkassen wahrgenommen werden. Das ist allerdings ein zweischneidiges Schwert: Zwar sind die Versichertenvertreter der Krankenkassen in bedeutenden Ausschüssen der Gemeinsamen Selbstverwaltung des deutschen Gesundheitswesens vollumfänglich integriert und zudem vordergründig durch die Sozialwahlen legitimiert, sie sind aber keine Versichertenvertreter im eigentlichen Sinne, da sie nicht aus dem Kreis aller Versicherten, sondern vorrangig aus dem Kreis der Gewerkschaften gewählt werden. Ob und inwieweit die durch organisatorische Eigeninteressen gebundenen Gewerkschaftsvertreter im Einzelfall über ausreichende Neutralität und vor allem (Sach-)Kompetenz verfügen, um die allgemeinen Interessen der Versicherten zu vertreten, sollte durchaus kritisch hinterfragt werden. Unter dem Gesichtspunkt einer effektiven Interessenvertretung gehört dieser Anachronismus dringend auf den Prüfstand. Umso wichtiger sind die durch freie gemeinnützige Verbände – hier vorrangig der Sozialverband VdK Deutschland, der Sozialverband Deutschland (SoVD) und die Verbraucherschutzorganisationen – bereitgestellten Leistungen zur Unterstützung der Versicherteninteressen einzustufen.

3.10 Querschnittsaufgabenfelder und Ausblick

Das deutsche Gesundheitssystem ist interessenseitig stark durchwoben und einige seiner Akteure sind außerordentlich wirkmächtig. Gleichzeitig ist der Bereich aufgrund seiner sektoralen Finanzierung traditionell stark fragmentiert. Dies wird zwar von nicht wenigen politikfeldspezifischen Akteuren oft vordergründig beklagt, die Bereitschaft zu tatsächlichen Veränderungen ist jedoch immer dann sehr begrenzt, wenn dadurch macht- und finanzpolitische Interessen tangiert oder gar geschwächt werden. Infolge der zahlreichen prozessualen und strukturellen Interdependenzen zwischen Versorgung und Finanzierung sind aber Vorteils-Nachteils-Verschiebungen zwischen den Akteuren eher der Regelfall als die Ausnahme.

Dementsprechend versucht der Gesetzgeber seit Jahren, die versorgungspolitische Fragmentierung durch sektorenübergreifende Regelungen wie z. B. DMP, besondere Versorgungsformen, AOP-Katalog (Katalog ambulant durchführbarer Operationen) oder Medizinische Versorgungszentren (MVZ) zu überwinden. Damit einher geht die Gründung neuer freier Verbände, die die Interessen der Akteure entlang dieser „innovativen" Querschnittsaufgaben repräsentieren. Beispiele sind der Bundesverband Managed Care (BMC), der Bundesverband der Betreiber medizinischer Versorgungszentren (BBMV) oder der bereits an anderer Stelle erwähnte Bundesverband medizinische Versorgungszentren – Gesundheitszentren – Integrierte Versorgung (BMVZ). Gerade diese sektorübergreifenden Verbände sind es, die die Weiterentwicklung des Gesundheitswesens institutionell anstoßen und fördern können. Zugleich gibt es mit den IT- und KI-Technologien natürliche Treiber, die zu strukturellen Veränderungen im Gesundheitswesen führen werden. Auch in diesem Handlungsfeld haben sich bereits entsprechende Verbände konstituiert, wie z. B. der Spitzenverband Digitale Gesundheitsversorgung, der Bundesverband der Internetmedizin (BiM) oder der Bundesverband Gesundheits-IT (bvitg), um nur einige zu nennen.

Querschnittsaufgaben übernehmen zudem die Wohlfahrtsverbände (z.B.: Moos & Klug, 2009), die an unterschiedlichen Stellen des Gesundheitswesens, so im Rettungsdienst, in der stationären Versorgung, in Hospizen oder in der Pflege, Versorgungsleistungen erbringen und dort zugleich Interessenlagen besetzen. Besonders deutlich wird dies in ihrer exponierten institutionellen Einbindung in die Krankenhausgesellschaft. Insgesamt sollte daher das interessenpolitische Gewicht der Wohlfahrtsverbände, denen mehrere tausend soziale Einrichtungen und Gruppierungen zugerechnet werden können, die über hohe Mitgliederzahlen verfügen und rund drei Millionen ehrenamtliche Helfer auf ihrer Seite wissen (Schmid, 2022), keinesfalls unterschätzt werden. Aufgrund ihrer gemeinnützigen Wertvorstellungen gelten sie als starker Gegenpol der Kommerzialisierung sozialer und gesundheitlicher Dienste.

Interessenlagen im Gesundheitswesen sind vielfältig, wandelbar und keinesfalls als statisch zu betrachten. Dies gilt umso mehr, als auch die Versorgungssituationen und Krankheitsbilder immer komplexer werden und sich zudem die Interessenpolitik selbst instrumentell weiterentwickelt und professionell ausdifferenziert.

Aufgabe 3-4: Vor- und Nachteile der Interessenvielfalt im Gesundheitswesen

In diesem Kapitel wurde aufgezeigt, dass das Gesundheitswesen in hohem Maße interessenseitig durchwoben ist.

- Bevor in Kap. 4 die theoretischen Erklärungsansätze zur Interessenpolitik vorgestellt werden, listen Sie bitte die positiven und negativen Konsequenzen auf, die Ihrer Meinung nach die Mitwirkung eines so breiten Spektrums und einer so großen Zahl an Interessengruppen auf die Ausgestaltung der Gesundheitspolitik hat.

Allerdings zeigen die Selbstverwaltung des deutschen Gesundheitswesens und der damit verbundene Korporatismus – wie an verschiedenen Stellen dieses Bandes noch deutlich werden wird – seit Jahren eine erhebliche Widerstandskraft, sodass die Interessenakteure zwar einem erkennbaren Anpassungsdruck ausgesetzt sind, das System sich jedoch durch eine hohe institutionelle Robustheit auszeichnet.

Literatur

ABDA (Bundesvereinigung Deutscher Apothekenverbände). (n.d.). *Bundesapothekenkammer (BAK)*. Verfügbar unter https://www.abda.de/ueber-uns/, abgerufen am: 16.04.2024.

Alemann, U. von. (1989). *Organisierte Interessen in der Bundesrepublik* (2. Aufl.). VS Verlag für Sozialwissenschaften.

AOK-BV (Allgemeine Ortskrankenkasse Bundesverband). (2025). *Wer sitzt wo? – Köpfe der Gesundheitspolitik 2025*. (8. Aufl.), KomPart Verlag. Verfügbar unter https://www.aok.de/pp/wer-sitzt-wo

AOK-BV (Allgemeine Ortskrankenkasse Bundesverband). (n.d.). *Lexikon: Gesundheitsministerkonferenz*. Verfügbar unter https://www.aok.de/pp/lexikon/gesundheitsministerkonferenz/

BAS (Bundesamt für Soziale Sicherung). (n.d.). *Rechtsaufsicht und Verwaltungsaufgaben. Aufgaben des Bundesamtes für Soziale Sicherung*. Verfügbar unter https://www.bundesamtsozialesicherung.de/de/bas/aufgaben-des-bas/ueberblick/

Beck, St. (2014). *Lobbyismus im Gesundheitswesen*. Nomos. https://doi.org/10.5771/9783845254050

Beek, C. van der, Beek, G. van der & Boroch, W. (2024). *Gesundheitsökonomie. Eine Einführung* (2. Aufl.). De Gruyter. https://doi.org/10.1515/9783486989441

Beeres, M. & Klee, M. (2024). *Die Stimme der MedTec-Branche: Kurzvorstellung des BVMed*. Verfügbar unter https://www.bvmed.de/verband/ueber-uns

Boroch, W. (1994). *Internationale Wettbewerbsfähigkeit der EU-Arzneimittelindustrie: Markttheoretische Grundlagen, empirische Ergebnisse und binnenmarktpolitische Herausforderungen*. S + W Steuer- und Wirtschaftsverlag.

Boroch, W. (2017). Gesetzliche Krankenkassen auf dem Weg zu (Versicherungs-)Unternehmen. In T.H. Adolph, O. Everling & M. Metzler (Hrsg.),

Krankenversicherung im Rating. Leistungsbewertungen und Management als Schlüsselfaktoren (3. Aufl., S. 399–416). SpringerGabler. https://doi.org/10.1007/978-3-8349-4753-6_23

Boroch, W. (2019). Markenzentrierte Unternehmensführung gesetzlicher Krankenkassen als strategische Antwort auf Kunden- und Kostenexzellenz. In D. Matusiewicz, F. Stratmann & J. Wimmer (Hrsg.), *Marketing im Gesundheitswesen: Einführung – Bestandsaufnahme – Zukunftsperspektiven* (S. 107–119). SpringerGabler. https://doi.org/10.1007/978-3-658-20279-8_7

BPI (Bundesverband der pharmazeutischen Industrie). (n.d.). *BPI – Partner im Gesundheitswesen*. Verfügbar unter https://www.bpi.de/bpi, abgerufen am: 14.05.2025.

Bundesgesundheitsministerium. (n.d.-a). *Akteure der Gesundheitspolitik*. Verfügbar unter https://www.bundesgesundheitsministerium.de/themen/gesundheitswesen/staatliche-ordnung/akteure-der-gesundheitspolitik.html

Bundesgesundheitsministerium. (n.d.-b). *Gemeinsamer Bundesausschuss*. Verfügbar unter https://www.bundesgesundheitsministerium.de/themen/gesundheitswesen/selbstverwaltung/gemeinsamer-bundesausschuss.html

Bundesministerium für Justiz und für Verbraucherschutz. (n.d.). *Sozialhilfegesetz* (S. 66). Verfügbar unter: https://www.gesetze-im-internet.de/

Bundespflegekammer. (n.d.). *Bundespflegekammer*. Verfügbar unter https://bundespflegekammer.de/startseite.html, abgerufen am: 16.04.2024.

Buse, K., Mays, N., Colombini, M., Fraser, A., Khan, M. & Walls, H. (2023). *Making Health Policy* (3rd ed.). McGraw-Hill Education – Open University Press.

BVMed (Bundesverband Medizintechnologie). (2024). *Die Stimme der deutschen Medizinbranche: Jahresbericht 2023/24*. Verfügbar unter https://www.bvmed.de/verband/publikationen/jahresberichte/bvmed-jahresbericht-2023-24

Deutscher Bundestag. (n.d.). *Gesundheitsausschuss*. Verfügbar unter https://www.bundestag.de/gesundheit, abgerufen am: 07.07.2025.

DKG (Deutsche Krankenhausgesellschaft). (n.d.). *Home/Krankenhausgesellschaft*. Verfügbar unter https://www.dkgev.de

G-BA (Gemeinsamer Bundesausschuss). (n.d.). *Patientenbeteiligung*. Verfügbar unter https://www.g-ba.de/ueber-den-gba/wer-wir-sind/patientenbeteiligung/, abgerufen am: 08.08.2024.

Gerlinger, Th. (2017a). *Wichtige Akteure im Gesundheitswesen. Teil 1: Staat und Politik*. Bundeszentrale für politische Bildung. Verfügbar unter https://www.bpb.de/themen/gesundheit/gesundheitspolitik/251818/wichtige-akteure-im-deutschen-gesundheitswesen-teil-1-staat-und-politik/

Gerlinger, Th. (2017b). *Wichtige Akteure im Gesundheitswesen. Teil 3: Freie Verbände*. Bundeszentrale für politische Bildung. Verfügbar unter https://www.bpb.de/themen/gesundheit/gesundheitspolitik/251969/die-wichtigsten-akteure-im-deutschen-gesundheitswesen-teil-3-freie-verbaende/

Gerlinger, Th. & Burkhardt, W. (2017). *Wichtige Akteure im Gesundheitswesen. Teil 2: Selbstverwaltung und angegliederte Institutionen*. Bundeszentrale für politische Bildung. Verfügbar unter https://www.bpb.de/themen/gesundheit/gesundheitspolitik/251840/wichtige-akteure-im-deutschen-gesundheitswesen-teil-2-selbstverwaltung-und-angegliederte-institutionen/

Gerlinger, Th. & Rosenbrock, R. (2024). *Gesundheitspolitik: Eine systematische Einführung* (4. Aufl.). Hogrefe.

GKV-SV (Gesetzliche Krankenversicherung Spitzenverband). (n.d.). *Bundesbasisfallwert (BBFW)*. Verfügbar unter https://www.gkv-spitzenverband.de/krankenversicherung/krankenhaeuser/budgetverhandlungen/bundesbasisfallwert/bundesbasisfallwert.jsp

Hoffjann, O. (2021). Verbände als Akteure von Public Affairs und Lobbying. In U. Röttger, P. Donges & A. Zerfaß (Hrsg.), *Handbuch Public Affairs: Politische Kommunikation für Unternehmen und Organisation* (S. 379–394). SpringerGabler.

Hornung, J. & Bandelow, N. C. (2023). Lobbyismus in der Gesundheitspolitik. In A. Polk & K. Mause (Hrsg.), *Handbuch Lobbyismus* (S. 900–921). Springer VS. https://doi.org/10.1007/978-3-658-32320-2_24

Jendrsczok, U. & Raiß, M. (2017). *Die Bundespflegekammer: Mehr Autonomie – mehr Anerkennung: Warum eine Selbstverwaltung für Pflegende so wichtig ist*. Schlütersche Verlagsgesellschaft.

Moos, G. & Klug, W. (2009). *Basiswissen Wohlfahrtsverbände*. UTB (Universitäts-Taschenbücher). https://doi.org/10.36198/9783838532677

Neubauer, G. & Rebscher, H. (1984). *Gemeinsame Selbstverwaltung – Eine ordnungspolitische Alternative für die Gesundheitsversorgung*. Verlag der Gesellschaft für Sozial- und Gesundheitswesen.

Nothnagel, J. (2004). *Die Rolle von Schiedsverfahren im Verhandlungsprozess in der Gemeinsamen Selbstver-*

waltung in der gesetzlichen Gesundheitsversorgung Deutschlands [Dissertation, Universität der Bundeswehr München].

Peterson, M. A. (1999). Motivation, Mobilization and Monitoring: The Role of Interest Groups in Health Policy. *Journal of Health Politics, Policy and Law, 24*(3), 415–420. https://doi.org/10.1215/03616878-24-3-415

Pfeiffer, A. (2021). Zehn Fragen zum SHV ... *Et Reha, 60*(5), 32–35. Verfügbar unter https://www.shv-heilmittelverbaende.de/wp-content/uploads/2021/05/SHV-Berufspolitik.pdf

pflegemarkt.com. (2022). *Ein Überblick über Verbände für Pflegedienste und Pflegeheime*. Verfügbar unter https://www.pflegemarkt.com/news/ein-ueberblick-ueber-verbaende-fuer-pflegedienste-und-pflegeheime/, abgerufen am: 16.04.2024.

Pharma Deutschland. (n. d.). *Über uns*. Verfügbar unter https://www.pharmadeutschland.de/der-verband/ueber-uns/, abgerufen am: 14.05.2025.

PKV-Verband (Verband der Privaten Krankenversicherung). (n. d.). *Verband*. Verfügbar unter https://www.pkv.de/verband/ueber-uns/, abgerufen am: 14.05.2025.

Preusker, U. K. (Hrsg.). (2025). *LEONHART Taschen-Jahrbuch Gesundheitswesen 2025: Institutionen, Verbände, Ansprechpartner – Deutschland, Bund und Länder*. medhochzwei Verlag.

PRO Generika. (n. d.). *Die Mitgliedsunternehmen von PRO Generika*. Verfügbar unter https://www.progenerika.de/verband/mitglieder/, abgerufen am: 14.05.2025.

Schlander, M., Hernandez-Villafuerte, K., Cheng, C.-Y., Mestre-Ferrandiz, J. & Baumann, M. (2021). How much does it cost to research & develop a new drug? A systematic review and assessment. *PharmacoEconomics*, 21. https://doi.org/10.1007/s40273-021-01065-y

Schmid, J. (2022). *Wohlfahrtsverbände*. Bundeszentrale für politische Bildung. Verfügbar unter https://www.bpb.de/kurz-knapp/lexika/handwoerterbuch-politisches-system/202214/wohlfahrtsverbaende/

Sebaldt, M. & Straßner, A. (2004). *Verbände in der Bundesrepublik Deutschland: Eine Einführung*. Verlag für Sozialwissenschaften.

Simon, M. (2023). *Interessenvertretung und Lobbying in der Gesundheitspolitik*. Bundeszentrale für politische Bildung. Verfügbar unter https://www.bpb.de/themen/gesundheit/gesundheitspolitik/521842/interessenvertretung-und-lobbying-in-der-gesundheitspolitik/, abgerufen am: 29.02.2024.

SVR – SVR Gesundheit. (n. d.). *Aufgaben des Rates*. Verfügbar unter https://www.svr-gesundheit.de/aufgaben-des-rates/, abgerufen am: 16.04.2024.

Therapie.de. (n. d.). *Dach-, Fach- und Berufsverbände Psychotherapie*. Verfügbar unter https://www.therapie.de/psyche/info/ratgeber/links/verbaende/, abgerufen am: 16.04.2024.

VFA – Verband der forschenden Arzneimittelindustrie. (n. d.). *Verband & Mitglieder*. Verfügbar unter https://www.vfa.de/de/verband-mitglieder, abgerufen am: 14.05.2025.

Wasem, J., Matusiewicz, D., Lux, G. & Noweski, M. (2019). Akteure des Gesundheitssystems in Deutschland. In J. Wasem, D. Matusiewicz, A. Neumann & M. Noweski (Hrsg.), *Medizinmanagement: Grundlagen und Praxis des Managements in Gesundheitssystem und Versorgung* (2. Aufl., S. 29–79). Medizinisch Wissenschaftliche Verlagsgesellschaft. https://doi.org/10.32745/9783954664788

Wehrmann, I. (2007). Lobbying in Deutschland: Begriff und Trends. In R. Kleinfeld, A. Zimmer & U. Willems (Hrsg.), *Lobbying: Strukturen. Akteure. Strategien* (S. 36–64). VS Verlag für Sozialwissenschaften.

Wikipedia. (n. d.). *Ärztevereinigung*. Verfügbar unter https://de.wikipedia.org/wiki/Ärztevereinigung, abgerufen am: 16.04.2025.

II.
Grundzüge der Theorie der Interessenvermittlung

4 Theoretische Erklärungsansätze

Das komplexe Phänomen der Interessenvermittlung lässt sich theoretisch nur über den Umweg der Multidisziplinarität einfangen, denn ein geschlossenes Theoriegebäude existiert hierzu nicht. Vielmehr spiegelt die Forschung zur Interessenvermittlung unterschiedliche Erklärungsansätze zu unterschiedlichen Aspekten wider, die wiederum auf Theorien unterschiedlicher Reichweite basieren (z. B.: Michalowitz, 2007; Schiffers, 2021; Zimmer, 2021). Einzeln betrachtet vermitteln die jeweiligen Theorien allenfalls einen lückenhaften Rahmen zur Interessenvermittlung, während sich in ihrer Gesamtheit ein durchaus erschöpfendes Gesamtbild zeichnen lässt.

Zentrale Leitfragen, die im Rahmen der einschlägigen Ansätze untersucht werden, lauten dann:

- Welche demokratietheoretische Bedeutung hat Interessenpolitik? Aus welchen unterschiedlichen theoretischen Perspektiven lässt sie sich erklären?
- Welche Akteursbeziehungen der Interessenvermittlung lassen sich prinzipiell identifizieren, welche Rolle spielen dabei die verschiedenen Akteure im politischen System und welche Strategien verfolgen sie?
- In welchem Maße sind Akteure in Form von Interessengruppen organisationsfähig?
- Wie wirken sich die rechtlichen und institutionellen Rahmenbedingungen auf ihr Verhalten aus?
- Welche Möglichkeiten haben Interessengruppen, politische Entscheidungsprozesse zu beeinflussen? Und wie können sie zum Gemeinwohl beitragen?

Eine wichtige Gemeinsamkeit aller Erklärungsansätze ist der aus demokratischer Perspektive geschärfte Blick auf die Akteursbeziehungen und das Verhältnis zwischen staatlichen Institutionen und Interessengruppen.

Was bedeutet das nun im Rahmen dieses Bandes? Und vor allem im Rahmen dieses Kapitels vor dem Hintergrund des Politikfeldes Gesundheit? Dazu wird ein Überblick über die Aussagen der gängigen Theorien geliefert, die ein Schnittfeld zur Interessenvermittlung aufweisen: Dies sind aus den demokratietheoretischen Ansätzen der Politikwissenschaft der Pluralismus, der Korporatismus und die Drei-Sektoren-Theorie. Darüber hinaus zählen lose dazu die Netzwerkanalysen. Aus der Ökonomie wird die Theorie der Public Choice bzw. die hier begrifflich synonym behandelte Theorie der Neuen Politischen Ökonomie (NPÖ) vorgestellt. Schließlich sollen noch Erklärungsansätze der Policy-Analyse herangezogen werden, mit denen sich Zusammenhänge zwischen der Interessenvermittlung und dem politischen Wandel darstellen lassen. Der Bezug der einzelnen Theorien zur Gesundheitspolitik wird sodann wahlweise durch Aufgaben, Fallbeispiele oder Infoboxen hergestellt oder vertieft.

Andere als die hier vorgestellten Erklärungsansätze mit Schnittstellen zur Interessenvermittlung werden dagegen im Weiteren vernachlässigt oder an späterer Stelle und in anderen Kontexten kursorisch angerissen oder auch ausführlicher erläutert. Außerdem bereiten die in diesem Kapitel erarbeiteten Ergebnisse auf das folgende Kap. 5 vor, in dem speziell der Faktor Macht als Erfolgsvariable für die Durchsetzungsfähigkeit von Interessenpolitik im Mittelpunkt steht.

4.1 Pluralismus

Der Pluralismus repräsentiert den dominanten politischen Erklärungsansatz der Interessenvermittlung. Dieser stellt im Kern die organisierten Interessen als legitimes Element demokratischer Willensbildungsprozesse in den Mittelpunkt seiner Überlegungen: denn, so die Idee, in komplexen Gesellschaften sind vielfältige Interessen und Meinungen naturgegeben. Deren gleichberechtigte Organisation ist dementsprechend legitim, weil sie ein Spiegelbild gesellschaftlicher Komplexität sind und ihre Inhalte von daher in der politischen Ordnung berücksichtigt werden sollten (Sebaldt & Straßner, 2004).

Alemann (2000) spricht in diesem Kontext sogar davon, dass Interessenpolitik respektive Lobbyismus in Demokratien „die nackte Verkörperung des Pluralismus" sei – vorausgesetzt, die Partizipation unterschiedlicher Interessen an der politischen Meinungsbildung bleibe breit gestreut. Für Pluralisten wäre demzufolge das Vorhandensein einer Vielzahl unterschiedlicher Interessen im Politikfeld Gesundheit, die im Smith'schen Sinne im Wettbewerb lobbyisitisch um politischen Einfluss konkurrieren, konstitutiver Bestandteil demokratischer Willensbildungsprozesse. So betrachtet haben Interessengruppen in demokratischen Gesellschaften eine eigenständige Legitimation (Leif & Speth, 2006).

Eine der zentralen Organisationsformen von Interessen sind Verbände. In ihnen spiegeln sich die unterschiedlichen Interessenlagen der Gesellschaft im Allgemeinen und des jeweiligen Politikfeldes im Besonderen wider. Dabei sind die Verbände als Interessenvertretungen gemäß Fraenkel (2011) eine Form von „Vermittlungsagenturen", die neben den Parteien in Demokratien dafür sorgen, dass der politische Wille einzelner Interessengruppen in den politischen Entscheidungsprozess eingebracht wird. Der Pluralismus unterstellt nun ein Marktgleichgewicht zwischen den einzelnen Interessengruppen, sodass diese sich gegenseitig in ihrem Einfluss begrenzen (Leif & Speth, 2006). Durch ausgehandelte Kompromisse zu den jeweils konkurrierenden Partikularinteressen tragen die Interessengruppen so zum Gemeinwohl bei. Die Berücksichtigung organisierter Interessen ist daher aus Sicht dieses Erklärungsansatzes wünschenswert, wobei der Staat – zumindest nach Fraenkel (2011) – als demokratisch legitimierter Schiedsrichter auftritt, der den konfligierenden gesellschaftlichen Interessengruppen im Sinne eines Check and Balances gegenübersteht.

Der interessenpolitische Wettbewerb im Pluralismus ist asymmetrisch, da die Akteure regelmäßig über unterschiedliche Ressourcen in Form von beispielsweise Finanzen, Zugängen, Personal etc. verfügen (Kap. 5.2). Seine Funktionsfähigkeit setzt daher die Existenz eines Wertefundaments voraus, das auf der Grundlage der Verfassungsordnung einen gesellschaftlich anerkannten Minimalkonsens definiert (Fraenkel, 2011) und aus dem sich allgemein akzeptierte Verfahrensregeln für den Wettbewerb der Interessen ableiten lassen. Interessenpolitik verläuft dann schlussendlich in demokratieverträglichen Bahnen (Leif & Speth, 2006; Zimmer, 2023). Diese Minimalbedingungen für das Funktionieren des Pluralismusmodells sind (Alemann, 1989; Sebaldt & Straßner, 2004):

1. Alle wesentlichen gesellschaftlichen Interessen sind über verbandliche Interessengruppen und Parteien organisierbar bzw. organisiert.
2. Die Organisation aller (Verbands-)Interessen erfolgt grundsätzlich und unabhängig von ihrer späteren Durchsetzung unter denselben Spielregeln und Mitwirkungsmöglichkeiten.
3. Es gibt keine Eintrittsbarrieren für neu organisierte bzw. artikulierte Interessen.
4. Monopolisierungen oder einseitige Interessendurchsetzungen sind durch Garantien

zur Gegenverbandsbildung zu verhindern, sodass im günstigsten Fall – entsprechend der Countervailing-Power-Theorie von Galbraith (1964) – der Macht- und Einflussgewinn eines Verbandes zur Etablierung gleich starker, alternativer Verbände führt.
5. Es besteht ein von allen Beteiligten anerkannter Grundkonsens über die Spielregeln des pluralistischen Wettbewerbs.

Sofern diese Konditionen erfüllt sind, kann Interessenpolitik gemäß des Pluralismusmodells dazu beitragen, Gemeinwohl zu befördern (Truman, 1951; Lösche, 2007).

Aufgabe 4-1: (Gesundheits-)Verbände und Pluralismus

Entgegen der landläufig formulierten Kritik an der Interessenpolitik betont die Pluralismustheorie deren Gemeinwohlorientierung. Voraussetzung dafür ist, dass bestimmte Minimalanforderungen erfüllt sind.

- Suchen Sie sich einen freien Gesundheitsverband Ihrer Wahl aus und überprüfen Sie anhand der im Text genannten fünf Minimalanforderungen seine pluralistische Wirkfähigkeit.

Zur Kritik: Gegen die Minimalbedingungen wurden zahlreiche Einwände vorgebracht. Die wichtigsten sind (Sebaldt & Straßner, 2004; Schulenburg & Greiner, 2013),

- dass sich nicht alle Interessen gleichmäßig organisieren lassen;
- dass das System nicht grundsätzlich offen ist, sondern beispielsweise durch Eliten monopolisiert oder strukturell verfestigt werden kann;
- dass es Situationen gibt, in denen verfehdete Verbände nicht konkurrieren, sondern koalieren; sowie
- dass Interessen unterschiedlich konfliktfähig sind, sodass insbesondere ökonomisch nachrangige Interessen von Frauen, Alten, Behinderten etc. nur schwer durchsetzbar sind.

Auch wenn man angesichts der Möglichkeiten der neuen Medien und der gleichzeitigen Professionalisierung emotionalisierender und moralisierender Öffentlichkeitskampagnen (z. B.: Grassroots-Lobbying, Kap. 9.7.4) Zweifel an dem letztgenannten Kritikpunkt äußern kann, so existiert doch in der Realität weder eine prinzipielle Chancengleichheit der Interessen noch ein Machtgleichgewicht zwischen den Interessengruppen (z. B.: Winter, 2024). Ein alternativer Erklärungsansatz der Interessenvermittlung ist der Korporatismus, mit dem versucht wird, die zuvor skizzierten kritischen Situationen mittels institutionalisierter Verhandlungen und Konsensbildung einzufangen. Weitere Kritikpunkte am Pluralismus werden zudem im Rahmen der später vorgestellten Public-Choice-Theorie aufgegriffen.

4.2 Korporatismus

Beim Korporatismus handelt es um einen Erklärungsansatz, der für das deutsche Gesundheitswesen besonders bedeutsam ist. Nach seinem lateinischen Wortstamm (corporatio, Körperschaft) verweist er auf eine Verbindung von Personen gleichen Standes oder gleichen Berufes, die gemäß politikwissenschaftlicher Lesart am politischen Entscheidungsprozess zu beteiligen sind. Historischer Vorläufer des Korporatismus ist der Korporativismus, der entsprechend der Wortstammableitung eine Form organisierter Interessen in der vorindustriellen, mittelalterlichen Zunftwirtschaft beschreibt (SVR, 2006).

Vom Grundsatz her ist der Korporatismus mit der Pluralismustheorie verwandt und wird daher auch als institutionalisierter Pluralismus verstanden (z. B.: Sebaldt & Straßner, 2004; Lösche, 2007; Winter 2014). So gilt beim Korporatismus deckungsgleich zum Pluralismus die Organisation von Interessen als legitim. Sie erfolgt aber nicht als asymmetrischer Wettbewerb pluralistisch konkurrierender Interessen, sondern in Form symmetrischer Beteiligung an politischen Entscheidungen, d.h. konkret durch einen institutionalisierten Austauschprozess zwischen Staat und Interessengruppen. Dieser Austauschprozess stellt ein Verhandlungssystem dar, bei dem durch Konsens und freiwillige Zugeständnisse getragene, politische Formulierungs- und Entscheidungsprozesse herbeigeführt werden und dies mittels garantierter, regelmäßiger und möglichst langfristiger Mitwirkung von Interessengruppen (Sebaldt & Straßner, 2004). Vereinfacht zusammengefasst, stellt der Korporatismus damit ein spezifisches System der Interessenvermittlung zwischen Staat und Interessengruppen dar.

Schmitter (1979), der in politikwissenschaftlichen Kreisen als einer der Väter der deutschen Korporatismustheorie gilt, definiert weitergehend unter Korporatismus „ein System der Interessenvermittlung, dessen wesentliche Bestandteile in einer begrenzten Anzahl" von nicht wettbewerblich organisierten Zwangsverbänden besteht, die hierarchisch und funktional voneinander abgegrenzt sind (S. 94). Diese Interessenverbände verfügen über staatliche Anerkennung und werden mitunter erst auf Betreiben des Staates geschaffen. Sie verfügen darüber hinaus über staatlicherseits ausdrücklich zugestandene exklusive Repräsentationsfunktionen bezüglich der von ihnen vertretenen Betätigungsbereiche und Gruppen. Insofern kann in diesem Zusammenhang auch von privilegierten Interessengruppen und Verbänden mit institutionalisierten Zugängen zur Politik gesprochen werden (Lösche, 2007; Winter 2014, 2024). Im Gesundheitsbereich handelt es sich bei den qua Sozialgesetz definierten Institutionen wie den Kassenärztlichen Vereinigungen oder den gesetzlichen Krankenkassen interessenpolitisch sogar um Repräsentationsmonopole (Schmitter, 1979; Sebaldt & Straßner, 2004). Dabei ist die rechtliche Stärkung ihrer Position, wie bereits im vorangegangenen Kapitel (Kap. 3.5 und 3.6) dargestellt, im Gegenzug mit entsprechend weitreichenden quasi-staatlichen Verpflichtungen und organisatorischen Zugeständnissen verbunden.

In der politikwissenschaftlichen Diskussion wird als weiterentwickelte Form des Korporatismus der (Neo-)Korporatismus ins Spiel gebracht. Sein theoretischer Anknüpfungspunkt findet sich im Kriterium der „freiwilligen Einbindung frei gebildeter Interessenverbände" in staatliche Prozesse (Wrobel, 2013). Interessenverbände müssen demnach keiner direkten staatlichen Kontrolle unterliegen, sondern agieren grundsätzlich autonom hinsichtlich Art und Umfang der von ihnen zu vertretenden Interessen.

Die Unterscheidung zwischen Korporatismus und (Neo-)Korporatismus ist in der gesundheitspolitischen Realität nicht durchgängig trennscharf einzuhalten. So ist der (Neo-) Korporatismus einerseits ganz konkret im Rahmen der ehemaligen Konzertierten Aktion zur Anwendung gekommen. Andererseits werden heute faktisch freie Verbände mit teils umfassenden (Deutsche Krankenhausgesellschaft) oder zumindest partiellen (beispielsweise Hausärzteverband) korporatistischen Kompetenzen und Aufgaben ausgestattet. Entscheidendes Kriterium für den Korporatismus im deutschen Gesundheitswesen ist also, dass die organisierten Interessen von jenen Gruppen, die für eine bedarfsgerechte Versorgung der Versicherten einerseits und die Finanzierung der ausgelösten Leistungen andererseits notwendig sind, formal am politischen Aushandlungs-, Formulierungs- und Entscheidungsprozess beteiligt werden.

Der Korporatismus ist jedoch nur in zweiter Linie ein Erklärungsansatz der Interessenpolitik. In erster Linie handelt es sich um einen zwischen Markt und staatlicher Planung angesiedelten alternativen Steuerungsmechanismus (SVR, 2006), der in Form korporatistischer Koordination erhebliche allokative und distributive Wirkungen entfaltet. So schließen die daran beteiligten Akteure keine einzelwirtschaftlichen Verträge ab, sondern handeln Kollektivvereinbarungen aus, die für ihre Mitglieder verbindlich sind. Es werden also verbindliche Entscheidungen darüber getroffen, wie Ressourcen verteilt werden, wie hoch ihr Preis ist und wer wie viel dafür bezahlt. Gemäß der korporatistischen Steuerungsidee profitiert der Staat hierbei funktional und inhaltlich von einer Entlastung durch Arbeitsteilung und Partizipation sowie gesellschaftlich von einer Dämpfung möglicher Konflikte, während im Gegenzug die beteiligten Interessengruppen die Durchsetzung ihrer Interessen sicherstellen können. Bei diesem steuerungsrelevanten Aushandlungsprozess sind Staat und Interessengruppen folglich wechselseitig voneinander abhängig. Diese institutionalisiert herbeigeführte Interdependenz (Sebaldt & Straßner, 2004) setzt funktionsseitig voraus, dass die beteiligten Interessenakteure formal keine ausschließlich gruppenegoistischen Ziele verfolgen, sondern untereinander und gegenüber dem Staat zu Kompromissen und Zugeständnissen bereit sind. Sie müssen sich also hinsichtlich ihrer interessenpolitischen Forderungen mäßigen.

Der Korporatismus als staatlicher Handlungs- und Problemlösungsansatz geht demzufolge deutlich über die bloße Legitimierung der Interessenvermittlung hinaus. Er setzt auf Steuerungs- und Outputeffekte und einen Staat, der seine Beziehungen zu Interessengruppen aktiv gestaltet (Michalowitz, 2007), während die Interessengruppen selbst wiederum keine einseitig orientierten Pressure Groups darstellen, sondern Akteure sind, die sich ebenfalls gestaltend am Politikprozess beteiligen, indem sie die ihnen zugewiesenen (semi-)staatlichen Aufgaben übernehmen und weitergehend sogar die spätere Implementierung gesetzlicher Regelungen sicherstellen (Leif & Speth, 2003; Sebaldt & Straßner, 2004). Auch auf diesem Weg können die Interessenverbände zum Gemeinwohl beitragen.

Ordnungspolitisch stehen sich der Korporatismusansatz und die Marktwirtschaft diametral gegenüber (Wrobel, 2013). Die Marktwirtschaft, deren Koordinierungsfunktion auf wettbewerblich organisierte Märkte basiert, wird durch politische Aushandlungsprozesse substituiert. Aus ökonomischer Perspektive stellt sich in diesem Zusammenhang die Frage, durch welchen der beiden Steuerungsmechanismen eine bessere Allokation der bestehenden Ressourcen ermöglicht wird (Neumann, 2000). Für den Korporatismus und die damit verbundene Schaffung von marktwirtschaftlichen Ausnahmebereichen werden häufig Argumente des Marktversagens herangezogen. Das gilt auch für das Gesundheitssystem und seine Akteure, worauf später nochmals in Kap. 6.2 eingegangen werden soll.

Zur Kritik: Gegen den Korporatismusansatz wurden zahlreiche kritische Anmerkungen vorgebracht. So wurde bemängelt, dass die politikwissenschaftliche Diskussion um den Korporatismus die Funktionen von Parlamenten, Parteien und Wählern weitgehend ausklammere sowie analytisch viel zu stark auf der Makroebene verhaftet bleiben würde (Lösche, 2007, Winter 2014). Oder anders formuliert: Der Fokus des Korporatismus liegt demnach zentral auf der Zusammenarbeit von Spitzenverbänden und Staat, während die Bezüge zur Meso- und der Mikroebene nur unzureichend beleuchtet werden. Diese Kritik zielt zugleich darauf, dass die verbindliche Beteiligung von Verbänden an politischen Willensbildungsprozessen auf oberster Ebene Netzwerkstrukturen hervorbringt, deren Demokratieverträglichkeit und auch allokative Wirkungen stets prüfend zu beobachten sind: Neben der institutionell beförderten Ausstattung von Repräsentationsmonopolen wird hier insbesondere die Entstehung von Elitekartellen befürchtet und dies mit all ihren negativen Auswirkungen wie Strukturverkrustungen, Zugangsbeschränkungen und Besitzstandswahrungen, Kungeleien im Sinne von Rent Seeking sowie unzureichende demokratische Transparenz und Legitimation (Neumann, 2000; Zimmer 2023). Gerade auch deshalb sollten die korporatistischen Prozesse auf der Mesoebene stärker in den Fokus der Analyse rücken. Zumal sich in Sektoren wie dem Gesundheitswesen die Anpassungsfähigkeit des Korporatismus an sich verändernde Rahmenbedingungen zeigt (Winter, 2014, 2024), worauf in Kap. 6 noch näher eingegangen wird. Schlussendlich darf nicht übersehen werden, dass es in der Realität durchaus Zielkonflikte zwischen gesellschaftlich gemeinnützigen Austausch- und Aushandlungsprozessen einerseits sowie eigennützigem Auftreten korporatistischer Verbände andererseits gibt, und dies plausiblerweise umso mehr, je stärker sie dem ökonomischen Wettbewerb in ihrem Politikfeld, so wie es im Gesundheitsbereich an unterschiedlichen Stellen tatsächlich der Fall ist, ausgesetzt werden.

4.3 Politische Netzwerkanalyse

Die politische Netzwerkanalyse kann als ein weiterer Erklärungsansatz für die Interessenvermittlung herangezogen werden. Ihre theoretische Einordnung ist allerdings nicht schnittstellenfrei. Grundsätzlich verbleibt sie im Rahmen von Pluralismus und Korporatismus. Denn die Beziehungen eines Netzwerks vollziehen sich innerhalb bestehender Verhältnisse, und wenn diese Verhältnisse im jeweiligen Politikbereich pluralistischer oder korporatistischer Natur sind, dann lebt das Netzwerk innerhalb dieser Strukturen (Sebaldt & Straßner, 2004). Das Netzwerk selbst soll in diesem Zusammenhang als soziales Beziehungsgeflecht zwischen einzelnen Akteuren verstanden werden, die ihren Vorteil daraus ziehen, ihre interessengeleiteten Anliegen durch Kräftebündelung und gegenseitigen Austausch erfolgswirksam durchzusetzen.

Im Kern dreht es sich bei der Netzwerkanalyse um die Frage: Wer mit wem und wie? Fokussiert mit Sicht aus der Interessenvermittlung heraus wird untersucht, wie der Charakter der Beziehungen zwischen den Akteuren ist, wie diese Akteure interagieren und letztlich, wie es Interessengruppen gelingt, politische Entscheidungsträger zu beeinflussen (Michalowitz, 2007; Blum & Schubert, 2018). Dabei wird grundsätzlich argumentiert, dass Netzwerke sowohl auf die Politikentwicklung als auch auf ihre Umsetzung entscheidend interessenpolitisch einwirken können (Pal, 2014).

Wesentlicher theoretischer Ansatzpunkt ist die politische Einflussnahme und Interessendurchsetzung mittels persönlicher Tauschbeziehungen in Form von Informationen. Um den wechselseitigen Informationsfluss innerhalb eines quasi geschlossenen Systems vorteilhaft sicherzustellen, bilden sich (Tausch-)Netzwerke, die durch formelle und informelle Kontakte einzelner Interessenvertreter, Politiker, Bürokraten und bedarfsweise weiterer Akteure, gekennzeichnet sind (Sebaldt & Straßner, 2004). Das Netzwerk löst sich demnach von der klassischen Rollenverteilung „Staat – Verband“ und besteht aus einem Mix unterschiedlicher Akteursarten, wobei zwischen den Akteuren infolge ihrer originär „mitgebrachten“ Funktionen und Repräsentanzen durchaus informell hierarchische Unterschiede existieren können. Politische Kommunikation im Netzwerk ist unerlässlich, denn es konstruiert und verändert sich durch sie (FES, 2001).

Der netzwerkstheoretische Ansatz dient der Erklärung von Prozessen der Vermittlung, politischen Verhandlung und Problemverarbeitung (Sebaldt & Straßner, 2004). Er richtet darüber hinaus den Blick auf das Netzwerk als Mittel organisierter Interessen zum Politikwandel in einzelnen Politikphasen, womit eine analytische Schnittstelle zum später erläuterten politischen Entscheidungsfindungsprozess angerissen ist. Die Analysevariablen, die in diesem Zusammenhang von Relevanz sind, umfassen die Stabilität des Netzwerks, seinen Regelungsumfang und seine Funktionen, den Zugang zum Netzwerk, die Machtverteilung und die Verhaltenserwartungen im Netzwerk, die Rolle und Art der Akteure sowie die Mobilisierungsfähigkeit von Interessengruppen als Netzwerk (Blum & Schubert, 2018).

Das Netzwerk besitzt bestimmte Charakteristika. Dies sind (Sabatier & Jenkins-Smith, 1999; Sebaldt & Straßner, 2004; Blum & Schubert, 2018):

- Freiwilligkeit: Es entsteht aus einer gewissen interessengeleiteten Ausrichtung als Ergebnis nicht formal hierarchisch organisierter Interessenvielfalt. Es will ein gemeinsames Anliegen, ein formales Ziel oder eine themenspezifische Agenda befördern, platzieren und umsetzen. Das tut es außerhalb staatlicher Vorgaben auf freiwilliger Basis. Allerdings ist die Freiwilligkeit im Innenverhältnis zu relativieren, weil bei Nicht-Teilnahme Nachteile drohen.
- Inhaltlichkeit: Es entwickelt Ingroup-Positionen, die von den Mitgliedern unabhängig von ihren sonstigen – mitunter durchaus kontroversen – Positionen gemeinsam und bestenfalls umfeldprägend vertreten werden. Weiterentwickelte Theorieansätze betonen, dass diese gemeinsamen Interessen und Inhalte auf gemeinsamen Idelologien, Haltungen und Einstellungen beruhen können.
- Gegenseitigkeit: Es kann gemeinwohlorientiert, moralisch oder eigennützig agieren. Wichtig ist, dass das Netzwerk allen Beteiligten Vorteile verspricht und dass man bei der Interessendurchsetzung gegenseitig aufeinander angewiesen ist.
- Dauerhaftigkeit: Es schafft für die Zeit seines Bestehens eine gewisse Verlässlichkeit in der Interessenvermittlung. Je nach Struktur eines Politikfeldes kann es dauerhaft sein oder sich auflösen, wenn ein Anliegen erledigt ist oder das Prinzip der Gegenseitigkeit verletzt wird. Eine grundsätzliche Netzwerkstabilität gibt es daher nicht.

Netzwerk ist nicht gleich Netzwerk. Tabelle 4-1 gibt einen Überblick über die wichtigsten Netzwerktypen. In allen Typen wird in unterschiedlicher Intensität und Gewichtung immer auch Interessenpolitik betrieben. Aus gesundheitspolitischer Sicht sind vor allem die Policy-Netzwerke von Bedeutung, die wiederum einer weiteren Unterteilung bedürfen und im Folgenden als allgemeine oder korporatistische Politikfeldnetzwerke dargestellt werden. Als ein Vorläufer des Policy-Netzwerks lässt sich das Iron Triangle einordnen. Zunehmend an interessenpolitischer Relevanz gewinnen zudem Issue-Netzwerke, die hier ebenfalls näher beleuchtet werden sollen.

4.3.1 Eisernes Dreieck („Iron Triangle“)

Das akademisch lange Zeit vorrangig diskutierte interessenpolitische Netzwerk ist das Eiserne Dreieck („Iron Triangle“), bei dem der Fokus auf den Gesetzgebungs- und Regierungsprozess liegt. Definitionsgemäß handelt es sich um ein dreigliedriges Netzwerk aus Interessengruppen, Parlamentariern – insbesondere Fachausschussmitgliedern – und Verwaltung, das sich informell auf der Basis eines gewissen Interessenkonsenses gebildet hat. Es besteht aus einer kleinen Zahl permanenter Akteure, die gemeinsam ihr interessengeleitetes Thema vorantreiben und dafür vorteilhafte gesetzliche Regelungen erreichen wollen. Charakteristisch für das Iron Triangle ist es, dass die von ihm initiierten Maßnahmen nicht oder nur zufällig der Gesellschaft zugutekommen, sondern dass in vorderster Linie die am Netzwerk beteiligten Akteure profitieren (Buse et al., 2023; Blum & Schubert, 2018).

Ein Beispiel aus dem Bereich Gesundheit wäre das Thema Zucker: Würde sich hier informell eine dreiseitige Interessenkonstellation konstituieren, die das Ziel verfolgt, die gesetzlichen Rahmenbedingungen regelmäßig zugunsten der Zuckerindustrie zu verändern, so könnte man – auch aufgrund der damit voraussichtlich verbundenen gesamtgesellschaftlich induzierten Gesundheitskosten – von einem Iron Triangle sprechen.

Dabei ist allerdings zu beachten, dass die Grenzen zwischen gesamtwirtschaftlichen Kosten und Nutzen fließend sind, da es immer auch legitime Abwägungen hinsichtlich der Sicherung von Arbeitsplätzen und der Schaffung von gesamtgesellschaftlichem Wohlstand gibt. Das dürfte beim zuvor dargelegten Fall der Zucker-

Tabelle 4-1: Politische Netzwerktypen (in Anlehnung an Pal, 2014, S. 229 ff.).

Netzwerktypen	Beschreibung
Interessenkoalition (Advocacy Coalition)	Eine breite Gruppe von Akteuren, darunter Regierungen auf allen Ebenen, Beamte, Interessenorganisationen, Forschungsgruppen, Journalisten und vereinzelt sogar andere Länder, die ein gemeinsames Wertesystem in Bezug auf einen Politikbereich haben und im Laufe der Zeit ein gewisses Maß an koordinierten Aktivitäten demonstrieren.
Diskurskoalition (Discourse Coalition)	Eine Gruppe politisch interessierter Akteure, die durch vielfältige (Weiterentwicklungs-)Ideen zu einem gemeinsamen Politikthema oder -feld geeint sind und dazu einen Diskurs pflegen. Sie verbindet darüber hinaus bestimmte inhaltliche Annahmen und Bezüge sowie eine spezifische Rhetorik.
Epistemische Gemeinschaft (Epistemic Community)	Netzwerk von Experten, häufig Wissenschaftlern, die in ihrem jeweiligen Fachgebiet eine gewisse Autorität und einen gewissen politischen Einfluss ausüben wollen.
Politische Gemeinschaft (Policy Community)	Eine Gruppe von politischen Akteuren, die zumindest eine gemeinsame Sprache und gemeinsame konzeptionelle Bezugspunkte haben, in Detailfragen jedoch durchaus Gegner sein können.
Politiknetzwerk (Policy Network)	Eine Untergruppe von Akteuren in der politischen Gemeinschaft, die ein erhöhtes gemeinsames Interesse an politischen Fragen und Entwicklungspotenzialen innerhalb eines spezifischen Politikfeldes haben und regelmäßig interagieren. Dabei kann zwischen allgemeinen und korporatistischen Politikfeldnetzwerken unterschieden werden.
Eisendreieck (Iron Triangle)	Dreigliedriges Netzwerk aus Politikvertretern, Exekutivakteuren und Interessengruppen in einem spezifischen Themen- oder Politikfeld.
Themennetzwerk (Issue Network)	Allianz aus einer in der Regel großen Zahl unterschiedlicher Interessengruppen und Einzelpersonen, die sich lose zusammenschließen, um ein gemeinsames Thema oder politisches Problem politisch zu platzieren. Aufgrund der Offenheit des Netzwerks und der Vielzahl unterschiedlicher Akteure lässt sich das Issue-Netzwerk auch als pluralistisches Netzwerk bezeichnen.
Elitennetzwerk (Elite Network)	Netzwerk von Personen oder Institutionen, die über besondere soziale, wirtschaftliche und politische Macht verfügen.

industrie eher moderate Effekte nach sich ziehen. Anders sähe es dagegen bei der pharmazeutischen Industrie aus, insbesondere wenn sie forschungsintensiv ist und gesamtgesellschaftlich wertvolle Produkte innoviert. Bei den sich dort formierenden Eisernen Dreiecken dürften die Abwägungsprozesse zwischen Eigennutz und gesamtgesellschaftlichen Vorteilen deutlich differenzierter und qualifizierter zu kanalisieren sein.

Der Begriff „Iron" verweist letztlich darauf, dass die interagierenden Stakeholder im Netz stark aufeinander angewiesen sind. Das bewirkt Abschottungstendenzen und macht das Iron

Triangle tendenziell zum elitären Netzwerk, womit es unabhängig von den zuvor skizzierten Abwägungsproblemen zwingend kritisch hinterfragt werden muss.

4.3.2 Politikfeldnetzwerke („Policy-Netzwerke")

Policy-Netzwerke lassen sich nach allgemeinen und korporatistischen Politikfeldnetzwerken unterscheiden. Ähnlich wie beim Iron Triangle handelt es sich hier im Allgemeinen um Beziehungsnetze einflussreicher Akteure, die sich in den politischen Willensbildungsprozess eines bestimmten Politikfeldes einbringen wollen. Wer im Einzelnen dazu gehört, ist allerdings nicht eindeutig abgegrenzt und durchaus umstritten (FES, 2001; Blum & Schubert, 2018). Unstrittig ist hingegen, dass Politikfeldnetzwerke heutiger Prägung nicht dreigliedrig im Sinne eines Iron Triangle sein müssen. Ganz im Gegenteil: In der Regel sind Politikfeldnetzwerke nicht formal organisierte Beziehungsnetze aus zumeist mehreren etablierten und einflussreichen Stakeholdern, die zwar Funktionen und (Management-)Aufgaben in einem Politikfeld wahrnehmen, selbst aber keine originäre politische oder ministerielle Verantwortung tragen. So gesehen handelt es sich bei den Politikfeldnetzwerken typischerweise um Netzwerke von Interessenvertretern der im Politikfeld agierenden Institutionen, Unternehmen, Wissenschaftler etc. Dabei gibt es innerhalb eines Politikfeldes in der Regel nicht nur ein Netzwerk, sondern oftmals mehrere, die jeweils mit unterschiedlicher Machtausstattung, in jeweils unterschiedlichen (Teil-)Arenen agieren (Sebaldt & Straßner, 2004).

Zu beachten ist, dass die politische Relevanz von Politikfeldnetzwerken entscheidend dadurch geprägt wird, ob und inwieweit das jeweilige Politikfeld staatlich reguliert ist. So lässt sich die These aufstellen, dass Beziehungsnetzwerke umso wichtiger werden, je stärker ein Feld reguliert und verrechtlicht ist. Dies ist insbesondere für das Gesundheitswesen bedeutsam, in dem spezifische Netzwerke von Vertretern korporatistischer Verbände existieren. Diese Form enger, korporatistischer Politikfeldnetzwerke ist von den allgemeinen Politikfeldnetzwerken zu unterscheiden: Den im korporatistischen Netzwerkgefüge vertretenen Organisationen sind quasi-hoheitsrechtliche Aufgaben übertragen worden, sodass ihre Spitzenvertreter über institutionalisierte Zugänge zu Politik und Gesetzgebung verfügen. Dadurch haben sie als interessenpolitisch verdichtete Netzwerke einen immens hohen (Gestaltungs-)Einfluss im betreffenden Politikfeld – funktional wandeln sie sich von Tausch- zu Einflussnetzwerken. Dies ist zugleich vor dem Hintergrund zu sehen, dass sie im Politikfeld sowohl eine gewisse gesamtgesellschaftliche Verantwortung tragen als auch fallweise und aufgabenspezifisch Gemeinwohlorientierung zeigen müssen. Unabhängig davon sind alle Netzwerke und ihre Akteure als Interessengruppen immer auch eigennützige Beziehungsgeflechte.

Typisch für die allgemeinen und korporatistischen Politikfeldnetzwerke ist, dass sie zwar offener und durchgängiger sind als das Iron Triangle, aber grundsätzlich doch dauerhafte Beziehungen eingehen. Sie unterliegen bestimmten gemeinsamen Vorstellungen und Erwartungen, die sich im Verhalten, in der Art der Kommunikation und Interaktion, im Umgang miteinander, in der Kompetenz und im gegenseitig entgegengebrachten Vertrauen widerspiegeln (Sebaldt & Straßner, 2004). Es existieren demnach zur Problemwahrnehmung und -lösung gewisse rituelle Vermittlungs- und Aushandlungsmuster sowie informelle Kommunikationsspielregeln. Wer diese nicht akzeptiert, findet nur schwer einen Platz im Netzwerk oder wird sogar ausgeschlossen.

Politikfeldnetzwerke funktionieren in besonderem Maße auf der Basis von „give and take", d.h. es wird eine möglichst qualitativ gleichmäßige Informationsweitergabe vorausgesetzt und Konsensfähigkeit untereinander erwartet. So ist es in den Netzwerken des Gesundheitswesens durchaus üblich, dass sich deren Vertreter vor entscheidungsrelevanten Knotenpunkten informell treffen, um sich vorab zu positionieren und abzustimmen. Dabei werden Rollen verteilt, Inhalte abgeglichen oder Grenzen gezogen, bis wohin man konsensfähig ist. Auch mögliche Konflikte werden in den Vorbesprechungen gelöst, damit sie in der formellen Entscheidungssituation gar nicht erst aufkommen. Auf diese Weise können Politikfeldnetzwerke durch informelle Absprachen und Aushandlungen sogar politische Prozesse im Rahmen der Entscheidungsfindung unterstützen. Und dies gilt nicht nur kurzfristig auf eine spezifische Einzelsituation bezogen, sondern hat darüber hinauswirkende langfristige Aspekte. Denn die Entscheidungsforen und -gremien der Netzwerke sollten arbeitsfähig sein und bleiben, die Stakeholder sollten professionell miteinander umgehen und ihr Verhältnis sollte möglichst nicht emotional vorbelastet sein. Probleme sind deshalb „im stillen Kämmerchen" und nicht in der offiziellen Entscheidungsarena zu lösen. Für alle diese Aufgaben stellen allgemeine und speziell korporatistische Politikfeldnetzwerke Problemlösungsräume und Problemlösungskompetenzen zur Verfügung und können so gesehen unabhängig von ihren mehr oder weniger eigennützigen Zielen durchaus zum Gemeinwohl beitragen. Die soziale Struktur der Politikfeldnetzwerke selbst setzt voraus, dass sie nach innen kompromissfähig sind, um nach außen stark auftreten zu können, und dass sie in ihrem Verhältnis zur Außenwelt externe Strömungen absorbieren und situativ in ihre Positionierungen integrieren, um als Gesprächspartner respektiert zu werden und langfristig politische Relevanz zu besitzen.

Aufgabe 4-2: Fallbeispiel Abstimmung von Gesundheitszielen im Politikfeldnetzwerk

Sie sind Referent für Gesundheitspolitik in einer Kassenärztlichen Landesvereinigung. Ihr Landesgesundheitsministerium versucht, mit den relevanten Akteuren des Gesundheitswesens gemeinsame Gesundheitsziele zu erarbeiten und verbindlich festzulegen. Dazu erarbeitet es ein Grundsatzpapier, das in einer gemeinsamen Sitzung abgestimmt werden soll. Die Inhalte darin berühren die medizinische Versorgung, so beispielsweise „Senkung der Zahl der Diabetes-Neuerkrankungen bis zum Jahr X". Das Ziel wird vom Vorstand der Kassenärztlichen Vereinigung zwar befürwortet, die zur Umsetzung vorgeschlagenen Maßnahmen aber kritisch gesehen.

- Das Gesundheitsministerium will einen möglichst breiten Konsens herbeiführen. Mit welchen Akteuren (Interessengruppen) sollte das Ministerium daher das Zielepapier abstimmen? Erstellen Sie dazu eine Einladungsliste.
- Sie als Vertreter der Kassenärztlichen Vereinigung wollen das Zielepapier vorab in Ihrem Politikfeldnetzwerk diskutieren und die einzelnen Positionen möglichst abgleichen. Wer sollte zu Ihrem Politikfeldnetzwerk gehören, wenn Sie gut vernetzt sind?

4.3.3 Themen-Netzwerke („Issue-Netzwerke")

Das Issue-Netzwerk ist ein Gebilde, das sich aus einer Vielzahl von Individuen oder Interessengruppen zusammensetzt, die ein gemeinsames Issue so vorantreiben wollen, dass es die Regierungspolitik beeinflusst (Heclo, 1978). Unter Issue wird – wie bereits in Kap. 2.4.2 erläutert – ein kritischer Aspekt bzw. ein Konfliktthema oder ein Interessenkonflikt verstanden, der Potenzial hat, öffentlich gemacht zu werden.

Dementsprechend definieren sich Issue-Netzwerke im Wesentlichen über ein spezifisches Thema respektive über die damit verbundenen Ereignisse. Ihre Beteiligten sind keine Funktionsträger, sondern es handelt sich häufig um eine sich freiwillig zusammenschließende Gruppe oder Ansammlung von Personen mit unterschiedlichem Grad an Engagement und zunächst nicht fixen Positionen zu einem gemeinsamen Interesse.

Da Issues öffentlich und keine rein privaten Angelegenheiten sind, ist Öffentlichkeit ein markantes Merkmal von Issue-Netzwerken. Im Vergleich zu den zuvor dargestellten Netzwerken sind sie zudem weniger an informelle Spielregeln gebunden, ihr Zugang ist offener, ihre Zusammensetzung lockerer und durchaus heterogener und weniger auf Dauer angelegt. Sie sind daher häufig als Initiativen oder Aktionsgruppen organisiert.

Gemessen an den zuvor skizzierten Netzwerkcharakteristika sind Issue-Netzwerke keine genuin politischen Netzwerke. Dennoch sind sie beachtenswert, weil sich mit dem Aufkommen des Internets und der sozialen Medien Gruppen thematisch Gleichgesinnter schnell und in großer Zahl zusammenfinden und ihre Issues kostengünstig positionieren können. Die interessenpolitischen Konsequenzen sind:

1. Mit zunehmender Öffentlichkeit bewegt sich ein Teil der Interessenvertretung weg von der persönlichen, informellen und damit vertraulichen Kommunikation. Themen werden über die Öffentlichkeit sehr schnell sehr groß. Die Kommunikation verlagert sich zunehmend von der persönlichen Kommunikation zur Medien- und Kampagnenkommunikation. Kompetenzen in diesen Kommunikationsbereichen werden daher immer wichtiger.
2. Das mit dem Issue verbundene Ziel ist in der Regel eindeutig, während die Ziele der Akteure des Issue-Netzwerks durchaus diffus sein können. Einzelne Gruppen und Personen werden daher jeweils eigene Anreize haben, sich an dem jeweiligen Issue zu beteiligen.

Issue-Netzwerke können als Ausdruck demokratischer Interessenvielfalt verstanden werden. Allerdings ist ihre Wirkung im Sinne des Hinwirkens auf demokratische Willensbildungsprozesse nicht notwendigerweise gemeinnutzorientiert. Ihre Legitimation leiten die Netzwerke häufig aus moralischen Gesichtspunkten ab. Dies kann, muss aber nicht mit gemeinnützigen Zielen einhergehen. Zumal der Kern des Issue-Netzwerks oft nicht transparent sichtbar ist und auch nicht erkennbar ist, wer die Menschen darin mobilisiert hat.

Geeignete Themen, die sich zu Issue-Netzwerken entwickeln können, sind vor allem solche mit hoher Salienz, d.h. sie haben eine besondere Bedeutung oder Dringlichkeit und betreffen viele Menschen. Ihre Politisierbarkeit hängt zudem von ihrer Komplexität ab: je mehr Wissen oder Kompetenz erforderlich ist, um das jeweilige Thema zu verstehen und Fragen dazu beantworten zu können, desto politisierbarer ist es (Gormley, 1986). Das hat für das Politikfeld Gesundheit und seine institutionelle Einbettung in die Krankenversicherung besondere Bedeutung: So gilt die Krankenversicherung mit ihren spezifischen Versorgungsprodukten und -dienstleistungen insbesondere aus Sicht der mehrheitlich eher gesunden Menschen in einer Gesellschaft als Low-Interest-Products (Dostal, 2009, Boroch & Matusiewicz, 2016), jedoch ist das übergreifende „Issue“ Gesundheit wiederum von höchster Bedeutung für die Menschen, sodass hier von einer hohen Salienz und Komplexität auszugehen ist: Gesundheit und in gewissem Maße auch Krankheit besitzen so gesehen, ein hohes Mobilisierungs- und Emotionalisierungspotenzial, was beispielsweise im Rahmen der Corona-Krise deutlich zum Ausdruck kam. Gleichwohl ist die interessenpolitische Bedeutung von Issue-Netzwerken für die Ausgestaltung und Reformierung des Gesundheitswesens insgesamt als eher gering einzuschätzen.

Zur Kritik: Die politischen Netzwerkanalysen werden vielfältig kritisiert (z.B.: Sebaldt & Straßner, 2004; Michalowitz, 2007). Grundsätzlich wird davon gesprochen, dass es sich bei ihnen nicht um eine Theorie, sondern allenfalls um Modellanalysen handelt, die zudem sehr reduktionistisch und in ihren Aussagen trivial sind (Dowding, 2001). Auch ist nicht klar definiert, ab wann ein Netzwerk als Netzwerk zu verstehen ist und wie die Kategorienbreite von Themen bzw. Issues über weite Bereiche öffentlicher Diskussionen bis hin zu eng umrissenen Themen modellhaft erfasst werden kann. Schließlich stellen sich einige demokratiekritische Fragen: Netzwerke neigen zu Exklusivität und Beschränkungen des Zugangs. Ihnen ist eine hohe Eigendynamik inne, mitunter sind sie selbstreferenziell und schaffen sich ihre eigenen Politikarenen. So neigen sie dann zu Strukturverkrustungen, fehlender Innovationswilligkeit und Kungelei. Zwar können sie, wie im Rahmen der Politikfeldnetzwerke gezeigt wurde, demokratische Willensbildungsprozesse unterstützen, doch stellt sich die Frage, woher sie ihre demokratische Legitimation beziehen (Sebaldt & Straßner, 2004). Dies gilt sowohl dann, wenn politische Entscheidungen zunehmend auf die informelle Absprachеebene verlagert werden, als auch hinsichtlich öffentlich getriebener Issues, bei denen die zentralen Absender gar nicht offen zu Tage treten und demokratische Mehrheitsmeinungen durch eine polarisierende und mitunter hegemoniale Mehrheitsöffentlichkeit ersetzt wird.

Trotz allem muss zusammenfassend festgehalten werden, dass die Netzwerkanalyse wichtige Beiträge zur Interessenvermittlung leistet: Sie begreift (Interessen-)Politik als einen Prozess der Problemverarbeitung. Zudem hat sie eine gewisse Scharnierfunktion zwischen pluralistischer und korporatistischer Interessenvermittlung einerseits und interessenbeeinflusstem Politikwandel andererseits.

4.4 Dritter-Sektor-Ansatz und beteiligungszentrierte Demokratietheorien

Die Theorie des Dritten Sektors resultiert aus der Diskussion um die Rolle des Sozialstaats und fragt danach, wie eine gesellschaftlich effektive Aufgabenverteilung zwischen den Polen Staat und Markt sowie jenen Organisationen, die sich diesen beiden Polen nicht zuordnen lassen (Dritter Sektor), aussehen könnte (Salamon & Anheier, 1997; Zimmer 2005). Dabei wird nach einem „ausgewogenen sektoralen Mischungsverhältnis" gesucht (Sebaldt & Straßner, 2004, S. 51). Ähnlich wie beim Korporatismusmodell handelt es sich bei der Theorie des Dritten Sektors primär um ein mehr politikzentriertes Steuerungsmodell, das aber sekundär zugleich als Erklärungsansatz für die Interessenvermittlung herangezogen werden kann und dabei wichtige erweiternde Aspekte für diese liefert.

Die Abgrenzung des Dritten Sektors ist nicht einfach und unterliegt aktuell infolge umfeldbedingter Änderungen einer gewissen Neudefinition (Salamon & Sokolowski, 2016). Theoretisch wird der Dritte Sektor dort vermutet, wo Staatsversagen und Marktversagen gleichzeitig auftreten: Der Staat, so vor allem in der Sozialen Marktwirtschaft, wird bestimmte (Kollektiv-)Güter wie Bildung und Gesundheit selbst produzieren oder öffentlich bereitstellen, die der Markt sonst nicht in ausreichendem Maße und in sozial ausgewogener Form anbieten würde. Die staatliche Abfederung von marktlichen Defiziten steht allerdings der Gefahr gegenüber, dass der Staat selbst seine Aufgaben überzieht sowie Fehlentscheidungen trifft, woraus dann Strukturverhärtungen, Ineffizienzen, Verschwendung öffentlicher Mittel und Unwirtschaftlichkeiten resultieren können. Staat und Markt belauern sich in offenen Systemen mit offenen Märkten gewissermaßen gegenseitig. Versagt einer der beiden Sektoren „übermäßig", werden die Defizite jeweils vom anderen Sektor aufgedeckt und ausbalanciert, sodass im Prinzip kein weiterer Sektor notwendig wäre. Nach der Theorie des Dritten Sektors können allerdings Markt und Staat gleichzeitig versagen, sodass ein Dritter Sektor erforderlich wird, der als Mittler zwischen den beiden Sektoren fungiert – sozusagen als Scharnier zwischen Mikro- und Makroebene einer Gesellschaft (Zimmer, 2005).

In der Praxis ist der dem Dritten Sektor zugeordnete Bereich organisierter Interessen sehr breit. Dazu zählen beispielsweise Vereine, gemeinnützige und karitative Einrichtungen sowie allgemeine Interessenvertretungen von Bürgerinitiativen oder Gewerkschaften. Als Abgrenzungskriterien für die Organisationen des Dritten Sektors werden genannt (Salamon & Anheier, 1997; Sebaldt & Straßner, 2004):

1. Sie sind formalrechtliche und auf Dauer angelegte Organisationen.
2. Sie sind weder öffentliche Einrichtungen noch Teil der öffentlichen Verwaltung.
3. Sie verwalten sich selbst und sind in ihrer Leitung unabhängig von dritten Institutionen wie Ämtern und politischen Gremien.
4. Sie sind zumindest zu einem gewissen Anteil ehrenamtlich organisiert.
5. Sie arbeiten nicht gewinnorientiert bzw. verfolgen keine eigenwirtschaftlichen Ziele. Falls Gewinne erzielt werden, müssen sie in die Organisation reinvestiert werden oder sind anderweitig gemeinnützig einzusetzen.
6. Sie fördern keine kommerziellen Partikularinteressen.

Nach Sebaldt und Straßner (2004) umfasst der Dritte Sektor bei strikter Anwendung dieses Kriterienkatalogs demnach „die nicht von öffentlichen Verwaltungen oder politischen Gremien abhängigen, privaten, gemeinnützigen, nicht professionalisierten, nicht spezifisch kommerziellen und berufsständigen Interessen dienenden Einrichtungen“ (S. 53). Dabei sind unter dem Gesichtspunkt der Interessenvermittlung zwei Faktoren von größerer Bedeutung: das ist zum einen das Ehrenamt und zum anderen die gemeinnützige, nicht gewinnmaximierende organisatorische Ausrichtung. Beide Faktoren sind eng miteinander verknüpft, denn Ehrenamt und Gemeinnützigkeit beinhalten nach der Theorie des Dritten Sektors moralische Aspekte und richten sich gegen das Menschenbild des eigennutzorientierten homo oeconomicus. Sie setzen auf ein altruistisches, mehr auf Nächstenliebe basierendes Gesellschaftsverständnis. Bei Entscheidungen sind demnach nicht nur die individuellen Eigeninteressen zu berücksichtigen, sondern immer auch die Folgen für Dritte, das können gegenüberstehende Personen und Organisationen oder auch Mitglieder der eigenen Gruppe sein (Sebaldt & Straßner, 2004). Interessenpolitik ist aus dieser Sicht immer Interessenpolitik für gesellschaftliche Anliegen. Sie verfolgt übergeordnete Werte: während ökonomische Partikularinteressen und die damit verbundenen Aushandlungsprozesse als nachrangig gelten, treten zivilgesellschaftliche Partizipation und bürgerschaftliches Engagement in den Vordergrund.

Der Dritter-Sektor-Ansatz weist damit relevante Schnittstellen zu beteiligungszentrierten Demokratietheorien auf.[9] Deren wichtigster Anknüpfungspunkt wiederum ist die Forderung „nach politischer Beteiligung möglichst vieler über möglichst vieles“, und zwar einerseits im Sinne von Teilnahme und Teilhabe am politischen Prozess sowie andererseits im Sinne der Bereitschaft sich persönlich einzubringen, einschließlich der inneren Anteilnahme an der Entwicklung eines Gemeinwesens (Schmidt, 2010, S. 236). Die politische Beteiligung stellt damit einen Eigenwert dar, der aus interessenpolitischer Sichtweise final vollumfänglich auf

9 Der enge Bezug zwischen dem Dritter-Sektor-Ansatz und den Demokratietheorien wird beispielsweise von Sebaldt & Straßner (2004) hervorgehoben. Der hier gewählte Begriff der beteiligungszentrierten Demokratietheorien orientiert sich an Schmidt (2010). Dieser fasst darunter die unterschiedlichen Spielarten der partizipatorischen sowie der deliberativen Demokratietheorien zusammen. Er begründet diese Zusammenfassung damit, dass beide Theorien große Gemeinsamkeiten aufweisen: Sie setzen beide über den Willensbildungsprozess auf der Inputseite des politischen Prozesses an. Beide fordern dazu ferner mehr politische Beteiligung und Teilhabe – insbesondere des am Gemeinwesen interessierten Bürgers. Um dies zu erreichen, müssen diese in ihren Fähigkeiten und Kompetenzen gefördert werden. Politische Beteiligung und eine auf Gegenseitigkeit beruhende konsensuale Kommunikation stellen Eigenwerte der beteiligungszentrierten Demokratietheorien dar.

das Gemeinwohl zielt. Dazu bedarf es im Kern einer auf Verständigung, Lernen und Konsens ausgerichteten Kommunikation, die von in ihren Kompetenzen gestärkten Akteuren getragen wird.

Die beteiligungszentrierten Demokratietheorien kennen unterschiedliche Spielarten (Schmidt, 2010), wobei aus Sicht der Theorien der Interessenvermittlung vor allem zwei Erklärungsansätze im Vordergrund stehen (Michalowitz, 2007; Hüttemann, 2019):

Zum einen spricht die deliberative Theorie von der Zivilgesellschaft, die durch Interaktion zwischen Staat und dem Einzelnen zustande kommt. Entscheidend ist, dass ein öffentlicher Diskurs angestoßen wird, der möglichst in eine für alle akzeptable, am Gemeinwohl orientierte (bestmögliche) Lösung mündet. In diesem Sinne ist die Zivilgesellschaft die gesellschaftliche Arena, in der politische Entscheidungen durch die Einbeziehung und öffentliche Kommunikation eines breiten Spektrums von Akteuren und Argumenten qualitativ verbessert werden (Etzioni, 1999; Zimmer, 2005, 2023).

Dagegen setzt die zweite interessenpolitisch relevante Demokratietheorie, und zwar die Lehre von der assoziativen Demokratie, darauf auf, dass der Raum zwischen Staat und Individuen durch demokratisch legitimierte „Freiwilligenorganisationen“ ausgefüllt wird. Dazu führt sie im Prinzip die Ideen der Genossenschaft und der Selbstverwaltung fort, mit denen dann gemeinnutz- und beteiligungsorientiert sowie egalitär die Gesellschaft weiterzuentwickeln ist und ihren Herausforderungen begegnet werden soll (Schmidt, 2010). Die assoziative Demokratietheorie steht damit zugleich inhaltlich dem Korporatismus neuerer Prägung nahe (Michalowitz, 2007).

Zur Kritik: Die Interessenpolitik im Zusammenspiel von Dritter-Sektor-Ansatz und den beteiligungszentrierten Demokratietheorien setzt im Kern auf einen partizipativen und gemeinwohlorientierten politischen Meinungsbildungsprozess. Dieser Prozess findet sich im Gesundheitsbereich, in dem unterschiedliche Akteure mit unterschiedlichen (Wert-)Vorstellungen interagieren, durchaus wieder: Zwar wird das in den beteiligungszentrierten Ansätzen unterstellte Menschen- und Bürgerbild vielfach als unrealistisch kritisiert, auch wird ihnen vorgeworfen, ökonomische Effizienz- und Wirtschaftlichkeitsziele zu vernachlässigen, die Transaktionskosten partizipativer Meinungsbildung weitgehend unberücksichtigt zu lassen und in hohem Maße normativ zu sein (z. B.: Schmidt, 2010; Etzioni, 1999; Zimmer, 2023). Diese Kritik darf jedoch nicht den Blick darauf verstellen, dass gerade Interessenpolitik im Gesundheitswesen auf einem sehr breiten Spektrum von Sichtweisen und ideologischen Vorstellungen beruht, die eben auch beteiligungszentrierte Demokratieperspektiven und eine entsprechende beteiligungszentrierte Interessenvermittlung umfassen können. Dies macht Interessenpolitik im Gesundheitsbereich nicht unbedingt einfacher, zumal nicht auszuschließen ist, dass im Einzelfall entgegen der Theorie des Dritten Sektors unter dem Deckmantel des Gemeinwohls vorwiegend Eigeninteressen vertreten werden. Oder noch umfassender: Dass hier bewusst mit der Zielsetzung lobbyiert wird, die Zivilgesellschaft zu kapern (Zimmer, 2023).

Aufgabe 4-3: Stärkung der Patientenrechte und -interessen

Beteiligungszentrierte Demokratiemodelle werden im Gesundheitswesen vor allem im Kontext mit der gesundheitsfördernden Gesamtpolitik diskutiert (Kickbusch & Hartung, 2014). Dabei geht es u. a. darum, die Beteiligung und Interessenvertretung von Bürgerinnen und Bürgern in sogenannten „Sozial- und Gesundheitsräumen“ durch mehr Partizipation zu stärken. Eine kurze zusammenfassende Einführung in dieses Thema gibt der folgende Beitrag:

Geene, R., Köckler, H. & Trojan, A. (2022). Gesundheitsfördernde Gesamtpolitik/Healthy Public Policy. In: Bundeszentrale für gesundheitliche Aufklärung (BZgA) (Hrsg.): Leitbegriffe der Gesundheitsförderung und Prävention. Glossar zu Konzepten, Strategien und Methoden. Online verfügbar unter: https://doi.org/10.17623/BZGA:Q4-i032-2.0

Bitte lesen Sie diesen Beitrag und recherchieren Sie,

- welche Maßnahmen zur Stärkung der Patientenrechte und -interessen der Gesetzgeber in den letzten Jahren umgesetzt hat.
- Welche weiteren reformpolitischen Maßnahmen halten Sie für erforderlich?

Hinweis: Das Thema „Gesundheitsfördernden Gesamtpolitik“ wird in Kap. 7.1.2 unter der Überschrift „Gesundheitspolitik als gesundheitsbasierte Interventionspolitik“ noch einmal aufgegriffen und in den Kontext dieses Bandes eingeordnet.

4.5 Public-Choice-Theorie

Die Public-Choice-Theorie bzw. die hier begrifflich synonym gesetzte Neue Politische Ökonomie (NPÖ) ist eine Analyse der Politik mit ökonomischen Werkzeugen und wirft einen deutlich anders gelagerten Blick auf die Interessenvermittlung als die bisher kennengelernten Erklärungsansätze. Sie geht von einem produktiven Staat aus, der die Effizienz der Märkte sowie Eigentums- und Vertragsrechte garantiert und der darüber hinaus Regulierungen ausgestaltet, mit denen er öffentliche Güter in Form von beispielsweise Gesundheitsleistungen oder Bildung bereitstellt, Marktversagen aktiv korrigiert und sich um soziale Gerechtigkeit, z. B. mittels solidarischer Umverteilung, bemüht. Dieser Staat ist nach Public Choice kein anonymes, homogenes Gebilde, sondern ein komplexes Konglomerat von Partikularinteressen. Diese subsumieren sich in einzelnen Akteursgruppen mit jeweils ihnen eigenen unterschiedlichen Motiven und Bedürfnissen. Das sind Politiker, Bürokraten und Wähler. Darüber hinaus steht einzelnen Individuen die Möglichkeit offen, ihre Interessen zu bündeln und sich als Interessengruppe zwischen Individuum und Staat interagierend zu schieben. Allen diesen Akteuren gemeinsam ist zunächst die Verhaltensannahme, dass als sie als homo oeconomicus ihre Entscheidungen rational nach Kosten-Nutzen-Erwägungen ableiten und maximieren (Rational Choice) (Downs, 1957; Buchanan & Tullock, 1962; Niskanen, 1971).

Die Public-Choice-Theoretiker stimmen mit den Pluralisten insoweit überein, dass eine Gesellschaft aus konkurrierenden Gruppen besteht, die ihre Ziele eigennutzorientiert verfolgen. Sie weichen jedoch von dem Standpunkt ab, dass der Staat neutral ist und sich einzig und allein dem Allgemeinwohl des Bürgers verpflichtet fühlt. Vielmehr ist nach der Public-Choice-Perspektive in einer Demokratie der Staat selbst eine Interessengruppe derjenigen, die ihn leiten, also der gewählten Politiker sowie der Regierungs- und öffentlichen Verwaltungsangestellten (im Weiteren: Bürokraten).

Während die Politiker nach Machterhalt bzw. Machterlangung, also Wahlerfolg streben, nutzen die Bürokraten ihren Einfluss und ihre Nähe zu den politischen Entscheidungsträgern, um ihre persönlichen Vorteile im Verhältnis zu den ihnen von der Verwaltung zur Verfügung gestellten Budgets zu maximieren. Dabei werden nicht nur wirtschaftliche, sondern auch nicht monetäre Nutzenerwägungen verfolgt, wie der Zuwachs an politischer Macht, Karriereaufstieg, Prestige, Respekt etc. Der Wähler als einzelner Haushalt ist dagegen im politischen Entscheidungsprozess relativ unbedeutend, was er auch selbst weiß. Aus seinem Kosten-Nutzen-Kalkül heraus wäre es irrational, sich politisch zu informieren und einzubringen. Denn infolge seiner geringen individuellen Einflussmöglichkeiten auf Wahlergebnisse und dem Verhalten von Politikern liegen die Grenzkosten zusätzlicher Informationsbeschaffung über dem Grenznutzen der zusätzlich gewonnenen Information. Diese Situation lässt sich insbesondere dann positiv aufwerten, wenn Einzelinteressen in Form von Interessenverbünden auftreten (Niskanen, 1971; Frey, 1974; Kirsch, 2004).

Anders als im Pluralismus ist die Interessenpolitik im Public Choice nicht per se förderlich für die Gesellschaft. Vielmehr kann sie, je nach Einflusskanal, wohlfahrtssteigernd sein (Einflusskanal: Information), muss dies aber nicht zwangsläufig, sondern kann auch wohlfahrtsmindernde Effekte auslösen (Einflusskanal: Zuwendungen) und unter bestimmten Gruppenbedingungen zu unproduktivem Trittbrettfahrerverhalten beitragen (Polk, 2023). In letzter Konsequenz ist der Zielkonflikt zwischen den Interessen der Bevölkerung einerseits und den diversen, strikt eigennutzorientierten Bedürfnissen der staatlichen, politischen, wirtschaftlichen und sonstigen (gesellschaftlichen) Interessenvertreter andererseits viel zu wirkmächtig, um die gesellschaftliche Wohlfahrt und damit das Gemeinwohl grundsätzlich zu fördern.

Erschwerend kommt hinzu, dass es in Politikfeldern mit hohem Regulierungsumfang wie dem Gesundheitsbereich, der infolge verschiedener Formen des Marktversagens und sozialer Gerechtigkeitsaspekte per se umfänglich staatlich beeinflusst wird, für Interessengruppen besonders attraktiv erscheinen kann, in den politischen Wettbewerb einzutreten, anstatt sich dem produktiven Wettbewerb der Märkte zu stellen, um sich dort zu profilieren (Schulenburg & Greiner, 2013).

Vor dem Hintergrund des Schwerpunkts dieses Bandes sollen im Folgenden einige weiterführende Aspekte der Interessenvermittlung aus Sicht der Public Choice und verwandter politökonomischer Erklärungsansätze erörtert werden. Dabei ist zu beachten, dass die hier getroffene Auswahl nur sehr selektiv sein kann, da sich das Forschungsfeld insgesamt theoretisch ausdifferenziert hat (für einen allgemeinen Überblick zur Public Choice z. B.: Persson & Tabellini, 2000; speziell mit Blick auf die Interessenvermittlung z. B.: Polk, 2023).

4.5.1 Öffentliche Gut-Problematik

Die Public-Choice-Theorie betont die funktionale gesellschaftliche Bedeutung von Interessenverbänden. Sie zeigt aber zugleich auf, dass nicht alle Interessen gesellschaftlicher Gruppen gleichermaßen in politisch relevante Interessenpositionierungen münden, und dass sie nicht grundsätzlich gemeinwohlförderlich sind. Wovon aber hängt interessenpolitischer Einfluss ab?

Wesentliche Erkenntnisse hierzu stellt die auf Mancur Olson (1965) zurückgehende Theorie des „kollektiven Handelns“ bereit, wonach Interessengruppen ein Öffentliches-Gut-Problem zu lösen haben. Gelingt es beispielsweise einer Lobbyinggruppe der Pharmaindustrie, eine generelle Förderung der Impfstoffforschung durchzusetzen, so profitieren davon auch Unternehmen und Institutionen wie private und öffentliche Forschungslabors, die sich an der Lobbyingarbeit gar nicht beteiligt haben. Dies impliziert, dass die erzielten Lobbyingerfolge zunächst einmal niemanden aus der Gruppe der Forschenden ausschließen. Oder anders ausgedrückt: Lobbyingleistungen begünstigen nicht exklusiv die Mitglieder einer Interessengruppe, sondern auch die Nicht-Mitglieder. Interessengruppen produzieren folglich öffentliche Güter und fördern damit das Trittbrettfahren.

Olson stellt nun die These auf, dass je größer die Zahl der Interessenten an einer Leistung ist, desto unwahrscheinlicher ist es, genügend Interessenten zu gewinnen, die sich zu einer Interessengruppe zusammenschließen. Denn wenn der Einzelne seine Kosten in Form von Zeit, Arbeit, Mitgliedsbeiträgen etc. in Relation zu dem Einfluss setzt, den er in einer gesellschaftlich großen Gruppe gewinnen kann, und wenn er darüber hinaus in sein Kalkül einbezieht, dass ihm die durch Lobbying erzielten Vorteile auch ohne eigene Mitwirkung unentgeltlich bereitgestellt werden, dann verhält er sich zweckrational, wenn er sich für das Trittbrettfahren und gegen den Beitritt zu einer Interessengruppe entscheidet. So gesehen hängt der Erfolg einer Interessengruppe von der Lösung des Kollektivgutproblems und dem damit verbundenen Trittbrettfahrerverhalten ab. Dies hat Konsequenzen für die Organisation von Interessengruppen (Olson, 1965; Frey, 1974).

Zum einen folgt aus den obigen Überlegungen, dass sich gesellschaftlich relativ kleine Gruppen besser formieren und erfolgreicher sind als gesellschaftlich relativ große. Denn, je spezifischer und enger Interessenleistungen und (potenzielle) Erfolge auf bestimmte Personengruppen zugeschnitten und abgegrenzt werden können, desto größer ist die Wahrscheinlichkeit, dass sich Personen und Einrichtungen engagieren und ihre Ressourcen in ein interessenpolitisches Anliegen einbringen. Diese Aussage wird in der wissenschaftlichen Literatur u.a. durch ein spieltheoretisches Modell des Nobelpreisträgers Gary S. Becker (1983) gestützt, mit dem er darlegt, dass mit der relativen Zunahme der Größe einer Interessengruppe, ihre relative politische Erfolgsposition geschwächt wird.

Zum anderen können gesellschaftlich große Interessengruppen strategisch vorgehen, um Trittbrettfahren unattraktiver zu machen oder gar zu vermeiden. Dies ließe sich grundsätzlich dadurch erreichen, indem sie ihren Mitgliedern spezifische und selektive Anreize bieten. Dazu können sie beispielsweise interne Organisationsstrukturen und Netzwerke schaffen, die nur ihren Mitgliedern Aufstiegschancen eröffnen, Nicht-Mitgliedern aber verschlossen bleiben. Darüber hinaus können Interessengruppen ihren Mitgliedern exklusive Leistungen wie Rechts- oder Organisationsberatung, Aus- und Weiterbildungszertifikate, Rabatte etc. anbieten, die für Dritte einen Anreiz darstellen, sich der Interessengruppe anzuschließen. Dies wird rational immer dann der Fall sein, wenn die bereitgestellten Benefits größer sind als der aufzubringende Mitgliedsbeitrag.

Eine dritte Möglichkeit ist es, verpflichtende Mitgliedschaften zu organisieren. Von dieser Option wird im deutschen Gesundheitswesen durch die gesetzliche Implementierung korporatistischer und körperschaftlich organisierter Verbände intensiv Gebrauch gemacht.

Die Überlegungen von Olson zur gesellschaftlichen Größe von Interessengruppen korrespondieren mit realpolitischen Beobachtungen im Politikfeld Gesundheit. So sind beispielsweise die Patienten und Versicherten als zahlenmäßig größte Gruppen innerhalb des deutschen Gesundheitswesens organisatorisch relativ unterrepräsentiert und interessenpolitisch weit weniger erfolgreich als zahlenmäßig kleinere Gruppen wie die der Ärzte, Psychotherapeuten oder Heilmittelerbringer. Interessenpolitik im Gesundheitswesen ist demnach tendenziell „durch eine inhärente Asymmetrie“ gekennzeichnet (Polk, 2023, S. 46), die sich darin äußert, dass die Interessen bestimmter privilegierter Gruppen systematisch effektiver organisiert werden als die Interessen anderer.

Aufgabe 4-4: Theoretische Organisationshürden der Interessenvertretung von Pflegekräften

Neben der Gruppe der Patienten und Versicherten gilt die Berufsgruppe der Pflegekräfte mit rund 1,8 Millionen Personen (2022) als die zahlenmäßig größte Gruppe im deutschen Gesundheitswesen. Trotz allem ist ihre Interessenvertretung in der gesundheitspolitischen Diskussion erfahrungsgemäß kaum sichtbar.

- Schauen Sie sich die Öffentliche Gut-Problematik an und erläutern Sie, warum nach Mancur Olsen gesellschaftlich große Gruppen häufig interessenpolitisch nicht schlagkräftig organisiert sind.
- Wenn es den Pflegekräften allein nicht gelingen sollte, sich interessenseitig im Gesundheitswesen einflussreich aufzustellen, was kann der Gesetzgeber tun, um sie zu unterstützen? Welche Konsequenzen resultieren daraus für die Pflegekräfte? Schauen Sie sich dazu auch die im Kap. 3 vorgestellten verbands- und interessenpolitischen Beziehungsgeflechte der Ärzte und der Pflegekräfte im Vergleich an.

4.5.2 Informationeller Austauschprozess und Zuwendungen

Ein weiterer wesentlicher Erklärungsansatz für die Interessenvermittlung im Rahmen der Public-Choice-Theorie ist der informationelle Austauschprozess zwischen Interessenvertretern und politischen Entscheidungsträgern (Frey, 1990). Ziel ist es dabei, die Beziehungen zwischen diesen beiden Akteuren zu erklären und analytisch zu hinterfragen, welchen Einfluss diese Beziehungen auf politische Entscheidungen haben können.

Bereits in Kap. 2.2 wurde dazu einleitend erörtert, dass dieser Austauschprozess funktional als Leistungs-Gegenleistungsprozess beschrieben werden kann, von dem beide Seiten im Sinne einer Win-win-Situation profitieren. So räumen Politiker den Interessenvertretern die Möglichkeit ein, sich inhaltlich so zu positionieren, dass ihre Interessen im weiteren politischen Entscheidungsprozess berücksichtigt werden können. Im Gegenzug bieten die Interessenvertreter den Politikern Leistungen an, die ihre Wiederwahl sichern sollen. Dazu müssen sie aus Public-Choice-Sicht glaubwürdig in der Lage sein, Politikern Wählerstimmen zuzuführen oder auszuspannen. Dies lenkt den Blick auf die Inputfaktoren der Interessenvermittlung.

Als Kern-Inputfaktor gilt erneut – wie auch in anderen theoretischen Überlegungen – die Information. Zentraler Ansatzpunkt der Erklärung ist nunmehr, dass Politiker unter Unsicherheit handeln und unzureichend über die tatsächlichen Wünsche und Bedürfnisse ihrer Wähler informiert sind und zudem als Generalisten nur mangelnde Kenntnisse darüber haben, wie bestimmte Ziele konkret erreicht werden können, wie einzelne Maßnahmen wirken und was sie konkret kosten. Dagegen verfügen Interessengruppen über einen Informationsvorsprung, weil sie spezifisches Fachwissen und praxisrelevante Expertise besitzen, die der Politik häufig nicht oder nur unvollständig zur Verfügung steht. Es handelt sich bei der Interessenvermittlung folglich um einen typischen Fall des Vorliegens von Informationsasymmetrien. Vor diesem Hintergrund ist es für Interessengruppen rational, diesen Prozess zu professionalisieren, solange die Kosten der Beziehungspflege geringer sind als die Gewinne, die sie aus ihrem Lobbying ziehen können (Schulenburg & Greiner, 2013; Breyer et al., 2013; s. auch Kap. 8.2.2: Prinzipal-Agenten-Modell). Die Aufgabe des Politikers besteht nun darin, wertlose Informationen von substanziellen Informationen zu unterscheiden und letztere in den politischen Entscheidungsprozess einfließen zu lassen. Unter der Prämisse, dass Politiker gewöhnlich an gemeinwohlfördernden Entscheidungen interessiert sind, trägt der informationelle Austauschprozess mit den Interessensvertretern zur Erhöhung der allgemeinen Wohlfahrt bei (Polk, 2023).

Information ist jedoch nur ein – wenngleich zentraler – Inputfaktor. Darüber hinaus lassen sich zahlreiche weitere Unterstützungsleistungen für Politiker identifizieren. Diese werden in der Public-Choice-Theorie als Zuwendungen klassifiziert. Hierzu zählen beispielsweise Spenden oder geldlich honorierte Einladungen zu Konferenzen, politische Unterstützung und Werbung für Politiker sowie die Eröffnung späterer Karrierechancen etc. Die Bereitstellung dieser Inputfaktoren kann nun zu einer wohlfahrtsmindernden Politik beitragen. Dies ist immer dann der Fall, wenn Politiker Partikularinteressen berücksichtigen, die sie in Kenntnis gemeinwohlorientierter Lösungen ohne Lobbyingeinfluss in Form von Zuwendungen nicht wählen würden. Im günstigsten Szenario würden sich die Zuwendungen verschiedener Interessengruppen im Rahmen eines intensiven Lobbyingwettbewerbs neutralisieren. Lobbying bliebe damit wirkungslos. Dennoch wäre auch diese Situation als wohlfahrtsmindernd einzustufen, da Zuwendungen als unproduktive Aktivitäten anzusehen sind. Für die Interessengruppen selbst wäre es in dieser Konstellation ratsam, kollektiv auf das Angebot von Zuwendungen zu verzichten. Sie befinden sich jedoch in einem Gefangenendilemma, da jede einzelne Interessengruppe einen Anreiz hätte, aus Eigeninteresse von einer solchen Inaktivität abzuweichen (Polk, 2023, hier u. a. unter Bezugnahme auf Grossman & Helpman, 2001).

Eine Reihe weiterer Aspekte lassen sich im politischen Austauschprozess berücksichtigen. Dazu sei auf die vertiefende Literatur verwiesen (z. B.: Polk, 2023). Aus gesundheitspolitischer Sicht sollen an dieser Stelle zwei Unterfälle näher erörtert werden:

Das Verhalten von Politikern und ihren Parteien ist nicht nur statisch, sondern auch dynamisch im Sinne eines Wahl- und politischen Konjunkturzyklus zu betrachten. So beschreibt Nordhaus (1975) eine Situation, in der die amtierende Regierung zur Verbesserung ihrer Wiederwahlchancen die Wirtschaftspolitik taktisch so einsetzt, dass im Wahljahr möglichst viele positive ökonomische Effekte bei den Wählern ankommen. Diese Logik ist prinzipiell auch auf die Gesundheitspolitik übertragbar. Allerdings – und das zeigt die Erfahrung – kommt es in der Gesundheitspolitik weniger auf „Wahlgeschenke" an (Infobox 4-1). So gilt realpolitisch der Grundsatz „Mit Gesundheitspolitik gewinnt man keine Wahlen", woraus sich plausiblerweise ableiten lässt, dass Interessenpolitik gegen Ende einer Legislaturperiode eher öffentlichkeitsscheu betrieben werden sollte.

Die bisherigen Überlegungen lassen sich prinzipiell auch auf das Verhältnis zwischen Interessengruppen und Ministerialbürokratie übertragen, da letzterer bei der Verbreitung und Umsetzung politischer Regelungen sowie bei der Bereitstellung politischer Güter und Leistungen eine gewichtige Rolle zukommt. Allerdings sind hier die Rahmenbedingungen anders als zuvor zu gewichten:

- Denn erstens werden Ministerialbeamte staatlich finanziert, ihre Arbeitsplätze sind gesichert, sodass sie grundsätzlich keinem sanktionierenden oder belohnenden politischen Wettbewerb ausgesetzt sind.
- Zweitens neigen Bürokraten vor diesem Hintergrund dazu, ihren Nutzen eher langfristig zu maximieren, indem sie ihre Macht, ihre Reputation, ihre Gehalts- und Aufstiegschancen beharrlich ausbauen.
- Und drittens verfügen die Bürokraten, die in der Regel langjährige Experten für die Ausgestaltung von Gesetzen und sonstigen Regulierungen sind, selbst wiederum über spezifische Informationen, Kompetenzen, Prozesserfahrungen (Downs, 1965; Niskanen, 1971).

Dabei wird ihr eigener politischer Einfluss in dem Maße wachsen, wie die Politik an inhaltlicher Kompetenz verliert und die Ausgestaltung und Formulierung von gesetzlichen Regeln zunehmend in die Verantwortung bürokratischer Institutionen delegiert – eine Entwicklung, die sich im Gesundheitsbereich seit vielen Jahren beobachten lässt und dazu beigetragen hat, dass das Gesundheitsministerium im (interessen-)politischen Kalkül spürbar an Bedeutung gewonnen hat. In der Logik des hier verfolgten Erklärungsansatzes wäre daher eine erhöhte Anfälligkeit von Reformen für Partikularinteressen abzuleiten.

Infobox 4-1: Fallbeispiel gesundheitspolitisches Wahlgeschenkparadoxon

Das gesundheitspolitische Wahlgeschenkparadoxon kommt am deutlichsten in der von der seinerzeit mitregierenden FDP initiierten Abschaffung der Praxisgebühr in Höhe von zehn Euro im Jahr 2013 zum Ausdruck. Warum? Die Praxisgebühr als Form eines Selbstbehaltes ist vom Grundsatz her konstitutiver Bestandteil jeder liberalen, auf mehr Eigenverantwortung setzenden Gesundheitspolitik. Von der FDP hätte man daher programmgemäß einen weiteren Aus- und Umbau der Praxisgebühr zu einem „echten" Selbstbehalt erwarten dürfen. Dass dieses aus FDP-Sicht systemkonforme gesundheitspolitische Instrument dann aber tatsächlich mit Verweis auf die gute GKV-Finanzlage geopfert wurde, kann nur als taktischer Versuch gewertet werden, den Wählern im betreffenden Wahljahr Gutes zu tun. Einen spürbaren positiven Wahleffekt hatte diese Maßnahme jedoch nicht: Die FDP wurde 2013 aus der Regierungsverantwortung gewählt. Sicherlich kann das Wahlergebnis nicht singulär mit der Praxisgebühr in Verbindung gebracht werden. Dennoch wird an diesem Beispiel sehr deutlich, was den Gesundheitsbereich wahlpolitisch ausmacht: Der Wähler als GKV-Pflichtversicherter erwartet eine qualitativ hohe und breite solidarisch bereitgestellte Gesundheitsversorgung. Die Abschaffung der Praxisgebühr wird dann eher als eine Selbstverständlichkeit verstanden, im Sinne der Abschaffung eines Übels, das keine besondere parteipolitische Wählergunst auslöst. Andererseits werden Einschnitte in die medizinische Versorgung und solidarische Bereitstellung von Gesundheitsleistungen erfahrungsgemäß äußerst kritisch bewertet. Entsprechend gilt auch der realpolitische Grundsatz „Mit Gesundheitspolitik gewinnt man keine Wahlen".

Im Zentrum aller Überlegungen der Public-Choice-Theorie zur Interessenvermittlung steht der Eigennutz, der im Gegensatz zur Pluralismustheorie weder generell gemeinwohlorientiert wirkt, noch alle Interessenlagen pluralistisch abdeckt. Die gesellschaftlich unproduktive Wirkung der Interessenvermittlung wird auch in einem weiteren mit der Public-Choice-Theorie verbundenen Forschungszweig, dem Rent Seeking, thematisiert.

4.5.3 Rent-Seeking-Prozess

Rent Seeking beschreibt ein Phänomen, bei dem sich einzelne Personen (individuelles Rent Seeking) oder gesellschaftlich organisierte (Interessen-)Gruppen (kollektives Rent Seeking) um sogenannte Renten bemühen (Buchanan et al., 1980). Diese Renten werden als Überschuss über die Opportunitätskosten einer Ressource verstanden, wobei es sich sowohl um materielle und immaterielle Güter als auch um persönliche Aktivitäten und Fähigkeiten handeln kann (Sebaldt & Straßner, 2004). Individuen und organisierte Gruppen streben nunmehr eigennutzorientiert nach diesen Renten, indem sie ihr Handeln bewusst dem marktwirtschaftlichen Wettbewerb und den daraus potenziell resultierenden Erträgen entgegenstellen und stattdessen versuchen, staatliche Eingriffe in Marktprozesse und Eigentumsrechte zu erwirken, die es ihnen ermöglichen, (Renten-)Gewinne zu ihren Gunsten abzuschöpfen.

Dies setzt aber voraus, dass der Staat selbst überhaupt regulierend und umverteilend tätig wird. Neben einer allgemeinen Tendenz zu staatlichen Markteingriffen trifft dies vor allem auf Public-Policy-Politikfelder wie dem Gesundheitsbereich zu, in denen der Staat infolge von Marktversagen oder strategischen und sozialen Erwägungen in gewissem Umfang aufgefordert ist, regulatorisch oder eigenwirtschaftlich tätig zu werden. Je größer nunmehr die eigenen staatlichen oder teilstaatlichen Verfügungsrechte sind oder je mehr der staatliche Wille existiert, proaktiv über Verteilungs- und Wettbewerbsvorteile zugunsten von Individuen oder Gruppen zu entscheiden, desto stärker wird letztlich der Marktwettbewerb durch einen politischen Wettbewerb substituiert (Schulenburg & Greiner, 2013; Pritzl, 2018).

Im Gegenzug ist ein solches Umfeld immer auch ein fruchtbarer Boden für Interessenpolitik. Denn Renten lassen sich besonders gut dort realisieren, wo durch staatliche Eingriffe direkt oder indirekt künstliche Wettbewerbsbedingungen oder Wettbewerbsverzerrungen geschaffen werden, die sich lobbyistisch in staatlich gewährte Einkommens- und Wettbewerbsvorteile sowie andere Transferleistungen ummünzen lassen. Je mehr also der wirtschaftliche Erfolg des Einzelnen oder einer Interessengruppe von politischen Regulierungsentscheidungen abhängt, desto eher kann sich der Ausbau der Interessenvertretung hin zu einem professionellen Lobbying rentieren (Pritzl, 2018): Die Interessengruppe passt sich den politischen und institutionellen Umfeldbedingungen unter Berücksichtigung der dort vorherrschenden Lobbyingintensität an und wird zum Rent Seeker. Dabei können dynamisch betrachtet mit jeder weiteren staatlichen Regulierung wiederum neue bzw. veränderte Rentensituationen und Privilegien geschaffen werden, womit diesem Prozess eine Tendenz inneliegt, marktliche Prozesse nach und nach auszuhöhlen.

Parallel dazu entwickeln Interessengruppen häufig eine generelle Anspruchshaltung gegenüber dem Staat, verbunden mit der potenziellen Gefahr, dass unproduktive Ressourcen permanent in Lobbyingprozessen vergeudet werden und so verkrustete Strukturen entstehen, die sich monopolisieren oder in Kartellen operieren, um dauerhafte Renditen zu Lasten Dritter zu realisieren (Sebaldt & Straßner, 2004).

Zusammenfassend lässt sich für den per se hochgradig staatlich regulierten Gesundheitsbereich festhalten, dass es für die dort agierenden (Interessen-)Akteure lohnender sein kann, sich in den politischen Wettbewerb zu begeben, als sich dem Wettbewerb der Märkte zu stellen. Regulierungen ziehen gemäß der Logik des Rent Seeking-Ansatzes (Interessen-)Organisationen nach sich. Interessenpolitik ist so gesehen, das Ergebnis staatlicher Regulierungen und Normen, die ihrerseits Anreize zur Fortsetzung und Intensivierung von Lobbyingaktivitäten aussenden.

Aufgabe 4-5: Sind Krankenhäuser Rent Seeker?

Die Transformation in Richtung einer klimaneutralen Wirtschaft zieht weitreichende Veränderungen nach sich, die durch staatliche Fördermaßnahmen unterstützt werden sollen. Auch im deutschen Gesundheitswesen nimmt das Thema am Beispiel des „Green Hospital" Fahrt auf.

- Vertreter der Krankenhäuser und ihrer Verbände positionieren sich für die grüne Transformation im Krankenhaussektor und fordern dafür staatliche Fördermittel ein. Was spricht dafür? Was dagegen? Welche Bezüge gibt es zum Transformationsfonds, der mit der Krankenhausreform 2025 eingeführt wurde? Diskutieren Sie den Fall auch vor dem Hintergrund, dass den Krankenhäusern Fördermittel aus der staatlich zugesicherten Investitionskostenfinanzierung fehlen.

4.5.4 Spieltheoretische Anknüpfungspunkte

Im Rahmen der rationalen Erklärungsansätze zur Interessenvermittlung haben aufsetzend auf dem Rent-Seeking-Modell spieltheoretische und weiterführende experimentalökonomische Untersuchungen an Gewicht gewonnen (für einen Überblick s. z. B.: Polk, 2023; Schnellenbach, 2023). Diese Untersuchungen richten ihren Blick auf das strategische Lobbyingverhalten, einschließlich der Interpretation der Lobbyingergebnisse. In diesem Kontext hat dieser Forschungszweig durchaus Interessantes zu den Theorien der Interessenvermittlung beizusteuern.

Der wohl bekannteste Ansatz ist zweifelsfrei die Vetospielertheorie von Tsebelis (1995, 2002). Seine Ergebnisse mit Bezug auf die Interessenrepräsentation sind hier in der Infobox 4-2 exemplarisch zusammengefasst.

Infobox 4-2: Vetospielertheorie

Die Vetospielertheorie von George Tsebelis (1995, 2002) versteht unter Vetospielern jene individuellen und kollektiven Akteure, die angestrebten Reformen eines Status quo zustimmen müssen. Im Gegensatz zu den individuellen Akteuren, z. B. dem Bundeskanzler, setzen sich kollektive Vetospieler, z. B. parlamentarische Kammern wie der Bundesrat, aus mehreren Individuen zusammen. Eine wesentliche Grundannahme der Vetospielertheorie besagt nun, dass sich die Vetospieler strategisch verhalten und einer Änderung bestehender Regeln nur dann zustimmen, wenn sie dadurch zumindest nicht schlechter gestellt werden. Dabei geht Tsebelis davon aus, dass mit steigender Anzahl der beteiligten Vetospieler die Möglichkeit sinkt, Veränderungen des Status quo herbeizuführen. Umgekehrt ist die Wahrscheinlichkeit von Reformen höher, wenn es wenige Vetospieler gibt und deren politische Positionen relativ nahe beieinander liegen.

Aus gesundheitspolitischer Sicht ist nun von Bedeutung, dass sich die kollektiven Vetospieler nochmals in institutionelle und nicht institutionelle Akteure differenzieren lassen. Während zu den institutionellen Akteuren die bereits weiter oben genannten Kammern oder auch Verfassungsgerichte etc. zählen, gehören zu den nicht institutionellen Akteuren formell in erster Linie die politischen Parteien. Informell – so Tsebelis – können hier aber auch Interessengruppen als Player einbezogen werden. Dies ist insbesondere für das deutsche Gesundheitswesen mit seiner Selbstverwaltung von Bedeutung (z.B.: Pressel, 2012). Denn aufgrund ihrer exponierten institutionellen Kompetenzen rückt sie mit all ihren unterschiedlichen korporatistischen Mitspielern in den Status eines quasi-institutionellen Akteurs auf, was die Zahl der relevanten Vetospieler deutlich erhöht und zumindest theoretisch eine gewisse Reform- und Veränderungs(un)fähigkeit des Systems erklären könnte.

4.5.5 Intertemporaler Aufbauprozess von Glaubwürdigkeit

Wie bereits zuvor dargelegt, unterliegt der Austauschprozess zwischen Politikern und Interessengruppen einer Informationsasymmetrie. Diese kann zwei theoretische Phänomene nach sich ziehen (Schulenburg & Greiner, 2013):

- Es kann ein Anreiz für Interessengruppen existieren, Informationen so zu filtern, dass sie ausschließlich den eigenen Mitgliedern dienlich sind. Dazu gehören auch unvollständige oder gar falsche Informationen (Moral Hazard).
- Wissen Politiker nicht mehr, welchen Informationen sie vertrauen können, so werden jene Interessengruppen, die interesseneingefärbte Informationen liefern, tendenziell diejenigen verdrängen, die unverfälschte Informationen bereitstellen (Adverse Selection).

Die Informationsfunktion von Interessengruppen verliert damit für den Politiker vordergründig an Wert. Dem ist allerdings entgegenzuhalten, dass rational denkende Politiker erfahrungsgemäß antizipieren können, dass Interessengruppen pro domo, also spezifisch aus der Sicht des eigenen Hauses, sprechen. Der Politiker wird daher versuchen, aus den Signalen, die er in Positionierungsgesprächen gesendet bekommt, die richtigen Schlüsse zu ziehen (Weimann, 2009). Wie Potters und van Winden (1992) zeigen, werden die erhaltenen Informationen für ihn in der Regel umso wertvoller sein, je ähnlicher die Präferenzen zwischen ihm und der Interessengruppe sind. Denn je ähnlicher die Präferenzen, desto geringer ist für die Interessengruppe der Anreiz, gefärbte, falsche oder unvollständige Informationen bereitzustellen – und umgekehrt. Interessenpolitik ist also stets auch eine Frage von Einstellungen und von Vertrauen. Die Basis dafür wiederum ist die Glaubwürdigkeit (O'Keefe, 2002).

Der Aufbau von Glaubwürdigkeit ist ökonomisch gesehen bei asymmetrisch verteilten Informationen ein iterativer Prozess entlang der Zeitachse. Dabei werden die Lobbyingadressaten die erlebten Erfahrungen mit einer Interessengruppe und ihren Vertretern in ihr politisches Kalkül einbeziehen. Sind die Erfahrungen positiv, steigt die Glaubwürdigkeit des Lobbyierenden und er gewinnt das Vertrauen des politischen Entscheidungsträgers. Intertemporaler Aufbau von Glaubwürdigkeit bedeutet also, dass eine Interessengruppe und ihre Vertreter zunächst über mehrere Zeitphasen durch „besondere Lobbyingleistungen" in Form von Offenheit, Verlässlichkeit und Ehrlichkeit in ihre Glaubwürdigkeit investieren müssen, bevor sie die Früchte ihrer Arbeit ernten können. Zwar ließen sich mit gefälschten Informationen bei Treffen mit Politikern einmalig sogenannte „Windfall Profits" realisieren, allerdings setzt man sich als Interessenvertreter in diesem Fall der Gefahr aus, dass der Zugang zu dem betreffenden Politiker, seiner Partei und den politisch nahestehenden Bürokraten von eben diesen in Zukunft versperrt wird. Interessenvertreter sollten jedoch in der Lage sein, ihre Dialogfähigkeit über längere Zeiträume und wechselnde Regierungskonstellationen hinweg aufrechtzuerhalten. Dies wiederum spricht dafür, dass sie im eigenen Interesse mit bewusst verfälschten oder nicht kenntlich gemachten, eingefärbten Informationen eher vorsichtig umgehen. Schließlich ist von der Kosten-Nutzen-Seite her abzuwägen, dass das einmal erworbene Glaubwürdigkeitskapital und das damit verbundene Vertrauen bei Fehlleistungen relativ schneller schwindet, als es wieder aufgebaut werden kann. Im Volksmund heißt es dazu: „Vertrauen kommt zu Fuß und flieht zu Pferde".

Zur Kritik: Die Kritik an der Public-Choice-Theorie ist umfassend und langwierig (z. B.: Frey, 1974; Pressman, 2004; Dehling & Schubert, 2010). Sie richtet sich gegen die Grundannahmen von Individualität, (Zweck-)Rationalität, Hierarchie, Präferenzen und Eigennutz. Unter Vorfestlegung dieser Bedingungen wird hier das Verhalten von Politikern, ihren Parteien und das der Bürokratie beschrieben und unter anderem auch die Rolle und Wirkung von Interessengruppen untersucht. Eine sehr strikte Übertragung des Konzepts auf alle Bereiche des politischen Lebens stößt jedoch auf verschiedene Verhaltensanomalien (z. B.: Schnellenbach, 2023). Das wohl bekannteste Beispiel hierfür ist das sogenannte Wahlparadoxon (Downs, 1957). Demnach ist in der Realität zu beobachten, dass in den meisten Demokratien trotz des modellseitig unterstellten rationalen Kosten-Nutzen-Kalküls der Wähler eine relativ hohe Wahl- und Stimmbeteiligung stattfindet. Dieser Widerspruch deutet darauf hin, dass das Verhalten der Akteure auch von anderen Faktoren als rein rationalen und eigennützigen Überlegungen beeinflusst wird. Wie das zuvor skizzierte Fallbeispiel zum Wahlgeschenkparadoxon zeigt (Infobox 4-1), lassen sich vergleichbare Fälle für die Gesundheitspolitik ableiten. Ein ökonomisch rational handelnder Gesundheitspolitiker dürfte daher gar keine kostendämpfende Politik betreiben wollen. Tut er es dennoch, so liegt die Vermutung nahe, dass es sich hierbei um eine Anomalie handelt, die jedoch mit der Public-Choice-Theorie nicht überzeugend oder erst gar nicht erklärt werden kann. Eine Reihe von Studien hat in diesem Zusammenhang gezeigt, dass politische Entscheidungsprozesse unter begrenzter Rationalität, Kooperation oder auch Altruismus erfolgen können (s. hierzu Kap. 8.2) und durch politische Macht beeinflusst werden (s. Kap. 5.1).

Die Anfechtbarkeit der Ergebnisse der Public-Choice-Theorie ist damit evident. Ungeachtet dessen bietet der Ansatz in seiner strukturierten theoretischen Anwendung und den daraus resultierenden Logiken wichtige Aspekte zur Klärung grundlegender Zusammenhänge der Interessenvermittlung. Er liefert damit theoretisch in sich konsistente Erklärungs- und Argumentationshilfen für das Lobbying von Interessengruppen. Letztlich darf jedoch nicht übersehen werden, dass das Motiv der ökonomischen Eigenmaximierung eine bindende Nebenbedingung der Public Choice darstellt (Berg et al., 2007) und dieser Ansatz daher stets der Ergänzung durch weitere Disziplinen bedarf.

4.6 Ausgewählte Schnittstellenansätze der Politikfeldanalyse

Die zentrale Fragestellung der Politikfeldanalyse bzw. Policy-Forschung besteht darin „was politische Akteure tun, warum sie es tun und was sie damit bewirken" (Dye, 1976). Die Politikfeldanalyse stellt damit in diesem Band ein gewichtiges Analysetool dar, mit dem das Politikfeld Gesundheit strukturiert und inhaltlich durchdrungen wird. Darüber hinaus steht dieser Forschungszweig jedoch zugleich der Interessenvermittlung besonders nahe, indem er versucht, die Interessenvermittlung mit dem politischen Wandel zu verknüpfen. Eine entscheidende Rolle spielt der in diesem Zusammenhang eingeleitete Perspektivwechsel. Denn zuvorderst stehen zunächst die Fragen, wann und wodurch sich politischer Wandel vollzieht, um dann in einem zweiten Schritt die gewonnenen analytischen Erkenntnisse mit Inhalten zur Interessenvermittlung zu verknüpfen:

- Wie beeinflusst Interessenpolitik den politischen Richtungswechsel?
- In welcher Phase des politischen Entscheidungsfindungsprozesses ist der interessenpolitische Einfluss besonders groß?
- Welche günstigen Rahmenbedingungen müssen im jeweiligen Politikfeld für die Interessenvermittlung gegeben sein?
- Und welche Rolle spielt dabei die Veränderungsbereitschaft der prozessseitig involvierten Akteure?

Dies sind interessenpolitisch relevante Fragen, die im Rahmen der Policy-Analyse begleitend untersucht werden (Michalowitz, 2007).

Wie in Kap. 8.2 und 8.3 gezeigt wird, spielt in diesem Kontext insbesondere die politische Entscheidungsfindungsphase des Agenda Settings eine gewichtige Rolle. Auch gewinnen Verhaltensaspekte analytisch an Bedeutung, wobei man vermehrt nicht mehr von stabilen Präferenzen im Sinne ökonomisch rational handelnder Individuen ausgeht, sondern je nach Theorieverzweigung Lerneffekte, opportunistische oder heuristische Verhaltensbezüge etc. unterstellt.

In der Gesamtsicht sind die Ansätze der Policy-Analyse aufgrund ihres Versuchs, die mitunter unstrukturierte Realität politischer Prozesse theoretisch oder modellhaft zu fundieren, äußerst vielfältig und infolge ihrer spezifischen Ausprägungen kaum überschaubar.[10] Gemeinsam ist ihnen, dass erstens politischer Wandel selten ist, was mit einer Tendenz zum Verharren im politischen Status quo einhergeht, und dass zweitens, wenn es tatsächlich zu einem politischen Richtungswechsel kommt, dieser mitunter abrupt oder gar radikal ausfällt und zudem auf günstige Umfeldbedingungen und veränderungsbereite Akteure treffen muss (Michalowitz, 2007).

Diejenigen Ansätze, die für die Interessenvermittlung besonders interessante Einblicke bieten, sollen hier kurz skizziert werden. Das sind:

- der Multiple-Streams-Ansatz,
- der Punctuated-Equilibrium-Ansatz und
- das Advocacy Coalition Framework.

Die Auswahl erfolgt subjektiv. Auf Vollständigkeit muss angesichts des schier unüberschaubaren Differenzierungsgrades dieses Forschungszweigs verzichtet werden. Ergänzend ist

- der Issue Attention Cycle

vorzustellen, da er an der Schnittstelle von Policy-Analyse und Medienwirkungsforschung mit Bezug auf die Interessenvermittlung grundlegende Bausteine gesetzt hat.

4.6.1 Multiple-Streams-Ansatz

Politikwissenschaftlich betrachtet ist der Multiple-Streams-Ansatz (MSA) einer der zentralen Ansätze, mit dessen Hilfe die Schwerpunktsetzung von politischen Problemen bzw. Issues erklärt werden kann. Begründet wurde dieser theoretische Ansatz, der auf den Überlegungen des sogenannten „Garbage Can Model“ (Cohen et

10 Einen guten allgemeinen Überblick über die breit gefächerte Theorielandschaft der Politikfeldanalyse geben beispielsweise Schubert & Bandelow (2014); Wenzelburger & Zohlnhöfer (2023). Mit Bezug auf das Politikfeld Gesundheit s. hierzu beispielsweise Walt et al. (2008); Moloughney (2012); Beck (2017).

al., 1972) basiert, von dem US-amerikanischen Politikwissenschaftler John W. Kingdon (2014). Nach dem Garbage-Can-Modell sind politische Problemlösungen weniger das Ergebnis rationalen und ökonomisch orientierten Verhaltens, sondern vielmehr das Resultat zufälliger, situationsabhängiger und schwer prognostizierbarer Prozesse, die teilweise unübersichtlich und unkoordiniert nebeneinander ablaufen. Implizit setzt dies voraus, dass die beteiligten Akteure ihre Ziele situativ anpassen und ihre Präferenzen instabil sind.

Diese Überlegungen macht sich der MSA zunutze. Nach Kingdon (2014) fließen innerhalb des politischen Systems drei relativ voneinander unabhängige Ströme, die durch das Handeln eines Politikunternehmers (Policy Entrepreneur) während eines politischen Zeitfensters (Policy Window) miteinander verknüpft werden, sodass ein bestimmtes politisches Problem auf die politische Agenda gelangt (Agenda Setting) (Abbildung 4-1). Diese drei Ströme sind:

1. **Problemstrom** (Stream of Problem-Recognition)
   Der Problemstrom beschreibt alle Probleme, die gleichzeitig im politischen System präsent sind und um Wahrnehmung und Einordnung ringen.
2. **Policy-Strom** (Stream of Proposals)
   Der Policy-Strom ist der Strom der Lösungsvorschläge. Er beschreibt den Wettlauf der Ideen und Konzepte, die von einzelnen Akteuren wie Bürokraten, Wissenschaftlern, Interessenvertretern etc. oder in Policy-Netzwerken entwickelt werden. Zu beachten ist dabei, dass es in der Realität mannigfaltige Akteure und Netzwerke gibt, die mitunter Ideen und Lösungsvorschläge unabhängig von konkreten, bestehenden Problemen präsentieren. In diesem Fall spricht man von Lösungen, die nach Problemen suchen.

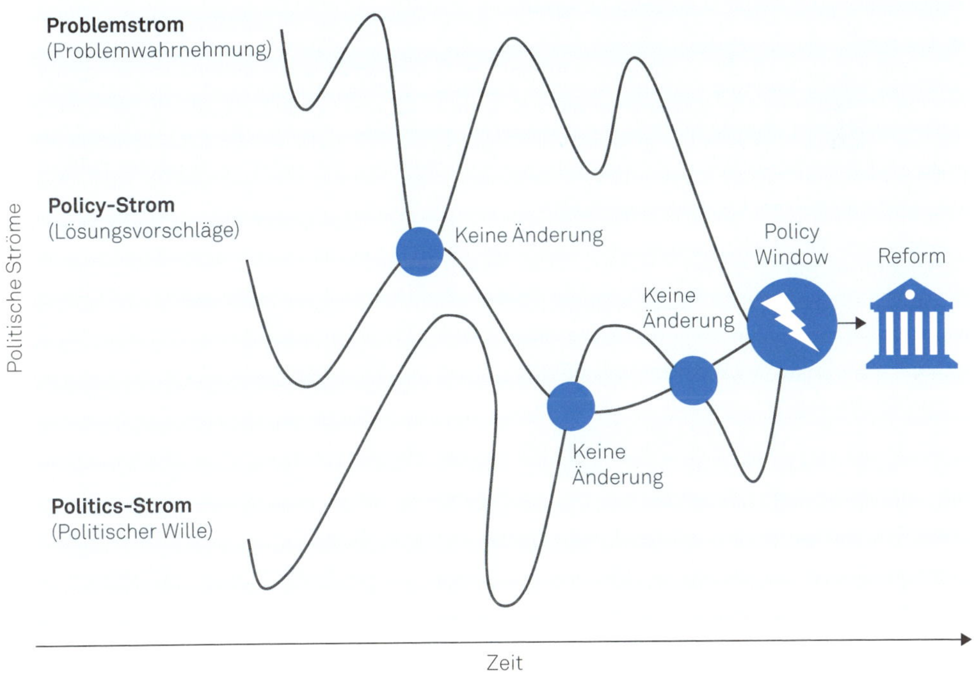

Abbildung 4-1: Verkopplung der Politikströme und Agenda Setting im Policy Window (Kingdon, 2014; modifiziert nach Buse et al., 2023, S. 125).

3. **Politics-Strom** (Stream of Politics)
   Der Politikprozessstrom umfasst die Entscheidungsprozesse im politischen Regierungsapparat und seinem angrenzenden Umfeld. Er wird beispielsweise durch die öffentliche Stimmungslage, die bestehende oder sich durch einen Regierungswechsel verändernde akteursseitige Machtverteilung oder auch durch die spezifische Stärke von Interessenorganisationen bestimmt.

Diese drei Ströme existieren – wie bereits erwähnt – relativ unabhängig voneinander und sind eher zufälliger Natur. Öffnet sich nun aufgrund eines fokussierten Ereignisses wie einer Krise oder eines Regierungswechsels ein Policy Window, so können diese drei Ströme miteinander verbunden werden. Voraussetzung ist das Auftreten eines politischen Unternehmers. Dies kann zum Beispiel ein Parteivorsitzender, ein Minister, ein Regierungschef oder ein einflussreicher Interessenvertreter sein. Dieser Policy Entrepreneur versucht nunmehr proaktiv, die drei politischen Ströme zu koppeln, um politischen Wandel herbeizuführen. Dabei nutzt er sein Einflusspotenzial in der politischen Arena, um ein Problem auf die politische Tagesordnung zu setzen. Dafür übernimmt und gestaltet er möglichst den Managementprozess in Bezug auf die verschiedenen Interessenlagen – immer mit dem Ziel verbunden, eine bestimmte politische Reform durchzusetzen.

Implikationen für die Interessenpolitik: Aus Sicht des MSA hängt die politische Einflussnahme von einem Variablenmix aus öffentlichen Problemwahrnehmungen, Interessenkonstellationen sowie Handlungskapazitäten und Ressourcen ab, dessen Ausprägung stark situativ geprägt ist und sich während eines kurzfristig öffnenden Policy Windows durch einen gewieften und einflussreichen Policy Entrepreneur (hier: Interessenvertreter) proaktiv beeinflussen lässt, bevor sich das Fenster wieder schließt (Jann & Wegrich, 2014). Gemäß des MSA kommen politische Inhalte daher weniger durch rationale Prozesse, denen eine geplante und sorgfältige Problemdefinition vorausgeht, auf die Tagesordnung, sondern werden überwiegend zufällig und situationsbezogen bestimmt. Der Interessenvertreter muss daher über möglichst viel Einfluss und Intuition verfügen und er muss ein hohes Maß an situativem Gespür entwickeln, was auch bedeutet, dass er stets nah am entscheidungsrelevanten Spielfeld seiner Arena stehen sollte. Für den Fall der Fälle muss er inhaltlich sprachfähig sein. Denn wenn sich ein politisches Fenster öffnet, muss es mit der notwendigen Anpassungsfähigkeit und Flexibilität genutzt werden; für langwierige strategische Entwicklungspläne und Abstimmungsprozesse bleibt dann oft nicht genügend Zeit. Noch besser wäre es jedoch, wenn der Interessenvertreter die Dynamik des MSA versteht und in der Lage ist, im Bedarfsfall selbst ein Policy Window zu initiieren, um die Interessen seiner Organisation zu platzieren.

Aufgabe 4-6: Gelegenheitsfenster eröffnen gesundheitspolitische Chancen

Das Policy Window wird von Lobbyisten mitunter auch als Gelegenheitsfenster (Window of Opportunity) bezeichnet, weil es auf zeitlicher Ebene Möglichkeiten eröffnet, die politische Agenda zu beeinflussen und die eigenen Interessen gezielt in die (Gesundheits-)Politik einzubringen.

- Nennen Sie ein Beispiel für eine gesundheitspolitische Veränderung, die Ihrer Meinung nach während eines Gelegenheitsfensters angestoßen wurde? Begründen Sie Ihr Beispiel und nutzen Sie den MSA zur Erläuterung.

4.6.2 Punctuated-Equilibrium-Theorie

Die Punctuated-Equilibrium-Theorie (im Weiteren: PET) ist ein weiterer relevanter Erklärungsansatz, der über die Darstellung des politischen Wandels interessante Rückschlüsse auf die Interessenvermittlung im Rahmen politischer Prozesse zulässt. Sie gibt Antworten auf das Zusammenspiel unterschiedlicher Akteure auf unterschiedlichen Ebenen - wie der Makro-, Meso- und Mikroebene - und betont die Rolle spezialisierter Untereinheiten - sogenannter Subsysteme. Damit besitzt sie eine relevante Erklärungskraft für das deutsche Gesundheitswesen, das durch eine Vielzahl institutionalisierter Teilgruppen, Gremien, Ausschüsse, Vereinigungen etc. mit überlappenden Zuständigkeiten, Kompetenzzuweisungen und Netzwerkstrukturen geprägt ist.

Die PET hat ihren Ursprung in der Evolutionstheorie und wurde insbesondere von den Wissenschaftlern James L. True, Bryn D. Jones und Frank R. Baumgartner (1999) auf die Politikforschung übertragen. Der Ansatz verbindet die kurz- und langfristige Perspektive politischen Wandels. Demnach gibt es in der Politik lange Phasen des Stillstands bzw. des politischen Versuchs, den jeweiligen Status quo aufrechtzuerhalten. Innerhalb dieser Phasen kommt es nur zu inkrementellen bzw. graduellen Anpassungen der politischen und gesetzlichen Rahmenbedingungen, u. a. auch deshalb, weil sich unterschiedliche Akteure mit ihren gegenläufigen Interessen neutralisieren bzw. arrangieren (Boushey, 2012). Einschneidende Reformen erfolgen dagegen eher abrupt. Sie werden durch relevante Umweltveränderungen, Ereignisse oder exogene Störungen ausgelöst und durchbrechen kurzfristig längere Phasen relativer Stabilität. Die PET beschreibt folglich einen dynamischen (Politik-)Prozess. Die dominante Phase graduellen Wandels und marginaler Anpassungen wird dabei als Gleichgewicht (Equilibrium) bezeichnet, während die Phase „radikaler" politischer und gesetzlicher Veränderungen mit Punctation umschrieben wird. Politik ist so gesehen ein ständiges Ringen zwischen den auf die Gleichgewichtskräfte einwirkenden stabilisierenden langfristigen und destabilisierenden kurzfristigen Einflussfaktoren (Jones & Baumgartner, 2012). Interessenpolitik ist dann einerseits das permanente und langfristige Bemühen um Ausgleich und Arrangement und andererseits der impulsive und kurzfristige Wettkampf um die Definition und Redefinition politischer Probleme einschließlich der Gestaltung der politischen Agenda. Theoretisch lässt sich dieser Prozess im Wesentlichen durch zwei Variablen erklären (Beck, 2017).

1. Variable: Die erste Erklärungsvariable ist die **Bounded Rationality** nach Herbert A. Simon (s. auch Kap. 8.2), wonach Menschen nur begrenzt rational handeln. Begründet wird das Zugrundelegen dieser Annahme in der PET damit, dass die Zahl der Problemlagen, mit denen sich die verantwortlichen Politiker und Regierungen auseinandersetzen müssen, zumeist ihre Verarbeitungskapazitäten in Form von Geld, Zeit, Personal und Wissen übersteigt. Sie werden daher ihre Aufgaben eher seriell bearbeiten, indem sie einzelne Themen priorisieren, andere nachrangig setzen oder gar ausblenden (True et al., 1999; Jones et al. 2009; Baumgartner et al., 2023).

Die Komplexität der politischen Problemlagen begünstigt zudem die Tendenz zur Spezialisierung (Sabatier, 1988). Dementsprechend werden einzelne Aufgaben in spezialisierte Untereinheiten ausgelagert, die z. B. Regierungsbehörden, Körperschaften, Ausschüsse, Arbeitsgruppen etc. sein können. Diese Arbeitsteilung ermöglicht dem verantwortlichen System die parallele Bearbeitung unterschiedlicher Sachverhalte, schafft aber zugleich parallele institutionelle Zuständigkeitsbereiche. Die so agierenden Akteure und Organisationen werden in der PET als Policy-Monopol bezeichnet. Infolge ihres spezifischen (Problemlösungs-)Mandats und ihrer spezifischen Problemsicht entwickeln Policy-Monopolen ein eigenständiges Problemverständnis, ein eigenständiges Schema, wie Probleme zu interpretieren und zu lösen sind, eigene Zielvorstellungen und sogar eine eigene Sprache (Policy Image). Diese Monopole tendieren dazu, so wie es alle Monopole tun, die Handlungsspielräume zu ihren Gunsten und zu Lasten Dritter auszunutzen, sie neigen zu Strukturverkrustung und minimieren die Möglichkeit, größerer politischer Veränderungen. Aufgaben und Themen verbleiben daher nach Möglichkeit im parallelen Bearbeitungskreis, werden punktuell für formale politische Entscheidungsprozesse und Gesetzgebungsverfahren an die zuständige Makroebene weitergeleitet, um dann zur Umsetzung wieder in das Subsystem zurückzufallen. Auf diese Weise werden einzelne Probleme zwar kurzfristig auf die Agenda der verantwortlichen Makroebene gehoben, grundsätzlich bleibt aber der Transaktionskosten sparende, arbeitsteilige Prozess einvernehmlich erhalten. Dieser ist erst dann gefährdet, wenn die Aufmerksamkeitsschwelle eines Themas so weit überschritten würde, dass aus einem permanenten Prozess ein serieller Einzelprozess wird.

2. Variable: Das Initialisieren größerer politischer Veränderungen kann – wie bereits eingangs kurz angeschnitten – unterschiedliche Gründe haben. Damit kommt die zweite Erklärungsvariable der PET ins Spiel. So können **exogene Umfeldveränderungen** wie neue Informationen oder bisher vernachlässigte Dimensionen eines Sachverhalts das gültige Problemverständnis und die bis dato gelebte Arbeitsteilung infrage stellen. Dabei führen neue Akteure oder eine veränderte mediale Aufmerksamkeit zu einer Redefinition von Problemen; sie mobilisieren von den etablierten Akteuren abweichende Interessen und Positionen und schieben diese zur individuellen bzw. seriellen Bearbeitung auf die Ebene der verantwortlichen Politiker.

Das Policy-Monopol kann sich seiner Position also nie vollends sicher sein. Denn demokratische Systeme zeichnen sich dadurch aus, dass es jeweils Akteure gibt, die zu einem bestimmten Sachverhalt ein grundsätzlich gleiches Interesse haben, aber zugleich einen unterschiedlichen Problemfokus besitzen. Diese Akteure können das Monopol medial oder lobbyistisch von außen angreifen. Es ist aber auch möglich, dass einzelne von ihnen zum Regelungsbereich des Monopols gehören – sogenannte Venues –, sodass sich innerhalb des Monopols überlappende Zuständigkeiten und Sichtweisen entwickeln. Diese können dann bei relevanten Veränderungen und Redefinitionen von Problemlagen konflikthaft aufbrechen.

Aufgabe 4-7: Gesundheitsreformen als Reflex auf gravierende Krisen

Auf der Grundlage der PET lässt sich argumentieren, dass Gesundheitspolitik aufgrund der komplexen administrativen Rahmenbedingungen und der allgemeinen politischen und korporatistischen Trägheit dazu neigt, ausgetretene Pfade zu beschreiten und allenfalls inkrementelle Reformen zu verabschieden. Diese mehr schlafmützige Stabilität wird durch gravierende Krisen gestört: Während sich die politisch Verantwortlichen auf die jeweilige Krise und ihre unmittelbaren Folgen konzentrieren, sind tiefgreifende Reformen erwartbar. Zwei der beiden schwersten gesamtwirtschaftlichen und gesamtgesellschaftlichen Krisen der letzten Jahrzehnte waren die weltwirtschaftliche Finanzkrise 2008 und die COVID-19-Krise (COVID: Coronavirus Disease) 2020 fortfolgend.

- Wählen Sie eine der beiden Krisen aus und analysieren Sie, ob und inwieweit es in der Folge zu tiefgreifenden gesundheitspolitischen Reformen gekommen ist.
- Verbindet man diese Krisen mit den Gelegenheitsfenstern des MSA, so stellt sich die Frage, ob und inwieweit Interessenakteure von entsprechenden Reformen profitieren konnten. Schauen Sie sich dazu konkret das Arzneimittel-Lieferengpassbekämpfungsgesetz aus dem Jahr 2023 an. Welche Kritikpunkte lassen sich daran formulieren?

Implikationen für die Interessenpolitik: Die Fähigkeit und Willigkeit Probleme neu zu definieren, auf sie aufmerksam zu machen und sie im Sinne einer neuen Problemidentifikation auf die politische Tagesordnung zu setzen, sind von entscheidender Bedeutung für den Erfolg einer Interessengruppe. Die Willigkeit hängt vor allem davon ab, welche Rolle die jeweilige Interessengruppe im politischen Subsystem einnimmt: Gehört sie zum Regelungsbereich des Policy-Monopols, wird sie eher auf eine Politik der kleinen, inkrementellen Schritte setzen. Grundsätzlich wird sie im eigenen Interesse versuchen, sich in das Deutungs- und Verhaltensschema des Policy-Monopols einzupassen. Öffentliche Auseinandersetzungen mit hoher Aufmerksamkeit, medialer Präsenz und inhaltlichem Reframing-Potenzial sind dann zu vermeiden, wenn nicht gar zu unterdrücken. Dabei ist stets zu berücksichtigen, dass in Demokratien unterschiedliche Interessen und Präferenzen bestehen, sodass es in den jeweiligen Politikfeldern zu unterschiedlichen PET-Dynamiken kommen kann.

Schlussendlich ist festzuhalten, dass die PET den Aspekt der öffentlichen und medialen Aufmerksamkeit für den politischen Wandel ins Spiel bringt. Denn je höher diese ist, desto größer ist der Druck auf die Politik und desto wahrscheinlicher sind abrupte politische Veränderungen und Reformen (True et al., 1999; Baumgartner et al., 2023). Damit gewinnen gleichzeitig politische Kampagnen und Öffentlichkeitsarbeit für das Lobbying an Bedeutung. Es sei zudem darauf hingewiesen, dass die PET mit ihren Policy-Monopolen und Venues zugleich Schnittstellen zur Netzwerktheorie bereitstellt.

4.6.3 Advocacy Coalition Framework

Das Advocacy Coalition Framework (im Weiteren: ACF) bzw. Advocacy-Koalitionsrahmen ist ein weiterer Erklärungsansatz für den politischen Wandel aus der Policy-Forschung (Überblick hierzu s. beispielsweiese Bandelow, 2023), der interessante Aspekte für die politische Interessenvermittlung liefert. Ursprünglich wurde der Ansatz von Paul A. Sabatier (1988) und Sabatier & Hank C. Jenkins-Smith (1993, 1999) als Alternative zur später noch näher zu erörternden Phasenheuristik mit dem Ziel konzipiert, langfristige Politikveränderungen zu erklären, die eine zeitliche Perspektive von mindestens einem Jahrzehnt umfassen. Dieser lange Zeitraum ist auch deshalb relevant, weil er die Bedeutung von Wertvorstellungen und Überzeugungen für den politischen Entscheidungsprozess einfasst (Bandelow, 1999).

Wie der Name des Ansatzes bereits andeutet, stellt das Zustandekommen politischer Koalitionen einen zentralen Hebel für politischen Wandel und ergänzend für die Interessenvermittlung dar. Der Fokus liegt dabei zunächst auf kleinen Gruppen politischer Akteure (politische Eliten), die ähnlich wie bei der Netzwerkanalyse sowohl staatlicher als auch nicht staatlicher Natur sein können. Darüber hinaus können Koalitionen über mehrere Ebenen des politischen Systems gebildet werden (Bandelow, 1999). Dementsprechend ist der ACF auch gut auf das Gesundheitswesen mit seinen etablierten Akteurskonstellationen übertragbar (Hornung & Bandelow, 2020).

Der Ansatz umfasst einige Annahmen und Kernaussagen, die hier im Weiteren vereinfacht dargelegt werden (Bandelow, 1999, 2023; Bandelow et al., 2019):

1. Der ACF geht davon aus, dass politische Eliten sich in ihrem Verhalten von ihren Überzeugungen, sogenannten Belief-Systemen, leiten lassen – was zugleich bedeutet, dass Politik nicht primär dem Selbstzweck des Machterhalts unterliegt. Dabei wird unterschieden zwischen einem
   (a) normativ und ontologisch axiomatisch geprägten Hauptkern, der sehr stabil und kaum wandelbar ist, einem
   (b) Policy-Kern, der fundamentale Positionen und grundlegende Strategien zur Erreichung von (a) in Bezug auf das jeweilige Politikfeld umfasst – hier sind Einstellungsänderungen schwierig, aber nicht ausgeschlossen – und einem

(c) sekundären Bereich, der sich auf instrumentelle Entscheidungen und Informationen zur Durchsetzung von (b) bezieht. Diese sekundären Aspekte sind relativ leicht gestaltbar und Gegenstand administrativer und gesetzgeberischer Prozesse sowie interessenpolitischer Einflussnahme.

2. Es wird angenommen, dass sich innerhalb der Policy-Subsysteme, zu denen im ACF diejenigen Akteure und Organisationen zusammengefasst werden, die sich proaktiv mit Policy-Fragen und -Problemen befassen, sogenannte Advocacy-Koalitionen entwickeln. In diesen Koalitionen schließen sich Akteure mit gemeinsamen normativen und kausalen Vorstellungen zusammen. Hauptkriterium für den Zusammenschluss sind nach dem Ansatz nicht allein eigennützige politische Ziele und Interessen, sondern es sind die Wertvorstellungen und Einstellungen der einzelnen Akteure, die das Zusammenwirken maßgeblich befördern. Und dies gilt unabhängig von der jeweiligen politischen Ebene, sodass eine spezifische Koalition aus sehr unterschiedlichen, institutionell verankerten Personen und Organisationen bestehen kann. Die in der Koalition zusammenwirkenden Akteure werden ihre Positionen abstimmen, um durch ein möglichst einheitliches Auftreten die Chancen zur Durchsetzung ihrer politischen Interessen zu erhöhen. Im Rahmen eines diskursiven Kommunikationsprozesses, der im vereinfachten Sinne das Streiten und eben nicht das Aushandeln politischer Probleme beinhaltet, werden sich die in der jeweiligen Koalition vorherrschenden Wertvorstellungen (Core Beliefs) im Laufe der Zeit angleichen und stabilisieren. Die Akteure teilen dann politische Kernüberzeugungen (Policy Beliefs), die sie in der Regel nicht mehr in Frage stellen und die daher in der Folge nur noch schwer veränderbar sind, während sie sich in ihren sekundären Zielen durchaus noch unterscheiden können. In jedem politischen Subsystem bilden sich laut ACF mit wenigen Ausnahmen mehrere Advocacy-Koalitionen mit einem übereinstimmenden, stabilen Belief-System heraus. Dieses System umfasst einerseits ihre Wertvorstellungen und andererseits ihre Kernüberzeugungen. Zwischen den einzelnen Koalitionen entwickeln sich in der Folge sogenannte Policy Broker. Mit Blick auf das Gesamtinteresse eines Subsystems vermitteln sie zwischen den Akteuren und fördern hinsichtlich der politischen Entscheidungsfindung den Angleichungsprozess im Bereich der sekundären Überzeugungen.

3. In politischen Subsystemen sind Lernprozesse zwischen Koalitionen durch Kognition, soziale Interaktion, Nutzung neuen Wissens etc. möglich. Dadurch können sich normative (Handlungs-)Ansätze politischer Programme verändern. Policy-orientiertes Lernen gilt daher als wichtige Voraussetzung für größere Reformen. Allerdings sind aufgrund der großen Stabilität von Belief-Systemen in der Regel hohe Lernhürden zu überwinden. Ein zweiter Pfad für Politikveränderungen stützt sich daher im ACF – wie auch in früheren Politikfeldansätzen – auf Faktoren wie externe Ereignisse oder Schocks.

Implikationen für die Interessenpolitik: Der ACF stellt einige wichtige Impulse für die Interessenvermittlung bereit. Schauen Sie sich dazu zunächst das Fallbeispiel in der Infobox 4-3 an.

Infobox 4-3: Fallbeispiel gesundheitspolitische Belief-Systeme im Gesundheitswesen und die Rolle des Sachverständigenrates

Für das deutsche Gesundheitswesen lassen sich, wie in Kap. 7.1 ausgeführt wird, zwei wesentliche Belief-Systeme identifizieren, die die Basis für die gesundheitspolitischen Normierungen und Wertvorstellungen der etablierten Gesundheitsakteure und ihrer Netzwerke (Subsysteme) vorgeben. Das eine ist eher ökonomisch-wettbewerblich, das andere eher gesundheitswissenschaftlich-interventionistisch geprägt. Die gesundheitspolitische Nutzung beider Systeme hat sich im Laufe der Zeit gewandelt: Von einer schwerpunktmäßig ökonomischen Ausrichtung, in der sich die Gesundheitsakteure und Verbände reform-, organisations- und interessenpolitisch vorrangig kontrovers mit der wettbewerblichen Ausgestaltung des Gesundheitswesens auseinandersetzten, hin zu einem realpolitischen und gesundheitswissenschaftlichen Diskursraum mit Inhalten wie Kooperation, Versorgungsqualität, Bedarfsgerechtigkeit, Fachkräftemangel, Work-Life-Balance oder Prävention. Dieser Paradigmenwechsel im gesundheitspolitischen Diskurs ist begleitet von Lernprozessen, in denen beispielsweise die Grenzen des selektiven Kontrahierens aufgezeigt wurden, oder sich die internen Schwierigkeiten und Widersprüche offenbarten, Körperschaften wie die Krankenkassen wettbewerblich auf Effizienz zu trimmen. In der Logik des ACF werden Belief-Systeme ganz wesentlich durch Wissen beeinflusst, das von außen eingebracht wird, beispielsweise durch den Sachverständigenrat, der als externer Akteur den internen Akteuren neues Wissen für Policy-orientiertes Lernen zur Verfügung stellt. Nimmt man diese Perspektive ein und blickt auf die Schwerpunkte der SVR-Gutachten, so zeigt sich eine gewisse Parallelität im Wandel der Belief-Systeme. So hatte der SVR Mitte der 2000er Jahre die bestehenden korporatistischen Modelle als nicht grundsätzlich durch Wettbewerb ersetzbar definiert und in seinen weiteren Gutachten verstärkt auf Themen wie Kooperation, Koordination, Integration, bedarfsgerechte Versorgungssteuerung, Resilienz etc. gesetzt.

Aufgabe 4-8: Was lernt Interessenpolitik aus dem ACF?

Nachdem Sie das Fallbeispiel (Infobox 4-3) gelesen haben:

- Welche Lehren können Interessenvertreter daraus ziehen?

Lassen Sie sich bei der Beantwortung dieser Frage von den folgenden Teilfragen leiten:

- Haben Interessenvertreter relevante Möglichkeiten, zum politischen Lernen beizutragen, oder sind sie eher Beobachter?
- Sollen sie sich bei der Platzierung ihrer spezifischen Interessen an den Belief-Systemen ausrichten oder müssen sie das sogar? Und wenn ja, was bedeutet das für sie?

Aufgabe 4-9: Ergänzen Sie Ihr Wissen zum ACF mit Blick auf die Gesundheitspolitik

Lesen Sie den Beitrag von Hornung & Bandelow (2020): The programmatic elite in German health policy: Collective action and sectoral history, online verfügbar unter: https://doi.org/10.1177/0952076718798887

- Überprüfen Sie noch einmal Ihre Antworten zur vorherigen Aufgabe 4-8. Welche zusätzlichen Erkenntnisse haben Sie gewonnen?

4.6.4 Exkurs: Issue Attention Cycle

Der Multiple-Streams-Ansatz nennt als Ursache für die Entstehung politischer Probleme u. a. fokussierte Ereignisse, zu denen z. B. Krisen, Unfälle oder andere prägnante Ereignisse zählen und die, wie beispielsweise die Corona-Krise gezeigt hat, die Kraft haben können, neue Agenden im Rahmen eines Politikzyklus anzustoßen. Damit ist zugleich die Schnittstelle zum Issue Attention Cycle markiert, der sich in längerfristiger Perspektive mit sogenannten Themen- und Wahrnehmungskonjunkturen einzelner Issues beschäftigt. Dieser ist zwar im engeren Sinne nicht originär der Policy-Forschung zuzurechnen, er kann aber mit Fokus auf die Steuerung und das Management des politischen Interessenvermittlungsprozesses wichtige Hilfestellungen geben, indem er aufzeigt, wie sich Themenkarrieren entwickeln. Insofern birgt er ein vielversprechendes und relevantes Weiterentwicklungspotenzial für die Policy-Forschung (Gupta & Smith, 2015) und wird als (Management-)Methode der Public Affairs

(z. B.: Liebl, 2000; Röttger, 2021) anwendungsorientiert eingesetzt (s. auch Kap. 9.6.2).

Einer der ursprünglichen Erklärungsansätze geht auf den Politikwissenschaftler Anthony Downs (1972) zurück. In seinem Aufsatz beschreibt er erstmals den Lebenszyklus eines Issues im Kontext von Umweltproblemen und krisenhaften Herausforderungen. Konkret unterscheidet er zwischen Krisen, symbolischen Krisen, Problemen und Nicht-Problemen. Er stellt die zentrale Frage, wann und wie lange die Öffentlichkeit einer bestimmten Krise bzw. einem Problem Aufmerksamkeit widmet. Ausgangspunkt ist die These, dass „public perception of most crises ... does not reflect changes in real conditions as much as it reflects the operation of a systematic cycle of heightening public interest and increasing boredom with major issues“ (Downs, 1972, S. 39). Ausgehend von dieser Aussage entwickelt er den Issue Attention Cycle, der in seiner ursprünglichen Form fünf Phasen durchläuft (Abbildung 4-2):

1. **(Vor-)Problem-Phase.** Es besteht eine (gesellschaftspolitisch) unbefriedigende Situation, die aber noch keine große öffentliche Aufmerksamkeit erregt hat. Das Problem (Issue) existiert zwar, verbleibt aber in nicht öffentlichen Kreisen von Fachexperten oder Interessengruppen.
2. **Alarmistische Phase.** Aufgrund von Krisen oder anderen Ereignissen gewinnt das Thema in der Öffentlichkeit an Aufmerksamkeit mit der Konsequenz, dass eine „euphorische Diskussion“ über Problemlösungen und Gegenmaßnahmen einsetzt.
3. **Kostenrealisierungsphase von Lösungsstrategien.** Es entwickelt sich ein öffentliches Bewusstsein für Kosten, Aufwand und Zeitbedarf möglicher Lösungsstrategien. Vor allem werden Zielkonflikte zwischen bestehenden Regelungen und Bedingungen und den diskutierten Alternativen offengelegt.
4. **Phase des allmählich abnehmenden öffentlichen Interesses.** Häufig stellt sich als Ergebnis der Diskussion in Phase 3 Ernüchterung oder gar Resignation ein. Die Öffentlichkeit erkennt, dass Lösungen nicht einfach und kurzfristig möglich sind. Einige Menschen fühlen sich durch die öffentlich angeregten Veränderungen sogar bedroht und wenden sich vom Thema ab, andere sind des Themas überdrüssig. Es entsteht Raum für Konkurrenzthemen, die eine neue Phase des Issue Attention Cycle einleiten.
5. **(Nach-)Problem-Phase.** Das Issue verschwindet von der öffentlichen Agenda. Es löst sich aber in der Regel nicht endgültig auf, sondern kann jederzeit durch ein einschneidendes Ereignis zu einem späteren Zeitpunkt wieder aufflammen. In der Nachproblemphase wird das jeweilige Thema mehr oder weniger intensiv in internen Zirkeln weitergeführt. Gegebenenfalls werden die zuvor diskutierten Lösungsvorschläge in Maßnahmen überführt und umgesetzt.

So gesehen durchläuft ein Issue eine Art Lebens- bzw. Konjunkturzyklus, der entlang einer Zeitachse unterschiedliche Stadien der Aufmerksamkeit (Awareness) erreicht, die häufig zudem mit einer unterschiedlichen Wichtigkeit (Salienz) des jeweiligen Issues einhergehen: Beginnend mit einer Phase geringer öffentlicher Bedeutung steigt die Aufmerksamkeit dann mit zunehmender Sichtbarkeit des Problems sukzessive an und kulminiert in einer Krise. Mit den darauffolgenden Lösungsmechanismen verschwindet das Thema wieder allmählich aus dem Fokus der Öffentlichkeit. Die „Euphorie“ für das Thema nimmt ab, wobei sie in der Regel nicht endgültig verschwindet, sondern jederzeit wieder einsetzen kann.

Implikationen für die Interessenpolitik: Diese Entwicklung eines Issues entspricht einer spezifischen Themenkarriere und ist für die Interessenvermittlung im Rahmen des Agenda Setting bedeutsam (s. Kap. 8.3.2). Denn ähnlich wie beim Multiple-Streams-Ansatz exisitiert auch beim Issue Attention Cycle ein besonders vorteilhaftes Zeitfenster für die Politikgestaltung und -beeinflussung, während sich im weiteren Zeitablauf die eigenen Möglichkeiten und Handlungsspielräume zunehmend verengen.

Dies ist jedoch nur einer von mehreren Erkenntnisaspekten, die der Issue Attention Cycle für die Interessenpolitik bereitstellt. Übergreifend besagt er, dass die Interessenpolitik erstens ihr Umfeld systematisch beobachten muss, denn Lobbying ist nicht nur eine Frage der eigenen Issues, sondern auch der Issues und Deutungsmacht von Konkurrenten und anderen relevanten Umweltakteuren. Zweitens sollte Interessenpolitik möglichst schon in der Vorphase eines potenziellen Issues selbst aktiv werden und das Thema managen. Auch wenn Issues klassischerweise Probleme sind, die von außen an eine Organisation herangetragen werden, können die gewonnenen Erkenntnisse über den Verlauf einer Themenkarriere durchaus für eine proaktive Interessenpolitik genutzt werden. In diesem Sinne muss dann ein Issue Raiser – also jemand, der das Thema proaktiv vorantreibt – das Heft des Handelns in die Hand nehmen (Köppl, 2017).

Mit abermaligem Blick auf Abbildung 4-2 gilt grundsätzlich: Je früher eine Interessenorganisation aktiv wird, desto größer ist der eigene Handlungsspielraum gegenüber der Politik und desto größer sind die Chancen, ein Problem zu bewältigen und die Deutungshoheit darüber zu gewinnen (Buchholz, 1992; Liebl, 2000). Dies bedeutet zugleich, desto eher ergeben sich Gelegenheiten und Chancen, die eigenen Interessen zum richtigen Zeitpunkt bei den relevanten Entscheidungsträgern zu platzieren. Je später hingegen die Einflussnahme erfolgt, desto eher verselbstständigt sich ein Thema bzw. verfestigt sich das öffentliche Meinungsbild. Die Kosten und der Aufwand, einen Sachverhalt interessenpolitisch spürbar zu beeinflussen, werden also umso größer, je später das Thema proaktiv gesteuert wird. Schließlich weist der Issue Attention Cycle darauf hin, dass ein Issue auch dann noch interessenpolitisch Relevanz besitzt, wenn es allmählich aus der öffentlichen Aufmerksamkeit verschwindet. Denn, wenn ein Issue fortgeschritten ist, dann gerät es immer stärker in den Lichtpegel der Entscheidungsträger und desto stärker ist die Suche nach Lösungen. Die Aufgabe der Interessenpolitik in dieser Phase ist es, die Lösungsfin-

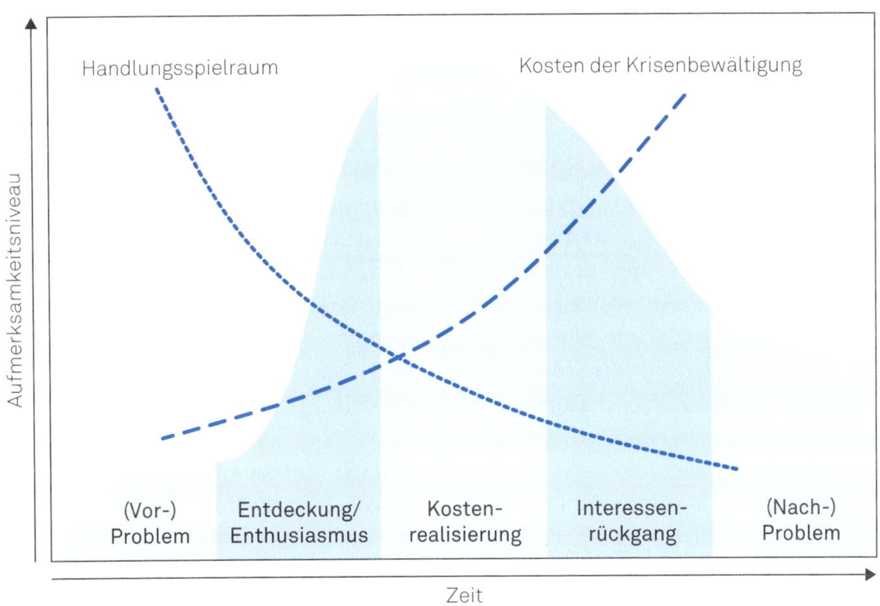

Abbildung 4-2: Verlauf eines Issues (nach Downs, 1972; Liebl, 2000, S. 22).

dung mitzugestalten, was aber wiederum mit hohen Kosten verbunden ist, wenn die Weichen nicht frühzeitig gestellt wurden und erneut die These stützt, Probleme möglichst frühzeitig zu einzufangen. Form und Ausprägung der Interessenpolitik sind folglich immer auch vom Entwicklungsstand eines Themas abhängig.

4.7 Theoriezusammenführung und weitere interdisziplinäre Schnittstellen

Die bisher vorgestellten dominanten theoretischen Ansätze zur Interessenvermittlung sind in Tabelle 4-2 zusammengefasst. Ein Blick darauf macht deutlich, wie unterschiedlich die inhaltlichen Stoßrichtungen der einzelnen Ansätze sind. Gemeinsam ist ihnen der Versuch, einerseits die Rolle der Interessenvermittlung sowohl unter demokratischen als auch marktlichen Gesichtspunkten zu erklären und andererseits das Akteursverhalten der Interessengruppen sowie ihr Verhältnis zu den staatlichen Institutionen herauszuarbeiten. Von einem homogenen Theoriegerüst kann jedoch nicht im Entferntesten die Rede sein: Ein generell gültiger Erklärungsrahmen für Interessenvermittlung im Allgemeinen und daraus abgeleitet für Gesundheitspolitik im Besonderen existiert nicht.

Wie bereits eingangs dargelegt, ist das Themenfeld der Interessenpolitik durch Multidisziplinarität gekennzeichnet. Vor diesem Hintergrund wurden in diesem Kapitel nur die der Verbändeforschung naheliegenden Erklärungsansätze und ausgewählte Konzepte der Politikfeldanalyse mit Bezug auf den politischen Wandel vorgestellt. Darüber hinaus gibt es jedoch weitere Forschungszweige, die ergänzende (Teil-)Aspekte zum Charakter der Interessenvermittlung beschreiben oder einen alternativen Blick darauf werfen und die an anderer Stelle und in anderen Kontexten dieses Bandes anwendungs- oder fallbezogen gegebenenfalls aufgegriffen und vertieft werden sollen. Im Einzelnen sind dies:

Vergleichende staatstheoretische Forschung: Auch sie ist der Politikfeldanalyse zuzuordnen und beschäftigt sich vom Grundsatz her ebenfalls mit dem politischen Wandel. Ihr analytischer Fokus liegt jedoch stärker auf der Erklärung von Regierungs- und Parteipolitik auf der Makroebene: Versteht man Parteien in diesem Zusammenhang als eine Art „demokratisch legitimierte Interessengruppe“, so sind sie bei der Beschreibung von Interessenpolitik noch einmal gesondert zu berücksichtigen. Dies wird später im Zusammenhang mit den konzeptionellen gesundheitspolitischen Grundlagen einzelner Parteien nochmals erörtert, wobei der dabei schwerpunktmäßig herangezogene vergleichende staatstheoretische Ansatz, der der Parteiendifferenzlehre ist (s. Kap. 7.3).

Kommunikationstheorie: Die exponierte Bedeutung der Kommunikation für die Interessenvermittlung wurde in diesem Kapitel mehrfach betont, so beispielsweise beim Issue Attention Cycle oder im Rahmen der Netzwerktheorie. Bezüglich der Netzwerke wurde sogar davon gesprochen, dass sie sich aus Kommunikation konstituieren und mit ihr verändern. Schussendlich erfolgt die Vermittlung nahezu jeglicher Interessen über Kommunikation. Kommunikation und Interessenvermittlung sind folglich auf engste miteinander verwoben und damit auch die Kommunikationstheorie und ihre Anwendung als Methodik des Lobbyings, so etwa besonders ausgeprägt beim Agenda Setting interessenpolitisch relevanter Gesundheitsthemen bzw. -Issues (s. Kap. 8.3.2) und ganz grundsätzlich für deren professionelles Prozessmanagement (s. Kap. 9.6). Kommunikation ist in diesem Kontext, wie in Kap. 2.4 definiert, nicht nur Mittel, sondern zugleich Politik selbst (Donges & Jarren, 2022).

Demokratietheoretische Ansätze: Im Rahmen der Ansätze der Demokratietheorie wird die Beteiligung der Öffentlichkeit bzw. spezifischer der Zivilgesellschaft an der politischen Entscheidungsfindung und Interessenvermitt-

Tabelle 4-2: Ausgewählte Theorien der Interessenvermittlung im Überblick (unter Verwendung von Sebaldt & Straßner, 2004, S. 57 f.; Michalowitz, 2007, S. 37 ff.).

Theorien/Erklärungsansätze	Interessenbezogenes Akteursverständnis	Interessenbezogene Kernthesen/Beschreibungen
Pluralismus	Staat-Verbände-Beziehungen	Alle Interessen sind prinzipiell organisierbar und stehen in einem offenen, ausgleichenden Wettbewerb zueinander: **demokratisch legitimierter, gemeinwohlorientierter Wettbewerb**
Korporatismus	Staat-(institutionenbezogene) Verbände-Beziehungen	(Interessen-)Politik ist das Ergebnis eines Aushandlungsprozesses, wobei der Staat ausgewählten, repräsentativen Gruppen institutionelle Zugänge und Teilhabe gewährt: **korporatistischer Austausch**
Netzwerkanalyse	Bereichs- und themenspezifische Akteursbeziehungen	Interessen sind je nach Thema und Politikfeld unterschiedlich in geschlossenen bis offenen informellen Netzwerken zur Sicherung und Durchsetzung akteursspezifischen Einflusses organisiert: **kartellähnlicher (Nicht-)Wettbewerb**
Dritter-Sektor-Ansatz	Staat-(gemeinwohlorientierte) Verbände-Beziehungen	Interessenpolitik zielt als Scharnier zwischen Staat und Markt auf gesellschaftliche Belange und ist über zivilgesellschaftliche Partizipation und bürgerschaftliches Engagement ehrenamtlich organisiert: **gemeinwohlorientierte Kooperation und demokratische Partizipation**
Public-Choice-Theorie	Rationale und strategische Beziehungen zwischen handelnden Akteuren	Interessenpolitik wird unter den gegebenen rechtlichen und institutionellen Rahmenbedingungen nutzen- und gewinnoptimiert umgesetzt und durch Informationsaustausch und strategische Abwägungen zielorientiert organisiert: **politischer Wettbewerb**
Politikfeldanalyse	Situationsbezogene, opportunistische oder heuristische Akteursbeziehungen	Interessenpolitik vollzieht sich im Kontext politischer Entwicklungen und Normen durch situations- und pfadabhängige Aushandlungen sowie Diskurs- und Lernprozesse: **politischer Wandel durch Krisen und Aushandlung**

lung gefordert. Die damit verbundenen gemeinwohlorientierten Problemlösungsansätze sind zwar keine originäre Facette der Interessenpolitik, dennoch können die dahinterstehenden Vorstellungen, Haltungen und Werte indirekt auf die Politik und ihre Entscheidungen einwirken. Dies wurde hier bereits im Rahmen der Theorie des Dritten Sektors zum Ausdruck gebracht und wird im Folgenden auch im Zusammenhang mit gesundheitspolitischen Konzeptionen – hier insbesondere der Gesundheitspolitik im weiteren Sinne – spürbare Beachtung finden (s. Kap. 7.1.2).

Theorien der politischen Entscheidungsfindung: Wie politische Entscheidungen zustande kommen und wie sie beeinflusst werden, ist aus Sicht der Interessenpolitik grundsätzlich von hohem Erkenntniswert. Daher spielen Entscheidungstheorien an den entsprechenden Stellen dieses Bandes eine hervorgehobene Rolle (s. insbesondere Kap. 8.2). Dabei sind die entscheidungstheorischen Erklärungsansätze selbst recht vielfältig und weisen Schnittstellen zur Rationalanalytik, zur Bounded Rationality, zur Verhaltensökonomik oder auch zur Organisations- und Evolutionstheorie auf.

Zusammenfassend ist festzuhalten, dass die Ansätze und theoretischen Bezüge zur Interessenvermittlung, insbesondere wenn man sie vor dem Hintergrund politikwissenschaftlicher Theorien, Konzepte und Methoden reflektiert, so vielfältig sind, dass sie sich kaum überschauen lassen. Es erscheint auch nicht sinnvoll, die Politikansätze vollständig abzubilden, zumal sie aus ökonomischer Perspektive teilweise eine Form von politischem l'art pour l'art vermitteln und in ihrer häufig heuristischen Anlage die Realität eher ideologisch verknoten und verknäueln als handlungsnahe, umsetzungsorientierte Lösungsoptionen und -strukturen bereitzustellen.

Insofern wird im Weiteren schwerpunktmäßig mit den hier vorgestellten und in Tabelle 4-2 zusammengefassten Erklärungsansätzen zur Interessenvermittlung gearbeitet. Anwendungsbezogen werden sie jeweils mit Bezug auf das Gesundheitswesen aufgegriffen und gegebenenfalls ergänzt. Zuvor soll jedoch in Kap. 5 ein analytischer Blick auf eine bisher kaum beachtete Dimension geworfen werden, nämlich die der Macht.

Aufgabe 4-10: Theorieabgeleitete Konsequenzen für die Interessenvermittlung – Ergänzung zur Aufgabe 3-4

Schauen Sie sich bitte nochmals die Aufgabe 3-4 an. Dort sollten Sie eine Liste von Vor- und Nachteilen erstellen, die sich für die Ausgestaltung der Gesundheitspolitik infolge eines breiten Spektrums an Interessengruppen ergeben. In diesem Kapitel haben Sie theoretische Ansätze zur Erklärung von Interessenpolitik kennengelernt. Hat sich an Ihrem Verständnis zur Interessenpolitik etwas verändert? Bitte ergänzen oder ändern Sie Ihre Liste entsprechend.

Literatur

Alemann, U. von (1989). *Organisierte Interessen in der Bundesrepublik* (2. Aufl.). VS Verlag für Sozialwissenschaften.

Alemann, U. von (2000). Vom Korporatismus zum Lobbyismus? Die Zukunft der Verbände zwischen Globalisierung, Europäisierung und Berlinisierung. *Aus der Politik und Zeitgeschichte, 50*(B 26–27), 3–6.

Bandelow, N.C. (1999). *Lernende Politik: Advocacy-Koalitionen und politischer Wandel am Beispiel der Gentechnologiepolitik*. Berlin. https://nbn-resolving.org/urn:nbn:de:0168-ssoar-6696

Bandelow, N.C. (2023). Advocacy Coalition Framework: Grundlagen, Kernaussagen und Anwendungsmöglichkeiten. In G. Wenzelburger & R. Zohlnhöfer (Hrsg.), *Handbuch Policy-Forschung* (2. Aufl., S. 277–297). Springer VS.

Bandelow, N.C., Vogeler, C.S., Hornung, J., Kuhlmann, J. & Heidrich, S. (2019). Learning as a necessary but not sufficient condition for major health policy change: A qualitative comparative analysis combining ACF and MSF. *Journal of Comparative Policy Analysis, 21*(2), 167–182.

Baumgartner, F.R., Jones, B.D. & Mortensen, P.R. (2023). Punctuated-Equilibrium Theory: Explaining Stability and Change in Public Policymaking. In C.M. Weible (Ed.), *Theories of the Policy Process* (5th ed., eBook). Routledge. https://doi.org/10.4324/9781003308201-4

Beck, St. (2017). *Digital Health Affairs: Voraussetzungen für politischen Wandel im Gesundheitswesen* [Dissertation, Niedersächsische Staats- und Universitätsbibliothek Göttingen]. eDiss Open Access. https://ediss.uni-goettingen.de/handle/11858/00-1735-0000-002B-7D33-7?show=full

Becker, G.S. (1983). A theory of competition among pressure groups for political influence. *The Quarterly Journal of Economics, 98*(3), 371–400. https://doi.org/10.2307/1886017

Berg, H., Cassel, D. & Hartwig, K.-H. (2007). Theorie der Wirtschaftspolitik. In T. Apolte, D. Bender, H. Berg, D. Cassel, M. Erlei, H. Grossekettler, K.-H. Hartwig, L. Hübl, W. Kerber, V. Nienhaus, N. Ott,

J. Siebke, H.-D. Smeets, H. J. Thieme & U. Vollmer (Hrsg.), *Vahlens Kompendium der Wirtschaftspolitik und Wirtschaftstheorie* (Bd. 2, 9. Aufl., S. 243–368). Vahlen.

Blum, S. & Schubert, K. (2018). *Politikfeldanalyse: Eine Einführung* (3. Aufl.). Springer VS.

Boroch, W. & Matusiewicz, D. (2016). Vierfelder-Matrix der Markenpositionierung von gesetzlichen Krankenkassen. *Zeitschrift für die gesamte Versicherungswissenschaft, 105*(2), 131–147. https://doi.org/10.1007/s12297-016-0337-y

Boushey, G. (2012). Punctuated equilibrium theory and diffusion of innovation. *Policy Studies Journal, 40*(1), 127–146. https://doi.org/10.1111/j.1541-0072.2011.00437.x

Breyer, F., Zweifel, P. & Kifmann, M. (2013). *Gesundheitsökonomik* (6. Aufl.). SpringerGabler.

Buchanan, J. M. & Tullock, G. (1962). *The calculus of consent*. University of Michigan Press.

Buchanan, J. M., Tollison, R. D. & Tullock, G. (Eds.). (1980). *Toward a theory of rent-seeking society*. Texas A&M University Press.

Buchholz, R. A. (1992). *Business environment and public policy*. Prentice-Hall.

Buse, K., Mays, N., Colombini, M., Fraser, A., Khan, M. & Walls, H. (2023). *Making Health Policy* (3rd ed.). McGraw-Hill Education – Open University Press.

Cohen, M. D., March, J. G. & Olsen, J. P. (1972). A garbage can model of organizational choice. *Administrative Science Quarterly, 17*(1), 1–25. https://doi.org/10.2307/2392088

Dehling, J. & Schubert, K. (2010). *Ökonomische Theorien der Politik*. VS Verlag für Sozialwissenschaften.

Donges, P. & Jarren, O. (2022). *Politische Kommunikation in der Mediengesellschaft. Eine Einführung* (5. Aufl.). Springer VS. https://doi.org/10.1007/978-3-658-37079-4

Dostal, J. (2009). *Low-Interest Markt gesetzliche Krankenversicherung* [Pressemitteilung]. Verfügbar unter https://www.openpr.de/news/296540/Low-Interest-Markt-gesetzliche-Krankenversicherung.html

Dowding, K. (2001). There must be an end to confusion: Policy networks, intellectual fatigue, and the need for political science methods. *Political Studies, 49*(1), 89–105. https://doi.org/10.1111/1467-9248.00304

Downs, A. (1957). *An economic theory of democracy*. Harper & Brothers.

Downs, A. (1965). A theory of bureaucracy. *The American Economic Review, 55*(1/2), 439–446.

Downs, A. (1972). Up and down with ecology: The ‚issue-attention' cycle. *Public Interest, 28* (Summer), 38–50.

Dye, Th. S. (1976). *Policy analysis: What government do, why they do it, and what differences it makes*. The University of Alabama Press.

Etzioni, A. (1999). *Die Verantwortungsgesellschaft: Individualismus und Moral in der heutigen Gesellschaft*. Suhrkamp.

FES (Friedrich-Ebert-Stiftung). (2001). *Teildokument: Sozialpolitik als Politikfeld*. Verfügbar unter https://library.fes.de/fulltext/asfo/00980003.htm

Fraenkel, E. (2011). *Deutschland und die westlichen Demokratien* (9. Aufl.). J. B. Metzler Verlag.

Frey, B. S. (1974). Entwicklung und Stand der Neuen politischen Ökonomie. In H.-P. Widmaier (Hrsg.), *Politische Ökonomie des Wohlfahrtsstaates: Eine kritische Darstellung der neuen politischen Ökonomie* (S. 31–63). VS Verlag für Sozialwissenschaften.

Frey, B. S. (1990). *Ökonomie ist Sozialwissenschaft: Die Anwendung der Ökonomie auf neue Gebiete*. Vahlen.

Galbraith, J. K. (1964). *American capitalism: The concept of countervailing power*. Houghton Mifflin Company.

Geene, R., Köckler, H. & Trojan, A. (2022). Gesundheitsfördernde Gesamtpolitik/Healthy Public Policy. In Bundeszentrale für gesundheitliche Aufklärung (BZgA) (Hrsg.), *Leitbegriffe der Gesundheitsförderung und Prävention. Glossar zu Konzepten, Strategien und Methoden*.

Gormley, W. T. (1986). Regulatory issue networks in a federal system. *Polity, 18*(4), 595–620. https://doi.org/10.2307/3234884

Grossman, G. M. & Helpman, E. (2001). *Special interest politics*. MIT Press.

Gupta, K. & Jenkins-Smith, H. (2015). Anthony Downs: Up and down with ecology: The ‚issue-attention' cycle. In *Oxford Handbook of Political Economy*. Oxford University Press. Verfügbar unter https://gwern.net/doc/sociology/2015-gupta.pdf https://doi.org/10.1093/oxfordhb/9780199646135.013.34

Heclo, H. (1978). Issue networks and the executive establishment. In A. King (Ed.), *The American Political System* (S. 87–124). W. W. Norton & Company.

Hornung, J. & Bandelow, N. C. (2020). The programmatic elite in German health policy: Collective action and sectoral history. *Policy & Politics, 35*(3). https://doi.org/10.1177/0952076718798887

Hüttemann, B. (2019). Ein und dasselbe Chamäleon: Zivilgesellschaft und Lobbyismus im europäischen Mehrebenensystem. *EU-in-Brief, 1*, 1–29.

Jann, W. & Wegrich, K. (2014). Phasenmodelle und Politikprozesse: Der Policy-Cycle. In K. Schubert & N. C. Bandelow (Hrsg.), *Lehrbuch der Politikfeldanalyse* (3. Aufl., S. 97–105). De Gruyter Oldenbourg.

Jones, B. D. & Baumgartner, F. R. (2012). From there to here: Punctuated equilibrium to the general punctuation thesis to a theory of government information processing. *Policy Studies Journal, 40*(1), 1–19. https://doi.org/10.1111/j.1541-0072.2011.00431.x

Jones, B. D., Baumgartner, F. R., Breunig, C., Wlezien, C., Soroka, S., Foucault, M. & Walgrave, S. (2009). A general empirical law of public budgets: A comparative analysis. *American Journal of Political Science, 53*(4), 855–873. https://doi.org/10.1111/j.1540-5907.2009.00405.x

Kickbusch, I. & Hartung, S. (2014). *Die Gesundheitsgesellschaft: Konzepte für eine gesundheitsförderliche Politik*. Verlag Hans Huber.

Kingdon, J. W. (2014). *Agendas, alternatives, and public policy* (2nd ed.). Pearson.

Kirsch, G. (2004). *Neue Politische Ökonomie* (5. Aufl.). Lucius & Lucius. https://doi.org/10.36198/9783838582726

Köppl, P. (2017). *Advanced Power Lobbying: Erfolgreiches Public Affairs in Zeiten der Digitalisierung*. Linde Verlag.

Leif, Th. & Speth, R. (2003). Anatomie des Lobbyismus: Einführung in eine unbekannte Sphäre der Macht. In Th. Leif & R. Speth (Hrsg.), *Die stille Macht: Lobbyismus in Deutschland* (S. 7–32). Westdeutscher Verlag.

Leif, Th. & Speth, R. (2006). Die fünfte Gewalt – Anatomie des Lobbyismus. In Th. Leif & R. Speth (Hrsg.), *Die fünfte Gewalt – Lobbyismus in Deutschland* (S. 10–36). Bundeszentrale für politische Bildung.

Liebl, F. (2000). *Der Schock des Neuen. Entstehung und Management von Issues und Trends*. Gerling Akademie Verlag.

Lösche, P. (2007). *Verbände und Lobbyismus in Deutschland*. Kohlhammer.

Michalowitz, I. (2007). *Lobbying in der EU*. facultas.wuv. https://doi.org/10.36198/9783838528984

Moloughney, B. (2012). *The use of policy frameworks to understand public health-related public policy processes: A literature review. Final report*. National Collaborating Centre for Healthy Public Policy.

Neumann, M. J. M. (2000). Korporatismus: Eine Gefahr für die marktwirtschaftliche Ordnung. *Wirtschaftsdienst, 80*(9), 538–541.

Niskanen, W. A. (1971). *Bureaucracy and representative government*. Aldine-Atherton.

Nordhaus, W. D. (1975). The political business cycle. *Review of Economic Studies, 42*(2), 169–190. https://doi.org/10.2307/2296528

Olson, M. (1965). *The logic of collective action*. Harvard University Press. https://doi.org/10.4159/9780674041660

O'Keefe, D. J. (2002). *Persuasion: Theory and research* (2nd ed.). Sage.

Pal, L. A. (2014). *Beyond policy analysis: Public issue management in turbulent times* (5th ed.). Nelson Education.

Persson, T. & Tabellini, G. (2000). *Political economics: Explaining economic policy*. MIT Press.

Polk, A. (2023). Lobbyismus aus ökonomischer Perspektive. In A. Polk & K. Mause (Hrsg.), *Handbuch Lobbyismus* (S. 41–70). Springer VS. https://doi.org/10.1007/978-3-658-32320-2_4

Potters, J. & Winden, F. van (1992). Lobbying and asymmetric information. *Public Choice, 74*(3), 262–292. https://doi.org/10.1007/BF00149180

Pressel, H. (2012). *Der Gesundheitsfonds: Entstehung – Einführung – Weiterentwicklung – Folgen*. VS Verlag für Sozialwissenschaften.

Pressman, St. (2004). What is wrong with public choice. *Journal of Post Keynesian Economics, 27*(1), 3–18.

Pritzl, R. (2018). Lobbyismus in der modernen Politikberatung. *Regierungsforschung.de*. Verfügbar unter https://regierungsforschung.de/lobbyismus-und-korruption-im-spannungsfeld/

Röttger, U. (2021). Public Campaigning als öffentliche Form der Public Affairs. In U. Röttger, P. Donges & A. Zerfaß (Hrsg.), *Handbuch Public Affairs: Politische Kommunikation für Unternehmen und Organisation* (S. 437–456). SpringerGabler.

Sabatier, P. A. (1988). An advocacy coalition framework of policy change and the role of policy-oriented learning therein. *Policy Sciences, 21*(1), 129–168. https://doi.org/10.1007/BF00136406

Sabatier, P. A. & Jenkins-Smith, H. C. (Hrsg.). (1993). *Policy change and learning: An advocacy coalition approach*. Westview Press.

Sabatier, P. A. & Jenkins-Smith, H. C. (1999). The advocacy coalition approach: An assessment. In P. A. Sabatier (Hrsg.), *Theories of the policy process* (S. 117–166). Westview Press.

Salamon, L.M. & Anheier, H.K. (1997). Der Dritte Sektor in der internationalen Perspektive. In H.K. Anheier, E. Priller & W. Seibel (Hrsg.), *Der Dritte Sektor in Deutschland. Organisation zwischen Staat und Markt im gesellschaftlichen Wandel* (S. 153–174). Edition Sigma.

Salamon, L.M. & Sokolowski, S.W. (2016). Beyond nonprofits: Re-conceptualizing the third sector. *Voluntas, 27*(4), 1515–1545. https://doi.org/10.1007/s11266-016-9726-z

Schiffers, M. (2021). *NGOs als besondere Akteure der Interessenvermittlung (Studien der NRW School of Governance)*. Springer VS.

Schmidt, M.G. (2010). *Demokratietheorien: Eine Einführung*. Bundeszentrale für politische Bildung.

Schmitter, P.C. (1979). Interessenvermittlung und Regierbarkeit. In U. von Alemann & R.G. Heinze (Hrsg.), *Verbände und Staat: Vom Pluralismus zum Korporatismus. Analysen, Positionen, Dokumente* (S. 92–114). Westdeutscher Verlag.

Schnellenbach, J. (2023). Lobbyismus aus der Perspektive der verhaltensökonomischen Theorie der Politik. In A. Polk & K. Mause (Hrsg.), *Handbuch Lobbyismus* (S. 71–90). Springer VS. https://doi.org/10.1007/978-3-658-32320-2_5

Schubert, K. & Bandelow, N.C. (2014). Politikdimensionen und Fragestellungen der Politikfeldanalyse. In K. Schubert & N.C. Bandelow (Hrsg.), *Lehrbuch der Politikfeldanalyse* (3. Aufl., S. 1–22). De Gruyter Oldenbourg.

Schulenburg, J.-M. Graf v. d. & Greiner, W. (2013). *Gesundheitsökonomik* (3. Aufl.). Mohr Siebeck.

Sebaldt, M. & Straßner, A. (2004). *Verbände in der Bundesrepublik Deutschland: Eine Einführung*. Verlag für Sozialwissenschaften.

SVR – Sachverständigenrat zur Begutachtung der Entwicklung im Gesundheitswesen. (2006). *Koordination und Qualität im Gesundheitswesen* (Bd. 1: Kooperative Koordination und Wettbewerb, Sozioökonomischer Status und Gesundheit, Strategien der Primärprävention). Kohlhammer.

True, J.L., Jones, B.D. & Baumgartner, F.R. (1999). Punctuated-equilibrium theory: Explaining stability and change in public policymaking. In P.A. Sabatier (Hrsg.), *Theories of the policy process* (S. 97–115). Westview Press.

Truman, D.B. (1951). *The governmental process: Political interests and public opinion*. Alfred A. Knopf.

Tsebelis, G. (1995). Decision making in political systems: Veto players in presidentialism, parliamentarism, multicameralism and multipartyism. *British Journal of Political Science, 25*(3), 289–325. https://doi.org/10.1017/S0007123400007225

Tsebelis, G. (2002). *Veto players: How political institutions work*. Princeton University Press. https://doi.org/10.1515/9781400831456

Walt, G., Shiffman, J., Schneider, H., Murray, S.F., Brugha, R. & Gilson, L. (2008). Doing health policy analysis: Methodological and conceptual reflections and challenges. *Health Policy and Planning, 23*, 308–317. https://doi.org/10.1093/heapol/czn024

Weimann, J. (2009). *Wirtschaftspolitik: Allokation und kollektive Entscheidung* (5. Aufl.). Springer.

Wenzelburger, G. & Zohlnhöfer, R. (Hrsg.). (2023). *Handbuch Policy-Forschung* (2. Aufl.). Springer VS. https://doi.org/10.1007/978-3-658-34560-0

Winter, Th. von (2014). Dimensionen des Korporatismus: Strukturmuster der Verbändebeteiligung in der Gesundheitspolitik. In Th. von Winter & J. von Blumenthal (Hrsg.), *Interessengruppen und Parlamente* (S. 179–209). Springer. https://doi.org/10.1007/978-3-531-19161-4_8

Winter, Th. von (2024). *Lobbyismus in der deutschen Politik*. UTB. https://doi.org/10.36198/9783838562100

Wrobel, R.M. (2013). Korporatismus. In Konrad-Adenauer-Stiftung (Hrsg.), *Lexikon Soziale Marktwirtschaft – Wirtschaftspolitik von A–Z*. Verfügbar unter https://www.kas.de/documents/252038/3346186/Lexikon+Soziale+Marktwirtschaft+-+Wirtschaftspolitik+von+A-Z+%28PDF%29.pdf/1f12acdd-391f-103a-a63f-b9220fa8ba96?version=1.0&t=1642757711270

Zimmer, A. (2005). Dritter Sektor. In K. Schubert (Hrsg.), *Handwörterbuch des ökonomischen Systems der Bundesrepublik* (S. 114–121). VS Verlag für Sozialwissenschaften.

Zimmer, A. (2021). Lobbying als nicht-öffentliche Form der Public Affairs: Konzeption, Gestaltungsformen, Fallbeispiele. In U. Röttger, P. Donges & A. Zerfaß (Hrsg.), *Handbuch Public Affairs: Politische Kommunikation für Unternehmen und Organisation* (S. 457–478). SpringerGabler.

Zimmer, A. (2023). Lobbyismus aus politikwissenschaftlicher Perspektive. In A. Polk & K. Mause (Hrsg.), *Handbuch Lobbyismus* (S. 21–40). Springer VS. https://doi.org/10.1007/978-3-658-32320-2_3

5 Macht als Erfolgsfaktor von Interessengruppen

Die Theorien der Interessenvermittlung haben an verschiedenen Stellen die Funktionen sowie die Organisations- und Durchsetzungsfähigkeit von Interessengruppen thematisiert. Dabei vernachlässigen sie allerdings weitgehend den Faktor Macht. Macht ist jedoch eine fundamentale Größe, die die Durchsetzungsfähigkeit einer Interessengruppe maßgeblich beeinflusst. Aus diesem Blickwinkel rücken die (Macht-) Ressourcen als Erfolgsfaktoren von Interessengruppen in den Vordergrund. Diese sind wiederum abhängig von den Ressourcenverfügbarkeiten, welche die „eigentliche" Machtbasen für die Aushandlung und Durchsetzung von Interessen darstellen.

Im Folgenden gilt es zunächst zu klären, was politisch unter dem Begriff Macht zu verstehen ist, welche (Macht-)Ressourcen sich allgemein und speziell in Bezug auf Interessenpolitik identifizieren lassen und wie diese im Einzelnen als Erfolgsfaktoren der Interessendurchsetzung mit Blick auf den Gesundheitsbereich – soweit es bereits an dieser Stelle möglich ist – beschrieben werden können.

5.1 (Politische) Macht im Allgemeinen

Macht wird im Allgemeinen als die Fähigkeit von Individuen oder Gruppen verstanden, Ergebnisse zu ihren Gunsten zu beeinflussen. Setzt man Macht in einen politischen Kontext, so treten relationale Beziehungen im Sinne von Macht über andere zu haben oder zu erlangen in den Vordergrund (z. B.: Dahl, 1957; French & Raven, 1959; Weber, 1985). Insofern stehen Macht und (interessen-)politische Einflussnahme in einem engen Zusammenhang. Um dies anschaulich zu erklären, arbeitet die Machttheorie typischerweise mit einem Zwei-Personen-Modell. Vereinfacht ausgedrückt: Akteur A bringt Akteur B dazu, etwas zu tun, was Akteur B sonst nicht tun würde. Wie A über B Macht erlangt, kann dann unterschiedlich erklärt werden.

5.1.1 Machtdimensionen

In der Fachliteratur werden üblicherweise drei Wege genannt, auf denen A Macht über B ausüben kann (für einen Überblick s. z. B.: Anter, 2024; Buse et al., 2023). In diesem Zusammenhang wird auch von „Gesichtern" oder Dimensionen der Macht gesprochen. Diese sind:

- die Macht als Entscheidungsfindung,
- Macht als Nicht-Entscheidungsfindung und
- Macht als Gedankenkontrolle.

Diese drei Dimensionen der Macht sollen im Folgenden kurz vorgestellt werden, wobei der Bezug zum Thema Macht im Gesundheitswesen jeweils über eine Aufgabenstellung hergestellt wird.

Macht als Entscheidungsfindung

Die Dimension Macht als Entscheidungsfindung fokussiert auf den Einfluss, den Individuen oder Gruppen auf politische Entscheidungen, die politische Agenda oder allgemein auf den politischen Entscheidungsprozess ausüben. Unter der Voraussetzung gegebener und bekannter Präferenzen der einzelnen Akteure und Akteursgruppen sind es die ihnen zur Verfügung stehenden politischen Ressourcen, die ihren politischen Output maßgeblich mitbestimmen. Diese Ressourcen sind in der Realität ungleich bzw. asymmetrisch verteilt. Demnach können in pluralistischen Systemen zwar prinzipiell alle Gruppen, auch die schwachen, entsprechend ihrer Präferenzen politischen Einfluss ausüben, aber wiederum nur wenige von ihnen haben direkten Einfluss auf politische Schlüsselentscheidungen (Dahl, 1957). Die verfügbaren politischen Ressourcen, zu denen z. B. Geld, Personal oder sozialer Status zählen, beeinflussen in diesem Modell die Machtposition einer Gruppe, wobei ihre Reichweite und Relevanz vom jeweiligen Politikfeld und den jeweiligen politischen Themen abhängt.

Aufgabe 5-1: Feminismus und Macht im Gesundheitswesen

In der aktuellen politischen Debatte wird kritisiert, dass Frauen in der politischen Entscheidungsfindung unterdurchschnittlich repräsentiert sind. Stichwort ist hier der Gender Gap. Nach einer Studie von PWC aus dem Jahr 2020 sind beispielsweise bei den gesetzlichen Krankenkassen 70 Prozent der Beschäftigten weiblich, aber nur 24 Prozent der dort beschäftigten Frauen haben Führungspositionen inne (PwC, 2020). Der Gender Gap setzt sich in der medizinischen Versorgung fort. So wird allgemein davon ausgegangen, dass die heutigen Arzneimittel die Versorgungsbedarfe von Frauen nur unzureichend abbilden.

- Gibt es aus Ihrer Sicht weitere Benachteiligungen von Frauen in der medizinischen Versorgung? Welche wären das?
- Um die machtpolitischen Interessen von Frauen zu stärken, existieren verschiedene theoretische Ansätze. Einer davon ist der Ansatz von McPhail (2003), der aus feministischer Perspektive ein kritisches Frageset an das „herrschende System" richtet. Wie lässt sich dieser Ansatz auf das deutsche Gesundheitswesen übertragen? Nehmen Sie dazu die Perspektive einer Interessenvertretung wie z. B. des Vereins „Spitzenfrauen Gesundheit" oder auch der „Healthcare Frauen" ein.

Macht als Nicht-Entscheidungsfindung

Die Dimension Macht als Nicht-Entscheidungsfindung betont in Ergänzung zur vorhergehenden Dimension, dass mächtige Gruppen ihren Einfluss nutzen, um die politische Agenda auf für sie akzeptable Anliegen (hier: Issues) zu beschränken (Bachrach & Baratz, 1962). Das heißt, sie setzen ihre Macht ein, um gesellschaftliche und politische (Wert-)Vorstellungen sowie institutionelle Praktiken so zu stärken, zu schwächen oder zu beeinflussen, dass allenfalls für sie vergleichsweise harmlose Issues im politischen Prozess berücksichtigt werden. Mit anderen Worten: Macht als Nicht-Entscheidungsfindung ist die Art und Weise, wie dominante Akteure das Agenda Setting steuern, um für sie bedrohliche Themen aus dem öffentlichen Blickfeld zu halten.

Aufgabe 5-2: Alkoholpolitik und Machtinteressen

Glauben Sie, dass die allenfalls oberflächlich geführte öffentliche Diskussion zu den gesundheitspolitischen Gefahren und Kosten des Alkoholkonsums ein Beispiel für Macht in Form von Nicht-Entscheidungsfindung durch einflussreiche Konzerne ist? Oder ist der individuelle Alkoholkonsum eher eine Frage persönlicher Rechte, in die sich der Staat möglichst nicht einmischen sollte? Was veranlasst Sie zu Ihrer Positionierung?

Macht als Gedankenkontrolle

Die Dimension Macht als Gedankenkontrolle versteht sich als die Fähigkeit, die primären Präferenzen (Vorlieben) Dritter zu prägen. Demnach hat A die Macht, B so zu beeinflussen, dass B gegen seine eigenen Interessen handelt oder die Dinge so akzeptiert, wie sie ihm von A präsentiert werden. Mächtige Akteure sind also in der Lage, die Wahrnehmungen und Kognitionen Dritter zu manipulieren und in ihnen jene Werte und Präferenzen zu fördern, die primär ihren eigenen Interessen und Zielen dienen (Lukes, 1974).

Macht als Gedankenkontrolle ist eine perfide Form der Machtausübung, die in vielen Fällen durch den Kommunikationsmodus umgesetzt wird. Dies ist auch aus Sicht der Interessenpolitik von Belang, in der es darum geht, Dritte von den eigenen Positionen zu überzeugen und gegebenenfalls ihre Sichtweisen auf das jeweilige Thema zu lenken oder gar zu prägen.

5.1.2 Macht als Gedankenkontrolle und politische Kommunikation

Im Falle von Macht als Gedankenkontrolle ist sich B nicht direkt bewusst, dass Macht auf ihn ausgeübt wird, was von A subtile Methoden der Beeinflussung und Überzeugung erfordert. Aus machtpolitischer Sicht stellt sich daher die Frage, auf welche Art und Weise A die Deutungshoheit erlangen kann, um B unbewusst zu einem bestimmten Verhalten oder einer politischen Entscheidung zu bewegen, zu drängen oder gar zu manipulieren (auch Gaventa, 1980). In der Kommunikationswissenschaft wird in diesem Zusammenhang auch von persuasiver Kommunikation gesprochen. Aus interessenpolitischer Sicht sind insbesondere die Begriffe „Framing“ (z. B.: Schnellenbach, 2023; Rieger, 2024) und „Priming“ erklärungsrelevant.

Framing

Framing beschreibt politikwissenschaftlich einen Effekt, bei dem durch die Formulierung einer Situation oder eines Problems das Denken und Handeln Dritter beeinflusst wird, um Definitionsmacht zu erlangen. Individuen mit nicht eindeutigen Präferenzen sollen folglich so beeinflusst werden, dass sie sich für ein gewünschtes Resultat oder Verhalten entscheiden. Frames können einem Thema Werthaltigkeit (Valenz) verleihen oder seine Dringlichkeit (Salienz) verstärken (z. B.: Oxley, 2020). Dabei sind Frames häufig selektiv, indem sie bestimmte Sachverhalte überbetonen und andere ausblenden (Wehling, 2017). Aus Sicht der interessenpolitischen Kommunikation sind vor allem drei Varianten von Frames zu unterscheiden, siehe Infobox 5-1.

Infobox 5-1: Varianten des Framing

Attributives Framing (Attribute Framing)
Beim attributiven Framing wird ein Objekt oder Sachverhalt durch eine logisch komplementäre positive oder negative Eigenschaft beschrieben. Wird beispielsweise kommuniziert, dass bei der Behandlungsmethode X die Überlebenschance bei 80 Prozent liegt oder bei der gleichen Behandlungsmethode das Sterberisiko bei 20 Prozent, so schätzen Menschen den positiv beschriebenen Sachverhalt in der Regel günstiger ein (Schnellenbach, 2023). Das gleiche Muster findet sich auch in der Medienberichterstattung: So konnte in einer US-amerikanische Studie nachgewiesen werden, dass beim Thema Abtreibungsverbot die Befürworter eher mit dem Wort „Fötus“ arbeiten, während die Gegner im gleichen Kontext gezielt das Wort „Baby“ verwenden. Fötus oder Baby, so die Ergebnisse der Studie, führen bei den Empfängern der jeweiligen Botschaften systematisch zu unterschiedlichen Bewertungen des Themas Abtreibung, obwohl das Thema selbst unverändert bleibt (Simson & Jerit, 2007).

Framing bei riskanten Entscheidungen (Risky Choice Framing)
Diese Art des Framings beschreibt eine risikobehaftete Entscheidung, die mindestens zwei Optionen zulässt. Konfrontiert man Akteure mit einer sicheren und einer unsicheren Option und formuliert beide Optionen einmal als Gewinne und einmal als Verluste, so neigen die Akteure bei der Verlustformulierung zu risikoreicherem Verhalten als bei der Gewinnformulierung. Sie sind also eher risikoaffin, wenn es um Verluste geht, während sie sich in Gewinnsituationen eher risikoavers verhalten (Beck, 2014a). Das Standardbeispiel hierfür ist das Asian-Disease-Problem. Dieses beschreibt eine Situation, in der Versuchspersonen im Rahmen eines Experiments nach dem Ausbruch einer fiktiven Seuche zwischen zwei Programmen zur Seuchenbekämpfung wählen mussten. In einem Programm wurde systematisch von geretteten Personen gesprochen – im anderen von Todesopfern. Tatsächlich waren beide Wahlsituationen identisch, abgesehen von der Beschreibung der Ergebnisse in Form von geretteten Personen bzw. Todesopfern. Dennoch unterschied sich das Wahlverhalten der Versuchsteilnehmer systematisch je nach dargestelltem Frame (Tversky & Kahneman, 1981).

Handlungsframing (Goal Framing)
Sollen Akteure zum Handeln motiviert werden, hängt ihre Entscheidung im Rahmen des Handlungsframings davon ab, ob die positiven Folgen ihres Handelns oder die negativen Folgen ihres Nicht-Handelns hervorgehoben werden. Ein gutes Beispiel aus dem Gesundheitsbereich sind Vorsorgeuntersuchungen. So werden Menschen eher zu Vorsorgeuntersuchungen gehen, wenn ihnen vermittelt wird, dass sich ihre Chancen auf eine Früherkennung von Krankheiten verringern, wenn sie die Untersuchung nicht wahrnehmen, statt ihnen zu sagen, dass sich ihre Chancen auf eine Früherkennung von Krankheiten erhöhen, wenn sie an der Untersuchung teilnehmen (Beck, 2014a).

Die in Infobox 5-1 dargestellten Framing-Varianten verdeutlichen, dass es im politischen Diskurs u. a. darauf ankommt, wie ein Sachverhalt dargestellt bzw. akzentuiert und in welchen Kontext bzw. Narrativ er eingebettet wird. Unter der Voraussetzung, dass eine Interessengruppe über ausreichende Einflussmöglichkeiten verfügt, können konstruierte Frames folglich als Instrument zur Durchsetzung spezifischer Partikularinteressen eingesetzt werden. Dabei ist eine Differenzierung je nach Adressaten möglich (Schnellenbach, 2023).

Für die Politikanalyse und -gestaltung hat dies zur Folge, dass ein politisches Problem allein durch Kommunikation und Beschreibung in eine bestimmte interessenpolitische Richtung gelenkt werden kann. Dementsprechend ist es im gesundheitspolitischen Aushandlungsprozess von herausragender Bedeutung, möglichst frühzeitig die Deutungshoheit zu erlangen, da damit Themen gesetzt und deren inhaltliche Bewertung vorbestimmt werden können. Ist der Rahmen erst einmal abgesteckt, sind Veränderungen von Sichtweisen und Einstellungen nur noch mit großem Aufwand zu erreichen (s. auch Issue Attention Cycle, Kap. 4.6.4). Dies ist gesundheitspolitisch besonders dann kritisch, wenn Frames das Gesundheitsverhalten negativ zu beeinflussen scheinen. Siehe dazu auch das folgende Beispiel in Aufgabe 5-3.

Aufgabe 5-3: Framings der Zuckerlobby

Zucker ist ein wichtiger Energielieferant. Ein übermäßiger Konsum gilt jedoch als Auslöser ernährungsbedingter Krankheiten wie Diabetes Typ 2, Herz-Kreislauf-Erkrankungen oder Adipositas. Plausiblerweise warnt die WHO vor zu hohem Zuckerverzehr. Die Zuckerlobby hält dagegen und sieht keinen Handlungsbedarf.

- Schauen Sie sich die verschiedenen Formen des Framings an, die in der vorherigen Infobox dargestellt sind.
- Werden wir durch Framings der Zuckerindustrie beeinflusst? Wenn ja, welche erkennen Sie?

Priming

Der sogenannte Priming-Effekt ist ein in der Psychologie verortetes Konzept, das im Zusammenhang mit dem Framing eine ergänzende Funktion hat (z.B.: Bargh, 2014; Mallard, 2017; Scheufele, 2022). In seiner einfachsten Form beschreibt der Priming-Effekt, dass Menschen bestimmte Wahrnehmungsinhalte wie Worte, Bilder, Filme, Blogposts etc. unterschiedlich aufnehmen und verarbeiten, wenn sie zuvor in spezifischer Weise durch bestimmte, sogenannte angebahnte Reize (Primes) darauf vorbereitet – also geprimt – wurden. Die vorbereitenden Reize aktivieren beispielsweise Gedächtnisinhalte oder bewirken Assoziationen, die die kognitive Einordnung eines Sachverhalts, Problems oder Bildes beeinflussen. Ein einmal aufgenommener Prime wird demnach mit nachfolgenden Reizen verknüpft, sodass Inhalte, Bewertungen und Emotionen nicht kontextlos entstehen, sondern aufeinander bezogen sind. So können – wie schon am Beispiel des attributiven Framings erläutert – beispielsweise durch die Platzierung bestimmter Wörter, Begriffe oder verwandte Wortfelder Bahnungseffekte für nachfolgende Reize beschleunigt (sogenanntes positives Priming) oder durch bewusstes Weglassen verzögert werden (sogenanntes negatives Priming).

Für die politische Entscheidungsfindung im Allgemeinen und speziell für die Interessenpolitik resultiert als Konsequenz, dass menschliches Verhalten durch gezielt gesetzte Reize beeinflusst oder gar gesteuert werden kann, ohne dass der Empfänger den Zusammenhang bewusst wahrnimmt. Im Zusammenhang mit dem Framing-Effekt bedeutet dies, dass selbst inhaltlich identische Botschaften, die unterschiedlich akzentuiert werden, zu unterschiedlichen Verhaltensmustern führen können, weil sie unterschiedliche Gedächtnisleistungen, Assoziationen oder andere neuronale Muster aktivieren. Aus diesem Grund sollten interessenpolitische Positionen und Botschaften möglichst einheitlich, kontextbezogen, framingseitig akzentuiert und möglichst regelmäßig gespielt werden, damit sie sich spürbar im Mindset des Gegenübers verankern können.

Zu beachten ist, dass bei Priming und Framing die Grenzen zur Manipulation zunehmend verschwimmen. Auch die Bezüge zur Interessenpolitik sind insofern zu relativieren, als die Frage aufgeworfen werden muss, wer überhaupt in der Lage ist bzw. die Macht hat, Themen und spezifische Sachverhalte hinreichend relevant zu machen und mit verallgemeinerbaren Frames bzw. Primings zu versehen. Dies hängt sicherlich von einer Reihe von Faktoren ab. Grundsätzlich kommen aber beide Konzepte vor allem medial stark zum Tragen, während Interessenpolitik, so wie sie hier definiert wird, hauptsächlich Non-public und auf persönliche Kommunikation ausgerichtet ist. In diesem Zusammenhang stellt sich dann die Frage, welche Institution oder Berufsgruppe der Interessenvertreter repräsentiert und welche Eigenschaften wie Glaubwürdigkeit, Reputation oder Seriosität die jeweilige Interessenorganisation aufweist. Sind diese Eigenschaften stark genug, um Narrative zu entwickeln, die von anderen übernommen werden? Besitzt die Interessengruppe, die Fähigkeit zu emotionalisieren und Aufmerksamkeit für ein Thema zu erzeugen? Kann sie auf Advokaten zurückgreifen? All dies sind Eigenschaften, die im Kap. 5.2 unter dem Oberbegriff „(Macht-)Ressourcen" behandelt werden und mit denen Interessenpolitik entsprechend unterstützt und gestärkt werden kann.

5.1.3 Kurzes Zwischenfazit

In Anbetracht des inhaltlichen Schwerpunkts dieses Bandes kann lediglich ein kurzer Einblick über die Rolle von Macht, die verschiedenen Dimensionen von Macht und die Ausübung politischer Macht gegeben werden. Insgesamt existiert ein breites Spektrum an vertiefenden und ergänzenden Ansätzen, die Macht weiter spezifizieren und analysieren (deutschsprachiger Überblick z.B.: Sandner,

1993; Anter, 2024). Exemplarisch seien dazu die Elitenmacht (Mills, 1956; Schaar, 1973; Piketty, 2013) sowie das Politikfeld Feminismus und Macht (s. Aufgabe 5.1) genannt. Auch das Verhältnis von Macht und Ökonomie wird hier nicht vertieft, sondern wurde im Kap. 4 kontextbezogen, etwa im Rahmen der Pluralismustheorie (Kap. 4.1) oder des Public-Choice-Ansatzes (Kap. 4.5), kurz gestreift.

Schließlich wird Macht zunehmend auch unter dem Gesichtspunkt der „Ökonomie der Aufmerksamkeit“ (Franck, 1998) diskutiert. Dahinter steht u.a. die These, dass in einer digitalen Welt, die durch sinkende Aufmerksamkeitsspannen gekennzeichnet ist, vor allem diejenigen die Agenda bestimmen und politische Gestaltungsmacht ausüben können, die sich die Mechanismen der Aufmerksamkeitsökonomie zunutze machen. Kurz gesagt: Wer seine politische Botschaft mit einer aufmerksamkeitsstarken Aktion verbindet, etwa dem Besprühen eines Kunstwerks in einem weltberühmten Museum, dominiert für eine begrenzte Zeit singulär die Agenda. Dies ist eine technische Macht- und Kommunikationsfacette, die im Zusammenhang mit dem in Zukunft immer wichtiger werdenden digitalen Lobbying durchaus beachtenswert ist (Kap. 10).

Grundsätzlich ist den meisten Überlegungen gemein, dass der politische Prozess der Machtausübung durch konkurrierende Akteure darauf abzielt, um knappe Ressourcen zu kämpfen und diese dann auch zu kontrollieren. Für die Interessenpolitik ergibt sich daraus die Frage, wie sie sich in diesen „Verteilungskampf“ einbringt, wie sie ihre Ressourcen mobilisiert und über welche Ressourcen sie dabei verfügt.

Das Einbringen von Interessen in den gesundheitspolitischen (Entscheidungs-)Prozess, der in hohem Maße durch korporatistische Strukturelemente geprägt ist, wird vorrangig im Teil III behandelt, sodass an dieser Stelle zunächst die Frage nach den politischen (Macht-)Ressourcen gestellt werden soll. In diesem Zusammenhang ist darauf hinzuweisen, dass der Begriff der politischen Ressource sehr unbestimmt ist und nicht eindeutig geklärt ist, was unter den jeweiligen machtbildenden Ressourcen zu verstehen ist. Hilfsweise werden solche Ressourcen als relevant angesehen, die nicht beliebig verfügbar sind (Sandner, 1993). Welches Set von Ressourcen dies letztlich umfasst, bleibt damit aber unspezifisch und ist zudem – wie bereits oben erwähnt – vom Politikfeld und im Einzelfall auch vom jeweiligen Thema abhängig.

5.2 Interessenpolitische Machtressourcen im Besonderen

Eine Hilfestellung bei der Suche und Strukturierung politischer Ressourcen bietet der sogenannte Machtressourcenansatz, da er sich explizit mit den Ressourcen der Macht gesellschaftlicher Gruppen auseinandersetzt. Zu diesen gesellschaftlichen Gruppen können beispielsweise Stände oder im weiteren Sinne eben auch Interessengruppen gezählt werden.

Vereinfacht ausgedrückt, lassen sich nach dem Machtressourcenansatz politische Veränderungen in einem Politikfeld durch eine veränderte Machtverteilung zwischen gesellschaftlichen Gruppen erklären. Je ausgeprägter dabei der Mobilisierungs- und Organisationsgrad einer Gruppe ist, desto größer ist ihr politischer Einfluss. Ursprünglich wurden vier Ressourcen als Machtbasen definiert. Das sind die strukturelle Macht, die Organisationsmacht, die institutionelle Macht und die gesellschaftliche Macht (z.B.: Korpi, 1983; Esping-Andersen, 1990; Ostheim & Schmidt, 2007; Blum & Schubert, 2018). Diese Einteilung der Machtbasen ist jedoch nicht als starr zu verstehen. So wird etwa bei der Bewertung der Relevanz von Stakeholdern durch die Public Affairs mit sogenannten Mächtigkeiten gearbeitet, zu denen neben der allgemeinen politischen Macht auch die ökonomische Macht, die mediale Macht und die Mobilisierungsmacht zählen (s. Kap. 9.6.1).

Unabhängig davon welchem Erklärungsansatz man folgt, lässt sich im Gesamtblick der

Schluss ziehen, dass Ressourcen und die Kontrolle über sie eng mit interessenpolitischem Erfolg verknüpft sind (z. B.: Becker, 1983; Friedrich, 2023): sie sind in der politischen Realität asymmetrisch verteilt und wer besonders viele davon besitzt oder sie besonders gut kontrollieren kann, hat besonders große Chancen, seine Interessen und Vorstellungen politisch wahrnehmbar zu verhandeln und durchzusetzen (Schiffers, 2016; Winter, 2024). (Macht-)Ressourcen werden daher im Folgenden als subsidiäre Erfolgsfaktoren des Lobbyings verstanden.[11]

Im Politikfeld Gesundheit lassen sich in weiter Anlehnung an den Machtressourcenansatz insgesamt vier relevante, subsidiäre Machtbündel von Erfolgsfaktoren identifizieren, die im Folgenden betrachtet werden sollen. Das sind:

- die materiellen und immateriellen Ressourcenfaktoren,
- die Organisationsfaktoren,
- die Zugangsfaktoren und
- die Netzwerkfaktoren.

11 Ressourcenfaktoren als Erfolgsfaktoren von Lobbying zu interpretieren, mag aus demokratietheoretischer Sicht kritisch erscheinen, da das Thema Machtasymmetrien nicht ausreichend reflektiert wird. Gleichsam soll hier der Blick darauf gerichtet werden, was Interessenpolitik durchsetzungsfähig bzw. erfolgreich macht, wohl wissend, dass die demokratietheoretischen Funktionen von Interessengruppen durch Machtkonzentration eingeschränkt werden können. Auch muss stets mitbedacht werden, dass bislang kein robuster Zusammenhang zwischen dem Ressourceneinsatz bzw. der Lobbyintensität einer Interessengruppe und ihrem Lobbyingerfolg nachgewiesen werden konnte (z. B.: Schnellenbach, 2023), was jedoch nicht bedeutet, dass die Ressourcenverfügbarkeit keinen nennenswerten Einfluss auf die Durchsetzungsfähigkeit einer Interessengruppe hat. Weiterführende Literatur zu den theoretischen Einflussfaktoren auf den Lobbyingerfolg findet sich z. B. bei Beyers (2008), Randall (2010).

5.2.1 Materielle Ressourcenfaktoren

Die materiellen Ressourcen einer Interessengruppe haben vor allem deshalb eine große Bedeutung, weil sie klassischerweise jene Machtbasen umfassen, die als Voraussetzung für erfolgreiche Interessenpolitik gelten. Dementsprechend strahlen sie stark auf andere Erfolgsfaktoren ab bzw. in diese hinein. Das betrifft erstens die finanzielle Ausstattung einer Interessengruppe, zweitens ihre personelle Potenz und zum und drittens ihre Größe – also Repräsentativität aufgrund ihrer Mitglieder- bzw. Unternehmensstärke.

Finanzausstattung

Die Verfügbarkeit finanzieller Mittel ist zweifellos einer der wichtigsten Erfolgsfaktoren für Interessenpolitik: Zwar reicht Geld allein nicht aus, um gute Ergebnisse zu erzielen (z. B.: Nownes, 2006; Friedrich, 2023), doch lässt sich plausibel feststellen, dass mehr Geld tendenziell besser für die Interessenvertretung ist als weniger (Liehr-Gobbers, 2006). Denn Geld ist aus interessenpolitischer Sicht als Querschnittsressource zu verstehen, die häufig erst die Voraussetzungen dafür schafft, weitere Erfolgsfaktoren zur Beeinflussung politischer Prozesse in Gang zu setzen oder aufrechtzuerhalten.[12] So erleichtert eine gute finanzielle Ausstattung die Rekrutierung von qualifiziertem und professionellem Personal. Gleichzeitig lässt sich der informelle Zugang zu politischen Entscheidungsträgern lokal vereinfachen, indem Büros in der Nähe des Parlaments angesiedelt werden. So haben sich in Berlin zahlreiche Gesundheitsverbände in fußläufiger Entfernung zum Reichstag niedergelassen. Kurze und schnelle Wege zum

12 Diese Sichtweise wird nicht von allen Beobachtern der interessenpolitischen Arena uneingeschränkt geteilt, so vertritt z. B. Mahoney (2008, S. 198) die Auffassung, dass es keinen direkten Zusammenhang zwischen der monetären Ausstattung einer Akteursgruppe und ihrem Erfolg gibt.

Gesetzgeber, aber auch die Möglichkeit, die politischen Entscheidungsträger in der Mittagspause oder am Ende eines langen Sitzungstages in einem der zahlreichen Restaurants, Cafés oder Kneipen in der Umgebung des Reichstages informell oder mehr oder weniger zufällig zu treffen, sind für den Aufbau persönlicher Beziehungen und den direkten Informationsaustausch von unschätzbarem Wert.

Finanzielle Mittel sind sodann auch wichtig, um Kampagnen zu finanzieren, externe Lobby- und Politikberater einzukaufen oder eigene Veranstaltungen durchzuführen bzw. eigene Leute zu Konferenzen zu entsenden, die nicht nur der Informationsvermittlung dienen, sondern vor allem Netzwerktreffen darstellen und deren Tagungsgebühren regelmäßig im vierstelligen Bereich oder darüber liegen. Schließlich darf nicht ausgeblendet werden, dass finanzielle Mittel direkt über Parteispenden, aber auch indirekt durch die Übertragung von Verwaltungsmandaten an Politiker oder in Form von Konferenzeinladungen mit satt dotierten Rednerhonoraren eingesetzt werden können (z. B.: Polk, 2020; Thummes, 2023).

Der räumliche, zeitliche und persönliche Zugang zu politischen und ministeriellen Entscheidungsträgern sowie die nachhaltige und qualitativ hochwertige Aufbereitung von Informationen und Expertise sind regelmäßig mit spürbaren Kosten verbunden. Privatwirtschaftliche Unternehmen der Gesundheitswirtschaft und hier vor allem die der forschungsintensiven pharmazeutischen und medizintechnischen Industrie verfügen naturgemäß über deutliche Vorteile hinsichtlich ihrer finanziellen Ausstattung gegenüber den korporatistischen, nicht gewinnorientierten Gesundheitsinstitutionen, die bezüglich der Verwendung ihrer Finanzmittel und sonstiger Handlungsspielräume eng reguliert werden.

Personelle Ressourcenausstattung

Eng verbunden mit der finanziellen Ressourcenausstattung einer Interessenorganisation ist deren personelle Ausstattung (z. B.: Thummes, 2023). Unmittelbar augenfällig wird dies, wenn der jeweilige „Cheflobbyist" in Personalunion hauptamtlicher Vorstand, Geschäftsführer oder Direktor ist und infolge seiner exponierten Position über einen hoch dotierten Arbeitsvertrag verfügt, den sich kleinere Organisationen erst gar nicht leisten können. Mit Blick auf das Gesundheitswesen ist allerdings anzumerken, dass viele Funktionsträger durch Wahl ehrenamtlich bestellt werden.

Nun unabhängig davon, ob die Führung einer Interessenvertretung haupt- oder ehrenamtlich ausgeübt wird, ist ihr Durchsetzungskraft stets auch auf unterstützende Ressourcen angewiesen. Diese können beispielsweise vom Referenten für politische Öffentlichkeitsarbeit bis hin zum Senior Government Affairs Manager reichen. Gerade im Bereich der unterstützenden personellen Ressourcen realisieren finanzstarke Organisationen regelmäßig Machtvorteile, indem sie ihre eigenen personellen Ressourcen leichter quantitativ und qualitativ aufstocken oder professionelle Lobbyingberater hinzuziehen können.

Die Anforderungsprofile der internen Interessenvertreter hängen wesentlich davon ab, auf welcher Managementebene sie verankert sind, d. h. ob sie eher dem Top- oder dem mittleren Management zuzuordnen sind. Grundsätzlich gibt es eine Vielzahl unterschiedlicher Profile, wobei sich unabhängig von der jeweiligen Managementebene einige Gemeinsamkeiten finden lassen, die sich insbesondere in den stark nachgefragten sozialen Kompetenzen und anderen Soft Skills widerspiegeln. Dies wird auch in Tabelle 5-1 deutlich. Dort wurden im Rahmen einer Auswertung von Stellengesuchen im Gesundheitswesen aus dem Jahr 2023 sowie unter Einbezug weiterer auf Interviews beruhender Literaturquellen (Leif & Speth, 2006; Willener, 2013) wesentliche Personalanforderungen, die an Akteure im Handlungsfeld Gesundheit gestellt werden, überblicksartig zusammengefasst.

Tabelle 5-1: Anforderungsprofil eines Lobbyisten im Politikfeld Gesundheit.

Anforderung	Beschreibung
Grundanforderungen	• Mindestqualifikation: Hochschulabschluss • keine Standardausbildung – nachgefragte Studienabschlüsse sind: Politikwissenschaft, Rechtswissenschaft, Soziologie, Volkswirtschaftslehre und zunehmend Kommunikationswissenschaften • branchen- bzw. sektorspezifische Erfahrung und Expertise erforderlich • grundlegende Kenntnisse der Lobbyingtools
Fachanforderungen und vertiefende Fähigkeiten	• möglichst umfassende (Sach-)Kenntnisse des (gesundheits-) politischen Systems und seiner Institutionen • Kenntnisse der Gesetzgebungsabläufe und politischen Entscheidungsprozesse • je nach Erfahrung erste Kontakte oder belastbares Kontaktnetzwerk • Organisationstalent und Fähigkeit zur Steuerung von Lobbyingprozessen
Soft Skills	• zuvorderst Kommunikationsfähigkeit: sprachliche Gewandtheit und Klarheit • sprachliche Flexibilität und Empathie, um mit unterschiedlichen Gesprächspartnern zu unterschiedlichen Anlässen und Themen auf Augenhöhe kommunizieren zu können • Fähigkeit, komplexe Sachverhalte einfach und verständlich zu vermitteln • Glaubwürdigkeit • gute Umgangsformen sowie höfliches, sympathisches und interessiertes Auftreten • Souveränität sowie ruhiges und seriöses Wesen • Diplomatie, vermittelndes Denken und Durchsetzungsvermögen • Netzwerkfähigkeit und Diskretion • Dienstleistungsbereitschaft und Verfügbarkeit • Menschenkenntnis und Charisma

Größe

Wie bereits im Rahmen der Public-Choice-Theorie gezeigt, ist die Größe einer Interessengruppe nach Mancur Olson ein durchaus ambivalenter Faktor. Denn, so Olsons Argument, Interessengruppen schaffen durch ihre Positionierungen, Stellungnahmen und sonstigen Lobbyingaktivitäten öffentliche Güter, was wiederum die Organisationsfähigkeit von großen Interessengruppen erschwert (s. Kap. 4.5.1). Auch im Bereich des Gesundheitswesens lässt ein Blick auf die Realität den Schluss zu, dass zahlenmäßig kleinere, aber finanziell potente Gruppen wie die der Zahnärzte und einzelner Facharztgruppen über einen vergleichsweise starken Lobbyingeinfluss verfügen, während größere Wohlfahrts- oder Sozialverbände oder die zahlenmäßig große Gruppe der Pflegekräfte oder Patienten ganz offensichtlich weniger durchsetzungsfähig sind. Dies vermutlich vor allem deshalb, weil sie sich gemäß Olson nur mit hohem Aufwand organisieren lassen und darüber hinaus häufig nur Konsensargumente auf der Basis des kleinsten Nenners aller Mitglieder in den politischen Entscheidungsprozess einbringen können (z. B.: Guéguen, 2003). Nicht zu vernachlässigen ist zudem, dass in großen Verbänden die Transaktionskosten der Abstimmung erheblich sind. Diese Gesamtsituation begünstigt dann mitunter Abspaltungstendenzen von den größeren Zentral- bzw. Dachverbänden oder führt zur Entstehung von Parallelstrukturen, in denen sich Mitglieder eines Verbandes durch den Aufbau interner Lobbybüros eigenständig interessenpolitisch profilieren wollen – Erfahrungen und Tendenzen, die im Gesundheitswesen z. B. in der Pharmaindustrie oder bei den Krankenkassen durchgängig erkennbar und erlebbar sind.

Dies ist jedoch nur eine Sichtweise. Denn auf der anderen Seite kann der Faktor Größe für bereits konstituierte Interessengruppen relevante Vorteile mit sich bringen (Friedrich, 2023). Zum einen, weil sie durch die Erhebung von Mitgliedsbeiträgen über eine zum Teil erhebliche finanzielle Ressourcenausstattung verfügen können. Zum anderen spielt die Größe aber auch eine wichtige Rolle für die Repräsentativität einer Gruppe: Je mehr Stimmen eine Interessenvertretung auf sich vereint und diese nach außen vertritt, desto bedeutsamer ist sie für den auf Wiederwahl hoffenden Politiker. Darüber hinaus stellt eine zunehmende Größe einen Legitimationsgewinn dar, da in diesem Sinne nicht nur spezifische Einzelinteressen vertreten werden, sondern eben verstärkt repräsentativ agiert wird (Speth, 2006; Willener, 2013). Schließlich können große Gruppen erhebliches interessenpolitisches Drohpotenzial entfalten, indem sie beispielsweise Streiks und Boykotte ankündigen oder mit Standortschließungen und -verlagerungen drohen.

5.2.2 Immaterielle Ressourcenfaktoren

Die Durchsetzungskraft einer Interessengruppe hängt nicht nur von ihrer materiellen, sondern auch von ihrer immateriellen Ressourcenausstattung ab. Diese immateriellen Größen sind bedeutsam, denn Interessenpolitik ist eine Dienstleistung und Dienstleistungsbereiche werden maßgeblich durch immaterielle Erfolgsfaktoren geprägt. Dabei kann es sich um eher objektive oder eher subjektive Faktoren handeln, die in die Interessenvermittlung eingebracht werden. Zu den objektiven immateriellen Ressourcen gehört die zentrale lobbyistische Tauschware Information einschließlich Expertenwissen. Zu den subjektiven immateriellen Erfolgsfaktoren zählen dagegen die Reputation und Glaubwürdigkeit der jeweiligen Organisation bzw. Interessengruppe sowie deren moralische Integrität und themenspezifische Emotionalität.

Aufgabe 5-4: Immaterielle Ressourcenfaktoren der interessenpolitischen Macht

Bevor Sie weiterlesen, nehmen Sie sich bitte fünf Minuten Zeit und überlegen Sie, welche Verfügbarkeiten an immateriellen (nicht physischen) Ressourcenfaktoren Interessengruppen wirkmächtig machen. Begründen Sie knapp, warum das Ihrer Meinung nach so ist.

Information und Expertise

Die herausragende Bedeutung der primären Tauschgüter Information und Expertise als Mittel bzw. Inputfaktoren des interessenpolitischen Tauschprozesses wurde bereits mehrfach dargestellt (für einen knappen Überblick zum Forschungsstand s. auch Friedrich, 2023) und ihr Nutzen für Politiker und Ministerialbeamte hervorgehoben. So bezeichnen Vondenhoff & Busch-Janser (2008) Informationen sogar als „notwendige Währung zur Erlangung von Einfluss“ (S. 109), während Mielke (2008) betont, dass die Durchsetzungschancen von Interessenvertretern „vor allem dann besonders gut [waren], wenn [sie] den Repräsentanten des staatlich politischen Bereichs die Ressource eines auf ihr Interessenfeld bezogenes, exklusives Expertenwissen anbieten konnten, mit dem die politischen Repräsentanten ihre Steuerungsaufgaben besser bewältigen konnten“ (S. 35). Als besonders wertvoll gelten Experteninformationen oder -analysen schließlich noch dann, wenn sie die Auswirkungen politischer Entscheidungen auf die Wählerschaft der politischen Repräsentanten widerspiegeln (Willener, 2013) oder deren Karrierechancen insgesamt verbessern.

Zu beachten ist auch, dass die Beschaffung und Aufbereitung von Informationen Kosten verursacht. Diese Kosten werden von den Empfängern der Botschaften eingespart und stellen für sie einen echten Nutzengewinn dar, zumal im Gesundheitswesen, das infolge der Vielzahl von Akteuren und Regulierungen kaum zu durchschauen ist. An dieser Stelle haben die gesetzlichen Krankenkassen mit ihrem übergreifenden Gesamtblick über alle Sektoren des Gesundheitswesens sicherlich einen nicht zu unterschätzenden Vorteil gegenüber allen anderen Akteuren in diesem Politikfeld.

Hohe Aktualität, Exklusivität und Werthaltigkeit einer Information bzw. Expertise sind für Interessengruppen wichtige Hebel, um Einfluss auszuüben. Die Werthaltigkeit einer Information, einschließlich ihrer Richtigkeit und Neutralität, ist für Politiker oder Ministerialbeamte jedoch nicht immer unmittelbar erkennbar. Aufgrund der bereits skizzierten Informationsasymmetrien und der damit verbundenen Gefahren des Moral Hazard und der adversen Selektion beim Interessenaustausch (s. Kap. 4.5) müssen die Adressaten des Lobbyings Erfahrungen mit dem jeweiligen Verband bzw. den jeweiligen Interessenvertretern sammeln. Glaubwürdigkeit und Vertrauen gewinnen dadurch an interessenpolitischer Bedeutung (Grossman & Helpman, 1994). Sie bündeln sich im Einflussfaktor Reputation.

Reputation

Reputation weist inhaltlich große Schnittstellen zum intertemporalen Aufbau von Glaubwürdigkeit und Vertrauen auf, also einem Prozess, der im Kap. 4.5.5 erörtert wurde. Ganz allgemein kann unter Reputation das Ansehen einer Person, einer sozialen Gruppe oder einer Organisation verstanden werden. Aus ökonomischer Sicht ist Reputation ein immaterieller Vermögenswert, den sich eine Interessengruppe und die von ihr in den Interessendialog entsandten Lobbyingvertreter erarbeiten müssen. Sie speist sich insbesondere aus den beiden oben genannten Eigenschaften Glaubwürdigkeit und Vertrauen sowie ergänzend aus Verantwortung, Verlässlichkeit, Seriosität, Ehrlichkeit und Transparenz (Wehrmann, 2007). Hilfsweise kann die Reputation zudem dadurch gestärkt werden, dass sich eine Organisation einem Lobbying-Verhaltenskodex unterwirft. Gelingt es einer Interessengruppe nun, die unterschiedlichen Teileigenschaften und -aspekte kontinuierlich und konsistent in den Lobbyingprozess einzubringen, so erzielt sie eine Art Qualitätsprämie in Form eines Vertrauensvorschusses, der den Wert der von ihr eingebrachten Informationen und Expertise erhöht. Diese Qualitätsprämie spiegelt die erworbene Reputation wider. Sie stellt für die Interessengruppe eine Investition dar, für die sie im Gegenzug Renditepotenziale in Form eines erleichterten Politikzugangs und verbesserter Beeinflussungsmöglichkeiten erhält, und zwar, wie Studien zeigen, auch gegenüber Politikern mit ansonsten oppositionellen Positionen (Bertrand et al., 2014).

Reputation ist also das Ergebnis der Erfahrungen der Adressaten von Interessenpolitik mit der jeweiligen Interessengruppe – häufig verkörpert und personifiziert durch deren Spitzenfunktionäre. Sie ist umso wichtiger, als die politischen Entscheidungsträger ihrerseits auf die Korrektheit von Informationen und die ehrliche Offenlegung eventuell verdeckter Interessen angewiesen sind, um ihre eigene Legitimität und Reputation nicht zu gefährden. Dies macht Reputation als Einflussfaktor für die Interessenpolitik und ihre Repräsentanten zu einem zentralen Erfolgsgaranten (z. B.: Liehr-Gobbers, 2006; Wehrmann, 2007).

Ihr Aufbau als langfristige Investition ist unabhängig vom jeweiligen Politikfeld eng mit der finanziellen und personellen Ressourcenausstattung einer Organisation verknüpft. Im Gesundheitsbereich genießen jedoch die korporatistischen Institutionen erneut einen Vorteil gegenüber den freien Verbänden und anderen privatwirtschaftlich organisierten Interessenakteuren, weil sie über einzelwirtschaftliche Ziele hinaus gesetzlich verpflichtet sind, gesamtgesellschaftliche Versorgungsaufgaben wahrzunehmen. Politiker werden daher den korporatistischen Interessenvertretern tendenziell einen institutionell bedingten Vertrauensvorschuss einräumen, der im operativen Tagesgeschäft aber auch wieder verspielt werden kann.

Moralische Integrität und Emotionalität

Die wahrgenommene moralische Integrität einer Interessengruppe und das Vorhandensein einer themenbezogenen Emotionalität sind zunehmend wichtige Einflussfaktoren der Interessenpolitik. Dies gilt in besonderem Maße für das Gesundheitswesen. Denn Gesundheit und Krankheit haben vielfältige ethische Schnittstellen, die moralisierend oder emotionalisierend wirken und interessenpolitisch instrumentalisiert werden können. Interessengruppen, denen diese Dimensionen selbstverständlich zugeschrieben werden oder die sie glaubwürdig besetzen, können dann über den Umweg der öffentlichen Meinungsbildung indirekt Einfluss auf politische Entscheidungsprozesse ausüben und gegebenenfalls auch „Frames“ setzen. Patientenverbände, Selbsthilfegruppen und selbst einzelne Ärzte als viel beschworenen „Götter in Weiß“ können daher aufgrund ihres unmittelbaren Bezugs zu Gesundheit und Krankheit eine hohe moralische Potenz besitzen. So kann der Arzt beispielsweise seine Patientinnen und Patienten durch Informationsmaterial, Plakate oder persönliche Gespräche bewusst als Multiplikatoren für seine Anliegen vor Ort in der Praxis einspannen. Dies machen sich einzelne berufsständisch organisierte Ärztegruppen immer wieder zunutze, indem sie ihre praktizierenden Kolleginnen und Kollegen zu entsprechendem berufspolitischem Engagement auffordern. Selbsthilfegruppen wiederum besitzen durch ihre persönliche Betroffenheit eine hohe Authentizität, während Patientenverbände als moralisierende Instanz im Sinne ihrer Mitglieder auftreten können. Diese Gruppen genießen daher einen „natürlichen“ Vertrauensbonus, den sie nicht in dem Maße finanziell untermauern müssen wie beispielsweise Pharma- oder Medizintechnikunternehmen. Vielmehr kommt es in diesem Zusammenhang darauf an, die eigenen Interessen, die eigenen moralischen Positionen mit Narrativen zu besetzen, die möglichst emotional aufgeladen sind. Identifiziert man beispielsweise einen Politiker oder eine Krankenkasse als Täter und schafft es, sich selbst in die Opferrolle zu versetzen, dann können auch kleinere Gruppen in kürzester Zeit viele Anhänger gewinnen und ihren politischen Forderungen massiven Nachdruck verleihen. Wie wir im Zusammenhang mit dem sogenannten Astroturfing (s. Kap. 9.7.4) noch sehen werden, wird die moralische und emotionale Wirkkraft einer Interessengruppe umso größer, je mehr es ihr gelingt, Dritte so für sich einzunehmen, dass diese ihre Forderungen zu ihren eigenen Anliegen machen. Moral und Emotionalität stellen damit eine Gegenmacht zu Finanzen und Größe dar, die im modernen Internet- und Social-Media-Umfeld deutlich an interessenpolitischer Relevanz gewinnt.

5.2.3 Organisationsfaktoren

Zu den Organisationsfaktoren einer Interessengruppe können externe und interne Faktoren gezählt werden. Extern ist es vorrangig die Größe einer Organisation. Diese wurde allerdings bereits als gewichtiger materieller Ressourcenfaktor klassifiziert. Daher wird die Organisationsstärke im Folgenden nur als interner Faktor betrachtet, der sich in der Organisationsfähigkeit einer Gruppe ausdrückt. Das umfasst

- ihre interne Koordinationsfähigkeit und -willigkeit,
- ihre Geschlossenheit im Außenauftritt und
- ihre Bereitschaft, Koalitionen und Allianzen mit Verbündeten zu organisieren.

Die Koordinationsfähigkeit und -bereitschaft spiegelt die Fähigkeit einer Interessengruppe wider, unterschiedliche Meinungen intern zu bündeln und konsensual in eine bestimmte Richtung im Sinne gemeinsamer Bilder zu lenken oder zumindest intern zu befrieden. Damit ist dieser Faktor das interne organisatorische Abbild der äußeren pluralistischen Entscheidungsprozesse der Interessenvermittlung.

Die Koordinationsfähigkeit und -willigkeit ist darüber hinaus Ausdruck der Professionalität einer Organisation und zeigt sich vor allem darin, dass selbst bei divergierenden internen Auffassungen ein gemeinsamer oder zumindest abgestimmter Außenauftritt erfolgt: Da interne Auseinandersetzungen und Machtkämpfe eine Gruppe in der Regel politisch schwächen, wenn nicht gar lähmen, stellt das gemeinsame Auftreten nach außen einen Erfolgsfaktor im interessenpolitischen Prozess dar.

Besser noch als der bloße gemeinsame Außenauftritt einer Interessengruppe ist ihr gemeinsamer Auftritt plus ein koordiniertes politisches Vorgehen der einzelnen Mitglieder. Dabei nutzt die lobbyierende Interessengruppe die unterschiedlichen individuellen Netzwerke, Zugänge sowie die jeweiligen motivationalen Eigenanreize und argumentativen Stärken im „Gesamtpaket". Der übergeordnete Organisationsverband tritt dann als „lobbyistischer Tanker" auf, während die Einzelmitglieder abgestimmt, aber doch mit größeren individuellen Freiräumen ausgestattet, als „Satelliten" agieren. Im Resultat kann dies bedeuten, dass die Adressaten eines Lobbying von einer Interessengruppe über funktional und personell unterschiedliche Kanäle mehrfach kontaktiert werden. Es kann aber auch heißen, dass unterschiedliche regionale Räume interessenpolitisch bearbeitet werden, so wie dies typischerweise bei ländermäßig organisierten Institutionen wie den Gesetzlichen Krankenkassen, Kassenärztlichen Vereinigungen, Krankenhausgesellschaften oder Apothekerverbänden der Fall ist. Bei ihnen ist der Dachverband für die Bundespolitik zuständig, während die Landesorganisationen in erster Linie die Landespolitik beeinflussen, die Bundesebene aber immer dann unterstützen, wenn aus dem Land Abgeordnete im Bundestag sitzen oder spezifische Landesgremien bundesweit tätig werden.

Zur professionellen Koordinationsfähigkeit einer Interessengruppe gehört auch die Pflege von Netzwerken und die Formung von erfolgswirksamen Allianzen und Koalitionen mit Dritten. Da die Netzwerktätigkeit als Erfolgsressource einen eigenständigen Wert hat und zudem nicht nur von organisatorischen Fähigkeiten, sondern in hohem Maße auch von persönlichen informellen Zugängen abhängt, wird der Faktor Netzwerk in Kap. 5.2.5 nochmals gesondert aufgegriffen.

5.2.4 Zugangsfaktoren

Der Zugang zu politischen Entscheidungsträgern gilt als weiterer wichtiger Erfolgs- und Machtfaktor für die Interessenpolitik. Manche Autoren bewerten ihn sogar als einer der dominierenden Schlüsselfaktoren (Mahoney, 2008). Dies liegt in seiner Querschnittsfunktion begründet, denn viele der zuvor genannten Ressourcen wie beispielsweise die Finanzkraft, die Repräsentativität oder die Reputation einer Interessengruppe fungieren als die eigentlichen Türöffner zu den politisch verantwortlichen Entscheidungsträgern.

Dies ist jedoch nur eine Sichtweise, denn Zugänge werden – wie in Kap. 2.2.2 dargelegt – zudem durch die bestehenden formellen und informellen Beziehungsstrukturen in einem Politikfeld geprägt: formell etwa durch die spezifischen Rahmenbedingungen und Prozessgegebenheiten und informell durch die persönlichen Fähigkeiten und Eigenschaften verantwortlicher Lobbyisten als Repräsentanten einer Interessengruppe, Kontakte zu schmieden sowie Netzwerke auf- und auszubauen.

Beide Faktoren – formelle und persönlich-informelle – sollen im Folgenden fokussiert betrachtet werden. Dabei lassen sich die formellen Faktoren noch in eine weitere gesundheitspolitisch relevante Unterkategorie unterteilen, die bereits mehrfach thematisierten institutionellen Zugänge.

Formelle und institutionelle Zugänge

Die formellen Zugänge werden vorwiegend durch die demokratischen Beteiligungsverfahren im Rahmen der Gesetzgebung bestimmt. Dabei erhalten diejenigen Gruppen, die aufgrund ihrer Größe und Repräsentativität sowie ihrer sektoralen, gesamtwirtschaftlichen oder gesamtgesellschaftlichen Bedeutung von den politisch verantwortlichen Stellen als besonders relevant wahrgenommen werden, regelmäßig formelle Aufforderungen, Anfragen und Einladungen zu Stellungnahmen, Anhörungen und sonstigen Begutachtungen. Diese Art des formellen Zugangs zum politischen Entscheidungsprozess ist ein wichtiger Einflussfaktor einer Interessengruppe, da sie sich im demokratisch legitimierten Rahmen indirekt Mitgestaltungs- und Aushandlungsmöglichkeiten über die Umfeldbedingungen ihres Politikfeldes sichert, die Wettbewerbern, die keinen entsprechenden Zugang finden, verschlossen bleiben. Einen Hinweis darauf, wer zu den relevanten Interessengruppen eines Politikfeldes gehört, geben beispielsweise die Einladungslisten des Parlaments zu den Anhörungen. Letztlich ist die Machtressource formeller Zugang für die meisten Interessengruppen ein volatiler Faktor, weil die gewünschte Verfahrensbeteiligung von der Einschätzung und Bewertung Dritter abhängt.

Im Politikfeld Gesundheit kommt jedoch die Besonderheit der korporatistischen Verbände hinzu. Wie bereits mehrfach erwähnt, verfügen sie im Gegensatz zu den freien Verbänden über Privilegien, da sie das verbandliche Alleinvertretungsrecht ganzer Berufsgruppen besitzen. Mit dieser Art von Vertretungsmonopol sind formell gesicherte, institutionalisierte Zugänge verbunden, die den jeweiligen Organisationen in ihrem Verantwortungsbereich in gewissem Umfang proaktive Mitgestaltungskompetenzen einräumen. Dementsprechend besteht im Gesundheitswesen ein machtpolitisches Ungleichgewicht zwischen privatwirtschaftlich und korporatistisch organisierten (Zwangs-)Verbänden. Dabei darf nicht übersehen werden, dass auch die korporatistischen Interessenvertretungen und ihre jeweiligen Mitglieder in einem Spannungsverhältnis zwischen Gemeinwohlaufgaben und Wettbewerb stehen und ihre quasi semistaatlichen Kompetenzen mitunter zur Durchsetzung der eigenen Interessen zulasten Dritter – vornehmlich der Versicherten oder Patienten – nutzen: etwa, wenn Innovationen blockiert, der Datenaustausch erschwert oder die notwendige intersektorale Vernetzung von Versorgungsbereichen aufgrund ökonomischer Interessen erst gar nicht realisiert wird.

Schließlich ist darauf hinzuweisen, dass Berufsgruppen, die sowohl körperschaftlich als auch verbandlich ausgeprägt strukturiert sind, beispielsweise die Ärzteschaft, über ein besonders großes lobbyistisches „Waffenpotenzial" verfügen, weil sie einerseits (teil-)staatliche Kompetenzen und Rechte einfordern können und andererseits in konfliktträchtigen Entscheidungssituationen parallel die Zugänge ihrer Privatverbände lobbyistisch instrumentalisieren können.

Persönlich-informelle Zugänge

Interessenpolitische Zugänge werden maßgeblich von persönlichen Ressourcen auf der informellen Beziehungsebene geprägt. Dabei übernehmen üblicherweise die Spitzenfunktionäre und wenige weitere Repräsentanten einer Organisation für dieselbe eine Art Stellvertreterfunktion. Ihre wichtigsten Macht- und Einflusshebel sind persönliche Kontakte, die Fähigkeit zur Vernetzung und weitere spezifische Charaktereigenschaften, wie sie bereits unter den Soft Skills im Anforderungsprofil für Interessenvertreter in Tabelle 5-1 benannt wurden.

Kontakte und die damit einhergehende Beziehungspflege gelten prinzipiell als das A und O guter Lobbyingarbeit (Infobox 5-2). Auch in diesem Zusammenhang spielen langfristige Aspekte des Reputationserwerbs eine entscheidende Rolle. Angefangen beim Aufbau von Akzeptanz für die eigene Person und die repräsentierte Interessenorganisation (Wehrmann, 2007) bis hin zu den in verschiedenen Umfragen immer wieder genannten Eigenschaften Vertrauen, Glaubwürdigkeit und Seriosität (Leif & Speth, 2006; Willener, 2013).

Infobox 5-2: Kontakte sind das A und O des Interessenvertreters im Gesundheitsbereich

(in Anlehnung an Wendt & Lavaud, 2007, S. 11)
Erfolgreiche Interessenvertreter wissen:

- wer im Gesundheitswesen wofür zuständig ist,
- wer die relevanten gesundheitspolitischen Entscheidungsträger sind,
- wer an den jeweiligen gesundheitspolitischen Entscheidungsprozessen beteiligt ist,
- wie Entscheidungsprozesse ablaufen und
- wann der richtige Zeitpunkt ist, um interessenpolitisch aktiv zu werden.

Je größer nun das bei den Gesprächspartnern erworbene Vertrauen und je respektierter der jeweilige Interessenvertreter ist, desto leichter wird er von seinen Lobbyingadressaten gehört und umso effektiver kann er möglichst im pluralistischen Sinne impulsgebend auf die Gesetzgebung und die sonstigen politikfeldspezifischen Umfeldbedingungen einwirken. Noch besser ist es freilich, wenn der „Cheflobbyist" von den politischen Entscheidungsträgern proaktiv eingebunden wird (Warneke, 2003), weil diese seine Expertise schätzen und seine Meinung zu einem aktuellen Sachverhalt im Vorfeld einer zu treffenden Maßnahme oder Regelung hören wollen: Wendet sich die Politik bzw. das Ministerium direkt an den gesundheitspolitischen Interessenvertreter, so signalisiert dies dessen Akzeptanz und verleiht ihm und indirekt seiner Organisation zusätzlich politisches Gewicht (Wehrmann, 2007; Beck, 2014b).

Seine machtpolitische Position wird quasi gekrönt, wenn er in der Lage ist, durch eigenständige Äußerungen politische Prozesse anzustoßen, zu forcieren oder zu verhindern und damit die politische Agenda direkt oder indirekt zu beeinflussen. Als Beispiel kann hierfür das Zeitungsinterview des Vorstandsvorsitzenden der Techniker Krankenkasse genannt werden (Scherff, 2016), in dem er in einem Nebensatz beschreibt, wie Krankenkassen den Finanzausgleich scheinbar manipulieren, indem sie Ärzte finanziell dafür belohnen, dass sie möglichst viele Diagnosen für ihre Patienten dokumentieren – diese also künstlich kränker machen, als sie tatsächlich sind. Diese Aussage wurde nach allgemeiner Einschätzung bewusst so platziert, um öffentlichen Druck auf die Agenda des Politikfeldes zu erzeugen und die Dringlichkeit des dort zeitgleich diskutierten Reformbedarfs des Risikostrukturausgleichs zu erhöhen (s. hierzu auch das Fallbeispiel in Kap. 8.5).

Die persönlichen Zugangsressourcen der Interessenvertreter eines Verbandes sind zweifelsfrei ein entscheidender Erfolgsfaktor für ihre Verhandlungsstärke und ihre Durchsetzungsfähigkeit. Sie sind durch Networking, persönliche und – sofern erforderlich – öffentliche Präsenz kontinuierlich zu pflegen. Dabei ist jedoch stets zu bedenken, dass persönliche Interessenvertretung immer auch abgeleitete Macht ist, die von der jeweiligen Interessenorganisation erst legitimiert werden muss. Fällt das Amt oder die Position weg, schwindet in der Regel auch der persönliche Einfluss des Interessenvertreters. Insofern besteht im Innenverhältnis zwischen

Funktionsträger und Organisation eine mehr oder minder stark ausgeprägte Machtinterdependenz.

5.2.5 Netzwerkfaktoren

Last but not least ist der Faktor „Netzwerk" als einer der zentralen Erfolgsgrößen einer Interessengruppe zu nennen. Auch hierbei handelt es sich um einen Querschnittsfaktor, der u.a. von der Organisationsfähigkeit einer Gruppe, ihrer personellen Ausstattung und den formellen und vor allem informellen Zugängen und Kontakten eines Interessenvertreters abhängt. Wie bereits in Kap. 4.3 zur Theorie der Netzwerkanalyse dargestellt, ist Netzwerk nicht gleich Netzwerk. Vielmehr gibt es eine Vielzahl von Netzwerktypen, die sich wiederum nach verschiedenen Merkmalen unterscheiden lassen. So etwa,

- ob sie auf horizontaler Ebene stattfinden, z.B. als Arbeitsgruppen oder „Vorbereitende Arbeitstreffen" der Leistungserbringer, bestimmter Beiräte oder der Patientenverbände, oder auf vertikaler Ebene, z.B. zwischen Vertretern der gemeinsamen Selbstverwaltung und der freien Berufsverbände;
- ob sie temporärer Natur sind, wie die gemeinsamen kassenartenübergreifenden oder mehrere Leistungserbringerorganisationen umfassenden Stellungnahmen zum Fairer-Kassenwettbewerb-Gesetz oder zur Weiterentwicklung des solidarischen Finanzierungsmodells zeigen, oder ob sie dauerhaft und stabil als politisches Netzwerk agieren, wie das Gesunde Städte-Netzwerk oder der Bundesverband Managed Care (BMC) mit seinen zahlreichen versorgungsspezifischen Arbeitsgruppen;
- ob sie sich formell organisieren, z.B. in Form von Vereinstagungen wie der Jahrestagung der Deutschen Gesellschaft für Public Health oder den Winter- und Sommertagungen des gesundheitsökonomischen Netzwerks „Neue Wege ins Gesundheitswesen 21", oder informell im Rahmen spezieller Veranstaltungsformate wie den zahlreichen Berliner Frühstückstreffen oder Kaminabenden, oder ob sie sich durch regelmäßige Treffen konstituieren, wie die „Frauenlobby im deutschen Gesundheitswesen" in einem bekannten Berliner Café.

Viele Formate sind möglich, nicht alle sind verständlicherweise als machtpolitisch gleichwertig einzustufen. Die Beispiele zeigen zudem, dass sich Netzwerke nicht nur durch Kooperationen, Aktionsbündnisse und Allianzen von Interessengruppen konstituieren können, sondern umgekehrt auch durch das professionelle Handeln ihrer Interessenvertreter, also durch die persönlichen Kontakte ihrer Spitzenfunktionäre oder Inhouse-Lobbyisten. Das Netzwerk wird dann definiert als „die Summe aller Einzelbeziehungen und -kontakte, die der Lobbyist in seiner beruflichen Funktion zu verschiedenen Personen unterhält" (Willener, 2013).

Netzwerkarbeit als interessenpolitischer Erfolgsfaktor umfasst also nicht nur das Schmieden von erfolgswirksamen Allianzen und Koalitionen mit Dritten, sondern auch die Pflege von Netzwerken. Regelmäßige formelle oder informelle Kontaktaufnahmen und der Austausch von Informationen sind dabei ebenso wichtig wie der fallweise Abgleich interessengruppenspezifischer Positionen und mögliche Festlegungen, bei welchen Themen man wie und mit welchen Botschaften zusammenarbeiten will. Zunehmend bilden sich in diesem Zusammenhang auch programmatische Netzwerke, die nicht an eine bestimmte Organisation oder Partei gebunden sind, sondern bestimmte gemeinsame Erfahrungen, Werte und Sichtweisen zu Lösungsprozessen teilen (Hornung & Bandelow, 2023). Letztlich muss Vernetzung immer zum Erfolg einer Interessengruppe beitragen. Ökonomisch gesehen ist das Netzwerk – wie die Reputation – eine Investition bzw. eine Kapitalanlage (Bertrand et al., 2014): Durch den Einsatz von Querschnittsressourcen in das Netzwerk sollen mittel- bis langfristig Renditen in Form von Lobbyingerfolgen erzielt werden. Dies bedeutet zugleich, dass auch innerhalb von Netzwerken eine wechselseitige Ressourcenabhängigkeit besteht. Wer nicht investiert oder als „Investitionsgut" in Frage kommt, ist nicht Teil eines Netzwerkes, steht dann außen vor – steht quasi vor verschlossenen Türen.

5.3 Machtressourcen gesundheitspolitischer Akteure im Überblick

Die Theorie der Interessenvermittlung zeigt, dass Interessengruppen – sofern sie nicht missbräuchlich agieren – durch ihre Repräsentation demokratietheoretisch wichtige Funktionen erfüllen: indem sie Akteuren eine Stimme geben, tragen sie zum gesellschaftlichen und politischen Pluralismus bei. Dabei hängt die Durchsetzung ihrer interessenpolitischen Ziele von der Verfügbarkeit ihrer subsidiären Machtressourcen ab. Diese stellen Erfolgsfaktoren der Interessenpolitik dar, mit denen sie ihren Anliegen Gehör verschaffen oder Themen verhindern sowie ihre eigenen Interessen aushandeln und nach Möglichkeit durchsetzen.

In Tabelle 5-2 wurde der Versuch unternommen, die wichtigsten gesundheitspolitischen Akteure bezüglich ihrer interessenpolitischen Machtfaktoren einzuordnen. Tendenziell zeigt sich, dass im Gesundheitswesen eine Asymmetrie hinsichtlich der Verfügbarkeit von Machtressourcen besteht: auf der einen Seite stehen die interessenpolitisch mächtigen Verbände der gesetzlichen Krankenkassen, Ärzteorganisationen, Krankenhausgesellschaften und forschenden Pharmaunternehmen, auf der anderen Seite die Verbände Heilmittelerbringer, Pflegekräfte und Patienten sowie die dazwischen liegenden Apothekenverbände und Medizintechnikunternehmen. Grundsätzlich erkennbar wird zudem, dass es bei den ressourcenseitig besser ausgestatteten Akteuren keine eindeutige Rangfolge gibt: Macht ist eben ein diffuser Faktor, der in unterschiedlichem Maße mit materiellen und immateriellen Größen aufgeladen sein kann. Sicherlich spielen im Gesundheitsbereich die formellen und hier insbesondere die institutionellen Zugangsfaktoren interessen- und machtpolitisch eine exponierte Rolle. Mit welchem Ressourcenmix und mit welcher Ressourcenintensität und -qualität im Einzelfall eine interessenpolitische Machtposition gesichert und ausgebaut wird, ist jedoch nicht eindeutig ableitbar und belegbar. So wie generell kritisch hinterfragt werden könnte, ob und inwieweit Macht und Ressourcen(-verfügbarkeit) prinzipiell gleichzusetzen sind (Sandner, 1993). Zudem sind die einzelnen Ressourcenkategorien, die hier als Erfolgsfaktoren identifiziert werden, nicht trennscharf voneinander abzugrenzen und überlappen sich vielfach.

Im Kontrast zur gesellschaftlichen Relevanz der Interessenvermittlung im Allgemeinen und der Gesundheitspolitik im Besonderen gibt es nur wenige theoretische oder gar empirische Untersuchungen und Quellen zu diesem Themenfeld. Diese wenigen Quellen offenbaren ein Defizit, das auf ein strukturelles Problem der Forschung in diesem Bereich hinweist (z. B.: Leif & Speth, 2003; Kleinfeld et al., 2007; Beyers et al., 2008; Schiffers, 2016). Denn in der Praxis wird Interessenpolitik häufig unter Geheimhaltungspflichten oder auch aus Positionierungsgründen nicht öffentlich betrieben. Dies erschwert generell den Zugang zu dem Thema. Zudem sind alle theoretischen Überlegungen zur Interessenvermittlung sowie zur Funktionalität und zum Erfolg von Interessengruppen abhängig von den jeweiligen politikfeldspezifischen Gegebenheiten und ordnungspolitischen Vorstellungen sowie den dahinter ablaufenden Steuerungs- und Entscheidungsprozessen. Damit beschäftigt sich schwerpunktmäßig der III. Teil dieses Buches.

Tabelle 5-2: Verteilung der interessenpolitischen Machtressourcen im Gesundheitssektor (eigene Darstellung auf der Grundlage einer Expertenabfrage [n = 6] zwischen dem 12. Oktober und 12. November 2024).

Akteure / Ressourcenfaktoren	Verbände der GKV	Verbände der PKV	Ärzte-organisationen	Krankenhausgesellschaften	Apothekenverbände	Verbände der Heilmittelerbringer	Pharmaindustrie/ Medizintechnik	Verbände der Pflegekräfte	Patientenorganisationen
Finanzausstattung	hoch	besonders hoch	sehr hoch	mittel/hoch	sehr hoch	mittel	besonders hoch	gering	gering
Personalausstattung	sehr hoch	sehr hoch	sehr hoch	hoch	hoch	mittel	besonders hoch	gering	mittel
Größe	besonders hoch	sehr hoch	sehr hoch	sehr hoch	hoch	mittel	sehr hoch	besonders hoch	besonders hoch
Information/ Expertise	besonders hoch	hoch	sehr hoch	sehr hoch	hoch	gering	hoch		
Reputation	nicht bewertbar								
Emotionalisierungsfähigkeit	mittel	mittel	sehr hoch	sehr hoch	hoch	hoch	gering	besonders hoch	besonders hoch
Interne Organisationsfaktoren	nicht bewertbar								
Formeller Zugang	besonders hoch	hoch	besonders hoch	besonders hoch	sehr hoch	mittel	mittel	(hoch)	hoch

Literatur

Anter, A. (2024). *Theorien der Macht: Zur Einführung* (6. Aufl.). Junius Verlag.

Bachrach, P. & Baratz, M.S. (1962). Two faces of power. *American Political Science Review, 56*(4), 947–952. https://doi.org/10.2307/1952796

Bargh, J.A. (2014). The historical origins of priming as the preparation of behavioral responses: Unconscious carryover and contextual influences of real-world importance. *Social Cognition, 32*(Suppl.), 1–11. https://doi.org/10.1521/soco.2014.32.supp.209

Beck, H. (2014a). *Behavioral Economics: Eine Einführung*. SpringerGabler. https://doi.org/10.1007/978-3-658-03367-5

Beck, St. (2014b). *Lobbyismus im Gesundheitswesen*. Nomos. https://doi.org/10.5771/9783845254050

Becker, G.S. (1983). A theory of competition among pressure groups for political influence. *The Quarterly Journal of Economics, 98*(3), 371–400. https://doi.org/10.2307/1886017

Bertrand, M., Bombardini, M. & Trebbi, F. (2014). Is it whom you know or what you know? An empirical assessment of the lobbying process. *American Economic Review, 104*(12), 3885–3920. https://doi.org/10.1257/aer.104.12.3885

Beyers, J. (2008). Policy issues, organisational format and the political strategies of interest organisations. *West European Politics, 31*(6), 1188–1211. https://doi.org/10.1080/01402380802372654

Beyers, J., Eising, R. & Maloney, W. (2008). Researching interest group politics in Europe and elsewhere: Much we study, little we know? *West European Politics, 31*(6), 1103–1128. https://doi.org/10.1080/01402380802370443

Blum, S. & Schubert, K. (2018). *Politikfeldanalyse: Eine Einführung* (3. Aufl.). Springer VS.

Buse, K., Mays, N., Colombini, M., Fraser, A., Khan, M. & Walls, H. (2023). *Making health policy* (3rd ed.). McGraw-Hill Education – Open University Press.

Dahl, R.A. (1957). The concept of power. *Behavioral Science, 2*(3), 201–215. https://doi.org/10.1002/bs.3830020303

Esping-Andersen, G. (1990). *The three worlds of welfare capitalism*. Princeton University Press.

Franck, G. (1998). *Ökonomie der Aufmerksamkeit: Ein Entwurf*. Carl Hanser-Verlag.

French, J.R.P. & Raven, B. (1959). The basis of social power. In D.P. Cartwright (Hrsg.), *Studies of social power* (S. 150–167). University of Michigan Press.

Friedrich, S. (2023). Starke und schwache Interessen: Asymmetrien der Interessenvermittlung. In A. Polk & K. Mause (Hrsg.), *Handbuch Lobbyismus* (S. 435–456). Springer VS. https://doi.org/10.1007/978-3-658-32320-2_14

Gaventa, R.A. (1980). *Power and powerlessness: Quiescence and rebellion in an Appalachian valley*. University of Illinois Press.

Grossman, G.M. & Helpman, E. (1994). Protection for sale. *American Economic Review, 84*(4), 833–850.

Guéguen, D. (2003). David against Goliath: Are big lobbying organisations more efficient than smaller ones? In J. Greenwood (Hrsg.), *The challenge of change in EU business associations* (S. 139–149). Palgrave Macmillan. https://doi.org/10.1057/9780230523234_11

Hornung, J. & Bandelow, N.C. (2023). Lobbyismus in der Gesundheitspolitik. In A. Polk & K. Mause (Hrsg.), *Handbuch Lobbyismus* (S. 900–921). Springer VS. https://doi.org/10.1007/978-3-658-32320-2_24

Kleinfeld, R., Zimmer, A. & Willems, U. (2007). Lobbyismus und Verbändeforschung: Eine Einleitung. In R. Kleinfeld, A. Zimmer & U. Willems (Hrsg.), *Lobbying: Strukturen. Akteure. Strategien* (S. 7–35). VS Verlag für Sozialwissenschaften.

Korpi, W. (1983). *The democratic class struggle*. Routledge.

Leif, Th. & Speth, R. (2003). Anatomie des Lobbyismus: Einführung in eine unbekannte Sphäre der Macht. In Th. Leif & R. Speth (Hrsg.), *Die stille Macht: Lobbyismus in Deutschland* (S. 7–32). Westdeutscher Verlag.

Leif, Th. & Speth, R. (2006). Der Lobbyist will politische Entscheidungen beeinflussen: Fragen an den Lobbyisten. In Th. Leif & R. Speth (Hrsg.), *Die fünfte Gewalt – Lobbyismus in Deutschland* (S. 111–118). Bundeszentrale für politische Bildung.

Liehr-Gobbers, K. (2006). *Erfolgsfaktoren des legislativen Lobbying in Brüssel: Konzeptualisierung, Analyse und Handlungsempfehlungen für Genossenschaften in der EU*. Shaker Verlag.

Lukes, S. (1974). *Power: A radical approach*. Macmillan.

Mahoney, Ch. (2008). *Brussels versus the beltway: Advocacy in the United States and the European Union*. Georgetown University Press. https://doi.org/10.1353/book13010

Mallard, G. (2017). *Behavioural economics*. Agenda Publishing.

McPhail, B. (2003). A feminist policy analysis framework: Through a gendered lens. *Social Policy Jour-*

nal, 2, 39–61. https://doi.org/10.1300/J185v02n02_04

Mielke, G. (2008). Forschungsdefizite: Die wissenschaftliche Landkarte des Lobbyismus. In nr-Netzwerkrecherche (Hrsg.), *nr-Werkstatt-Bericht Nr. 12: „In der Lobby brennt noch Licht" – Lobbyismus als Schatten-Management in Politik und Medien* (S. 28–37). Verfügbar unter https://netzwerkrecherche.org/files/nr-werkstatt-12-lobbyismus-als-schatten-management-in-politik-und-medien.pdf

Mills, C.W. (1956). *The power of elite*. Oxford University Press.

Nownes, A.J. (2006). *Total lobbying: What lobbyists want (and how they try to get it)*. Harvard University Press. https://doi.org/10.1017/CBO9780511840395

Ostheim, T. & Schmidt, M.G. (2007). Die Machtressourcentheorie. In M.G. Schmidt, T. Ostheim, N.A. Siegel & R. Zohlnhöfer (Hrsg.), *Der Wohlfahrtsstaat: Eine Einführung in den historischen und internationalen Vergleich* (S. 40–50). VS Verlag für Sozialwissenschaften. https://doi.org/10.1007/978-3-531-90708-6_3

Oxley, Z. (2020). Framing and political decision making: An overview. *Oxford Research Encyclopedia: Politics*.

Piketty, T. (2013). *Das Kapital im 21. Jahrhundert*. C.H. Beck Verlag.

Polk, A. (2020). What do we know about lobbying in Germany? *Review of Economics, 71*(1), 43–79. https://doi.org/10.1515/roe-2019-0035

PwC (PricewaterhouseCoopers) Deutschland. (2020). *Frauen in der Gesundheitswirtschaft*. Verfügbar unter https://www.pwc.de/de/gesundheitswesen-und-pharma/pwc-frauen-in-der-gesundheitswirtschaft-2020.pdf

Randall, D. (2010). *Lobbying and policy change: Who wins, who loses, and why*. University of Chicago Press. https://doi.org/10.1215/03616878-2010-009

Rieger, G. (2024). *Lobbying in der Sozialwirtschaft: Eine Einführung*. Springer VS. https://doi.org/10.1007/978-3-658-34261-6

Sandner, K. (1993). *Prozesse der Macht: Zur Entstehung, Stabilisierung und Veränderung der Macht von Akteuren in Unternehmen* (2. Aufl.). Springer.

Schaar, J.H. (1973). The concept of the political elite. *Political Theory, 1*(1), 53–76.

Scherff, D. (2016, 9. Oktober). „Wir Krankenkassen schummeln ständig". *Frankfurter Allgemeine*.

Scheufele, B. (2022). *Priming* (2. Aufl.). Nomos.

Schiffers, M. (2016). Lobbying-Forschung und Interessengruppeneinfluss. *Zeitschrift für Politikwissenschaft, 26*(4), 479–490. https://doi.org/10.1007/s41358-016-0065-9

Schnellenbach, J. (2023). Lobbyismus aus der Perspektive der verhaltensökonomischen Theorie der Politik. In A. Polk & K. Mause (Hrsg.), *Handbuch Lobbyismus* (S. 71–90). Springer VS. https://doi.org/10.1007/978-3-658-32320-2_5

Simson, A.F. & Jerit, J. (2007). Toward a theory relating political discourse, media, and public opinion. *Journal of Communication, 57*(2), 254–271. https://doi.org/10.1111/j.1460-2466.2007.00342.x

Speth, R. (2006). Die Ministerialbürokratie: Erste Adresse der Lobbyisten. In Th. Leif & R. Speth (Hrsg.), *Die fünfte Gewalt – Lobbyismus in Deutschland* (S. 99–110). Bundeszentrale für politische Bildung.

Thummes, K. (2023). Zur Ethik des Lobbyismus: Philosophische Aspekte. In A. Polk & K. Mause (Hrsg.), *Handbuch Lobbyismus* (S. 137–159). Springer VS. https://doi.org/10.1007/978-3-658-32320-2_27

Tversky, A., & Kahneman, D. (1981). The framing of decisions and the psychology of choice. *Science, 211*(4481), 453–458.

Vondenhoff, Ch. & Busch-Janser, S. (2008). *Praxishandbuch Lobbying*. Polisphere Verlag.

Warneke, H. (2003). Im Vorfeld miteinander reden: Der Dreißiger-Multiplikatoren-Club-Berlin (DMC). In Th. Leif & R. Speth (Hrsg.), *Die stille Macht: Lobbyismus in Deutschland* (S. 362–371). Westdeutscher Verlag.

Weber, M. (1985). *Wirtschaft und Gesellschaft – Grundriss der verstehenden Soziologie* (5. Aufl.). Mohr Verlag.

Wehling, E. (2017). *Politisches Framing: Wie eine Nation sich ihr Denken einredet – und daraus Politik macht*. Bundeszentrale für politische Bildung.

Wehrmann, I. (2007). Lobbying in Deutschland: Begriff und Trends. In R. Kleinfeld, A. Zimmer & U. Willems (Hrsg.), *Lobbying: Strukturen. Akteure. Strategien* (S. 36–64). VS Verlag für Sozialwissenschaften.

Wendt, N. & Lavaud, B. (2007). *Lobbying. PGA 10*. AK Österreich.

Willener, R. (2013). *Erfolgreiches legislatives Lobbying in der Schweiz: Zentrale Methoden und Faktoren*. Kompetenzzentrum für Public Management, KPM-Verlag.

Winter, Th. von (2024). *Lobbyismus in der deutschen Politik*. UTB. https://doi.org/10.36198/9783838562100

III.
Interessenpolitik im Politikfeld Gesundheit – Polity und Policy

Bereits zu Beginn (Kap. 2.3.1) wurde dargelegt, dass politikfeldspezifische Fragestellungen anhand der Dreiteilung von Polity, Policy und Politics untersucht werden können. Für das Politikfeld Gesundheit wird in den Teilen III und IV auf diese Unterteilung zurückgegriffen. In diesem Zusammenhang ist zu berücksichtigen, dass die drei Politikdimensionen eng miteinander verwoben sind. Die jeweilige Eindringtiefe in die einzelnen Politikfelddimensionen sowie deren Reihenfolge hängen darüber hinaus von der spezifischen analytischen und thematischen Fragestellung ab. So wurde hier beispielsweise die politikfeldspezifische Akteursbeschreibung, die originär der Dimension Polity zuzuordnen ist, aus Gründen der Lesbarkeit und des inhaltlichen Verständnisses vorgezogen (s. Kap. 3).

Im Weiteren werden die drei Gegenstandsbereiche der Politikfeldanalyse wie folgt aufeinander bezogen und zugeschnitten:

- **Polity:** Hierzu werden in Kap. 6 die für die Interessenpolitik relevanten politikfeldspezifischen Rahmenbedingungen erörtert. Dazu zählen die Grundprinzipien der solidarischen Krankenversicherung, die die formalen (Verhaltens-)Normen für die Akteure setzen sowie das Steuerungsmodell des deutschen Gesundheitswesens, das sich als ein Allokationsmix mit einem besonderen interessenpolitischen Schwerpunkt auf dem Korporatismus erweist.
- **Policy:** Im Policy-Bereich des Kap. 7 werden die gesundheitspolitischen Grundsatzausrichtungen und Programme erörtert, die gegenwärtig das Feld der Weiterentwicklung der Gesundheitspolitik und damit die Einfluss- und Gestaltungssphäre der Interessenpolitik und der politischen Parteien abstecken. Abschließend werden in diesem Kapitel noch die bisherigen Gesundheitsreformen chronologisch und nach inhaltlichen Schwerpunkten strukturiert.
- **Politics:** In Kap. 8 werden schließlich die prozessualen Dimensionen der Interessenpolitik im Gesundheitsbereich behandelt; mehr dazu in der entsprechenden Einleitung zum IV. Teil.

Als Bezugssystem für die Interessenpolitik wird unverändert das deutsche Gesundheitswesen herangezogen. In Anbetracht des anteilsmäßig hohen Ausgabenvolumens, der richtungsgebenden institutionellen Verflechtungen und des signifikanten Anteils aller Versicherten liegt dabei der besondere Fokus auf den interessenpolitischen Beziehungen und Prozessen im Kontext der solidarischen Krankenversicherung. Relevante Schnittstellen zur Privaten Krankenversicherung und zu den Sozialen Pflegekassen werden dort, wo es erforderlich ist, ergänzt.

6 Polity

Grundprinzipien und Systemsteuerung des deutschen Gesundheitssystems – institutionelle Spielregeln für die Interessenpolitik

Wenn im nachfolgenden Kapitel die politikfeldspezifischen Rahmenbedingungen dargestellt werden, kann es nicht darum gehen, die Grundstruktur des deutschen Gesundheitswesens vollumfänglich zu beschreiben, sondern vielmehr gilt es, jene grundlegenden Bedingungen schwerpunktmäßig zu erläutern, die die organisatorischen und verfahrensseitigen Spielregeln der Interessenpolitik im Gesundheitswesen prägen. Dementsprechend werden im Weiteren im Kern die Grund- und Organisationsprinzipien der solidarischen Krankenversicherung und angrenzender Sicherungssysteme sowie die verschiedenen allokativen Steuerungs- und Lenkungsverfahren, die auf den jeweiligen Steuerungsebenen wirken, erklärt. Innerhalb dieses Rahmens werden die Bedingungen für Interessenpolitik festgelegt. Sie bilden das Korsett für das Verhalten, die Erwartungen und die sozialen Interaktionen der spezifischen Akteure im Politikfeld Gesundheit. Anders formuliert: sie sind der „Einflussraum", in dem diese versuchen, ihre gruppenspezifischen Interessen und gegebenenfalls speziellen Allokationsentscheidungen gegenüber den politischen Entscheidungsträgern zu platzieren und durchzusetzen.

6.1 Grundprinzipien und interessenpolitische Implikationen

Im deutschen Gesundheitssystem werden die rechtlichen und institutionellen Rahmenbedingungen, aus denen sich die organisatorischen, allokativen und verhaltensrelevanten Voraussetzungen für die Beteiligten speisen, zentral durch eine Reihe von Grundprinzipien geprägt. Auch wenn diese Grundprinzipien mehr allgemein in der Staatsverfassung und im Sozialrecht abgebildet sind, leiten sich doch aus ihnen wichtige gesellschaftliche Werte und Grundüberzeugungen (Simon, 2021) sowie organisatorische und steuerungstechnische Erfordernisse ab, die den Rahmen für das gesundheitspolitische und interessenpolitische Denken und Handeln abstecken.

Allgemein werden den Grundprinzipien der sozialen Sicherung im Krankheitsfall die in der Tabelle 6-1 aufgelisteten Teilprinzipien zugeordnet. Diese Grundprinzipien sind für die für die GKV, die knapp 90 Prozent der deutschen Wohnbevölkerung pflichtversichert, überwiegend konstitutiv. Als übergeordneter Anker der Grundprinzipien der sozialen Sicherung gilt das Sozialstaatsgebot und die daran geknüpften Wirkprinzipien der Solidarität, Subsidiarität und Selbstverwaltung. Diese drei Wirkprinzipien geben den Gestaltungsrahmen für die Sozial- und Gesundheitspolitik vor und sie sind es auch, die aus Sicht der Interessenvermittlung größte Bedeutung besitzen und daher im Weiteren explizit dargestellt werden sollen.

Tabelle 6-1: Grundprinzipien der sozialen Sicherung im Krankheitsfall (unter Verwendung von Ott, 2007, S. 564 ff.; Simon, 2021, S. 67 ff.; Althammer et al., 2021, S. 217 ff. und dem SGB V).

Grundprinzipien	Beschreibung
Leitbild: Sozialstaatsprinzip (auch: Sozialstaatsgebot)	Gesetzgeber und öffentliche Verwaltung sind verfassungsrechtlich dazu verpflichtet, nach sozialen Gesichtspunkten zu handeln und entsprechende Aspekte in ihrer Rechtsprechung zu berücksichtigen.
Wirkprinzipien:	
Solidaritätsprinzip (auch: Zuordnungsprinzip)	Bürger sind nicht nur für sich selbst verantwortlich, sondern sollen sich als Mitglieder einer definierten Solidargemeinschaft auch gegenseitig Hilfe und Unterstützung gewähren.
Subsidiaritätsprinzip (auch: Zuständigkeitsprinzip)	Aufgaben sollen immer von der untersten Ebene einer Hierarchie – also vom Individuum ausgehend – eigenverantwortlich gelöst werden. Erst dann, wenn dies nicht mehr möglich ist, kommt die nächsthöhere Hierarchieebene zum Zuge. Verwaltungstechnisch auf den Kopf gestellt, bedeutet das: öffentliche Aufgaben sollen möglichst bürgernah – also auf der politisch untersten Handlungsebene – verantwortet und umgesetzt werden.
Selbstverwaltungsprinzip (auch: Zuständigkeitsprinzip in Anwendung)	Träger des Sozialwesens sowie ihre Versicherten und Arbeitgeber organisieren sich selbst, um die Sozialversicherung unter den staatlich vorgegebenen Rahmenbedingungen mitverantwortlich zu steuern und zu gestalten.
Gestaltungsprinzipien:	
(Sozial-)Versicherungsprinzip	Gravierende (Lebens-)Risiken, die jedes Mitglied einer Gesellschaft treffen können, wie Alter, Krankheit, Unfall etc., werden von diesen gemeinsam versicherungsseitig getragen. Dazu wird das private Versicherungsprinzip, das sich äquivalent an den individuellen Risikowahrscheinlichkeiten ausrichtet, nach dem Grundsatz der Solidarität modifiziert (s. Solidarprinzip in Verbindung mit Kontrahierungszwang).
Exkurs I: Versorgungsprinzip	Die Kosten der Risikoabsicherung werden nicht einem Einzelnen angelastet, der sie verursacht, sondern der Gemeinschaft und von ihr steuerlich refinanziert. Grundlage des Leistungsanspruchs ist eine „generelle Bedürftigkeit", die aus einem „Dienst an der Gesellschaft" oder einem besonderen „Treueverhältnis zum Staat" abgeleitet wird.
Exkurs II: Fürsorgeprinzip	Risikoabsicherung und Finanzierung erfolgen wie beim Versorgungsprinzip. Grundlage für die Hilfeleistung ist jedoch eine „spezielle Bedürftigkeit", die in der Regel einer Prüfung des Einzelfalls unterliegt und sich dem Grunde nach am individuellen Bedarf ausrichtet.

Grundprinzipien	Beschreibung
Ergänzende GKV-Organisationsprinzipien:	
Solidarprinzip und solidarische Finanzierung im Umlageverfahren	Risikobewertung, bei der allen GKV-Versicherten grundsätzlich die gleichen Leistungen zustehen, und zwar unabhängig von ihrem jeweiligen individuellen Beitrag, ihrem persönlichen Gesundheitsrisiko sowie ihrem jeweiligen Eintrittsalter und Familienstand. Die Beitragserhebung erfolgt nach Leistungsfähigkeit in Abhängigkeit vom sozialversicherungspflichtigen Einkommen. Dabei werden die solidarisch erhobenen laufenden Beitragseinnahmen nach dem Umlageverfahren unmittelbar zur Deckung der laufenden Ausgaben verwendet.
Kontrahierungszwang	Krankenkassen unterliegen der Verpflichtung, neue Mitglieder unabhängig von deren Alter, Gesundheitsstatus oder finanzieller Leistungsfähigkeit aufzunehmen. Der Kontrahierungszwang erstreckt sich mittlerweile in modifizierter Form auch auf die private Krankenversicherung.
Bedarfsdeckungsprinzip	Anspruch der GKV-Versicherten, dass ihnen alle medizinisch notwendigen Leistungen durch die gesetzlichen Krankenkassen gewährleistet werden.
Wirtschaftlichkeitsgebot	Gebot, dass die Leistungen ausreichend, zweckmäßig und wirtschaftlich sein müssen und das Maß des Notwendigen nicht überschreiten dürfen.
Sachleistungsprinzip	Verfahren, bei dem medizinische Sach- und Dienstleistungen von den Leistungserbringern erbracht werden, ohne dass dabei direkte Zahlungsverpflichtungen für die Versicherten ausgelöst werden. Stattdessen erfolgt die Abrechnung über die gesetzlichen Krankenkassen.
Ergänzende PKV-Organisationsprinzipien:	
Äquivalenzprinzip und Rücklagenbildung im Kapitaldeckungsverfahren	Versicherungsprämien werden für jeden einzelnen Versicherten in Abhängigkeit von seinen individuellen Risikofaktoren, wie Alter, Vorerkrankungen etc., für den Eintritt eines Versicherungsfalles in Relation zum Gesamtrisiko kalkuliert und zusätzlich in Abhängigkeit vom persönlich gewählten Selbstbehalt gewichtet. Versicherungsprämien und Leistungsansprüche stehen kalkulatorisch in einem äquivalenten Verhältnis. Dabei wird nach dem Kapitaldeckungsverfahren ein bestimmter Anteil der von den Versicherten gezahlten Prämien in verzinslichen Anlagen oder anderen Investments angelegt, um im Bedarfsfall ausgezahlt zu werden.
Kostenerstattungsprinzip	Verfahren, bei dem die Kosten für die medizinische Leistungserbringung dem Versicherten in Rechnung gestellt und von ihm selbst vorgelegt werden müssen (Vorliquidation) und nach anschließender Einreichung der Rechnung vom Versicherungsunternehmen rückerstattet werden; je nach Versicherungsbedingungen vollständig oder teilweise.

Der Gestaltungsrahmen wird wiederum durch das (Sozial-)Versicherungsprinzip, das Versorgungsprinzip und das Fürsorgeprinzip ausgefüllt. Speziell für die Umsetzung der sozialen Absicherung im Krankheitsfall kommen ergänzend die stärker durch die Struktur- und Organisationsbedingungen der GKV geprägten Prinzipien der solidarischen Finanzierung, Bedarfsdeckung, Wirtschaftlichkeit und Sachleistung hinzu[13].

6.1.1 Sozialstaatsprinzip

Das Sozialstaatsprinzip leitet sich als Gebot aus den Vorgaben des Grundgesetzes in Artikel 20 Abs. 1 und Artikel 28 Abs. 1 ab. Beide Artikel genießen verfassungsrechtlichen Bestandsschutz (Ewigkeitsrecht) und besagen im Einzelnen:

- *Die Bundesrepublik Deutschland ist ein demokratischer und sozialer Bundesstaat (Art. 20 Abs. 1 GG).*
- *Die verfassungsmäßige Ordnung in den Ländern muss den Grundsätzen des republikanischen, demokratischen und sozialen Rechtsstaats im Sinne des Grundgesetzes entsprechen (Art. 28 Abs. 1 GG).*

Diese eher allgemeinen grundgesetzlichen Formulierungen zum Sozialstaatsprinzip werden durch die Rechtsprechung des Bundesverfassungsgerichts und durch das Sozialgesetzbuch konkretisiert (s. Gesetzesauszug in Infobox 6-1). Mit dieser rechtlichen Verankerung wird insgesamt die Sozialpflichtigkeit des Staates fundiert. Dieser verpflichtet sich damit dem Prinzip der Daseinsvorsorge, zu der auch die Versorgung im Krankheitsfall und generell in kritischen Lebenslagen gehört, die die wirtschaftliche und soziale Situation des Einzelnen und seiner Familie gravierend beeinträchtigen können. Zugleich leitet sich aus dem Sozialstaatsprinzip der Ordnungsrahmen für die Ausgestaltung und Weiterentwicklung der Gesundheitsversorgung ab, indem der Staat darin eine steuernde Rolle beansprucht und die Verteilung von Gesundheitsgütern und -dienstleistungen nicht allein den freien Marktkräften überlässt. Dabei muss er die erforderlichen Kapazitäten und Leistungen nicht selbst vorhalten bzw. erbringen, sondern kann Dritte mit der Verwirklichung des Sozialstaatsprinzips beauftragen (Simon, 2021).

Der Staat hat also neben seiner sozialen Letztverantwortung auch Gestaltungsfreiheiten bei der Umsetzung sozialer Aufgaben. Dies ist umso bedeutsamer, als staatliche Eingriffe mit individuellen Freiheitsspielräumen kollidieren können. Schließlich ist auch die persönliche Freiheit, einschließlich des Rechts auf freie Interessenwahrnehmung, verfassungsrechtlich

Infobox 6-1: Konkretisierung des sozialpolitischen Grundverständnis im Rahmen des Sozialstaatsprinzips nach SGB I

Auszug aus § 1 Abs. 1 SGB I

Das Recht des Sozialgesetzbuches soll zur Verwirklichung sozialer Gerechtigkeit und sozialer Sicherheit Sozialleistungen einschließlich sozialer und erzieherischer Hilfen gestalten. Es soll dazu beitragen,

- *ein menschwürdiges Dasein zu sichern,*
- *gleiche Voraussetzungen für die freie Entfaltung der Persönlichkeit, insbesondere auch für junge Menschen, zu schaffen,*
- *die Familie zu schützen und zu fördern,*
- *den Erwerb des Lebensunterhalts durch eine frei gewählte Tätigkeit zu ermöglichen und*
- *besondere Belastungen des Lebens, auch durch Hilfe zur Selbsthilfe, abzuwenden oder auszugleichen.*

13 Die weitere Darstellung der Grundprinzipien der sozialen Sicherung im Krankheitsfall beruht im Kern auf den Beiträgen von Ott (2007, S. 564 ff.); Simon (2021, S. 67 ff.); Althammer et al. (2021); Meierjürgen (2023, S. 105 ff.).

geschützt. Soweit der Sozialstaat die Bürger bei der Verwirklichung ihrer individuellen, frei gewählten Ziele unterstützt, erfüllt er eine gewichtige gesellschaftliche Funktion. Bei knappen Ressourcen zieht aber ein Mehr an Möglichkeiten für die Bedürfnisbefriedigung Einzelner, materielle Einschränkungen anderer Gesellschaftsmitglieder nach sich. Insofern kommen hier Verteilungsregeln im Verhältnis von Freiheit und Gleichheit ins Spiel (Ott, 2007).

Implikationen für die Interessenpolitik: Staatliche Umverteilungen gelten als einseitige Transaktionen, die ohne Gegenleistung erfolgen und damit dem Leistungsprinzip und der Leistungsgerechtigkeit widersprechen. Sie sind im Rahmen des Rent Seekings regelmäßig Gegenstand lobbyistischer Einflussnahme. Bereits im Eingangskapitel „Zur Orientierung" wurde angemerkt, dass große Regulierungsvolumina tendenziell die Anreize erhöhen, einseitige Regulierungsgewinne zu Lasten Dritter interessenpolitisch zu erwirken. Die Realisierung des Sozialstaatsprinzips ist an große Herausforderungen geknüpft, denn es muss der schmale Grat zwischen einer materiell ausreichenden gesellschaftlichen Ressourcenausstattung und der Verhinderung von Missbrauch und ungerechtfertigten Umverteilungen beschritten werden. Der soziale Ordnungsrahmen sollte daher auch Elemente der Eigenverantwortung sowie stabile Regelungen zur Vermeidung von Ressourcenverschwendung und zur Verbesserung der Zielgenauigkeit sozialpolitischer Maßnahmen umfassen. Denn je besser und zielgenauer diese Regelungen sind, desto geringer fallen prinzipiell die Anreize zum Rent Seeking aus und desto besser können die demokratietheoretisch wichtigen Elemente der Interessenvermittlung wirken. In diesem Sinne wird das Sozialstaatsprinzip durch zwei weitere Prinzipien – das Solidaritätsprinzip und das Subsidiaritätsprinzip – aufgeladen, auch wenn diesen wiederum aufgrund ihrer prinzipiellen Bedeutung eine gewisse Unbestimmtheit anlastet.

6.1.2 Solidaritätsprinzip

Das Solidaritätsprinzip lässt sich vereinfacht als „Musketierprinzip" im Sinne von „alle für einen, einer für alle" deuten. Dahinter verbirgt sich die Sichtweise, dass mit ihm Umverteilungseffekte zum Ausgleich bestimmter Lebensrisiken ausgelöst werden, und zwar

- Reiche für Arme,
- Gesunde für Kranke,
- Junge für Alte,
- Starke für Schwache und
- Singles für Familien.

Kurzum, der Bürger ist nicht für sich allein verantwortlich, sondern er ist auch mit den Mitgliedern, Gruppen und Gemeinschaften der Gesellschaft verbunden. Das Solidaritätsprinzip wird daher als Zuordnungsprinzip bezeichnet, bei dem eine Verantwortungs- bzw. Solidargemeinschaft wechselseitig füreinander einsteht, sich gegenseitig Hilfe und Unterstützung gewährt und schlussendlich auf diesen Weg gemeinsam gemeinwohlorientierte Ziele verfolgt. Aus diesem Blickwinkel übernimmt in Musketierart der Einzelne „Verantwortung für das Gemeinwohl und die Gemeinschaft für den Einzelnen" (Ott, 2007, S. 564). Wie diese Beziehungen dann konkret organisiert werden, bleibt der Gesellschaft im Rahmen ihrer Freiheitsspielräume überlassen. So müssen Hilfe und Unterstützung nicht direkt und unmittelbar zwischen einzelnen Personen erfolgen, sondern können auch durch die Bereitstellung gemeinsamer finanzieller Mittel getragen werden.

Hieran knüpft im Krankheitsfall das Solidarprinzip an, mit dessen Implementierung das Solidaritätsprinzip innerhalb der GKV versicherungstechnisch umgesetzt wird. Denn nach dem Solidarprinzip haben nicht nur alle Versicherten grundsätzlich den gleichen Anspruch auf gleiche Leistungen, und zwar unabhängig von ihrem individuell entrichteten Beitrag und ihren persönlichen Gesundheitsrisiken, sondern die Finanzierung erfolgt solidarisch nach der finanziellen Leistungsfähigkeit. So entfaltet das Solidarprinzip seine distributiven Effekte im Einzelnen beim Ausgleich zwischen (SVR, 2003, S. 47)

- Gesunden und Kranken (Risikoausgleich),
- Besserverdienenden und solchen, mit niedrigen Löhnen und Gehältern (Sozial- bzw. Einkommensausgleich),
- kinderlosen Personen und kinderreichen Familien – einschließlich der beitragsfreien Mitversicherung nicht erwerbstätiger Ehepartner (Familienlastenausgleich) sowie
- Jungen und Alten (Generationenausgleich).

Allerdings ist die Solidarität in der GKV nicht freiwillig, sondern für den überwiegenden Teil ihrer Versicherten verpflichtend.

Implikationen für die Interessenpolitik: Da sich die soziale Verantwortung des Staats, seine Zuständigkeiten und die Grenzen seines Handelns nur abstecken lassen, wenn Solidaritäts- und Subsidiaritätsprinzip gemeinsam betrachtet werden (Ott, 2007), setzt auch die Bewertung der Folgen des Solidarprinzips für das Lobbying eine gemeinsame Betrachtung voraus.

6.1.3 Subsidiaritätsprinzip

Das Subsidiaritätsprinzip beschreibt ein Zuständigkeitsprinzip (Ott, 2007). Genauso wie das Solidaritätsprinzip entstammt es der katholischen Soziallehre (Oermann, 2015), wobei es prinzipiell dem Gedanken der „Hilfe zur Selbsthilfe" folgt. Solidarität kann und soll Eigenverantwortung demnach nicht vollständig ersetzen. Vielmehr wird von einer hierarchischen Ordnung der Zuständigkeiten ausgegangen, in der das Individuum und kleinere Solidargemeinschaften das Recht und die Pflicht besitzen, diejenigen Aufgaben selbstbestimmt wahrzunehmen, die sie eigenverantwortlich lösen können (Ott, 2007; Simon, 2021). Daraus ergibt sich die in Abbildung 6-1 dargestellte und nach Leistungsfähigkeit gestaffelte, pyramidiale Inanspruchnahme von Solidargemeinschaften.

Nach dem Wirkprinzip der Subsidiarität gilt folgende Staffelung der Zuständigkeiten (z. B.: Simon, 2021):

- Zunächst hat auf der untersten Ebene der Hierarchie jeder Einzelne die ihm zumutba-

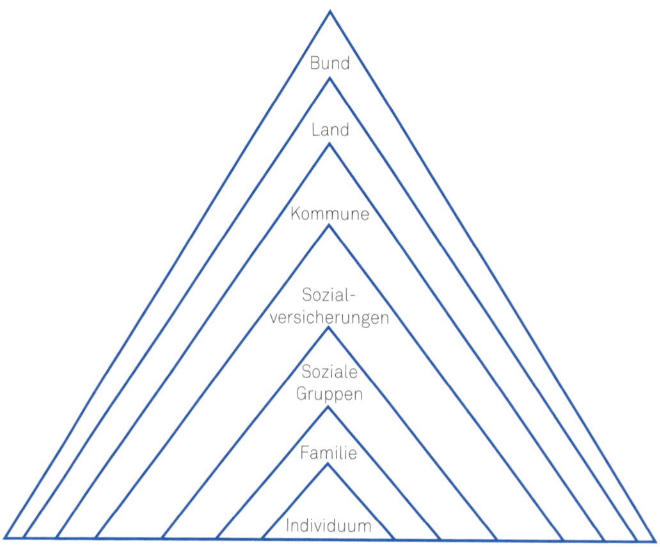

Abbildung 6-1: Subsidiaritätsprinzip als hierarchisch organisiertes Zuständigkeitsprinzip.

ren Lasten entsprechend seiner Leistungsfähigkeit eigenständig zu tragen.
- Sodann sind Unterstützungs- und Hilfeleistungen der Familie und in weiterer Folge von Freunden, sozialen Gruppen, Vereinen etc. in Anspruch zu nehmen.
- Erst wenn diese weitgehend von der Hilfe zur Selbsthilfe getragene Unterstützung versagt oder überfordert wird, sollten größere Solidargemeinschaften wie kommunale Versorgungswerke oder gesetzliche Sozialversicherungen leistungsseitig kompensierend aktiviert werden.
- Abschließend steht dann der Staat (Kommune, Land, Bund) als die größte aller Solidargemeinschaften als Unterstützer in der Pflicht.

Das Subsidiaritätsprinzip ordnet jedoch nicht nur die Zuständigkeiten innerhalb der Gesellschaft, sondern eröffnet zugleich einzelnen Personen und kleineren Solidargemeinschaften gewisse Abwehrrechte gegenüber nächstgrößeren Solidargemeinschaften – insbesondere gegenüber den staatlichen und staatsnahen Institutionen. Das gilt vor allem dann, wenn letztere willkürlich Aufgaben an sich ziehen, die die kleineren Gemeinschaften autonom und aus eigener Kraft lösen könnten. Umgekehrt kann aber auch die größere Solidargemeinschaft die Übernahme von Aufgaben abwehren, nämlich dann, wenn diese von den Individuen bzw. kleineren Solidargemeinschaften eigenverantwortlich erfüllt werden können. Ungeachtet dessen bleibt für größere Gemeinschaften und den Staat stets die Pflicht, dort Hilfe zu leisten, wo die nächstkleinere Einheit ihre Ziele nicht allein bewältigen kann (Ott, 2007; Oermann, 2015). In Summe drückt das Subsidiaritätsprinzip den Vorrang nicht staatlicher Lösungen aus. Staatliche Eingriffe sind also dort erforderlich, wo die Freiheitsspielräume des Einzelnen so gravierend eingeschränkt sind, dass Eigenverantwortung nicht mehr erwartet werden kann (Ott, 2007). In diesem Sinne wird der Staat aufgefordert, Marktmängel zu korrigieren und (Verteilungs-)Ungerechtigkeiten abzufedern, wobei der staatlichen Übernahme von Aufgaben jeweils Maßnahmen der Hilfe zur Selbsthilfe vorausgehen sollten: Prinzipiell haben übergeordnete Instanzen erst dann subsidiär einzugreifen, wenn die Kräfte der untergeordneten Einheit nicht ausreichen, um auftretende Probleme eigenständig zu lösen (Althammer et al., 2021).

Die Wirkmächtigkeit des Subsidiaritätsprinzips findet sich an zahlreichen Stellen des Sozialrechts wieder (Simon, 2021). Konkret betrifft das beispielsweise den in Infobox 6-1 zitierten § 1 Abs. 1 des SGB I, in dem explizit darauf verwiesen wird, dass „besondere Belastungen des Lebens, auch durch Hilfe zur Selbsthilfe, abzuwenden oder auszugleichen“ sind. Zur GKV wiederum wird in § 1 SGB V „Solidarität und Eigenverantwortung“ gemeinsam eingefordert, womit gesetzlich sowohl auf die Aufgaben der Krankenversicherung als Solidargemeinschaft verwiesen wird, als auch ausdrücklich die Mitverantwortlichkeit der Versicherten für ihre Gesundheit im Rahmen ihrer Lebensführung herausgestellt wird. Am deutlichsten manifestiert sich das Subsidiaritätsprinzip in der GKV jedoch in der organisatorischen Implementierung der Selbstverwaltung (s. Kap. 6.1.4) und in den gesetzlichen Anstrengungen, den solidarischen Wettbewerb auszubauen (s. Kap. 6.2.2).

Implikationen für die Interessenpolitik: Die Folgen der Subsidiarität für die Interessenpolitik sind im Verhältnis zur Solidarität einzustufen. Denn beide gemeinsam stellen eine Leitlinie sozialstaatlicher Verantwortung dar, was auch im soeben zitierten § 1 SGB V durch das Junktim von Solidarität und Eigenverantwortung unmissverständlich zum Ausdruck kommt: Prinzipiell muss die solidarische Verantwortungsgemeinschaft in einer freiheitlichen Gesellschaftsordnung immer wieder abwägen, ob und inwieweit sie in ihrem Tun individuelle Handlungsspielräume einschränkt. Dabei findet die Anwendung beider Prinzipien in unterschiedlicher Tiefe statt. So wird im Leistungsrecht der GKV und in ihrer beitragsfinanzierten

Verteilungspolitik eine umfassende Verantwortung der Solidargemeinschaft definiert, während in ihrem Organisationsrecht das Subsidiaritätsprinzip maßgeblich zum Tragen kommt.

Dieses Junktim stellt einen immens breiten Rahmen für Interessenpolitik dar, der lobbyistisch sehr unterschiedlich interpretiert und ideologisch sowie programmatisch auch unterschiedlich ausgefüllt werden kann. So ist die Solidargemeinschaft einerseits gemäß des Solidarprinzips über die finanzielle Leistungsfähigkeit der Versicherten organisiert. In diesem Zusammenhang ist der Einzelne leistungsseitig umfassend abgesichert und wird nur an wenigen Stellen, die zudem aus sozialpolitischen Gründen direkt mit Überforderungsregelungen versehen sind, subsidiär zur Zuzahlung aufgefordert. Das leistet anreizseitig nicht nur einer Vollkaskomentalität auf Seiten der Versicherten Vorschub, sondern beeinflusst zugleich die Anspruchshaltung und angebotsinduzierte Selbstbedienungsmentalität der Leistungserbringer (Beek et al., 2024). Phänomene, die sich in der für das deutsche Gesundheitswesen bekannten Über-, Unter- und Fehlversorgung widerspiegeln (SVR, 2002), und die unter anderem gesundheitspolitisch auch deshalb so schwierig zu bereinigen sind, weil starke Interessengruppen fortwährend darauf hinwirken, strukturell zu ihren Gunsten ausstrahlende Missstände zu verfestigen oder diese gar im Ringen um knappe finanzielle Ressourcen zu verschärfen. Dies geht so weit, dass ohne Wettbewerb selbst originär verantwortliche Institutionen wie die Krankenkassen nur sporadisch und eher willkürlich die Interessen ihrer Klientel – nämlich die der Versicherten – vertreten, wie die Erfahrungen vor der Umsetzung der Lahnsteiner Reformen (s. Infobox 6-2) mehr als deutlich gezeigt haben (Cassel, 1993; Jacobs, 1994). Andererseits hat das Subsidiaritätsprinzip für die Organisation der GKV massive steuerungspolitische Konsequenzen, die sich vielfach in der Interessenpolitik der beteiligten Akteure niederschlagen. Das betrifft vor allem die Selbstverwaltung, und zwar sowohl im Außenverhältnis zum politischen und ministeriellen Apparat als auch im Innenverhältnis der Akteure untereinander, die trotz Subsidiarität bei der Erfüllung ihrer Aufgaben auf der Versorgungs- und Leistungsseite zahlreiche kollektivrechtliche und wirtschaftliche Vorgaben zu beachten haben. Diese interessenpolitisch außerordentlich relevanten, institutionell bedingten Anforderungen werden im nächsten Abschnitt (Kap. 6.1.4) nochmals gesondert betrachtet.

Infobox 6-2: Lahnsteiner Reformen

Die Lahnsteiner Reformen sind als eine der zentralen Reformgesetze im deutschen Gesundheitswesen einzuordnen: Im Herbst 1992 verständigten sich die Regierungskoalition aus Union und FDP, die SPD-Opposition sowie die Bundesländer in Lahnstein parteiübergreifend auf das Gesundheitsstrukturgesetz (GSG). Neben klassischen Kostendämpfungsmaßnahmen wurden damit grundlegende strukturelle Weichen für die Weiterentwicklung des deutschen Gesundheitswesens gestellt. Dazu zählten die Abkehr vom Selbstkostenprinzip im Krankenhaus, die Öffnung der Krankenhäuser für das ambulante Operieren und die Stärkung des Hausarztprinzips. Im Fokus dieses von gesellschaftlicher Verantwortung getragenen, parteiübergreifenden gesetzlichen Kompromisses stand jedoch zweifelsfrei die Organisationsreform der GKV und damit die Einführung des Kassenwettbewerbs.

6.1.4 Selbstverwaltungsprinzip

Das Selbstverwaltungsprinzip ist das zentrale Organisationsprinzip der deutschen Sozialversicherung und damit der GKV und weiterer Bereiche des Gesundheitswesens. Wie bereits dargestellt, findet die Selbstverwaltung ihren Ursprung im Subsidiaritätsprinzip, dessen organisatorische Anwendung sich verfassungsrechtlich unter anderem aus dem Föderalismus der Länder sowie dem festgeschriebenen Recht der örtlichen Gemeinden ableiten lässt. Verwaltungstechnisch sollte der Staat als größte Solidargemeinschaft demnach Aufgaben, soweit dies möglich und erforderlich ist, bis in jene unterste Ebenen delegieren, die einer jeweils nächstkleineren Einheit vorsteht, die nicht mehr die in der Lage ist, ihre Ziele selbstständig zu bewältigen. Diese unterste Verantwortungsebene ist dann hinsichtlich ihrer Entscheidungskompetenzen rechtlich zu stärken. Zu diesem Zweck ist die direkte Aus- und Durchführung spezifischer Gesetze und Regelungen auf Organe der sogenannten Selbstverwaltung zu übertragen, während der Staat selbst sich möglichst darauf beschränkt, übergreifende Rahmenbedingungen zu setzen und die Rechtsaufsicht auszuüben.

Als Organisationsprinzip im Gesundheitswesen hat die Selbstverwaltung zur Konsequenz, dass bestimmte Gruppen, wie beispielsweise die der Krankenkassen oder Ärzte, im Rahmen des SGB V ihre Belange selbstständig regeln können und in gewissem Umfang quasi über hoheitsrechtliche Kompetenzen verfügen. Auf diese Weise erhalten die Beteiligten unmittelbare Mitwirkungsmöglichkeiten an der Ausgestaltung und Umsetzung der Gesundheitssicherung (Bundesministerium für Arbeit und Soziales, 2019; Simon, 2021).

Zur Verwirklichung des Selbstverwaltungsprinzips werden vom deutschen Gesetzgeber eigenständige Verwaltungsträger in der Rechtsform von Körperschaften des öffentlichen Rechts eingesetzt. Diese sind formal kein unmittelbarer Teil der Staatsverwaltung und folglich nicht weisungsgebunden. Sie werden auch als sogenannte korporatistische Verbände bezeichnet (Bundesministerium für Arbeit und Soziales, 2019). Je nachdem, wie diese Verbände organisatorisch eingebunden und gremienseitig ausdifferenziert sind, gibt es – wie in Kap. 3.4 gezeigt – unterschiedliche Formen der Selbstverwaltung im Gesundheitswesen, wobei hier die relevante Organisationsform zweifellos die der gemeinsamen Selbstverwaltung ist.

Implikationen für die Interessenpolitik: Die Gemeinsame Selbstverwaltung und ihre korporatistischen Verbände sind der Nukleus der Interessenpolitik im deutschen Gesundheitswesen. Zwar gehören ihr nur die wenigsten Gruppen und Verbände tatsächlich an, auch sind eine Reihe von (Gesundheits-)Verbänden, die ihr nicht angehören, ressourcenseitig stark aufgestellt und interessenpolitisch entsprechend einflussreich, jedoch sind weite Bereiche der Administration des deutschen Gesundheitswesens formell in die Hände der Selbstverwaltung gelegt worden. Im Rahmen institutionalisierter Austausch- und Verhandlungsprozesse nimmt die Selbstverwaltung die ihr zugewiesenen (semi-)staatlichen Aufgaben wahr und sorgt darüber hinaus im Bedarfsfall für die Implementierung gesetzlicher Regelungen. Ihre originären Akteure verfügen damit über institutionalisierte Zugänge zu Politik und Gesetzgebung und sind interessenpolitisch gegenüber sonstigen freien Drittverbänden formell privilegiert: Während üblicherweise lobbyistische Beziehungsmuster vorwiegend über informelle Zugänge erfolgen, sind die Beziehungen der Selbstverwaltung im Gesundheitswesen korporatistischer Natur. Dem Recht der eigenständigen Verwaltung steht allerdings die Pflicht gegenüber, sich gemeinwohlorientiert zu verhalten. Die Selbstverwaltungsorganisationen sind daher formal keine originär nutzenoptimierenden lobbyistischen Organisationen, auch wenn in der gesundheitspolitischen Praxis unter Wettbewerbsbedingungen zunehmend eigennutzorientierte Partikularinteressen zum Tragen kommen. Selbstverwaltung und die im anschließenden Kap. 6.2 beschriebene korporatistische Steuerung hängen aufs Engste zusammen.

6.1.5 Sicherungspolitische Gestaltungs- und GKV-Organisationsprinzipien

Aufbau und Funktionsweise der sozialen Sicherung in Deutschland richten sich nach den Grundsätzen von (Sozial-)Versicherung, Versorgung und Fürsorge, die formal als Gestaltungsprinzipien zur Anwendung gelangen. Auf sie aufsetzend erfolgt die Absicherung im Krankheitsfall dominant entlang einiger GKV-spezifischer Organisationsprinzipien.

Die Gestaltungsprinzipien wurden bereits in Tabelle 6-1 definiert. Ihre Umsetzung im Rahmen der Sozialversicherung und der sozialen Dienste von Bund, Ländern und Kommunen ist ergänzend in Tabelle 6-2 nach Zielgruppen, Leistungsanspruch, Finanzierung und weiteren Kriterien spezifiziert. Für die hier im Mittelpunkt stehende GKV ist das (Sozial-)Versicherungsprinzip die Grundlage. Dieses Prinzip stellt für das Risiko „Krankheit" den Versicherungsschutz unter solidarischen Aspekten sicher. Dazu existiert eine Versicherungspflicht und ein diskriminierungsfreier Kontrahierungszwang für die gesetzlichen Krankenkassen. Das (Sozial-)Versicherungsprinzip unterscheidet sich von der Privatversicherung im Wesentlichen dadurch, dass die Mitgliedschaft auf bestimmte soziale Gruppen (vorrangig: abhängig Beschäftigte) beschränkt ist und der individuelle Beitrag, die zur Schadensregulierung erforderlichen Kosten, nicht äquivalent nach persönlichen Risiken (Äquivalenzprinzip), sondern nach sozialen Kriterien (Leistungsfähigkeit orientiert am sozialversicherungspflichtigen Einkommen) bemessen wird. Zugleich werden jedem Mitglied (einschließlich seiner beitragsfrei mitversicherten Familienangehörigen) unabhängig von der Beitragshöhe für den gleichen (Krankheits-)Versicherungsfall grundsätzlich die gleichen Leistungsansprüche zugesichert. Mit dem (Sozial-)Versicherungsprinzip und dem übergeordneten Solidaritätsprinzip kommt das wirkmächtige Solidarprinzip mit seinen bereits zuvor skizzierten distributiven Wirkungen zum Ausdruck.

Eine Reihe weiterer Ergänzungsprinzipien stellt die Weichen für den Organisations-, Austausch- und Verhandlungsprozess der GKV. Die wichtigsten darunter sind das Sachleistungsprinzip, das Bedarfsprinzip, das Wirtschaftlichkeitsgebot und das solidarische Finanzierungsprinzip (Tabelle 6-1).

Das Sachleistungsprinzip ist eine Kernvoraussetzung für die Umsetzung des Solidarprin-

Tabelle 6-2: Gestaltungsoptionen der gesetzlich verfügten Sozialen Sicherung im Überblick (in Anlehnung an Meierjürgen, 2023, S. 117).

Prinzipien / Merkmale	(Sozial-)Versicherungsprinzip	Versorgungsprinzip	Fürsorgeprinzip
Zielgruppe	Erwerbstätige (und Familienangehörige)	Träger bestimmter Statusmerkmale	Bedürftige
Sicherungsvoraussetzung	Mitgliedschaft in Sozialversicherung	Speziell eingeräumter Versorgungsanspruch	Individuelle Notlage
(Dominante) Finanzierung	Beiträge	Steuern	Steuern
Leistungsanspruch	Eintritt eines Versicherungsfalls	Generelle Bedürftigkeit	Spezielle Bedürftigkeit
Träger	Sozialversicherungen	Bund	Meist Länder und Kommunen
Beispiele	Renten-, Kranken-, Pflege-, Arbeitslosen-, Unfallversicherung	Beamtenversorgung, Opferversorgung, Kindergeld	Grundsicherungsleistungen (z. B. Bürgergeld, Sozialhilfe)

zips, denn es eröffnet den GKV-Versicherten im Krankheitsfall einen überwiegend zuzahlungsfreien Zugang zu den erforderlichen medizinischen Sach- und Dienstleistungen, die in Form von Naturalleistungen bereitgestellt werden. Zur Verwirklichung dieses Prinzips schließen die gesetzlichen Krankenkassen mit den jeweiligen Leistungserbringern und ihren Verbänden kollektivrechtliche Verträge ab, die diese verpflichten, ihre Versicherten im Krankheitsfall zu ihren Lasten zu behandeln. Im Geltungsbereich dieser (Kollektiv-)Verträge sind die Vertragsparteien untereinander kontrahierungspflichtig und werden grundsätzlich zu einheitlichem und gemeinsamem Handeln aufgefordert (Bundesministerium für Arbeit und Soziales, 2019).

Das Bedarfsdeckungsprinzip wiederum verpflichtet die Krankenkassen und die Leistungserbringer nach § 70 SGB V dazu, den sozialrechtlich verbrieften Anspruch der Versicherten auf Krankenbehandlung durch „eine bedarfsgerechte und gleichmäßige, dem allgemein anerkannten Stand der medizinischen Erkenntnisse entsprechende Versorgung" zu gewährleisten. Gekoppelt ist diese Regelung mit dem Wirtschaftlichkeitsgebot (§ 12 SGB V). Danach müssen die bereitgestellten Sach- und Dienstleistungen „ausreichend, zweckmäßig und wirtschaftlich sein" und „dürfen das Maß des Notwendigen nicht überschreiten".

Im Rahmen des solidarischen Finanzierungsprinzips werden nach dem Umlageverfahren die laufenden Leistungen überwiegend durch die laufenden Beiträge finanziert, die paritätisch von Arbeitgebern und Arbeitnehmern aufzubringen sind und einer Beitragsbemessungsgrenze unterliegen, oberhalb derer keine weiteren Einkommensanteile entrichtet werden müssen. In Verbindung mit dem Grundsatz der Beitragsstabilität (§ 71 SGB V) ist das Spannungsverhältnis zwischen Wirtschaftlichkeit und Bedarfsdeckung auszuloten. Gerade in diesem Bereich sind erneut korporatistische Aushandlungsprozesse außerordentlich wichtig, zumal das Sozialrecht ausdrücklich darauf verweist, dass der Bedarfsdeckung Vorrang vor der Beitragssatzstabilität einzuräumen ist, wenn die Versorgung mit notwendigen medizinischen Leistungen sonst nicht gewährleistet werden kann (Simon, 2021). Das gilt sicherlich widerspruchsfrei in wirtschaftlich prosperierenden Zeiten und bei Krisen wie der COVID-19-Pandemie, während hingegen in eher konjunkturell oder strukturell schwierigen Situationen wettbewerbliche Anreize und die Suche nach Wirtschaftlichkeits- und Effizienzpotenzialen forciert werden, wie die Erfahrungen vor den 2010er Jahren und weit davor deutlich zeigen und die aktuellen Entwicklungen seit Mitte der 2020er Jahre vermuten lassen.

Implikationen für die Interessenpolitik: Die medizinischen und strukturellen Versorgungsanforderungen der GKV werden mittels umfangreicher Regulierungen umgesetzt, in denen sich im Kern wiederum das (Sozial-)Versicherungsprinzip und die verschiedenen GKV-Ergänzungsprinzipien niederschlagen: Die gesamtgesellschaftliche Aufgabe, in einem Politikfeld, dessen Gesundheits-(teil-)märkte durch vielfältige Versagensphänomene und Dysfunktionalitäten gekennzeichnet sind (z. B.: Beek et al., 2024), eine möglichst flächendeckende und bedarfsgerechte Versorgung bei gleichzeitig diskriminierungsfreiem (Versicherten-)Zugang sicherzustellen, und dies zudem unter möglichst wirtschaftlich effizienten Bedingungen, erfordert komplexe und sozial verantwortliche Austausch- und Verhandlungsprozesse zwischen den handelnden Akteuren. Diese Situation befördert – wie bereits mehrfach erwähnt – Rent Seeking-Prozesse. Anders als die freien Interessenvertretungen geraten die korporatistischen Verbände interessenpolitisch jedoch in ein mitunter nur schwieriges oder gar nicht auflösbares Spannungsverhältnis zwischen Gemeinwohl und Eigenorientierung. Einerseits müssen sie die Interessen und versorgungsseitigen Ziele und Bedarfe ihrer eigenen Klientel umsetzen, während sie andererseits für die Ausgestaltung und Organisation des Gesundheitswesens sowie für dessen Funktionieren zwischen Versorgung und Wirtschaftlichkeit mitverantwortlich gemacht werden. Diese janusköpfige Interessenlage ist charakteristisch für das korporatistische Steuerungsmodell und wird durch parallel initiierte Wettbewerbsprozesse auf Seiten der Krankenkassen weiter verschärft, wie im Abschnitt zum Allokationsmix (Kap. 6.2) näher ausgeführt wird.

6.1.6 Sicherungspolitische Ergänzungssysteme: PKV und GPV

Das deutsche Gesundheitswesen verfügt neben der GKV über zwei ergänzende Sicherungssysteme, die Private Krankenversicherung (PKV) und die Gesetzliche Pflegeversicherung (GPV), deren grundlegende Organisationsprinzipien im Folgenden kurz skizziert werden sollen.

PKV-Organisationsprinzipien

Der weitaus größte Teil der Bevölkerung in Deutschland ist im Rahmen der gesetzlichen Versicherungspflicht als zahlendes Mitglied oder beitragsfrei als Ehegatte und Kind (Familienangehörige) in einer Gesetzlichen Krankenversicherung versichert. Damit wird die Absicherung im Krankheitsfall und die Beteiligung an der solidarischen Tragung der finanziellen Lasten bewusst nicht dem individuellen Kalkül überlassen. Entsprechend der Rechtsgrundlagen der PKV (im Weiteren wird Bezug genommen auf: Versicherungsaufsichtsgesetz [VAG], Versicherungsvertragsgesetz [VVG] und SGB V) findet diese Vorgehensweise keine Anwendung auf das Klientel der privaten Krankenversicherungsunternehmen: Selbstständige, Freiberufler, Beamte und abhängig Beschäftigte mit einem Einkommen oberhalb der Versicherungspflichtgrenze, das einen Wechsel von der GKV zur PKV zulässt, werden nach dem Äquivalenzprinzip versichert (Tabelle 6-1). Demnach bemisst sich der zu entrichtende Versicherungspreis – hier als Prämie definiert – nach individuellen Risikofaktoren, das sind in erster Linie Eintrittsalters und eventuelle Vorerkrankungen, sowie darüber hinaus nach Art und Umfang der vertraglich gewünschten Leistungsbereitstellung. Risikozuschläge sind ebenso zulässig wie Leistungsausschlüsse. Dabei erfolgt die Prämienberechnung auf der Grundlage eines Kapitaldeckungsverfahrens, in dessen Rahmen Alterungsrückstellungen gebildet werden müssen. Die individuellen Prämien sind hier so zu kalkulieren, dass sie die erwarteten Einnahmen und Leistungsausgaben einschließlich der Verwaltungskosten über die gesamte potenzielle Versicherungsdauer widerspiegeln.

Die privaten Versicherungsunternehmen und ihre Versicherten bewegen sich damit auf einem überwiegend freien, sogenannten zweiten Vollversicherungsmarkt mit zielgruppen- und leistungsbezogenen Tarifdifferenzierungen. Auf diesem Markt existiert keine „kostenlose“ Mitversicherung von Familienangehörigen, sondern jedes Familienmitglied muss sich gesondert versichern. Die Leistungserbringung erfolgt nach dem Organisationsprinzip der Kostenerstattung, d.h. der Versicherte übernimmt die Kosten für die Behandlung selbst und rechnet diese direkt mit seiner Versicherung ab. Anders als in der GKV besteht kein staatlicher Kontrahierungszwang zum Abschluss von leistungsbezogenen Kollektivverträgen zwischen den privaten Versicherungsanbietern und den Leistungserbringern.

Die Schnittstellen der PKV zur staatlichen Daseinsvorsorge sind daher begrenzt, wenn auch punktuell vorhanden. Dies gilt für:

- den Wettbewerb zwischen den beiden Krankenversicherungssystemen und hier ganz konkret für die staatliche Festlegung der Versicherungspflichtgrenze,
- die Möglichkeit der privaten Zusatzversicherung für GKV-Versicherte,
- die mehr oder weniger starke Orientierung an Art und Ausgestaltung der GKV-Vergütungssysteme für Leistungserbringer sowie
- weitere spezifische Regelungen wie die Versicherungspflicht bestimmter Personen-

gruppen in einem sogenannten Basistarif[14], die Kindernachversicherung und die Bereitstellung von Pflegeleistungen.

Darüber hinaus unterliegt seit Ende der 2000er Jahre auch der Personenkreis der PKV-Vollversicherten generell der allgemeinen Krankenversicherungspflicht.

Organisationsprinzipien der Pflegeversicherung

Gemäß dem Sozialgesetzbuch XI konstituiert sich die Pflegeversicherung als eine eigenständige Versicherungssäule der Sozialversicherung. Organisatorisch ist sie jedoch dem Gesundheitswesen zuzuordnen (im Weiteren SGB XI; Althammer et al., 2021).

Die Pflegeversicherung stellt den jüngsten Zweig der Sozialversicherung dar. Im Gegensatz zur GKV wurde sie als eine Art Teilkaskoversicherung konzipiert, die nur die pflegerische und hauswirtschaftliche Grundversorgung sicherstellen soll und eine bewusst spürbare Eigenbeteiligung der betroffenen Leistungsempfänger, das sind die Pflegebedürftigen, vorsieht. Eine weitere versicherungspolitische Besonderheit der Pflegeversicherung ist die vom Gesetzgeber von Anfang an angeordnete allgemeine Versicherungspflicht für den überwiegenden Teil der Wohnbevölkerung in Deutschland. So sind seither sowohl die Versicherten der GKV als auch der PKV pflegepflichtversichert: Während dies für die gesetzlich Versicherten durch die damals neu geschaffene Soziale Pflegeversicherung (SPV) sichergestellt wird, greift für die privat Versicherten die Private Pflegepflichtversicherung (PPV). Zusammenfassend spricht man dann von der Gesetzlichen Pflegeversicherung (GPV).

Die Soziale Pflegeversicherung wurde aus organisatorischen Vereinfachungsgründen in die GKV integriert. Jeder Krankenversicherte einer Krankenkasse ist damit zugleich Pflegeversicherter der in die jeweilige Krankenkasse integrierten Pflegekasse. Dementsprechend sind auch die Grundprinzipien zwischen der GKV und der Sozialen Pflegeversicherung weitgehend analog. Dies betrifft z. B. die einkommensabhängige Beitragserhebung, die paritätische Beitragszahlung, das Sachleistungsprinzip, Beitragsbemessungsgrenzen, die Familienmitversicherung, das Selbstverwaltungsprinzip etc. Wesentlicher Unterschied zur GKV ist die bereits erwähnte hohe teilkaskobedingte Eigenbeteiligung und die Tatsache, dass das Finanzierungssystem keinem Wettbewerb zwischen den Pflegekassen unterliegt, d. h. der Beitragssatz aller sozialen Pflegekassen ist bundesweit gleich. Um dies zu gewährleisten, gibt es einen Finanzausgleich zwischen den Pflegekassen, der als Vollkostenausgleich konzipiert ist.

Die Private Pflegepflichtversicherung hat – wie der Name bereits ausdrückt – zur Konsequenz, dass private Krankenversicherungen ihren Versicherten analog zur sozialen Pflegeversicherung obligatorisch eine Pflegeversicherung anbieten müssen. Auch hier gilt: Wer bei einem bestimmten privaten Krankenversicherungsunternehmen versichert ist, ist dort zugleich pflegepflichtversichert. Die privaten Versicherungsunternehmen unterliegen insoweit einem Kontrahierungszwang. Zudem ist eine Aufspaltung in gesetzlich Krankenversicherte und privat Pflegeversicherte oder umgekehrt nicht möglich; diese Konstellation ist allenfalls indirekt über die privaten Zusatzversicherungen realisierbar.

Die Private Pflegeversicherung ist organisatorisch an die Soziale Pflegeversicherung ange-

14 Die PKV offeriert als Vollversicherungstarife neben dem Standard- bzw. Normaltarif, den Beihilfetarif für beispielsweise Beamte, den Notlagentarif für bereits PKV-Versicherte, die sich in einer vorübergehenden finanziellen Notlage befinden, und den Basistarif. Letzterer ist seit der Einführung der allgemeinen Versicherungspflicht Ende der 2000er Jahre gesetzlich vorgeschrieben. Der Basistarif ist ein branchenweit einheitlicher PKV-Tarif für Personen, die sich unabhängig von ihrem Gesundheitszustand versichern wollen oder müssen, d. h. ohne Risikozuschläge und mit reduzierten Leistungsansprüchen, z. B. um die individuelle Prämie zu senken (z. B.: Beek et al., 2024).

lehnt. Zwar finden sich in der Privaten Pflegeversicherung privatwirtschaftliche Gestaltungselemente wie das Kapitaldeckungsverfahren, das Kostenerstattungsprinzip für bestimmte Pflegeleistungen oder auch altersabhängige Prämien, jedoch orientieren sich andere zentrale Merkmale an der Sozialen Pflegeversicherung. Neben dem bereits erwähnten Kontrahierungszwang, der auch keinen Ausschluss z. B. von Vorerkrankungen zulässt, sind dies insbesondere die Definition der Pflegebedürftigkeit, die Festlegung der Pflegegerade und -leistungen sowie die prämienfreie Mitversicherung von Kindern, die mit der Sozialen Pflegeversicherung identisch sind.

Implikationen für die Interessenpolitik: Die beiden komplementären Versorgungssysteme des deutschen Gesundheitswesens werfen vor allem interessenpolitische Fragen auf, die systemischer Natur sind. Besonders deutlich kommt dies im Verhältnis von GKV und PKV zum Ausdruck: Das Nebeneinander zweier umfassender Vollversicherungssysteme ist weltweit einzigartig und wird immer wieder kritisch diskutiert (Jacobs, 2013; Zok, 2023). So wird politisch hinterfragt, ob und inwieweit gesetzlich Versicherte gegenüber privat Versicherten hinsichtlich Wartezeiten oder Versorgungsqualität systematisch benachteiligt sind (Albrecht et al., 2010), und dies, obwohl die GKV systemübergreifend den überwiegenden Teil der Fixkosten der medizinischen Versorgung trägt. Weitergefasst wird in diesem Zusammenhang die grundlegende Problematik angesprochen, warum eine Personengruppe wie die der PKV-Versicherten, die im Vergleich zur Gesamtbevölkerung über überdurchschnittliche Einkommen verfügt und unterdurchschnittlich von Krankheitsrisiken betroffen ist, nicht vollständig an der solidarischen Finanzierung der Gesundheitsversorgung beteiligt wird (Jacobs, 2023). Interessenseitig halten der PKV-Verband und andere Protagonisten des privaten Krankenversicherungssystems dem entgegen, dass die PKV aufgrund der deutlich höheren privatärztlichen Vergütung das System zum Nutzen aller stabilisiere (Verband der Privaten Krankenversicherung, n.d.; dbb, 2020). Die Interessenkonflikte zwischen beiden Systemen sind offensichtlich sehr weitreichend und betreffen auch das Wettbewerbsverhältnis zwischen gesetzlichen Krankenkassen und privaten Versicherungsunternehmen untereinander. Ein Beispiel ist die Versicherungspflichtgrenze. Hier wird argumentiert, dass eine deutliche Verschiebung dieser Grenze nach oben die PKV durch mögliche Versichertenverluste in ihrer Substanz gefährden könne (u. a. Schnapp & Kaltenborn, 2001). Dementsprechend wird die Versicherungspflichtgrenze häufig auch als Friedensgrenze zwischen GKV und PKV bezeichnet. In der Konsequenz bedeutet dies aber wiederum, dass eine Anhebung der Beitragsbemessungsgrenze immer nur in einem bestimmten Umfang möglich ist und damit der Aufspaltung der Solidarität zwischen „Normalverdienern“ und „Besserverdienern“ in der GKV nicht spürbar entgegengewirkt werden kann. Wie man es auch dreht und wendet, die Diskussionen zwischen GKV und PKV sind vielfältig und interessenpolitisch verwoben (für einen Überblick s. z. B.: Jacobs & Schulze, 2013). Ebenso gibt es parteipolitisch unterschiedliche Vorstellungen, wie mit beiden Systemen umgegangen werden soll, um die Gesundheitsversorgung und ihre Finanzierung zukunftsfest zu machen. Hier kommen die Reformvarianten „Bürgerversicherung“ und „Gesundheitsprämie“ ins Spiel, die in der anschließenden Aufgabenstellung behandelt werden.

Auch die Zukunft der Pflegeversicherung ist Gegenstand intensiver politischer und interessenpolitischer Auseinandersetzungen. Auch hier geht es im Kern vielfach um System- und Kostenfragen. Einerseits wird erneut die mangelnde Solidarität der privat Pflegeversicherten kritisiert, andererseits werden generelle Systemveränderungen und eine stärkere Verantwortung des Staates gefordert (z. B.: Jacobs, 2023). Dies betrifft beispielsweise die stetig steigenden Eigenanteile, die häufig die finanzielle Leistungsfähigkeit der Pflegebedürftigen überfordern und so den Ruf nach Steuerzuschüssen laut werden lassen. Weitergehend wird die Einführung einer Pflegebürgerversicherung oder eines Strukturausgleichs zwischen den beiden Systemen im Sinne einer solidarischen Finanzierung angemahnt (Haun & Jacobs, 2021; Jacobs, 2023).

Aufgabe 6-1: Interessenpolitische Auseinandersetzung um Systemreformen in der GKV – ein Fallbeispiel

Um das deutsche Gesundheitssystem finanzseitig zukunftsfest zu machen, werden seit geraumer Zeit weitgreifende Systemreformen gefordert. Dabei werden vornehmlich zwei Reformvarianten genannt: zum einen die Bürgerversicherung und zum anderen das Modell der Gesundheitsprämie.

- Stellen Sie die wesentlichen Reformelemente beider Modelle synoptisch gegenüber und notieren Sie stichpunktartig, welche der beiden Reformoptionen aus Ihrer Sicht sinnvoll erscheint.
- Schauen Sie sich nun die Argumentation des dbb (Deutscher Beamtenbund und Tarifunion) aus dem Jahr 2020 zur Frage der Vereinheitlichung des deutschen Gesundheitssystems an (dbb, 2020):
  - *„Eine schlagartige und zwangsweise Einführung einer Einheitsversicherung ist nicht nur unrealistisch, sondern vor allem grob verfassungswidrig.*
  - *Mehrumsatz, den Ärztinnen und Ärzte mit den Privatversicherten erzielen, kommt allen Versicherten zugute. Theoretisch errechnete Ersparnisse für GKV-Versicherte beruhen darauf, dass dieser Mehrumsatz ersatzlos wegfällt. Folge: Jeder Arztpraxis fehlen im Schnitt 54.000 Euro/Jahr – mit entsprechend Folgen für Wartezeiten und Versorgungsqualität. Außerdem geriete früher als später auch der GKV-Beitragssatz unter Druck, weil zusätzlichen Einnahmen auch neue Ausgaben gegenüberstünden.*
  - *Daher ist es auch Unsinn zu behaupten, die PKV sei unsolidarisch und dort Versicherte würde sich ‚aus dem Solidarausgleich verabschieden'.*
  - *Ausgeblendet wird in der Regel auch die demografiefeste und generationengerechte Kapitalvorsorge der PKV, die mit einer Einheitsversicherung wegfiele. In der Folge würde die Last künftiger Beitragszahler im umlagefinanzierten GKV-System auch noch um die Krankheitskosten der alternden Millionen PKV-Versicherten erhöht."*
- Wie beurteilen Sie diese Argumentationslinie? Welche Chancen sehen Sie vor diesem Hintergrund für die Einführung einer Bürgerversicherung? Begründen Sie Ihre Einschätzung.

6.2 Allokationsmix auf den Steuerungsebenen

Wenn die Gemeinsame Selbstverwaltung interessenpolitisch den Nukleus des deutschen Gesundheitswesens darstellt, dann ist der damit verknüpfte Korporatismus und die sich daraus ableitende korporatistische Koordination als Allokationsmechanismus ihr steuerungstheoretischer Schlaggeber. Allerdings würde das Politikfeld Gesundheit nur unterkomplex abgelichtet werden, wenn man es allein auf den Korporatismus reduzierte. Tatsächlich existieren im Gesundheitsbereich sehr unterschiedlich regulierte Akteurs- und Austauschbeziehungen, die unterschiedlichen Steuerungsebenen, unterschiedlichen Allokationsmechanismen und Steuerungslogiken unterliegen. Auch wenn der Korporatismus als Allokationsverfahren im Gesundheitswesen vorherrschend ist und damit zugleich den Rahmen für Interessenpolitik setzt, so existieren daneben zahlreiche wettbewerbliche und verschiedene staatlich-administrative Steuerungselemente.

Im Gesundheitswesen liegt folglich ein Allokationsmix vor, der durch ein Nebeneinander korporatistischer, wettbewerblicher und (teil-) staatlicher Steuerung geprägt ist (Stillfried, 2000; Gerlinger, 2002; Oberender & Fleischmann, 2002; SVR, 2006; Hornung & Bandelow, 2023), oder wie es Alber (1992) bereits Anfang der 1990er Jahren konstatiert hat: „das Gesundheitswesen ist ein System höchst komplexer Vielfachsteuerung“ (S. 14 und 157), das – wie Gerlinger & Rosenbrock (2024) ergänzend konkretisieren – „auf einzelnen Regelungsfeldern je eigene Steuerungssysteme mit einem spezifischen Mischungsverhältnis aus staatlichen, verbandlichen und marktlichen Elementen hervorgebracht hat“ (S. 16).

Auf dieses strukturell dominierende System der Vielfachsteuerung soll im Weiteren vor dem Hintergrund der im vorliegenden Band im Fokus stehenden Interessenpolitik geschaut werden. Zur Einordnung wird auf das bereits in Kap. 2.3.3 vorgestellte Schema der Makro-, Meso- und Mikroebene zurückgegriffen. Allerdings wird die Reihenfolge der Ebenen geändert und mit der Mesoebene begonnen, da trotz der beschriebenen Steuerungsvielfalt und trotz einer Reihe von wettbewerbsorientierten Gesundheitsreformen die korporatistische Lenkung nach wie vor das bestimmende Allokationsverfahren im Gesundheitswesen ist (SVR, 2006, S. 52ff.). Anschließend werden die wettbewerbliche Steuerung auf der Mikroebene und zum Abschluss der staatlich-administrative Einfluss auf der Makroebene betrachtet.

6.2.1 Korporatistische Steuerung auf der Mesoebene

Zum korporatistischen Modell, insbesondere im Hinblick auf die Interessenvermittlung, ist bereits in den Vorkapiteln (v.a. Kap. 4.2) einiges gesagt worden. Im Rahmen der Steuerung des deutschen Gesundheitswesens ist dieses Modell auf der Mesoebene verortet, mit entsprechend engen Beziehungen zu den staatlichen Akteuren der Makroebene (Winter, 2014). Ordnungspolitisch handelt es sich im Kern um einen institutionalisierten Aushandlungsprozess, bei dem nicht der Markt über die Allokation von Ressourcen wacht und diese koordiniert, sondern in einem institutionalisierten Verhandlungssystem entschieden wird, wie knappe Ressourcen zu welchem Preis verteilt werden und wer wie viel dafür bezahlt. Die korporatistische Steuerung beruht im Ergebnis auf einem ausgehandelten Konsens und vollzieht sich in Form einer symmetrischen Beteiligung von strukturell als relevant definierten Akteuren, deren regelmäßige und möglichst dauerhafte Mitwirkung formalgesetzlich geregelt und garantiert wird.

Um das korporatistische Modell im deutschen Gesundheitswesen umzusetzen, hat der Gesetzgeber die Ausgestaltung und administrative Steuerung der GKV in bestimmten Funktions- und Organisationsbereichen an die Gemeinsame Selbstverwaltung delegiert (Neubauer & Rebscher, 1984), die dann mit ihren korporatistischen Verbänden sowie gemeinsamen Ausschüssen und Gremien agiert, welche wiederum mit politikfeldspezifischen Normsetzungskompetenzen ausgestattet sind: Die derart organisierten Akteure des Gesundheitsmarktes nutzen ihr spezifisches Wissen, um Gesetze zu konkretisieren, gangfähig zu machen und – sofern erforderlich – zu administrieren bzw. implementieren. Dazu sind sie im Rahmen der Gemeinsamen Selbstverwaltung aufgefordert, Regeln und Mittelverteilung konsensual, vertraglich auszuhandeln (SVR, 2006, S. 42ff.). Unter den Maximen „einheitlich“ und „gemeinsam“ vollziehen sich alsdann konkret die korporatistischen Beziehungen im Gesundheitswesen.

Die korporatistischen Vereinbarungen, die einheitlich und gemeinsam getroffen werden, können eine erhebliche Bindungswirkung entfalten: Sie reichen von simplen Empfehlungen, ohne jegliche verbindliche Wirkung, bis hin zu rechtlich voll bindenden Verträgen. Damit gehen korporatistische Verhandlungen deutlich über marktlich initiierte Verhandlungen hinaus. Einige Autoren sprechen daher aus marktformspezifischer Sicht von korporatistischen Verhandlungskartellen (Wrobel, 2013) oder gar bilateralen Monopolen (Neumann, 2000; Rebscher, 2004), während sie interessenspolitisch mit Repräsentationsmonopolen gleichgesetzt werden können (Schmitter, 1979). Der durch Normsetzungskompetenzen gestärkte Einflussbereich korporatistischer Akteure ist also sehr weit zu fassen. Die wichtigsten Kernmerkmale sind in Infobox 6-3 noch einmal zusammengefasst.

Infobox 6-3: Kernmerkmale korporatistischer Akteure des Gesundheitswesens

(in Anlehnung an Schmitter 1974, 1979)

1. Im engeren Sinne existiert nur eine begrenzte Zahl von Akteuren, deren institutionellen Kompetenzen spezifisch gestärkt werden.
2. Diese Gruppen tragen eine Gesamtverantwortung für das Funktionieren des deutschen Gesundheitswesens.
3. Es handelt sich vorwiegend um staatlich initiierte oder legitimierte Gruppen, die in der Regel über die Rechtsform der öffentlich-rechtlichen Körperschaft auftreten. Eine Ausnahme hiervon stellen einige freie Organisationen dar, denen spezifisch öffentliche Mitwirkungsrechte übertragen wurden, ganz zuvorderst die Deutsche Krankenhausgesellschaft.
4. Die betreffenden Akteure verfügen interessenseitig für ihre Gruppe über eine Form von Repräsentationsmonopol.
5. Sie sind vom Grundsatz her über Zwangsmitglieder organisiert, sodass sie nicht um Mitglieder konkurrieren müssen (Dieser Grundsatz gilt im Gesundheitswesen jedoch nicht durchgängig, wie bereits in Kap. 3 dargelegt. Zudem wurde er auch durch die Abschaffung des Zuweisersystems für die gesetzlichen Krankenkassen Mitte der 1990er Jahre aufgeweicht).
6. Die Willensbildung der betreffenden Gruppen erfolgt selbstständig, indirekt wirkt der Staat jedoch – beispielsweise über aufsichtsrechtliche Funktionen – auf sie ein.

Die korporatistische Steuerung ist von ihrer Idee her grundsätzlich immer auch ein politischer Handlungs- und Problemlösungsansatz, bei dem der Staat funktional und inhaltlich von einer Entlastung und Reduktion der politischen Kosten durch Arbeitsteilung, Partizipation und Informationsgewinnung sowie gesellschaftlich von einer Eindämmung potenzieller Konflikte profitiert, während die beteiligten Gruppen die Durchsetzung ihrer Interessen institutionalisiert sicherstellen. Staat und Selbstverwaltung sind im Korporatismus folglich wechselseitig aufeinander angewiesen. Diese institutionalisiert herbeigeführte Interdependenz (Sebaldt & Straßner, 2004) kann allerdings nur funktionieren, wenn die beteiligten korporatistischen Akteure formal keine ausschließlich eigennützigen Interessen verfolgen. Um die öffentlichen Gesundheits- und Versorgungsziele zu erreichen, ist der Fokus der Steuerung darauf gerichtet, sowohl zusammenzuarbeiten als auch zu Kompromissen und Zugeständnissen untereinander bereit zu sein. Kommt keine vertragliche Einigkeit zustande, werden sukzessive verschiedene Eskalationsstufen vom Schlichtungsverfahren bis hin zur staatlichen Ersatzvornahme ausgelöst.

Es darf jedoch nicht vernachlässigt werden, dass auf der Mesoebene eine weitere Unterebene an kollektiven Akteuren existiert (s. auch Kap. 2.3.3), deren Mitglieder überwiegend auf freiwilliger Basis zusammenarbeiten. Obwohl mit Ausnahme der Deutschen Krankenhausgesellschaft nicht unmittelbar in die Selbstverwaltung eingebunden, können diese Akteure im Gesundheitswesen durchaus ein sekundäres Element der korporatistischen Steuerung sein, indem sie an der Erfüllung öffentlich-rechtlicher Aufgaben mitwirken, so z. B. die Bundesverbände der Krankenkassen, die Hausärzte im Rahmen der Verträge zur hausarztzentrierten Versorgung oder auch die Verbände der pharmazeutischen Industrie bei der Regelsetzung im AMNOG-Verfahren. In diesem weiteren Sinne sind alle diese Organisationen in das breite Spektrum korporatistischer Steuerung eingebettet. Es wäre jedoch steuerungspolitisch geradezu fahrlässig, auszublenden, dass es sich bei diesen Akteuren primär um eigennutzorientierte Interessengruppen handelt, die intern durch demokratisch-pluralistische Prozesse legitimiert sind. Diese freien Verbände nutzen ihre gegebenenfalls begrenzt abgeleiteten institutionellen Beziehungen zum Staat und zur Gemeinsamen Selbstverwaltung immer auch aus lobbyistischen Erwägungen heraus, sie wollen einen „Fuß in die politischen Entscheidungsprozesse bekommen" und ihre Kontakte zu den relevanten Entscheidungsträgern sichern und ausbauen.

In der Regel verfügen die kollektiven Akteure im Gesundheitswesen jedoch über keine formellen Beziehungen zum Staat und zu den korporatistischen Verbänden und versuchen daher ganz grundsätzlich, lobbyistische Zugänge zu ihnen zu erarbeiten und zu verfestigen. Die Durchsetzungsfähigkeit der kollektiven Akteure auf der Mesoebene wird in dieser Konstellation maßgeblich von ihrer materiellen und immateriellen Ressourcenausstattung und ihren Netzwerken beeinflusst (s. Kap. 5.2) und hängt zudem davon ab, in welchem Tätigkeitsfeld sie sich bewegen und mit wem sie dort kooperieren können. So gibt es beispielsweise zwischen den freien und korporatistischen Ärzteverbänden durchaus interessenpolitische Schnittstellen, an denen beide informell zusammenarbeiten.

Letztlich geht es den freiwillig organisierten kollektiven Akteuren in erster Linie darum, Allokationsentscheidungen zu ihren Gunsten zu verändern. Die Entscheidungsprozesse auf der Mesoebene des deutschen Gesundheitswesens sind also keineswegs generell von überwiegend gemeinwohlorientierten gesellschaftlichen Erwägungen bestimmt. Auch wenn die Gemeinsame Selbstverwaltung sehr prägend ist, werden Allokationsentscheidungen auf der Mesoebene immer auch von Gruppen- und Individualegoismen beeinflusst.

6.2.2 Solidarischer Wettbewerb auf der Mikroebene

Auf der Mikroebene handeln und wirken im Zusammenspiel individuelle Akteure (s. Kap. 2.3.3). Insoweit ist sie üblicherweise die Ebene der wettbewerblichen Steuerung. Die im Gesundheitssektor angebotenen und nachgefragten Gesundheitsgüter und -dienstleistungen unterliegen allerdings umfangreichen (Sozial-) Regulierungen. In der Konsequenz wurde hier als Gegengewicht der sogenannte solidarische Wettbewerb in der GKV implementiert. Dieser ist das Ergebnis zahlreicher Reformen, die mit dem Ziel initiiert wurden, die korporatistische Steuerung durch einen stärker wettbewerblich simulierten Allokationsmechanismus zu ergänzen oder gar ganz zu ersetzen, sodass die produktiven, allokativen und dynamischen Effizienzeffekte, die von Wettbewerbsprozessen ausgehen, möglichst optimal mit der Realisierung von Solidaritätszielen verbunden werden können (z. B.: Rebscher, 1994; Greß, 2002; Cassel & Wasem, 2014).

Im Rahmen dieses solidarischen Wettbewerbs lassen sich im Kern die in Abbildung 6-2 dargestellten drei Märkte zwischen den Krankenkassen, Versicherten und Leistungserbringern identifizieren. Ergänzend kommt der Produktmarkt hinzu, auf dem an der Schnittstelle zum GKV-Gesamtmarkt Gesundheitsunternehmen und das Gesundheitshandwerk in einem überwiegend privatwirtschaftlichen Wettbewerb stehen.

Der solidarische Wettbewerb als Steuerungsmechanismus von mehreren regulierten und nach innen differenzierten Gesundheits(Teil-)Märkten ist per se als komplex zu erachten. Er setzt bestimmte institutionelle Vorkehrungen wie den Risikostrukturausgleich voraus und unterliegt seit vielen Jahren einem gesundheitspolitischen Kurs, der zwischen Deregulierungs- und Re-Regulierungsmaßnahmen mäandert (mehr dazu in Kap. 7.4).

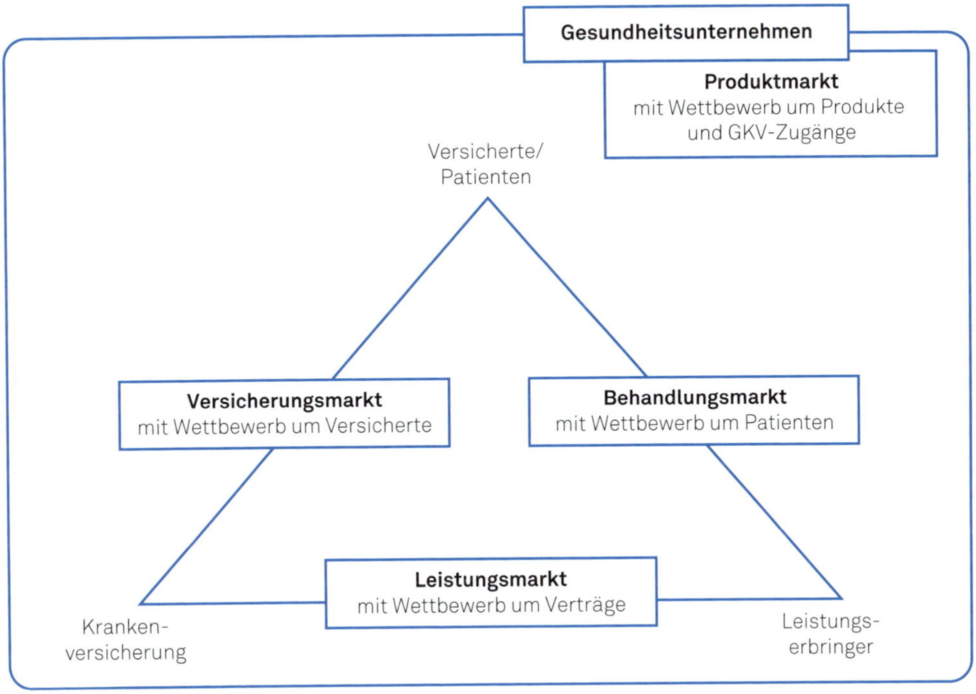

Abbildung 6-2: Teilmärkte der Gesetzlichen Krankenversicherung (modifiziert nach Cassel & Wasem, 2014, S. 27).

Drei funktional unterschiedliche (Teil-)Märkte prägen den GKV-Solidarwettbewerb (Abbildung 6-2):

- der Versicherungsmarkt: gekennzeichnet durch einen Wettbewerb um Versicherte,
- der Leistungsmarkt: gekennzeichnet durch einen Wettbewerb um Verträge, sowie
- der Behandlungsmarkt: gekennzeichnet durch einen Wettbewerb um Patienten.

Ergänzend kommt hinzu

- der Produktmarkt: gekennzeichnet durch einen Wettbewerb um Versorgungsprodukte und den Zugang zur GKV.

Aus Sicht der Interessenvermittlung ist vor allem die Inhomogenität der Mikroebene bedeutsam. Denn je nachdem, welche Akteursgruppe bzw. welches Zusammenspiel von Akteursgruppen betrachtet wird, variieren deren wettbewerblichen Handlungsspielräume oder regelgebundenen Verhaltensvorgaben. Das können beispielsweise berufsrechtliche Bestimmungen, vorherrschende Marktformen, produktspezifische Marktzugangsvoraussetzungen oder Bedarfsregelungen, leistungsrechtliche Gesetze oder das Sachleistungsprinzip im Allgemeinen sein, die den Rahmen für das Zusammenwirken der verschiedenen Akteure abstecken. In der Konsequenz resultiert daraus, dass die verschiedenen Akteure in Abhängigkeit von ihrem Tätigkeits- und Wirkungsfeld unterschiedliche Handlungsstrategien entwickeln, um auf die Regelungs- und Steuerungsversuche der übergeordneten Ebenen Einfluss auszuüben oder um sich generell am Markt bestmöglich zu behaupten. Je nach Ressourcenstärke und Organisationsfähigkeit können sie dabei in mehr oder weniger durchsetzungsfähigen, pluralistisch organisierten Verbänden und Interessengruppen auftreten oder, sofern sie als Unternehmen oder Organisationen groß genug sind, ihre Positionen, Wünsche und Bedarfe sogar eigenständig formulieren.

Der solidarische Wettbewerb auf der Mikroebene ist demzufolge demokratietheoretisch und interessenpolitisch pluralistisch organisiert. Entsprechend vielfältig sind die Akteure. Sie reichen von Patienten und Versicherten über freiberufliche Leistungsanbieter und kleinere Gesundheitsunternehmen bis hin zu finanzstarken multinationalen Konzernen. Hervorzuheben ist ferner die „gespaltene" Funktion der gesetzlichen Krankenkassen. Denn einerseits sind sie öffentlich-rechtliche Körperschaften und nehmen als originärer Bestandteil des selbstverwalteten Gesundheitswesens im Verbund mit den korporatistischen Verbänden der Leistungserbringer wichtige gemeinwohlorientierte Versorgungsaufgaben wahr, andererseits sind sie seit dem Wegfall des nicht-wettbewerblichen Zuweisungssystems und den damit verbundenen weiteren gesetzlichen Deregulierungsmaßnahmen zunehmend dem Kräftespiel der Konkurrenz ausgesetzt, sodass sie faktisch wie Unternehmen operieren müssen (Boroch, 2017, 2019). Mit anderen Worten: Die gesetzlichen Krankenkassen treten auf dem Versicherungsmarkt untereinander als Wettbewerber auf, während sie auf dem Leistungsmarkt in den nach wie vor zentralen kollektiven (Vertrags-)Verhandlungen quasi als (Nachfrage-)Kartelle gegenüber den monopolistisch organisierten, korporatistischen Verbänden der Leistungserbringer agieren. Ihre komplexe Marktsituation wird zusätzlich dadurch verschärft, dass sie gleichzeitig im Systemwettbewerb mit der PKV stehen.

6.2.3 Globalsteuerung auf der Makroebene

Auf dieser Ebene findet vom Grundsatz her die staatlich-administrative Steuerung des Gesundheitswesens statt: Da der Staat über originäre Normsetzungsbefugnisse verfügt und damit wesentliche Entscheidungskompetenzen und Koordinationsfunktionen ausübt und gegenüber Dritten wahrnimmt, spricht man hier von der Ebene der Globalsteuerung (Oberender & Fleischmann, 2002).

Da in Deutschland allerdings kein nationalstaatlicher Gesundheitsdienst existiert, sondern ein solidarisches, beitragsfinanziertes Gesundheitssystem, übernimmt der Staat weder vollumfängliche direkte Steuerungsaufgaben, noch verantwortet er die Leistungserstellung selbst. Vielmehr gestaltet er in erster Linie die rechtlichen und institutionellen Rahmenbedingungen, mit denen die Handlungsspielräume, Aufgaben, Leistungen und die Finanzierung der nachgeordneten Akteure bestimmt werden. Die staatlichen Akteure der Makroebene schaffen also zunächst den allgemeinen ordnungspolitischen Rahmen für das Gesundheitswesen.

Jedoch ist dieser eben nicht mit weitreichender Regulierungsfreiheit gleichzusetzen. Aufgrund der vielfach diskutierten und bekannten Marktbesonderheiten im Gesundheitswesen (für einen Überblick s. z. B.: Roemer, 1982; Herder-Dorneich, 1994; Damm & Schulenburg, 2012; Beek et al., 2024), erscheinen staatliche Regulierungen aus allokativen und distributiven Gründen häufig wünschenswert, sodass der Staat selbst Planungs- und Koordinationsaufgaben wahrnimmt oder indirekt über die Gesetzgebung Art und Umfang der Leistungen, die Preisbildung und das Verhalten der Akteure beeinflusst und zudem überwacht, ob und inwieweit die jeweiligen Regulierungen eingehalten werden. Beispiele hierfür sind die Krankenhausplanung, die Vorgaben für den Rettungsdienst im Rahmen der Notfallversorgung und Notfallrettung (Ressourcenseite), die Festbeträge für Arzneimittel, das AMNOG-Verfahren und die Vorgaben in der Gebührenordnung für Ärzte (GOÄ) einschließlich der Höchstpreisfestsetzung zum Schutz der Privatpatienten in der GOÄ (Preisseite), die Arzneimittelzulassung und das Abgabemonopol der Apotheken (sicherungspolitische Seite), die

Genehmigung von Satzungsleistungen und Modellvorhaben der Krankenkassen, die wettbewerbsneutrale Ausgestaltung des morbiditätsorientierten Zuweisungssystems im Rahmen des Gesundheitsfonds, die Festlegung der system- und wettbewerbspolitisch relevanten Versicherungspflichtgrenze zwischen GKV und PKV oder die Implementierung des Vollkostenfinanzausgleichs in der Pflegeversicherung (allokationspolitische Seite).

Dies sind nur einige ausgewählte Exempel staatlicher Vorkehrungen und Interventionen im Gesundheitsbereich. Berücksichtigt man in diesem Kontext, dass der Gesetzgeber übergeordnete gesundheits- und versorgungspolitische Gesamtziele verfolgt (Knieps, 1999; Cassel, 2000; Boroch, 2019) und dabei versucht, diese auch formal unter Beteiligung von Teilen der nachgeordneten Akteure zu verwirklichen, so kann die Makroebene im Gesundheitswesen, wie eingangs erwähnt, als Ebene der Globalsteuerung bezeichnet werden, auf der der Staat Angebotsstrukturen mitplant, Behandlungsabläufe hinsichtlich ihrer Qualität beeinflusst und partiell koordinierend auf die Austauschbeziehungen zwischen den Leistungserbringern, Krankenkassen sowie Versicherten und Patienten einwirkt.

Erfahrungsgemäß variiert das Ausmaß der Globalsteuerung im Zeitablauf und in Abhängigkeit von der jeweiligen Regierungskonstellation. Zudem konkurriert die Globalsteuerung im Politikfeld Gesundheit ständig mit der Selbstverwaltung und ihren korporatistischen Verbänden, die ihrerseits wiederum infolge ihrer weitreichenden Kompetenzen durchaus in der Lage sind, den Staat situativ auszubremsen, während der Staat seinerseits zunehmend bestrebt ist, sich die Loyalität der korporatistischen Akteure zu sichern.

Maßgebliche Entscheidungsträger auf der Makroebene sind supranational die EU und gemäß der föderalen Struktur Deutschlands Bund, Länder und Gemeinden. Konkret auf das Gesundheitswesen bezogen sind dies die Europäische Kommission und auf nationaler Ebene neben dem normsetzenden Gesetzgeber das Bundesgesundheitsministerium, die Gesundheitsministerien der Länder sowie die kommunalen Gesundheitsämter. Der Föderalismus in Verbindung mit dem Subsidiaritätsprinzip führt hier dazu, dass die Aufgabenwahrnehmung umso konkreter wird, je regionaler die Verantwortungsebene ist. Dies bedeutet, dass bundesweite Rahmenvorgaben häufig auf Länderebene konkretisiert werden, während versorgungspolitisch und gesellschaftlich übergreifend relevante Gesundheitsthemen wie beispielsweise Hygiene- und Seuchenschutz auf kommunaler Ebene zu administrieren sind. In Bezug auf die EU ist demgegenüber festzuhalten, dass die deutsche Gesundheitspolitik aufgrund des Territorialitätsprinzips weitgehend Souveränität genießt. Eine unmittelbar wirkende europäische Gesundheitspolitik besteht hier nach EU-Recht im Wesentlichen allenfalls in der Verfolgung eines hohen öffentlichen Gesundheits-, Sicherheits- und Verbraucherschutzniveaus und zudem mittelbar dort, wo die vier Grundfreiheiten beeinträchtigt werden (Hérault, 2014; Gerlinger, 2024). Zweifellos ist jedoch seit einigen Jahren und insbesondere seit der Corona-Krise eine zunehmende Tendenz zur Ermächtigung erweiterter EU-Gesundheitskompetenzen im Rahmen der gesundheitsbezogenen Gefahrenabwehr, der Gesundheitsförderung und Prävention sowie im Handlungsfeld E-Health zu beobachten (Europäischer Rat, 2024).

6.3 Interessenpolitik in der Vielfachsteuerung

Aufgabe 6-2: Welchen Rahmen setzt die Vielfachsteuerung der Interessenpolitik?

Bevor Sie weiterlesen, überlegen Sie zunächst selbstständig, welche Konsequenzen die Vielfachsteuerung im Gesundheitswesen für die Interessenpolitik hat.

Im interessenpolitischen Kontext lassen sich nun mit Blick auf die Makro-Meso-Mikro-(Steuerungs-)Ebenen zusammenfassend folgende Erkenntnisse ableiten:

- Im Gesundheitswesen liegt steuerungsebenenübergreifend ein Allokationsmix vor, der durch ein Nebeneinander von wettbewerblichen, korporatistischen und (teil-)staatlichen Steuerungselementen gekennzeichnet ist, mit entsprechenden Anreizen auf die Motivation der Akteure, die zwischen Eigen- und Gemeinnutzen schwankt. Am deutlichsten manifestiert sich dieser Allokationsmix, wenn die gesetzlichen Krankenkassen auf dem Versichertenmarkt untereinander als Wettbewerber und in den Verhandlungen mit den Verbänden der Leistungserbringer als Nachfragekartelle auftreten, während die Leistungserbringer ihrerseits auf dem Behandlungsmarkt als Konkurrenten und in den Verbandsverhandlungen mit den Krankenkassen als Angebotsmonopolisten agieren und die korporatistische Steuerung wiederum von beiden Vertragsparteien das Streben nach sozialverträglichen Lösungen verlangt. In der Konsequenz geht diese Vielfachsteuerung mit einer deutlichen Fragmentierung der Interessenlandschaft einher (z. B.: Gerlinger, 2002; Bandelow, 2004).
- Horizontal betrachtet, also im Längsschnitt einzelner (Steuerungs-)Ebenen, ist ebenfalls festzuhalten, dass diese nicht homogen, sondern stark ausdifferenziert sind (SVR, 2006; Gerlinger & Rosenbrock, 2024). So gibt es auf der Mikro- und insbesondere der Mesoebene vielfältige Interessenkonflikte zwischen den einzelnen Akteuren; ebenso existieren Beziehungsnetzwerke, die je nach Fallkonstellation miteinander konkurrieren, kooperieren, z. B. freie und korporatistische Akteure der Ärzteschaft, oder als in sich geschlossene, mitunter elitäre Policy-Teilarenen operieren, z. B. Interessenvertreter aller Kammern. Aus der horizontalen Perspektive ist daher eine Pluralisierung der Interessenstrukturen erkennbar.
- Auch vertikal sind differenzierte Beziehungskonstellationen zwischen einzelnen Akteuren und Akteursgruppen denkbar (z. B.: Gerlinger & Rosenbrock, 2024). Dies gilt sowohl Top-down als auch Bottom-up. Top-down schaffen politische Entscheidungen und Willensbildungsprozesse Anreize, Handlungsnotwendigkeiten sowie Gestaltungsspielräume für die jeweils nachgelagerten Ebenen. Potenziell gefördert wird diese Situation durch vertikale Netzwerke mit gleichgerichteten gesundheits-, partei- und interessenpolitischen Zielen. Bottom-up hingegen wirken die unteren Ebenen interessenseitig auf die oberen ein. Die Mikroebene legitimiert Inhalte oder auch Kandidaten der Mesobene, was sich personell beispielsweise in der Besetzung der Selbstverwaltungsorganisationen im Rahmen der Sozialwahlen ausdrückt.
- Grundsätzlich ist zudem ein gesonderter Blick auf die korporatistischen Verbände mit ihren Selbstverwaltungsgremien und -arbeitsgruppen zu werfen, denn infolge ihrer institutionellen Einbindung in das deutsche Gesundheitswesen sind sie im Rahmen von vertraglich ausgelösten Allokationsentscheidungen und bei der Mitgestaltung der Gesundheitspolitik außerordentlich wirkmächtig. Dementsprechend adressieren sie nicht nur ihre Wünsche und Ziele gegenüber dem Staat, sondern sind potenziell auch selbst Empfänger bzw. Adressaten interessenpolitischer Inhalte und Botschaften Dritter. Machtpolitisch sind sie in der Lage, konkurrierende Interessenvertreter, situationsbezogen beispielsweise spezifische freie Verbände, interessenpolitisch zu isolieren und vom politischen Entscheidungsfindungsprozess auszuschließen (Wasem et al., 2019). Diese Gemengelage wird vor allem auch durch die mit der Etablierung des G-BA und des GKV-Spitzenverbandes einhergehende stärkere Zentralisierung bestimmter Einflusskanäle gefördert (Hornung & Bandelow, 2023), und ermöglicht es dem Staat im Ge-

genzug wiederum, eigene Ziele, Vorstellungen und Ideen besser durchzusetzen.

Interessenseitige Einflussnahme im Gesundheitsbereich variiert demnach demokratietheoretisch zwischen Korporatismus und Pluralismus und steuerungstechnisch zwischen institutionalisiert-korporatistischen und wettbewerblichen Allokationsprozessen. Infolgedessen oszilliert auch die Interessenvermittlung zwischen einer Interessenpolitik, die fallweise gemein- und eigennützige Interessenziele umfasst, sowie einem Lobbyismus, der überwiegend eigennutzgetrieben und zunehmend professionalisiert operiert. Plausiblerweise lässt sich die These aufstellen, dass je wettbewerblicher ein Bereich organisiert ist bzw. je stärker ein Bereich – eine Interessengruppe – dem Wettbewerb ausgesetzt wird, umso größer der Anreiz wirkt, eigennutzorientiertes Lobbying zu betreiben.

Das hat vor allem für die GKV weitreichende Konsequenzen, da durch ihre partielle Hinwendung zum Wettbewerb vermehrt konkurrierende Elemente in ihre Systemstrukturen eindringen, während ihr ureigener Korporatismus kontradiktisch dagegen drängt: Auf der einen Seite beurteilen die betreffenden Akteure jegliche Reform danach, ob und inwieweit sie ihren eigenen Interessen dient – eine Situation, die beispielsweise im Verhalten der gesetzlichen Krankenkassen und ihrer Verbände immer wieder durchscheint. Auf der anderen Seite bilden sie im Rahmen ihrer Gemeinsamen Selbstverwaltung zugleich eine eigenständige Interessenallianz. Dies hat zur Folge, dass ihnen häufig nichts an Gesundheitsreformen liegt, die ein mehr an Effizienz und Wirtschaftlichkeit vom System einfordern. Die Beharrungskraft und Anpassungsfähigkeit des Korporatismus (Gerlinger, 2002; Hornung & Bandelow, 2023) symbolisiert folglich einen interessenpolitischen Selbstbehauptungsmechanismus, der primär dem Machterhalt dient und sekundär strukturkonservierend wirkt.

Diese politische Gemengelage hat auch durch die steuerungsseitigen Empfehlungen des SVR Auftrieb erfahren. Denn dieser hat in seinen Gutachten (hier zuvorderst: 2006 und 2008) zwar auf Mängel der korporatistischen Koordination im deutschen Gesundheitssystem wie Strukturverhärtungen, partielle Ineffizienzen, vor allem aber Innovationsträgheit hingewiesen, jedoch zugleich deutlich gemacht, dass das Koordinationsverfahren sich nur dann vollständig ersetzen ließe, wenn alternative Mechanismen zur Verfügung stünden, mit denen per se bessere allokative und verteilungspolitische Ergebnisse erzielt werden könnten. Hierfür gäbe es aber nach Aussagen des SVR weder theoretisch noch empirisch durchgängige Belege (SVR, 2007). Der SVR empfiehlt daher aus gesamtwirtschaftlichen Erwägungen, dezentralen Wettbewerbsprozessen allenfalls dort punktuell mehr Gewicht beizumessen, wo sie den Ineffizienzen des Korporatismus und der ihn tragenden Organisationen entgegenwirken (SVR, 2007).

Im Resultat ergibt sich ein Politikfeld Gesundheit, das maßgeblich von der Gemeinsamen Selbstverwaltung bestimmt wird. Sie ist das zentrale allokative „Entscheidungsorgan" und dominiert damit zugleich die Interessenpolitik. Der ihr innewohnende Korporatismus ist allokatives Steuerungsverfahren und Interessenvermittlungssystem in einem. Die korporatistischen Akteure bilden darin „einheitlich und gemeinsam" eine eigenständige Politikarena, die, in dem Maße wie sie gegenüber dem Staat als monolithischer Block auftritt – überspitzt formuliert –, ein Staat im Staate ist.

Mit der strukturellen wettbewerblichen (Teil-)Öffnung des GKV-Marktes, dem bestehenden Systemwettbewerb zwischen GKV und PKV einschließlich der Frage, wie in diesem Zusammenhang mit der Pflegeversicherung umzugehen ist, und den sich insgesamt zuspitzenden Konflikten um knappe Mittel, ist das Gesundheitswesen aber zugleich weitreichenden und sich verstärkenden pluralistischen Interesseneinflüssen ausgesetzt. Sein hohes Finanzvolumen und sein komplexer Regulierungsgrad machen es anfällig für Rent Seeking, genauso wie die Interessenvielfalt durch eine mediale

Umwelt zunehmend verstärkt wird. Die Interessenpolitik im Gesundheitsbereich öffnet sich daher tendenziell lobbyistischen Handlungslogiken – insbesondere in Verbindung mit dem professionellen Einsatz lobbyistischer Techniken. Bevor jedoch darauf in Kap. 9 intensiver eingegangen wird, sollen in den beiden folgenden Kapiteln zunächst die zugrundeliegenden gesundheitspolitischen Konzeptionen und Entscheidungsprozesse dargestellt werden.

Literatur

Alber, J. (1992). *Das Gesundheitswesen der Bundesrepublik Deutschland: Entwicklung, Struktur und Funktionsweise*. Campus Verlag.

Albrecht, M., Milas, C., Hildebrandt, S. & Schliwen, A. (2010). *Die Bedeutung von Wettbewerb im Bereich der privaten Krankenversicherungen vor dem Hintergrund der erwarteten demografischen Entwicklung.* IGES Institut GmbH.

Althammer, J.W., Lampert, H. & Sommer, M. (2021). *Lehrbuch der Sozialpolitik* (10. Aufl.). Springer.

Bandelow, N.C. (2004). Governance im Gesundheitswesen: Systemintegration zwischen Verhandlung und hierarchischer Steuerung. In U. Schimank & St. Lang (Hrsg.), *Governance und gesellschaftliche Integration* (S. 89–107). VS Verlag für Sozialwissenschaften. https://doi.org/10.1007/978-3-663-10188-8_4

Beek, C. van der, Beek, G. van der & Boroch, W. (2024). *Gesundheitsökonomie: Eine Einführung* (2. Aufl.). De Gruyter Oldenbourg.

Boroch, W. (2017). Gesetzliche Krankenkassen auf dem Weg zu (Versicherungs-)Unternehmen. In T.H. Adolph, O. Everling & M. Metzler (Hrsg.), *Krankenversicherung im Rating. Leistungsbewertungen und Management als Schlüsselfaktoren* (3. Aufl., S. 399–416). SpringerGabler. https://doi.org/10.1007/978-3-8349-4753-6_23

Boroch, W. (2019). Konkurrierende Konzeptionen der Gesundheitspolitik. *Zeitschrift für Wirtschaftspolitik, 68*(3), 222–250. https://doi.org/10.1515/zfwp-2019-2013

Bundesministerium für Arbeit und Soziales. (2019). *Übersicht über das Sozialrecht* (16. Aufl.). BW Bildung und Wissen Verlag.

Cassel, D. (1993). Organisationsreform in der GKV zwischen Kassenwettbewerb und Einheitskasse. *Wirtschaftsdienst, 73*(3), 131–137.

Cassel, D. (2000). Ordnungspolitische Gestaltung des Gesundheitswesens in der sozialen Marktwirtschaft. In O.G. Meyer & Th. Straubhaar (Hrsg.), *Hamburger Jahrbuch für Wirtschafts- und Gesellschaftspolitik* (Jg. 45, S. 123–143). J.C.B. Mohr.

Cassel, D. & Wasem, J. (2014). Solidarität und Wettbewerb als Grundprinzipien eines sozialen Gesundheitswesens. In D. Cassel, K. Jacobs, C. Vauth & J. Zerth (Hrsg.), *Solidarische Wettbewerbsordnung: Genese, Umsetzung und Perspektive einer Konzeption zur wettbewerblichen Gestaltung der gesetzlichen Krankenversicherung* (S. 3–43). medhochzwei Verlag.

Damm, K. & Schulenburg, J.-M. Graf v.d. (2012). Gesundheitsökonomische Evaluation und Verteilungsgerechtigkeit. In O. Schöffski & J.-M. Graf v.d. Schulenburg (Hrsg.), *Gesundheitsökonomische Evaluationen* (S. 501–520). Springer. https://doi.org/10.1007/978-3-642-21700-5_20

dbb (Deutscher Beamtenbund und Tarifunion). (2020). *Duales Gesundheitssystem ist Garant für Qualität und Vielfalt*. Verfügbar unter https://www.dbb.de/artikel/buergerversicherung-beihilfe-duales-gesundheitssystem-ist-garant-fuer-qualitaet-und-vielfalt.html

Europäischer Rat. (2024). *Die Gesundheitspolitik der EU*. Verfügbar unter https://www.consilium.europa.eu/de/policies/eu-health-policy/

Gerlinger, Th. (2002). *Zwischen Korporatismus und Wettbewerb: Gesundheitspolitische Steuerung im Wandel* (Discussion Paper P 02-204). Wissenschaftszentrum Berlin für Sozialforschung (WZB). Verfügbar unter https://hdl.handle.net/10419/47384

Gerlinger, Th. (2024). Europäische Union und deutsche Gesundheitspolitik. *bpb: Bundeszentrale für politische Bildung*. Verfügbar unter https://www.bpb.de/themen/gesundheit/gesundheitspolitik/549770/europaeische-union-und-deutsche-gesundheitspolitik/

Gerlinger, Th. & Rosenbrock, R. (2024). *Gesundheitspolitik: Eine systematische Einführung* (4. Aufl.). Hogrefe.

Greß, S. (2002). Freie Kassenwahl und Preiswettbewerb in der GKV: Effekte und Perspektiven. *Vierteljahreshefte zur Wirtschaftsforschung, 71*(4), 490–497. https://doi.org/10.3790/vjh.71.4.490

Haun, D. & Jacobs, K. (2021). Weiterer Handlungsbedarf bei der Pflegeversicherung. *G+G Wissenschaft, 21*(4), 7–14.

Hérault, S. (2014). *Grenzüberschreitende Inanspruchnahme von Gesundheitsleistungen in der Europäi-*

schen Union: Rück- und Anreizwirkungen im deutschen Gesundheitssystem [Dissertation, Universität Heidelberg]. Verfügbar unter https://archiv.ub.uni-heidelberg.de/volltextserver/17101/1/Doktorarbeit.pdf

Herder-Dorneich, Ph. (1994). *Ökonomische Theorie des Gesundheitswesens: Problemgeschichte, Problembereiche, Theoretische Grundlagen*. Nomos.

Hornung, J. & Bandelow, N. C. (2023). Lobbyismus in der Gesundheitspolitik. In A. Polk & K. Mause (Hrsg.), *Handbuch Lobbyismus* (S. 900–921). Springer VS. https://doi.org/10.1007/978-3-658-32320-2_24

Jacobs, K. (1994). Krankenkassen unter Wettbewerbsdruck: Neugewichtung der Handlungsfelder und organisatorische Anpassungserfordernisse. In U. Steger (Hrsg.), *Lean Administration: Die Krise der öffentlichen Verwaltung als Chance* (S. 169–188). Campus Verlag.

Jacobs, K. (2013). Wettbewerb im dualen Krankenversicherungssystem in Deutschland – Fiktion und Realität. In K. Jacobs & S. Schulze (Hrsg.), *Die Krankenversicherung der Zukunft – Anforderungen an ein leistungsfähiges System* (S. 47–74). Kompart-Verlag.

Jacobs, K. (2023). Kranken- und Pflegeversicherung: Zukunftsfähigkeit durch Stärkung der Solidarität. *Sozialer Fortschritt, 27*(6), 479–498. https://doi.org/10.3790/sfo.72.6.479

Jacobs, K. & Schulze, S. (Hrsg.). (2013). *Die Krankenversicherung der Zukunft – Anforderungen an ein leistungsfähiges System*. Kompart-Verlag.

Knieps, F. (1999). Gesundheitsziele und Wettbewerb – Parameter einer rationalen Gesundheitspolitik. *Gesellschaftspolitische Kommentare* (Sonderausgabe vom 2. August 1999), 31–33.

Meierjürgen, R. (2023). Sozialpolitische Grundlagen der Sozialen Arbeit. In M. Buntrock & K. Peinemann (Hrsg.), *Grundwissen Soziale Arbeit: Grundlagen, Methoden und Arbeitsfelder* (S. 105–131). Springer Gabler.

Neubauer, G. & Rebscher, H. (1984). *Gemeinsame Selbstverwaltung – Eine ordnungspolitische Alternative für die Gesundheitsversorgung*. Verlag der Gesellschaft für Sozial- und Gesundheitswesen.

Neumann, M. J. M. (2000). Korporatismus: Eine Gefahr für die marktwirtschaftliche Ordnung. *Wirtschaftsdienst, 80*(9), 538–541.

Oberender, P. & Fleischmann, J. (2002). *Gesundheitspolitik in der Sozialen Marktwirtschaft: Analyse der Schwachstellen und Perspektiven einer Reform*. Lucius & Lucius. https://doi.org/10.1515/9783110508888

Oermann, N. O. (2015). *Wirtschaftsethik: Vom freien Markt bis zur Share Economy*. C. H.Beck Verlag.

Ott, N. (2007). Sozialpolitik. In T. Apolte, D. Bender, H. Berg, D. Cassel, M. Erlei, H. Grossekettler, K.-H. Hartwig, L. Hübl, W. Kerber, V. Nienhaus, N. Ott, J. Siebke, H.-D. Smeets, H. J. Thieme & U. Vollmer (Hrsg.), *Vahlens Kompendium der Wirtschaftspolitik und Wirtschaftstheorie* (Bd. 2, 9. Aufl., S. 557–614). Vahlen.

Rebscher, H. (1994). Solidarische Wettbewerbsordnung – Zukunftskonzept gegen staatliche Regulierung und Leistungsausgrenzung. *Arbeit und Sozialpolitik, 48*(1–2), 42–48.

Rebscher, H. (2004). Zwischen Staat und Individuum – Die gemeinsame Selbstverwaltung im Gesundheitswesen. *Gesellschaftspolitische Kommentare, 44*(2), 3–8.

Roemer, M. I. (1982). Market failure and health care policy. *Journal of Public Health Policy, 3*(4), 419–431. https://doi.org/10.2307/3342006

Schmitter, P. C. (1974). Still the Century of Corporatism? *Review of Politics, 36*(1), 85–131. https://doi.org/10.1017/S0034670500022178

Schmitter, P. C. (1979). Interessenvermittlung und Regierbarkeit. In U. von Alemann & R. G. Heinze (Hrsg.), *Verbände und Staat: Vom Pluralismus zum Korporatismus. Analysen, Positionen, Dokumente* (S. 92–114). Westdeutscher Verlag.

Schnapp, F. E. & Kaltenborn, M. (2001). *Verfassungsrechtliche Frage der „Friedensgrenze" zwischen privater und gesetzlicher Krankenversicherung*. Duncker & Humblot.

Sebaldt, M. & Straßner, A. (2004). *Verbände in der Bundesrepublik Deutschland: Eine Einführung*. Verlag für Sozialwissenschaften.

Simon, M. (2021). *Das Gesundheitssystem in Deutschland: Eine Einführung in Struktur und Funktionsweise* (7. Aufl.). Hogrefe.

Stillfried, D. Graf v. d. (2000). Integrationsversorgung: Innovationspotenzial und Risiken. *Sozialer Fortschritt, 49*(8–9), 175–184.

SVR – Sachverständigenrat für die Konzertierte Aktion im Gesundheitswesen. (2002). *Bedarfsgerechtigkeit und Wirtschaftlichkeit* (Bd. III: Über-, Unter- und Fehlversorgung). Nomos.

SVR – Sachverständigenrat für die Konzertierte Aktion im Gesundheitswesen. (2003). *Finanzierung, Nutzerorientierung und Qualität* (Bd. I: Finanzierung und Nutzerorientierung). Nomos.

SVR – Sachverständigenrat zur Begutachtung der Entwicklung im Gesundheitswesen. (2006). *Koordination und Qualität im Gesundheitswesen* (Bd. 1:

Kooperative Koordination und Wettbewerb, Sozioökonomischer Status und Gesundheit, Strategien der Primärprävention). Kohlhammer.

SVR – Sachverständigenrat zur Begutachtung der Entwicklung im Gesundheitswesen. (2007). *Kooperation und Verantwortung: Voraussetzungen einer zielorientierten Gesundheitsversorgung* (Bd. I). Nomos.

Verband der Privaten Krankenversicherung. (n.d.). *Warum Deutschland eine starke PKV braucht?* Verfügbar unter https://www.pkv.de/positionen/pkv-und-gkv-wie-der-systemwettbewerb-allen-versicherten-zugute-kommt/

Wasem, J., Matusiewicz, D., Lux, G. & Noweski, M. (2019). Akteure des Gesundheitssystems in Deutschland. In J. Wasem, D. Matusiewicz, A. Neumann & M. Noweski (Hrsg.), *Medizinmanagement: Grundlagen und Praxis des Managements in Gesundheitssystem und Versorgung* (2. Aufl., S. 29–79). Medizinisch Wissenschaftliche Verlagsgesellschaft. https://doi.org/10.32745/9783954664788

Winter, Th. von (2014). Dimensionen des Korporatismus: Strukturmuster der Verbändebeteiligung in der Gesundheitspolitik. In Th. von Winter & J. von Blumenthal (Hrsg.), *Interessengruppen und Parlamente* (S. 179–209). Springer. https://doi.org/10.1007/978-3-531-19161-4_8

Wrobel, R. M. (2013). Korporatismus. In Konrad-Adenauer-Stiftung (Hrsg.), *Lexikon Soziale Marktwirtschaft – Wirtschaftspolitik von A–Z*. Verfügbar unter https://www.kas.de/documents/252038/3346186/Lexikon+Soziale+Marktwirtschaft+-+Wirtschaftspolitik+von+A-Z+%28PDF%29.pdf/1f12acdd-391f-103a-a63f-b9220fa8ba96?version=1.0&t=1642757711270

Zok, K. (2023). Reformoptionen für GKV und PKV in der Wahrnehmung der Versicherten: Ergebnisse einer Repräsentativumfrage unter gesetzlich und privat Krankenversicherten. *Soziale Sicherheit, 72*(7), 286–293.

7 Policy

Konzeptioneller und programmatischer gesundheitspolitischer Rahmen für Interessenpolitik

Politische Konzeptionen sind verkürzt ausgedrückt längerfristige Ziele-Mittel-Systeme, die Vorgaben für die Bewältigung und den Umgang mit zukünftigen Herausforderungen bereitstellen. Weitergefasst handelt es sich um geschlossene und in sich konsistente analytische Ansätze, die als Gesamtsystem folgende Bausteine umfassen (Welfens, 2019):

- konsistente Ziele,
- langfristige Planungs-, Lenkungs- und Gestaltungsgrundsätze,
- Strategien und Interventionsregeln sowie
- Mittel bzw. Instrumente.

Die politischen Konzeptionen werden geprägt von den normativen Verankerungen der Akteure, und das sind hier in erster Linie die der Politiker und ihrer Parteien. Sie spiegeln aber nicht ausschließlich die politischen Denkansätze der jeweiligen Akteure wider, sondern sie liefern diesen selbst im Gegenzug Richtungsvorgaben und ideologischen Halt. In diesem Sinne stellen sie eine Art Leitbild bzw. Grund- oder Richtschnur (Welfens, 2019) dar, die in politischen Entscheidungssituationen Hilfestellungen geben und an denen sich normative politische Forderungen orientieren können. Darüber hinaus erleichtert der konzeptionelle Rahmen die Nachvollziehbarkeit von Politik, ermöglicht eine Bewertung und in gewissem Maße auch eine Beschreibung derselben.

Auch Interessenvertreter und ihre Organisationen haben selbstverständlich normative Verankerungen, die jeweils mehr oder minder stark einer politischen Konzeption zuzuordnen sind: Neben dem spröden Durchsetzen materieller Interessen unterliegt ihr Handeln und Fordern bestmöglich auch einer grundsatz-, berufs- und unternehmenspolitischen Richtschnur bzw. Leitidee. Doch das allein reicht in ihrer Funktion nicht aus. Denn genauso wie Politiker zum Machterhalt die Präferenzen ihrer Wähler kennen sollten, sollten Interessenvertreter die politischen Wertvorstellungen und Sichtweisen ihrer Ansprechpartner kennen. Dies versetzt sie ganz entscheidend in die Lage, parteiübergreifend zu agieren bzw. mit unterschiedlichen Gruppen und Personen zu kommunizieren und zu interagieren. Für Interessenvertreter ist daher das Wissen und Verstehen von politischen Konzeptionen von elementarer Bedeutung. Denn, wenn Konzeptionen politische Grundsatzorientierungen darstellen, dann ermöglicht deren Kenntnis, den politischen Ansprechpartner oder gegebenenfalls auch Gegner systematisch zu taxieren und dessen Mindset besser nachvollziehen zu können. So gesehen wird interessenpolitisches Handeln als ein Bestandteil realtypischer Gesundheitspolitik nicht nur von der jeweils vorherrschenden machtpolitischen Situation bestimmt, sondern es wird immer auch von den im Politikfeld vorherrschenden konzeptionellen Überlegungen gespeist, überlagert und beeinflusst.

7.1 Gesundheitspolitische Konzeptionen

Die beiden aktuell wichtigsten Konzeptionen der Gesundheitspolitik sind – wie bereits einleitend in Kap. 2.3.2 definiert – die der Gesundheitspolitik als Wirtschaftspolitik und die der Gesundheitspolitik als gesundheitsbasierte Interventionspolitik. Erstere fokussiert stärker auf Allokations-, Organisations- und Finanzierungsfragen, während letztere gesundheitsbezogene Fragestellungen in den Vordergrund rückt und sich durch ihren Gesundheitsförderungs- und Präventionsschwerpunkt auszeichnet. Dementsprechend wird erstere auch der Dimension Gesundheitspolitik im engeren Sinne zugeordnet, während letztere als Gesundheitspolitik im weiteren Sinne verstanden wird. Beide Konzeptionen sollen nachfolgend erörtert werden (dazu auch Boroch, 2019). Ergänzend wird zudem auf die Gesundheitspolitik als Standortpolitik sowie die häufig zitierte evidenzbasierte (Gesundheits-)Politik eingegangen. Beide stellen allerdings nach der hier verwendeten Definition kein geschlossenes Konzept dar.

7.1.1 Gesundheitspolitik als Wirtschaftspolitik

Die Konzeption Gesundheitspolitik als Wirtschaftspolitik beschreibt Gesundheitspolitik schwerpunktmäßig aus ökonomischer Perspektive. Einen ersten Zugang dazu findet man, wenn man sich mit dem hier zugrundeliegenden gesundheitsbezogenen Zielverständnis beschäftigt: So wird dem Einzelnen und der Gesellschaft nicht mittels einer Positivnorm ein bestimmtes Gesundheitsniveau vorgeschrieben, sondern es wird in Form einer Negativregel zentral danach gefragt, was auf sozialer Ebene – im Sinne einer sozialen Schieflage – nicht eintreten darf, wenn jemand erkrankt ist. Der Fokus liegt also zunächst auf dem Kriterium „Krankheit" und den damit verbundenen wirtschaftlichen Ausgaben- und Einnahmerisiken, die sich aus den Kosten der medizinischen Versorgung und dem Ausfall des Arbeitseinkommens der Betroffenen ergeben können.

Krankheit wird im Rahmen dieses Denkansatzes als fehlende individuelle altersgemäße psychophysische Norm, Funktionalität und Belastbarkeit verstanden (SVR, 1995). Sie stellt eine „bloße" Funktions- und Strukturstörung dar. Vereinfacht ausgedrückt verbirgt sich hinter diesen Überlegungen das biomedizinische Krankheitsmodell, das eine rein pathogene Perspektive einnimmt und bei der jede Erkrankung eine spezifische Ursache besitzt, in bestimmter Weise verläuft sowie eine besondere Behandlungsform auslöst. Krankheiten weisen demzufolge spezifische Symptome auf, die diagnostiziert und therapiert werden können.

Der pathogenen Perspektive folgend wird Gesundheit funktional negativ mit der Abwesenheit von Krankheit gleichgesetzt. Als Konsequenz existiert auch keine Kontinuität bzw. Kausalität zwischen Gesundheit und Krankheit (SVR, 1995; Franzkowiak, 2011). Für die Gesundheitspolitik leitet sich daraus die Notwendigkeit ab, vornehmlich die Voraussetzungen dafür zu schaffen, Krankheit (bestmöglich) zu bewältigen und die damit verbundenen Risiken abzusichern.

Um dies zu erreichen, ist eine Gesundheitsorganisation aufzubauen, die es ermöglicht, die Allokation und Distribution von Gesundheitsleistungen und -gütern unter Berücksichtigung der besonderen Bedingungen des Sektors in optimaler Form bereitzustellen. Oberstes Ziel der Gesundheitspolitik als Wirtschaftspolitik ist also die Ausgestaltung von rechtlichen, institutionellen und organisatorischen Rahmenbedingungen, die es Ärzten, Heilmittelerbringern, Krankenhäusern, Krankenkassen und Patienten erlauben, ihre Aktivitäten so zu entfalten, dass damit die Gesundheit der Bevölkerung ökonomisch bestmöglich gesichert werden kann, und zwar vorwiegend im oben genannten Sinne der Krankheitsbewältigung und der Absicherung vor Krankheitsrisiken (Metze, 1982).

Im Fokus dieser Politik stehen der Zugang zu Gesundheitsleistungen, die allgemeinen Organisations- und Finanzierungsbedingungen sowie der ökonomisch effiziente Umgang mit Gesundheitsressourcen (Metze, 1982; Arah et al., 2006; Lüngen & Schrappe, 2010) – dies alles vor dem Hintergrund der langfristigen Sicherung der Finanzierbarkeit der Gesundheitsversorgung der Bevölkerung. Darüber hinaus stellen Verteilungsfragen eine weitere wesentliche Nebenbedingung dar.

Aufgrund ihres spezifisch (organisations-)systemischen Verständnisses in Verbindung mit ihrer krankheitsbezogenen Fokussierung wird eine Gesundheitspolitik, die sich primär wirtschaftspolitisch orientiert, auch als Gesundheitspolitik im engeren Sinne bezeichnet (Gerlinger & Rosenbrock, 2024; Troschke & Stößel, 2012).

Wettbewerbsordnung und solidarischer Wettbewerb

Steuerungsansatz und Interventionsregeln sind zwei weitere konstitutive Bausteine einer jeden gesundheitspolitischen Konzeption. Dabei orientiert sich die Gesundheitspolitik im engeren Sinne am vorherrschenden ökonomischen Allokationsmechanismus – dem Markt. Die der Marktwirtschaft zugrundeliegende These lautet, dass sie aufgrund ihrer Produktivität die besten Voraussetzungen für wirtschaftlichen Wohlstand und wirtschaftliches Wachstum biete und Wohlstand und Wachstum wiederum die besten Garanten dafür seien, die sozialen Verhältnisse in einer Gesellschaft – einschließlich Bildung, Hygiene etc. – materiell zu sichern und zu verbessern. Daraus ergibt sich verkürzt folgender Grundsatz:

> Gute Wirtschaftspolitik ist die beste Sozial- und Gesundheitspolitik!

Populär wird dieses Motto mit der Aussage verknüpft, „dass man erst dann den Kuchen verteilen kann, wenn er auch von der Wirtschaft bereitgestellt worden ist“ (Ribhegge, 2011). Doch welche Rolle spielt nun in diesem Zusammenhang die staatliche Wirtschaftspolitik?

Klassisch setzt sie auf die wirtschaftlichen Freiheiten ihrer Bürger und Unternehmen. Denn nach wirtschaftsliberaler Sicht sind deren Dispositionsmöglichkeiten und die Schaffung von Wohlstand zwei Seiten einer Medaille. Treiber zwischen diesen beiden Polen ist ein die Marktkräfte fördernder Wettbewerb, der die Marktteilnehmer immer wieder auffordert, nach besten Lösungen zu suchen. Auf diese Weise sorgt er für eine leistungsgerechte und effiziente Allokation der Ressourcen sowie fördert und diffundiert zudem technischen Fortschritt als eine der wichtigsten Ursachen für Wohlfahrtsteigerungen. Allerdings kann der Wettbewerb seine Kräfte nur dann voll entfalten, wenn die Märkte optimal funktionieren. Das setzt zumindest voraus, dass sie vor Marktmissbrauch geschützt werden, und dass kein Marktversagen vorliegt.

Auf dem Gesundheitsmarkt findet sich Marktversagen jedoch in vielfältiger Form und äußert sich beispielsweise durch Informationsasymmetrien auf dem Krankenversicherungsmarkt (adverse Selektion oder Moral Hazard), in einer angebotsinduzierten Nachfrage von Ärzten, im Vertrauensgut- sowie Optionsgutcharakter von Gesundheitsleistungen, in externen Effekten, die zur medizinischen Über- oder Unterversorgung beitragen, oder in der zwar trivialen, aber bedeutsamen Erkenntnis, dass Patienten im Krankheitsfall häufig nicht über eine ausreichende Konsumentensouveränität verfügen (z. B.: Roemer, 1982; Herder-Dorneich, 1994; Toepffer, 1997; Lüngen & Schrappe, 2010; Damm & Schulenburg, 2012; Beek et al., 2024 – zur allgemeinen Begründung von Marktversagen u. a. Blankart & Schnellenbach , 2025). In solchen Fällen ist der Staat grundsätzlich legitimiert, mittels einer an der Wirtschaftspolitik orientierten Gesundheitspolitik gestaltend und regulierend in den Gesundheitsbereich einzugreifen, um das Marktversagen zu unterbinden oder zumindest abzuschwächen –

immer verbunden mit dem Ziel, eine im Ergebnis verbesserte Gesundheitsabsicherung für die Bevölkerung zu realisieren.

In welchem Ausmaß und in welcher Dosierung der Staat den Gesundheitsbereich nun konkret reguliert, hängt wesentlich davon ab,

- wie gravierend er die spezifischen Marktversagensaspekte bewertet und welches strategische Gewicht er ihnen politisch beimisst,
- wie er das Verhältnis von Staats- versus Marktversagen einschätzt und
- welche soziale Rolle – insbesondere im Hinblick auf distributive Aspekte der Einkommensumverteilung – er gesamtgesellschaftlich wahrnimmt.

Hierzu gibt es sicherlich unterschiedliche Vorstellungen. Populär kommt das beispielsweise darin zum Ausdruck, dass Rahmenbedingungen und Ausgestaltung nationaler Gesundheitssysteme unterschiedlicher Länder mitunter stark voneinander abweichen (Schölkopf & Grimmeisen, 2020). Das gilt selbst für Volkswirtschaften mit vergleichbaren Entwicklungsstand und kultureller Herkunft sowie einer vom Grundsatz her vergleichbaren marktwirtschaftlichen Steuerungs- und Lenkungsphilosophie (Beek et al., 2024). Das deutsche Verständnis orientiert sich dabei am Leitbild der sozialen Marktwirtschaft (Infobox 7-1), die ihre Wurzeln im Ordoliberalismus hat (z.B.: Cassel, 1988) und bei der dem Staat eine gewichtige Rolle als Gestalter der Spielregeln von Marktprozessen und ihren Wirkungen auf das Soziale eingeräumt wird.

Infobox 7-1: Soziale Marktwirtschaft

Zentraler Aufsatzpunkt der sozialen Marktwirtschaft beim Ordoliberalismus ist der sogenannte „funktionsfähige" Wettbewerb. Dessen wohlfahrtsentfaltenden Wirkungen werden jedoch nicht uneingeschränkt befürwortet, sondern innerhalb eines „schmalen Pfads zwischen Wachstum und Gerechtigkeit" verortet. Vereinfacht ausgedrückt, führt ein vollkommen freier Markt zwar zum größtmöglichen Wachstum bei höchster wettbewerblicher Effizienz, befördert aber zugleich Ungleichheiten und Ungerechtigkeiten. Eine vollkommene Gleichheit zielt dagegen zwar auf größtmögliche Gerechtigkeit ab, bewirkt aber gleichzeitig marktseitige Ineffizienzen und Wachstumseinbußen, was zur Folge hat, dass die Verteilungsspielräume vom Niveau her eingeschränkt werden (s. auch Equity-Efficiency Trade-off: Okun, 1975).

Dieses Dilemma ist im Ordoliberalismus mittels einer regelbasierten Politik, die sich im Wesentlichen an den sogenannten konstitutiven und regulierenden Prinzipien ausrichtet, zu lösen. Demnach hat der Staat in erster Linie dafür Sorge zu tragen, dass die individuellen Entscheidungs- und Handlungsspielräume möglichst umfänglich gewährleistet sind, zugleich soll er aber den Wettbewerb vor Missbrauch durch Marktmacht schützen. Dort, wo infolge eines versagenden Marktes wettbewerbliche Fehlallokationen vermutet werden, die Chancengleichheit gefährdet ist und eine ungerechte Verteilung von primärem Vermögen und Einkommen erwartet wird, sollte er korrigierend und schützend eingreifen. Gefordert wird somit ein starker Staat, dessen Aufgabe es ist, einen adäquaten rechtlichen und institutionellen Ordnungsrahmen zu schaffen und zu sichern, der das Verfolgen von Eigeninteressen befördert, ohne dass dabei jedoch das Gemeinwohl aus dem Blick gerät (Eucken, 1952; Cassel, 1988 und 2000; Vanberg, 2010). Von der Grundidee her kommt hierin die soziale Marktwirtschaft in Deutschland zum Ausdruck, die einen sogenannten funktionsfähigen Wettbewerb vorsieht, der in Abhängigkeit von der konkreten Situation kartellseitig und sozialpolitisch zu flankieren ist. Marktwirtschaft und Soziales sind darin nicht als etwas voneinander Getrenntes zu sehen, sondern bedingen einander, auch wenn der Markt dabei eindeutig an erster Stelle steht (Hemmer, 2010).

Überträgt man die in der Infobox 7-1 vorgestellten Überlegungen zur sozialen Marktwirtschaft auf den Gesundheitsbereich, so resultiert daraus die Dominanz der Wirtschafts- gegenüber der Gesundheitspolitik. Diese ist konsequenterweise von dem Gedanken geprägt, dass Gesundheitsleistungen möglichst im Rahmen eines effizienten, funktionsfähigen Wettbewerbs bereitgestellt werden sollten (Cassel, 2000). Zu diesem Zweck sind umverteilende, bedarfsgerechte Gesundheitssicherungssysteme zu schaffen, die in Verbindung mit einer staatlichen Absicherung weitestmöglich auch wettbewerbliche und privatwirtschaftliche Elemente umfassen.

Als Konsequenz lassen sich die beiden folgenden allgemeinen Interventionsregeln zusammenfassend ableiten:

Interventionsregeln

1. Aufgrund des vielfältigen Marktversagens und zusätzlicher distributiver Gründe ergibt sich im Gesundheitsbereich ein im Vergleich zu anderen Wirtschaftssektoren relativ weiter staatlicher Gestaltungsspielraum.
2. Gesundheitspolitische Maßnahmen dürfen sich jedoch nicht negativ auf das wirtschaftliche Handeln auswirken bzw. müssen stets dahingehend überprüft werden, ob und inwieweit sie störend in den Markt einwirken!

GKV und solidarischer Wettbewerb

Die Gesetzliche Krankenversicherung ist der Versuch, beide Elemente „Soziales und Markt" zusammenzuführen: Wie im Kap. 6 bereits ausführlich beschrieben, beruht die GKV auf einer Vielfachsteuerung, deren traditioneller Kern durch den Korporatismus geprägt ist. So haben nach dem Solidarprinzip alle Versicherten unabhängig von ihren mitgebrachten Risiken und ihrem individuell entrichteten Beitrag Anspruch auf die gleichen Leistungen. Um den freien Zugang bei gleichen Leistungen realisieren zu können, verfügt der Versicherte zudem nach dem Bedarfsprinzip über einen Rechtsanspruch auf die medizinischen Diagnosen und Therapien, die zur Wiederherstellung seiner Gesundheit erforderlich sind. Dies impliziert, dass Versorgungskapazitäten für den Krankheitsfall vorgehalten werden, um dem Erkrankten den Zugang zu Versorgungsleistungen innerhalb einer angemessenen Zeit zu ermöglichen. Dabei ist das Bedarfsprinzip unmittelbar mit dem Wirtschaftlichkeitsgebot verbunden, denn nur Versorgungsleistungen, die ausreichend und zweckmäßig sind und das Maß des Notwendigen nicht überschreiten, sind wirtschaftlich. Dieses Leistungsgerüst wird solidarisch – also nach Leistungskraft – finanziert. Mittels eines institutionalisierten Aushandlungsprozesses, der auf einer symmetrischen Beteiligung von strukturell als relevant definierten Akteuren beruht, werden die notwendigen Versorgungsverträge einheitlich und gemeinsam beschlossen. Damit erfolgt die Verteilung der solidarisch bereitgestellten Mittel schwerpunktmäßig nicht über den Markt, sondern über einen institutionalisierten, teilstaatlichen Aushandlungsprozess.

Mit Blick auf die Interventionsregeln stellt sich aber aus der Sicht der Gesundheitspolitik als Wirtschaftspolitik im Gegenzug die Frage nach Umfang und Auswirkung dieser Steuerung. Sie wurde Anfang der 1990er Jahre mit der Einführung der solidarischen Wettbewerbsordnung richtungsweisend beantwortet (s. auch Kap. 6.2.2). Von vornherein war es Ziel, den im Korporatismus verankerten kollektiven, teilstaatlichen Aushandlungsprozess zu überwinden und das Tandem von Solidarität und Effizienz zum Nutzen aller marktwirtschaftlich zu stärken. Zu diesem Zweck sollte ein regulierter, solidarischer Wettbewerb (z. B.: Cassel, 2000; Cassel & Wasem, 2014) implementiert werden, der auf eine effiziente und zugleich qualitativ optimierte Bereitstellung von Gesundheitsleistungen hinwirkt und damit darauf abzielt, die

Finanzierbarkeit des Gesundheitssystems bestmöglich sicherzustellen, der darüber hinaus aber auch soziale Aspekte berücksichtigt.

Die distributive Wirkung dieses Wettbewerbs wird durch die dem deutschen Gesundheitssystem inhärente Solidarität ausgedrückt, während die allokative Effizienz des Wettbewerbs durch das Anstoßen einer Konkurrenz der Krankenkassen einerseits sowie durch Suchprozesse zur Optimierung der komplexen Versorgungssituation andererseits zum Tragen kommt. Das Streben nach Effizienz und Wirtschaftlichkeit gefährdet in diesem Kontext nicht die sozialpolitisch gesetzten Ziele wie Solidarität, gute Versorgung oder gleicher Zugang, sondern unterstützt sie. Wettbewerb hat hier die ordnungspolitische Funktion, einen Suchprozess unter den beteiligten Akteuren mit dem Ziel der Verbesserung der Versorgung für alle zu initiieren. Dabei darf der Wettbewerb keinesfalls naiv eingesetzt werden, sondern er muss stets der Komplexität des durch marktliche und soziale Ausnahmebereiche geprägten Gesundheitssystems Rechnung tragen (z.B.: Rebscher, 1994 & 2016; SVR, 2003; Lüngen & Schrappe, 2010).

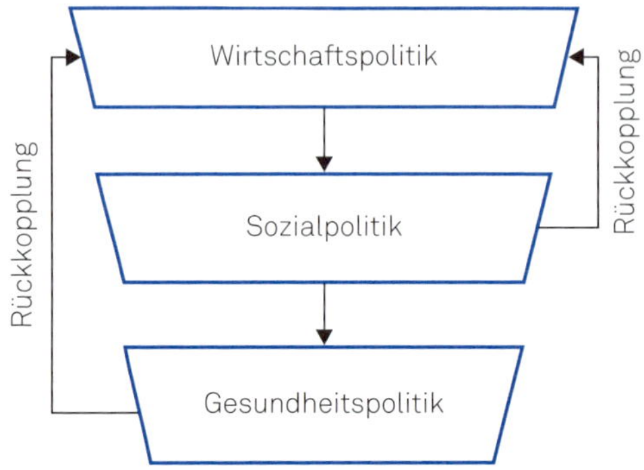

Abbildung 7-1: Dominanz der Wirtschafts- vor der Gesundheitspolitik.

Damit schließt sich der in Abbildung 7-1 dargestellte Kreislauf der Gesundheitspolitik als Wirtschaftspolitik: Die Ressourcen zur Finanzierung des Gesundheitssystems werden über die Wirtschaft bereitgestellt. Diese knappen Ressourcen sind dann so einzusetzen, dass sie zu einer bestmöglichen Gesundheitsversorgung der Bevölkerung beitragen. Dafür hat eine entsprechende Gesundheitspolitik zu sorgen, die regelbasiert Gesetze als Mittel zum Einsatz bringt, die die Rahmenbedingungen für die solidarische Wettbewerbsordnung festlegt, um effiziente, innovative sowie qualitativ hochwertige Versorgungsergebnisse zu befördern. In der Rückkopplung stehen dem Einzelnen nach seiner Gesundung Dispositionsmöglichkeiten zur Verfügung, erneut am Produktions- und Gesellschaftsprozess teilzunehmen. Das mit der Gesundheitspolitik im engeren Sinne implizite Gesundheitsverständnis – Gesundheit als Abwesenheit von Krankheit – stellt demnach zugleich eine Art Mittel zum Zweck dar, um wiederum Produktivität zum Wirtschaftswachstum zu stärken.

Aufgabe 7-1: Interessenpolitischer Perspektivenwechsel

Die gesetzlichen Krankenkassen werden nach dem Prinzip der sozialen Selbstverwaltung organisiert und sind gesellschaftspolitisch dazu verpflichtet, am Ausgleich zwischen „Arbeit und Kapital" mitzuwirken. Zu diesem Zweck sind die Selbstverwaltungsorgane der meisten Kassen paritätisch mit Arbeitnehmern und Arbeitgebern besetzt.

- Sie sind Arbeitgebervertreter.
- Sie sind Arbeitnehmervertreter.

Wie beurteilen Sie aus der jeweiligen Interessenperspektive den Grundsatz „Gute Wirtschaftspolitik ist die beste Sozial- und Gesundheitspolitik"? Erkennen Sie Unterschiede?

7.1.2 Gesundheitspolitik als gesundheitsbasierte Interventionspolitik

Als Alternativansatz zur soeben dargestellten Gesundheitspolitik als Wirtschaftspolitik ist die Gesundheitspolitik als gesundheitsbasierte Interventionspolitik zu nennen. Dieses gesundheitspolitische Konzept wird durch die wesenseigenen Denkkategorien der anwendungsorientierten Disziplin der Gesundheitswissenschaften geprägt. In der gesundheitswissenschaftlichen Literatur wird in diesem Zusammenhang häufig auch von einer „gesundheitsfördernden Gesamtpolitik" gesprochen (z. B.: Kickbusch & Hartung, 2014; Geene et al., A., 2022). Aus ordnungspolitischer Sicht befasst sich die gesundheitsfördernde Gesamtpolitik jedoch nur bedingt mit den Bezügen zum zugrundeliegenden ökonomischen Planungs- und Steuerungssystem. Dies ist aber im Sinne der hier vorliegenden Definition ein notwendiger Baustein einer kohärenten Politikkonzeption, wie sie im Folgenden beschrieben wird.

Finaler Ziel- und ganzheitlicher Strategiebezug

Die Gesundheit selbst ist beim Format der Gesundheitspolitik als gesundheitsbasierte Interventionspolitik finale Zielgröße sowie dominantes Paradigma allen politischen Handelns. Was unter gesundheitlicher Lage der Bevölkerung zu verstehen ist, wird in Anlehnung an den Gesundheitsbegriff der WHO in einem weit gefassten Sinne definiert. Danach ist Gesundheit „ein Zustand des vollständigen körperlichen, seelischen und sozialen Wohlbefindens und nicht bloß das Fehlen von Krankheit und Gebrechen" (WHO, 1948). Im Umkehrschluss zur vorherigen Konzeption bedeutet das, dass

- erstens nicht ökonomischer Wohlstand, sondern gesundheitliches und soziales Wohlbefinden, sowie
- zweitens nicht die Krankheitsbewältigung und die Absicherung von Krankheitsrisiken, sondern die Gesundheitsressourcen

im Vordergrund aller Überlegungen stehen. Daraus leiten sich wiederum zwei zentrale gesundheitspolitische Fragestellungen ab:

1. Welche Faktoren beeinflussen Gesundheit?
2. Was ist zu tun, um eine gesunde Gesellschaft zu schaffen, die auf Wohlbefinden und Wohlergehen basiert?

Die erste Frage bezieht sich vor allem darauf, dass die Gesundheit der Bevölkerung nicht allein durch institutionelle Arrangements des Gesundheitswesens gesichert und verbessert werden kann. In diesem Zusammenhang hat der Sachverständigenrat (SVR, 2002, S. 108) bereits zu Beginn der 2000er Jahre in einem seiner Gutachten darauf hingewiesen, dass der gesundheitliche Output von zwei Variablen bzw. vier faktoriellen Größen beeinflusst wird. Diese sind:

1. Die individuellen Variablen, zu denen gehören
   - prädisponierende Faktoren wie Alter, Geschlecht, Erbfaktoren und Krankheitsgeschichte; sowie
   - Sozialstatus-Variablen wie individuelles Einkommen, Vermögen, Ausbildung, Beruf und familiäre Einbindung einerseits und persönliche Lebensstilfaktoren wie Ernährung, Bewegung, Work-Life-Balance etc. andererseits.
2. Die systembezogenen Variablen, dazu zählen
   - medizinische und pflegerische Infrastruktur wie Zahl der Krankenhäuser, Zahl der Ärzte, Zahl der Pfleger, Qualität der Leistungen, Zugangsmöglichkeiten etc.; sowie
   - transsektorale Determinanten wie Bildungswesen, allgemeine Wohnverhältnisse, Arbeitsbedingungen, Verkehrsinfrastruktur und -sicherheit, Migration, Landwirtschaft und Umweltqualität.

Aus dieser Perspektive ist der gesundheitliche Output Ergebnis eines Gesamtzusammenhangs und nicht wie im Konzept zuvor im Kern auf die medizinische, pflegerische und finanzielle Infrastruktur zurückzuführen. So wird mit Bezug auf die zweite Frage aus der Gesundheitspolitik im engeren Sinne eine Gesundheitspolitik im weiteren Sinne, die deutlich über die Absicherung durch die GKV hinaus gesamtgesellschaftliche Aufgaben als ganzheitliches Konstrukt wahrzunehmen hat, und in deren Zentrum der Staat steht. Darin gewinnen qualitative Faktoren der Lebensführung und Determinanten der Lebensumwelt wie Bildung und soziale Ungleichheit oder Ökologie und Nachhaltigkeit an Bedeutung.

Gesundheit wird neben der individuellen aber auch durch eine kollektive Komponente ergänzt und geprägt. Denn die gesunde Gesellschaft ist eine wesentliche Voraussetzung für den gesunden Menschen. Gleichermaßen trägt der Einzelne wiederum eine kollektive Verantwortung, denn sein gesundheitsbewusstes, gesundheitsbezogenes und gesundheitsorientiertes Verhalten beeinflusst den gesamtgesellschaftlichen Gesundheitsstatus sowohl im Positiven als auch im Negativen: verhält er sich bewegungsorientiert, ernährungsbewusst und achtsam, so fördert er die gesunde Gesellschaft, während er umgekehrt der Gesellschaft schadet, wenn er eine ungesunde Lebensführung pflegt, die potenziell das Risiko zu erkranken erhöht bzw. die ein kostenrelevantes Behandlungsrisiko birgt, das dann solidarisch zu getragen werden müsste.

Der prägende gesundheitswissenschaftliche Theorieunterbau für das weite bzw. ganzheitliche Verständnis von Gesundheit ist der interdisziplinäre Ansatz der Salutogenese, der einen Gegenpol zum in der Medizin vorherrschenden pathogenen, biomedizinischen Krankheitsmodell darstellt. Das Modell der Salutogenese fokussiert nicht auf Krankheit, sondern auf die Ursachen für die Entstehung und vor allem Erhaltung von Gesundheit. Gesundheit wird darin als Prozess und nicht als statischer Zustand verstanden. Das bedeutet, dass es in diesem Modell nicht nur die beiden gegensätzlichen Zustände gesund versus krank gibt, sondern ein variables Gesundheits-Krankheits-Kontinuum. Demnach ist selbst der kranke Mensch immer auch mehr oder weniger gesund und umgekehrt (Antonovsky, 1997; Klemperer, 2020).

Der dynamische Gesundheitsprozess wird wiederum von Risiko- und Schutzfaktoren, den sogenannten Stressoren und Widerstandsressourcen, beeinflusst. Vereinfacht ausgedrückt geht es darum, die Stressoren, die zur Krankheitsentstehung beitragen, möglichst gering zu

Aufgabe 7-2: Deutungshoheit zur Frage von Wirtschaftswachstum und Lebenserwartung

Der Advocacy Coalition Framework (ACF; Kap. 4.6.3) besagt vereinfacht, dass Menschen gleicher Überzeugungen Koalitionen (hier: Interessengruppen) bilden und mit Koalitionen von Menschen anderer Überzeugungen konkurrieren. Die jeweiligen Überzeugungen verbinden die Menschen und lassen sie kooperieren. Überzeugungen sind zwar stabile Konstrukte, können sich aber aufgrund von Krisen oder Lernprozessen verändern, mit entsprechenden Auswirkungen auf die Gewichtung konkurrierender Überzeugungen. Die Frage lautet hier: Wer hat den Mainstream auf seiner Seite und wer nicht? An dieser Stelle gewinnt aus interessenpolitischer Sicht die Deutungshoheit an Relevanz, denn sie legt die Basis dafür, wie Inhalte vorrangig interpretiert und verstanden werden.

- Beschäftigen Sie sich bitte mit der Diskussion um die Preston-Kurve. Was sagt sie im Wesentlichen aus? (Preston, 1975, 2007)?
- Beschreiben Sie die Umdeutung dieser Kurve im Zeitverlauf (z. B.: Spence & Lewis, 2010; Labonte & Schrecker, 2011; Lutz & Kebede, 2018; Lutz, 2019).
- Versuchen Sie nun im Kontext des ACF zu erklären, wie sich der gesundheitspolitische Mainstream von der Gesundheitspolitik im engeren Sinne zur Gesundheitspolitik im weiteren Sinne verändert.
- Was ist ein politischer Paradigmenwechsel? Und zeichnet sich hier ein gesundheitspolitischer Paradigmenwechsel ab?

halten, während die individuell verfügbaren Widerstandsressourcen, zu denen z. B. körperliche Faktoren wie gute körperliche Verfassung, Optimismus und Selbstvertrauen oder kognitive Fähigkeiten wie Wissen und Intelligenz sowie weitere soziale und gesellschaftliche Größen gehören, gestärkt werden sollen. Je besser dies gelingt, desto eher stellt sich im Sinne der Salutogenese bei den Betroffenen eine dynamische Grundüberzeugung ein, das sogenannte Kohärenzgefühl. Darunter ist ein stabiles Gefühl der Zuversicht zu verstehen, das dem Einzelnen den Eindruck vermittelt, sein Leben bewältigen, sich selbst verändern und seine Umwelt beeinflussen zu können (Antonovsky, 1997; Klemperer, 2020).

Für die Gesundheitspolitik haben diese Überlegungen entscheidende Konsequenzen: Statt sich vornehmlich defizitorientiert auf die Krankheitsbewältigung zu fokussieren, wird sie nunmehr ressourcen- und risikoorientiert, indem sie ihren Blick ganzheitlich und prozessorientiert auf das richtet, was Menschen gesund erhält und möglichen Erkrankungen vorbeugt. Im Kern resultiert daraus Gesundheitsförderung und Prävention in allen Lebensbereichen und Lebensphasen des Menschen, denn nach Auffassung der Verfechter dieses gesundheitswissenschaftlichen Ansatzes kann auf diese Weise das Wohlbefinden der Menschen entscheidend unterstützt und erhalten werden (WHO, 1986; Hurrelmann et al., 2014; Kickbusch & Hartung, 2014; Gerlinger & Rosenbrock, 2024).

Gesundheitsbasiertes Interventionsverständnis

Idealtypisch hat die Gesundheitspolitik im weiteren Sinne darauf hinzuwirken, dass für jeden Gesundheitszustand der Bevölkerung, für jeden Menschen die notwendigen Interventionen ausgelöst werden (s. hierzu Gerlinger & Rosenbrock, 2024). Dieser Zusammenhang lässt sich mit Abbildung 7-2 illustrieren.

Darin sind zwischen den Extremen vollständiger Gesundheit und Wohlbefinden einerseits sowie Tod andererseits verschiedene Zustände menschlicher Gesundheit aufgeführt, geordnet nach Risikoexposition, Gesundheitseinschränkung und Erkrankung. Die jeweils idealtypisch nach Lebensphasen zugeordneten Gesundheitszustände werden mit einzelnen Interventionsfeldern gleichgesetzt, die wiederum mit unterschiedlichen Interventionstypen (Gesundheitsförderung, Primär-, Sekundär-, Tertiärprävention und Kuration) verknüpft sind (s. auch Gerlinger & Rosenbrock, 2024):

- Befindet sich der Mensch in der ersten Lebensphase „bester" Gesundheit, so sind unterstützende Maßnahmen der Gesundheitsförderung bereitzustellen.
- In der anschließenden Phase erster spezifischer und unspezifischer Gesundheitsrisiken und Befindlichkeitsstörungen wie Rückenschmerzen, Migräneanfälle, allgemeiner mentaler und körperlicher Leistungsverluste etc. sind schwerpunktmäßig Interventionen in Form von Belastungssenkungen und Maßnahmen der Primärförderung einzuleiten.
- In Lebensphase drei – hier gekennzeichnet durch behandlungsfähige Befunde ohne Symptome – sind intervenierend verstärkt Maßnahmen der sekundären Prävention einzusetzen, also neben der Gesundheitsförderung vor allem Maßnahmen der Früherkennung und -behandlung wie beispielsweise Vorsorge-Check-Ups oder Screenings.
- Phase vier, also die der akuten und chronischen Erkrankungen, konzentriert sich auf Interventionen der Krankheitsbewältigung und Wiederherstellung von Gesundheit (Tertiärprävention).
- Die abschließende Lebensphase fünf unterliegt schwerpunktmäßig der (stationären) Pflege und Palliativmedizin.

Nach diesem Verständnis wird Gesundheitspolitik zu einer gesundheitsbasierten Interventionspolitik, die den Menschen schwerpunktmäßig aus der Perspektive der Gesundheits-

Lebens-phasen	Gesundheitszustand	Interventionsform
1	Gesundheit und Wohlbefinden	Gesundheitsförderung
2	Spezifische und unspezifische Gesundheitsrisiken, Befindlichkeitsstörungen	Belastungsreduktion und Gesundheitsförderung (Primärprävention)
3	Behandelbare Befunde ohne Symptome	Früherkennung und Frühbehandlung, Belastungsreduktion und Gesundheitsförderung (Sekundärprävention)
4	Akute und chronische Erkrankungen, Behinderungen	Medizinische Behandlung, medizinische, berufliche und soziale Rehabilitation, Pflege, Belastungsreduktion und Gesundheitsförderung (Tertiärprävention, Sozialhilfe und Heilverfahren)
5	(Vor) Tod	(stationäre) Pflege und Palliativmedizin

Abbildung 7-2: Interventionsfelder und -formen der Gesundheitspolitik im weiteren Sinne (modifiziert nach Gerlinger & Rosenbrock, 2024, S. 29).

förderung und Prävention ressourcen- und risikoorientiert über die gesamte Lebensspanne begleitet. Dieses prozessuale Verständnis von Gesundheitspolitik wird durch die explizite Berücksichtigung der sozialen Determinanten von Gesundheit entscheidend ergänzt. Das sind jene „Bedingungen, unter denen Menschen aufwachsen, leben, arbeiten und altern" (WHO, 2019). Gesundheitsbasierte Interventionspolitik ist somit als eine ganzheitliche Querschnittsaufgabe mit gesamtgesellschaftlichem Bezug zu verstehen. Sie umfasst alle organisierten Bemühungen, die das Streben des Staates, der politischen Entscheidungsträger und anderer Akteure sowie der jeweiligen Bevölkerungsgruppen nach Gesundheit als integralem Bestandteil des Wohlergehens kennzeichnen (Gerlinger & Rosenbrock, 2024).

Das inkludiert – wie zuvor gezeigt – die Bekämpfung sozialer Ungleichheiten zur Eindämmung ungerechter Unterschiede im Gesundheitsstatus einzelner Bevölkerungsgruppen und nicht zuletzt die Risikominderung von Krankheitsgefahren und die Linderung der Folgen von Krankheiten sowie ganz grundsätzlich die Gesundheitsförderung. Diese Faktoren und Determinanten gilt es prozess- und zielorientiert durch einen gesamtstaatlichen als auch gesamtgesellschaftlichen Ansatz zu steuern und positiv zu beeinflussen (in Anlehnung an WHO, 2013; Kickbusch & Hartung, 2014). Das so umrissene gesundheitsbasierte Interventionsverständnis lässt sich infolge seines transsektoralen Bezugs sogar so weit interpretieren, dass in allen politischen (Fach-)Konzepten die gesundheitlichen und sozialen Implikationen, die sie jeweils tangieren, mitzudenken und zu berücksichtigen sind (WHO, 2013; Hurrelmann et al., 2014): Demzufolge ist Health in All Policies (HiAP) (WHO, 2014; Geene et al., 2022). Oder um die hier favorisierte Ideologie noch deutlicher auszudrücken: jedwede schnittstellenrelevante agrarpolitische, verkehrspolitische, finanzpolitische, wirtschaftspolitische und sonstige fachpolitische Entscheidung ist unter Gesundheitsvorbehalt zu fällen.

Mit dieser Dominanz der Gesundheitspolitik gegenüber allen Fachpolitiken geht eine veränderte Einordnung der Finanzierung von Gesundheitsleistungen einher: diese wird nämlich nur noch als ein sehr gewichtiges Nebenziel verfolgt (Gerlinger & Rosenbrock, 2024). Die Idee dahinter ist, dass durch Gesundheitsförderung und Prävention Einsparpotenziale generiert werden können, die quasi als Perpetuum mobile in der Lage sein sollen, die weiteren gesellschaftlichen und finanziellen Herausforderungen im Gesundheitssystem zu stemmen. Argumentativ zugespitzt, finanziert sich die gesunde Gesellschaft aus sich selbst heraus.

Basisdemokratische Partizipation mittels Kollaboration

Gesundheitspolitik als gesundheitsbasierte Interventionspolitik orientiert sich im Kern am politischen Primat, indem sie (basis-)demokratisch legitimierte Willensbildungs- und Entscheidungsprozesse auf der Basis einer gesamtstaatlichen Gesundheitsstrategie in den Vordergrund stellt. Vordergründig verfügt sie über kein explizit hinterlegtes ökonomisches Referenzsystem, nach dem Gesundheitsgüter und -dienstleistungen vorzugsweise zu allozieren wären. Vielmehr baut sie sehr pragmatisch auf dem jeweils bestehenden Planungs- und Koordinationssystem der Gesundheitsversorgung auf und entwickelt dieses entlang der ihr wesenseigenen Vorstellungen zur Gesundheitspolitik im weiteren Sinne weiter bzw. transformiert es dahin.

Gegenüber Märkten als Instanz zur Verteilung von Gesundheitsgütern und -dienstleistungen sowie hinsichtlich wettbewerbsorientierter Deregulierungsprozesse zeigt sich die Gesundheitspolitik im weiteren Sinne eher skeptisch (z. B.: Schmidt, 2008; Kickbusch & Hartung, 2014): Entscheidungen zur Verteilung von Gesundheitsressourcen sollen stattdessen möglichst bürgernah bzw. bürgerorientiert durch Kollaboration erfolgen oder zumindest ergänzt werden. Die Werte Gleichheit und Gerechtigkeit sind hier als Teilelement der sozialen Determinanten von exponierter Bedeutung. Der Fokus liegt auf Gesundheit, womit die Leitlinien der Gesundheitsförderung und Prävention an strategischem Gewicht gewinnen.

Um die beteiligungsorientierte Allokationsidee gesundheitsbasierter Interventionspolitik idealtypisch zu veranschaulichen, sei auf die Abbildung 7-3 verwiesen:

- **Schritt 1:** Der Staat nimmt eine proaktive Rolle für die Gesundheitslage der Bevölkerung ein. Als kooperativer Akteur entwickelt er eine gesamtgesellschaftliche Gesundheitsstrategie – so beispielsweise die Dachstrategie „Gesunde Gesellschaft“. Diese Strategie hat er nun gesellschaftlich Top down zu initiieren, im weiteren Prozessverlauf zu moderieren und in der Umsetzung zu unterstützen.
- **Schritt 2:** Um das staatliche Handeln basisdemokratisch zu legitimieren, muss Gesundheitspolitik im Gegenzug darauf hinwirken, die direkt Betroffenen – also die Bürgerinnen und Bürger – einzubeziehen: Bottom up werden diese zu Beteiligten der

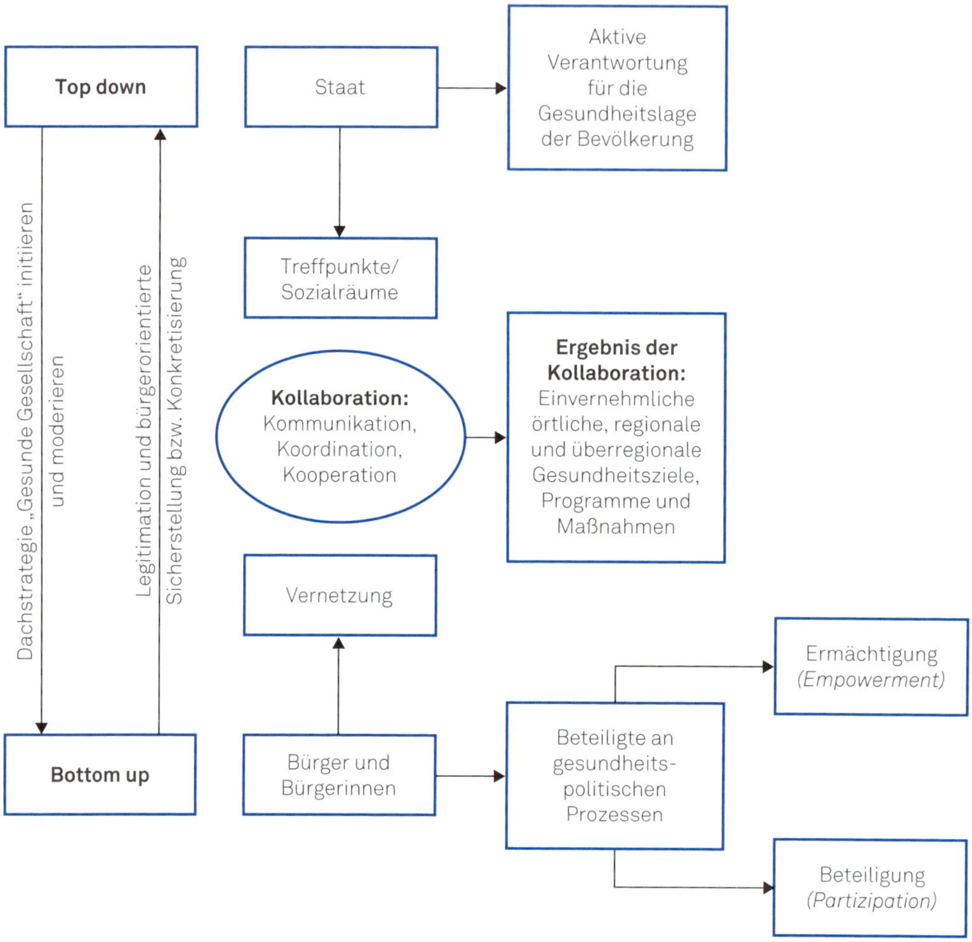

Abbildung 7-3: Idealtypische Darstellung des beteiligungsorientierten Kollaborationsmodells.

Gesundheitspolitik gemacht. Im Sinne des Partizipationsgedankens ist ihr Input zu stärken und kontinuierlich weiterzuentwickeln. Das setzt voraus, dass die Bürger über Transparenz verfügen, und schließt die Idee ein, dass sie mittels Beratung, Unterstützung und allgemeine Information im Rahmen (basis-)demokratischer Willensbildungsprozesse empowered werden – also Kompetenzen, Fähigkeiten und Rechte erwerben – Fehlentwicklungen im Gesundheitswesen zu erkennen, proaktiv an deren Korrektur mitzuwirken oder auch Weiterentwicklungen des Systems anzustoßen. Als Ergebnis dieses politischen Beteiligungsprozesses wird sich die gesundheitliche Versorgung besser auf die Bedürfnisse der Bürger vor Ort ausrichten können: bürgerliche Autonomie, Mündigkeit und Selbstbestimmung werden entsprechend gestärkt, während sich gleichzeitig die Akzeptanz von Gesundheitsreformen – so die Zielsetzung – erhöhen lässt.

- **Schritt 3:** Die bürgerliche Partizipation erfolgt in hohem Maße durch Vernetzung. In diesem Zusammenhang sind verschiedene selbstinitiierte Gruppenaktionen wie Nachbarschaftstreffen, Straßengemeinschaften oder z. B. lokale Arbeitskreise denkbar.

- **Schritt 4:** Parallel dazu ist es die Pflicht des Staates, die Dynamik der bürgerschaftlichen Vernetzung zu fördern. Zu diesem Zweck kann er selbst „soziale Treffpunkte" von Bürgern mit öffentlichen Institutionen wie Kindergärten, Schulen, Gesundheitsdiensten, Krankenkassen, kommunalen Gesundheitsämtern etc. initiieren bzw. durch rechtliche Änderungen oder Projekte neu erschaffen. Exemplarisch können hier Runde Tische, die sich aus Akteuren unterschiedlicher Professionen und Communities zusammensetzen, sowie Regional- und Landesgesundheitskonferenzen oder bundesweite Beiräte genannt werden (Hart, 2016).
- **Schritt 5:** Die „Treffpunkte" besitzen eine Scharnierfunktion und dienen der Kollaboration. Kollaboration als allokatives Entscheidungsverfahren umfasst wiederum die drei K's Kommunikation, Kooperation und Koordination. Vereinfacht ausgedrückt, steht Kommunikation für Transparenz, Informationsaustausch und die Abstimmung von Zielen, Inhalten und Maßnahmen. Kooperation beschreibt demgegenüber einen Aushandlungsprozess, mit dem die arbeitsteilig einzubringenden Ressourcen zwischen den beteiligten Handlungsebenen bestimmt werden, während Koordination das konkrete, vernetzte Handeln und Arbeiten zur Umsetzung der jeweiligen Gesundheitsmaßnahme sicherstellt und fördert (WHO, 2015). Mittels der so definierten Kollaboration werden nun in den Treffpunkten Gesundheitsbedarfe, gemeinsame Gesundheitsziele, Programme und Projekte einvernehmlich erarbeitet sowie mit Handlungsempfehlungen und konkreten Maßnahmen versehen. Als Arbeitsinstrument dient typischerweise der Public Health Action Cycle (PHAC) (Robert Koch-Institut, 2015; Boroch, 2018), der unten nochmals ausführlicher dargestellt wird.
- **Schritt 6:** Die Umsetzung der definierten Gesundheitsziele und Programme erfolgt in der Regel in Kooperation mit den betroffenen Akteuren vor Ort in Form von Projekten und dient in einigen Fällen dem Gesetzgeber als Blaupause und Orientierungshilfe für die Konkretisierung gesundheitspolitischer Reformen.

Die Gesundheitspolitik als gesundheitsbasierte Interventionspolitik lässt sich als eine sich zwischen Staat und Bürgern proaktiv vollziehende Top-down-Bottom-up-Philosophie charakterisieren, die sich an den demokratietheoretischen Vorstellungen des kooperativen Staates (s. hierzu z. B.: Schmidt, 2010) orientiert und u. a. im Mehrebenenmodell der WHO zur Implementierung einer gesundheitsfördernden Gesamtpolitik zum Tragen kommt.[15] Anstelle der marktlichen Allokation tritt dabei die Kollaboration, die bewusst als Gegenentwurf zur Konkurrenz platziert wird. Mittels der demokratisch so gestärkten Entscheidungsprozesse soll die Diskussion von Allokationsfragen hin zu Sachfragen mit konkretem Gesundheitsbezug und Möglichkeiten der Ergebnisüberprüfung gelenkt werden – die Ergebnisorientierung der Gesundheitspolitik tritt also in den Vordergrund (Schwartz et al., 2012). Ökonomische Ra-

---

15 Das Zusammenspiel von Gesundheitsförderung und partizipativen Modellen der Bürgerorientierung findet sich in den Gesundheitswissenschaften am deutlichsten im Mehrebenenmodell wieder, das erstmals 1986 in der Ottawa-Charta erwähnt (WHO, 1986) und seitdem sukzessive weiterentwickelt wurde. Zu den strategischen Einzelheiten s. WHO (2013 und 2014). Parallel dazu werden die programmatischen Ideen des Mehrebenenmodells auf internationaler Ebene implizit durch das bereits erwähnte WHO-Programm Health in All Policies (HiAP) vorangetrieben (z. B.: WHO, 2014 und 2015), während sie in Deutschland mit der im Juli 2015 gesetzlich implementierten Präventionsstrategie tendenziell forciert wurden.

tionalität und Regelbasierung sind dieser gesundheitspolitischen Konzeption hingegen eher fremd. Der homo oeconomicus wird hier zum politisch motivierten homo cooperativus (Rogall & Gapp, 2015), der die großen künftigen gesundheitspolitischen Herausforderungen humanistisch, verantwortungsbewusst und partnerschaftlich löst. Die Stärkung der Bürgerorientierung einerseits bedingt aber andererseits auch, dass die individuelle Gesundheit zunehmend von einer öffentlichen Sozialverantwortung für Gesundheit abgelöst wird. Als Konsequenz leitet sich daraus die Forderung ab, den öffentlichen Gesundheitsdienst auszubauen und die Verantwortung der gesetzlichen Krankenkassen für die Prävention zu stärken (Gerlinger, 2024).

Ergebnisorientierte Gesundheitsziele und strategische Mittel

Die gesamtgesellschaftliche Top-down-Bottom-up-Gesundheitsstrategie ist in einem Programm zu erfassen, das Werte und Grundsätze festlegt, die mithilfe des zuvor bereits genannten Public Health Action Cycle (PHAC) konkretisiert werden. Dieser durchläuft vier Phasen (Gerlinger & Rosenbrock, 2024):

- die „Problemdefinition und -bewertung“
- die „Zielformulierung“
- die „Implementierung gesundheitsbezogener Interventionen“
- die „Evaluation“

Der PHAC entspricht damit einem kybernetischen Regelkreis, der es als offenes, lernbasiertes Modell instrumentell ermöglicht, systematisch und partizipativ ergebnisorientierte Gesundheitsziele auf unterschiedlichen institutionellen sowie unterschiedlichen regionalen Ebenen abzuleiten und diese mit konkreten Handlungsempfehlungen zu hinterlegen. So wird er beispielsweise in Deutschland durch den Kooperationsverbund gesundheitziele.de bundesweit implementiert und durch Landesgesundheitskonferenzen und Runde Tische regional kaskadiert.

Wichtigster strategischer Hebel zur Umsetzung der gesundheitsbasierten Interventionspolitik sind die Settings, die am wirkungsvollsten in sozialen Systemen mit hohem Formalisierungsgrad wie Stadtbezirken, Betrieben, Krankenhäusern, Schulen etc. funktionieren, während sich ihre Umsetzung in kleineren, informellen Systemen wie Familie oder Freundeskreis als eher schwierig erweist (z. B.: Altgelt & Kickbusch, 2012). Konzeptionell interpretiert, stellen sie die praxisbezogenen Diskursräume der Kollaboration dar, indem sie Gesundheit im Alltagskontext erfahrbar machen. Weitere wichtige Hebel der Gesundheitspolitik im weiteren Sinne sind die Stärkung der Patientenrechte, der Ausbau der Gesundheitskompetenz (Health Literacy) und die Gesundheitsberichterstattung als Informationsmedium und zur Verbesserung der allgemeinen Transparenz im Gesundheitswesen.

7.1.3 Gegenüberstellung und interessenpolitische Implikationen

Die Gesundheitspolitiken im engeren und im weiteren Sinne weisen erkennbare Schnittstellen auf: beide zielen im Kern auf eine bestmögliche Gesundheitsversorgung der Bevölkerung. Während aber die Gesundheitspolitik im engeren Sinne stärker strukturalistisch und deterministisch geprägt ist, einem auf Eigenverantwortung basierenden subsidiären Staatsverständnis folgt und ihr gesundheitssystemischer Fokus vornehmlich auf die Bewältigung von Krankheit gerichtet ist, wechselt die Gesundheitspolitik im weiteren Sinne vollständig die Perspektive (Tabelle 7-1). Sie stellt die Gesundheit selbst in den Mittelpunkt, ist prozessorientiert und weist dem Staat eine aktivierende Rolle bei der Schaffung der Voraussetzungen für eine gesunde Gesellschaft zu (Kickbusch & Hartung, 2014; Geene et al., 2022). Bei der ersten Konzeption steht der solidarische Wettbewerb im Vordergrund, bei der zweiten sind es gemeinwohlori-

Tabelle 7-1: Gesundheitspolitische Grundkonzeptionen im vergleichenden Überblick (s. dazu auch: Boroch, 2018, 2019).

Gesundheitspolitische Konzeptionen	Gesundheitspolitik als Wirtschaftspolitik	Gesundheitspolitik als gesundheitsbasierte Interventionspolitik
Modellfokussierung	Ökonomisch	Politisch
Steuerungsansatz	Markt im Sinne einer solidarischen Wettbewerbsordnung	Gemeinwohlorientierte Kollaboration mittels Kommunikation, Kooperation und Koordination
Zieldominanz	Sozialpolitisch flankierte Wirtschaftspolitik dominiert Gesundheitspolitik	Gesundheitspolitik dominiert Wirtschaftspolitik und alle anderen Politikbereiche (Health in All Policies; HiAP)
Ziel-Mittel-System	Solidarische (Gesundheits-) Ziele • hierarchisch aufgebaut • strukturalistisch geordnet • orientiert an Effizienz, Effektivität und Beitragssatzstabilität	Gesundheit als finales Primärziel • ergebnisorientiert abgeleitet • prozessual umgesetzt • ausgerichtet an Gleichheit, (Lebens-) Qualität und Ganzheitlichkeit
Interventionsregel	Regelbasierte Politik • der Staat gestaltet die Rahmenbedingungen und begegnet Marktversagen ordnungskonform und dosiert	Proaktiver gesamtstaatlicher Prozess • der Staat begleitet seine Bürger aus der Perspektive der Gesundheitsförderung und Prävention ressourcen- und risikoorientiert lebenslang
Gesundheitszielbild	Gesundheit möglichst subsidiär in Eigenverantwortung	Gesundheit als gesamtgesellschaftliches Kollektivziel
Medizinische Fokussierung	Krankheit	Gesundheit

entierte Kollaborationsprozesse im Sinne einer bürgerorientierten und partizipativen Demokratie. Verkürzt ausgedrückt: auf der einen Seite haben wir ein wirtschaftsbasiertes Konzept (Wirtschaftspolitik dominiert Gesundheitspolitik), auf der anderen Seite ein politikbasiertes (Gesundheitspolitik dominiert Wirtschaftspolitik und alle anderen Politikfelder). Das eine ist mehr marktwirtschaftlich, das andere mehr staatswirtschaftlich orientiert: Beide Konzepte bieten zwar Instrumente und strategische Mittel an, die ein gegenseitiges Lernen ermöglichen, jedoch stehen sich ihre Steuerungs- und Lenkungsgrundsätze ordnungspolitisch nahezu diametral gegenüber.

Die gesundheitspolitische Richtungsdiskussion ist nicht neu und schwelt in unterschiedlicher Ausprägung und anhand unterschiedlicher Parameter bereits seit geraumer Zeit, wie in Kap. 7.4 („Reformphasen der Gesundheitspolitik“) noch ausführlicher dokumentiert wird. Eindeutige, die Richtung singulär bestimmende Vorgaben, gibt es zu diesem Thema nicht. Das sich hier auftuende Spannungsverhältnis erscheint umso weniger überbrückbar, da der Gesundheitssektor nicht nur sozialpolitisch, sondern auch markttheoretisch infolge einer Vielzahl von Marktversagensaspekten im Vergleich zu vielen anderen Sektoren hochgradig reguliert ist. Auch deshalb ist er in besonderem Maße lobbyistischen Einflüssen ausgesetzt: Je umfassender bekanntermaßen der Regulierungsgrad ist, desto größer sind die Anreize für interessenpolitisch getriggertes Rent Seeking.

Realtypische Gesundheitspolitik wird demzufolge von einer Vielzahl von Partikularinteressen beeinflusst. Das Ergebnis ist ein komplexer interessenseitig getragener Entstehungs-, Entscheidungs- und Aushandlungsprozess, der sich auf unterschiedlichen Kompetenz- und Regulierungsebenen in den spezifischen Arenen der Gesundheitspolitik abspielt. In diesem Prozess manifestieren sich regierungsseitige und parlamentarische Überlegungen sowie der Einfluss weiterer Gesundheitsakteure, wobei deren Entscheidungen wiederum von den stetigen gesellschaftlichen Entwicklungen und ökonomischen Umfeldanforderungen mitbeeinflusst oder gar getrieben werden. Schlussendlich können all diese Prozesse nicht losgelöst von der inhaltlichen Dimension der Gesundheitspolitik betrachtet werden. Damit rücken Fragen nach den konzeptionellen Überlegungen einzelner Parteien in den Vordergrund. Bevor diese jedoch beantwortet werden, sollen zunächst zwei weitere „Spielarten“ der Gesundheitspolitik dargestellt werden.

Aufgabe 7-3: Für und Wider beider gesundheitspolitischer Konzepte

- Listen Sie das Für und Wider der gesundheitspolitischen Ansätze im engeren und weiteren Sinne aus eigener Perspektive auf.

Nehmen Sie die Perspektive eines Gesundheitsverbandes Ihrer Wahl ein und versuchen Sie nun, aus dessen Sicht die beiden Konzepte erneut nach ihrem jeweiligen Für und Wider zu bewerten.

- Ändert sich etwas an Ihrer Interpretation bzw. ändert sich Ihre interessenpolitische Positionierung durch den betätigungsbedingten Perspektivenwechsel?

7.2 Non-konzeptionelle Unterformate der Gesundheitspolitik

Neben den beiden zentralen Konzeptionen der deutschen Gesundheitspolitik existiert eine Reihe weiterer gesundheitspolitischer Unterformate. Unterformate deshalb, weil sie die definitorischen Anforderungen an eine geschlossene Politikkonzeption in der hier verwendeten Form – Ziele, Planungs- und Lenkungsgrundsätze, Interventionsregeln sowie Mittel – nicht erfüllen. Vielmehr handelt es sich um spezifische Instrumente oder erweiterte Methoden der Gesundheitspolitik. Die beiden aus interessenpolitischer Sicht relevantesten sollen der Vollständigkeit halber im Folgenden kurz vorgestellt werden.

7.2.1 Gesundheitspolitik als Industrie- und Standortpolitik

Gesundheitspolitik als Industrie- und Standortpolitik ist angesichts der demografischen Entwicklung der Gesellschaft und der hohen Forschungsintensität dieses Sektors seit jeher ein viel diskutiertes (z. B.: Heiduk, 1982; Backhaus, 1983) und von den Interessenvertretern immer wieder ins Spiel gebrachte Thema. Aktuell hat es durch die Erfahrungen der COVID-Krise und den allgemeinen weltpolitischen Trend zum Merkantilismus sogar noch an Bedeutung gewonnen: Insbesondere die COVID-Krise hat zahlreiche Defizite in den vorhandenen heimischen Produktionskapazitäten einerseits und Probleme in den Lieferketten andererseits offengelegt. Gleichzeitig wurde Politik und Öffentlichkeit die Relevanz der pharmazeutischen und medizinischen Forschung eindringlich und vor allem greifbar vor Augen geführt.

Gesundheitspolitik als Industriepolitik soll hier definiert werden, als die Gesamtheit aller Maßnahmen und Strategien, die von staatlicher Seite – hier vor allem vom Gesundheitsministerium – ergriffen werden, um auf die Struktur und Entwicklung einer Branche – hier vor allem der pharmazeutischen und medizintechnischen Industrie – einzuwirken. Gesundheitspolitik als Industriepolitik ist immer auch Standortpolitik, bei der es darum geht, das eigene Land als attraktiven Standort für die Gesundheitswirtschaft zu positionieren.

Neben der Sicherstellung stabiler rechtlicher und institutioneller Rahmenbedingungen, einer guten Infrastruktur und gut ausgebildeter Arbeitskräfte, also Faktoren von allgemeiner wirtschaftspolitischer Relevanz, können als wichtigste sektorspezifische Maßnahmen genannt werden:

- Subventionen wie Innovations- und Forschungsförderung oder auch in Form von Investitionszuschüssen
- (Arzneimittel-)Preispolitik
- Marktzulassungs- und Gentechnikpolitik
- (internationale) Steuerpolitik

Diese Maßnahmen sind strikt dahingehend auseinanderzuhalten, ob sie ordnungskonform oder nicht ordnungskonform sind. Als Referenz dazu muss geprüft werden, ob sie zu dem in Deutschland geltenden ordoliberalen Wirtschaftsmodell der Sozialen Marktwirtschaft passen, oder ob sie im Kern protektionistischer Natur und daher abzulehnen sind.

Industrie- und Standortpolitik ist aus wirtschaftstheoretischer und wirtschaftsliberaler Sicht nie unkritisch zu betrachten (Bardt, 2024), erst recht nicht, wenn sie sektoral ausgerichtet ist (Criscuolo et al., 2022), wie es eben im Politikfeld Gesundheit der Fall wäre. Ordnungspolitisch liegt das vor allem darin begründet, dass sie im Gesundheitsbereicht keine originäre Zielverantwortung hat und tendenziell Zielkonflikte schüren kann. Diese Problematik lässt sich am Beispiel des sogenannten Medizinforschungsgesetzes aus dem Jahre 2024 verdeutlichen.

Dieses Gesetz kann als politische Reaktion auf die Erfahrungen mit der COVID-Krise verstanden werden. Es sieht in verschiedener Hinsicht vor, dass Unternehmen mit Forschungskapazitäten in Deutschland bei Preisverhandlungen im Rahmen des AMNOG-Verfahrens bevorzugt werden, indem sie bei Neueinführungen von Forschungspräparaten zunächst einen geheimen Preis aushandeln können. Vermutet wird, dass die betreffenden Unternehmen dadurch höhere Preise und Gewinnmargen realisieren werden (GKV-SV, 2024). Gerade hier zeigt sich die ordnungspolitische Crux, denn es darf nicht sein, dass zweckgebundene Beitragsmittel von Versicherten und Arbeitgebern für eine spezifische Industriepolitik verwendet werden, die ordnungspolitisch aus Steuermitteln finanziert werden muss. Die Ambivalenz eines solchen Vorgehens liegt auf der Hand. Zieldisharmonien, Zielinkompatibilitäten oder zumindest Zielungenauigkeiten in Form von Ineffizienzen sind hier vorprogrammiert. Gesundheitspolitik ist eben keine Industrie- und Standortpolitik. Letztere ist – wenn überhaupt – originäre Aufgabe der Wirtschaftspolitik. Und diese ist, um es deutlich zu sagen, auch nicht in das Konzept der Gesundheitspolitik als Wirtschaftspolitik zu integrieren, weil es in diesem Konzept primär um das ordnungskonforme Zusammenwirken von Gesundheitssystem und Gesundheitszielen einerseits und Sozial- und Wirtschaftssystem andererseits geht.

Ungeachtet dessen wird Gesundheitspolitik als Industrie- und Standortpolitik von den Interessenvertretern der Gesundheitswirtschaft immer wieder forciert und stellt für sie eine wichtige Machtressource dar. So etwa, wenn der Politik die Schaffung von Arbeitsplätzen angeboten oder im Gegenzug mit dem Abzug von Produktions- und Forschungskapazitäten gedroht wird. In diesem Fall wäre allerdings, wie bereits erwähnt, nicht das Gesundheits-, sondern das Wirtschaftsministerium der primäre Ansprechpartner. Im Übrigen versteht es sich von selbst, dass langfristig erfolgreiches Lobbying zwar auf Angeboten, niemals aber allein auf Drohungen beruhen kann, weil sonst die immateriellen Ressourcen Vertrauen, Seriosität und Glaubwürdigkeit gefährdet würden.

7.2.2 Gesundheitspolitik als evidenzbasierte Politik

Evidenzbasierte Gesundheitspolitik ist ein methodischer Ansatz, der aus dem Mitte der 1990er Jahre angestoßenen Diskurs um die evidenzbasierte Medizin (Evidence-based Medicine) hervorgegangen ist. Dieser Diskurs fokussierte sich ursprünglich auf die Frage, wie medizinische Entscheidungen, Diagnosen und die Wirksamkeit von Interventionen durch wissenschaftliche Forschung und Erkenntnisse unterstützt werden können (Schrappe & Lüngen, 2010; Schmacke, 2012). Entsprechend kann evidenzbasierte Gesundheitspolitik (Evidence-based Health Policy) als ein Ansatz definiert werden, bei dem gesundheitspolitische Entscheidungen und Reformen auf der bestmöglichen verfügbaren wissenschaftlichen Evidenz beruhen.

Was in diesem Zusammenhang unter Evidenz zu verstehen ist, ist nicht unumstritten. Im engeren Verhältnis gilt Wissen nur dann als evidenzbasiert, wenn es mit quantitativen Methoden der Sozialforschung empirisch abgesichert ist (Randomised Policy Traits). Weiter gefasst kann es sich um empirisch gesicherte und überprüfbare Forschungsergebnisse und Erkenntnisse sowie um Erfahrungswissen unabhängiger Experten und direkt Betroffener handeln (Rieger, 2024).

Gesundheitspolitische Reformen sollten gemäß der evidenzbasierten Gesundheitspolitik also so ausgestaltet werden, dass sie auf fundierten Daten und gesichertem Wissen basieren. Die Berücksichtigung der Ergebnisse evidenzbasierten Wissens in den Entscheidungen der Gesundheitspolitik zielt dabei auf eine Erhöhung von Transparenz und Rationalität ab (Schmacke, 2012). Im Kern geht es um eine zumindest begrenzt rationale Sachpolitik (Rieger, 2024). Neben der Nutzung wissenschaftlicher Forschung sind weitere Schlüsselfaktoren für ihre Umsetzung (De Bock et al., 2022):

- multidisziplinäre Zusammenarbeit, damit und nicht nur politikfeldnahes Expertenwissen, sondern auch unterschiedliche Perspektiven in den gesundheitspolitischen Entscheidungsprozess einfließen;
- Sicherstellung der Überprüfung gesundheitspolitischer Maßnahmen durch systematische Evaluation und regelmäßiges Monitoring; sowie
- Berücksichtigung sozialer, kultureller und ökonomischer Kontextfaktoren.

Da evidenzbasierte Gesundheitspolitik eine Versachlichung des Meinungsbildungsprozesses anstrebt, hat sie auch Einfluss auf die Interessenpolitik, die sich häufig nicht an der vorliegenden Evidenz, sondern an eigenen Interessen orientiert. Evidenzbasierte Gesundheitspolitik tritt damit in Konkurrenz zur Interessenpolitik, insbesondere zum eigennutzorientierten Lobbyismus, der mitunter dazu neigt, wissenschaftliche Evidenz zugunsten wirtschaftlicher Interessen oder anderer Vorteilsnahmen bewusst in den Hintergrund zu drängen. Im Sinne eines auf mehr Sachlichkeit basierenden Interessenpluralismus oder auch im Hinblick auf korporatistische Entscheidungsprozesse kann sie hingegen durchaus positive Elemente enthalten und bewirken.

Dass Gesundheitspolitik sich am verfügbaren Wissen orientieren und Interessenpolitik sich stärker an evidenzbasierten Sachinhalten reiben sollte, ist sicherlich uneingeschränkt zu begrüßen. Dies darf aber nicht zu dem Schluss verleiten, dass in der Politik alles „gut" wäre, wenn nur genügend wissenschaftliches und fachliches Wissen umgesetzt würde (Rieger, 2024). Dazu sind in der Praxis oftmals viel zu hohe Hürden zu überwinden, z. B. sind viele medizinische und gesundheitspolitische Outcomes gar nicht adäquat messbar. Auch ist häufig unklar, wessen Interessen durch die Einbindung evidenzbasierter Politik tatsächlich vertreten werden, insbesondere im Hinblick auf die Datenaufbereitung und die Festlegung von Forschungsthemen (Lüngen & Schrappe, 2010). Und schließlich basiert Politik nicht primär auf Sachinhalten, sondern ist gleichermaßen von persönlichen Einstellungen abhängig, sie ist werteorientiert und wird letztlich durch Wahlen legitimiert. Womit wir wieder bei der Rolle von Parteien und der Parteipolitik aus gesundheits- und interessenpolitischer Sicht wären.

7.3 Gesundheitspolitische (Grundsatz-)Programmatiken der deutschen Parteien

Im Weiteren wird der Versuch unternommen, die derzeit politisch relevanten und demokratisch im Parlament vertretenen Parteien im ersten Schritt hinsichtlich ihrer gesundheitspolitischen Grundprogrammatik zu sortieren, während im zweiten Schritt die Parteiprogrammatiken den zuvor vorgestellten Konzeptionen der Gesundheitspolitik zuzuordnen sind. Diese Sortierleistung ist unter den bestehenden aktuellen gesellschaftlichen Rahmenbedingungen keine triviale Aufgabe. Dies soll hier anhand der Diskussion zur Parteiendifferenzhypothese verdeutlicht werden.

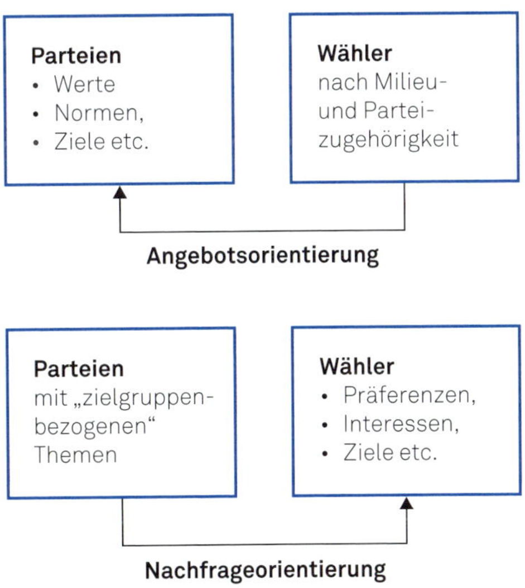

Abbildung 7-4: Alternative Grundsatzausrichtungen nach der Parteiendifferenztheorie (nach Schmidt, 2010, S. 358 f.).

Wie bereits in Kap. 4.5 zur Theorie der Public Choice erläutert, streben Politiker in demokratischen Gesellschaften nach Machterhalt und kämpfen um die Wählergunst. Als Mitglied einer Partei stehen sie gleichzeitig mit ihrer Partei im Wettbewerb mit konkurrierenden Parteien um Wählerstimmen. Folgerichtig stellt sich die strategische Richtungsfrage (Abbildung 7-4), ob unterschiedliche Bevölkerungs- und Wählergruppen vor allem diejenigen Parteien wählen, von denen sie vermuten, dass diese ihre eigenen Werte und Normen am ehesten repräsentieren, oder ob sich umgekehrt die Parteien in ihren politischen Aussagen und Handlungen stärker an den Präferenzen und Interessen bestimmter Zielgruppen von Wählern und (Leit-)Milieus ausrichten sollten?

Im ersten Fall wird die Stimmenbeschaffung über spezifische, klar umrissene und erkennbare politische Konturen einer Partei im Sinne ihres Grundsatzprogramms, der darin definierten Werte und Ziele sowie der vorgesehenen Problemlösungsstrategien und -instrumente sichergestellt. Das Politikangebot bestimmt hier die Nachfrage der Wählerschaft. Im zweiten Fall hingegen werden eher breite Bevölkerungsgruppen in Bezug auf ihre Präferenzen mittels Mainstream-Themen und mehr allgemeinen Problemlösungsansätzen angesprochen, wodurch sich die entsprechend agierende Partei tendenziell zu einer Volkspartei entwickelt und folgerichtig an inhaltlicher Abgrenzungsschärfe verliert. Die politische Kommunikationsstrategie ersetzt hier in gewissem Maße die stärker inhaltlich geprägte politische Auseinandersetzung. In diesem Fall wird das politische Angebot von der Wählernachfrage determiniert.

In der Realität werden sicherlich beide Stoßrichtungen im Sinne einer hybriden Strategie zur Anwendung kommen. Gleichzeitig stellt sich die Frage, ob und inwieweit Leitbild und Grundpositionierung einer Partei ihre Politik- und Wahlergebnisse beeinflussen.

Eine prominente Rolle bei der Beantwortung dieser Frage spielt die Parteiendifferenzhypothese, die mit einem Links-Rechts-Schema arbeitet: Vereinfacht ausgedrückt, wählen demnach Arbeiter und sozial schwächere Milieus typischerweise linksorientierte Parteien, weil sie sich von diesen beschäftigungssichernde und umverteilende Maßnahmen sowie insgesamt höhere Sozialleistungen versprechen, während mittlere und wohlhabendere Schichten sowie Unternehmen eher konservativ und liberal orientierte Parteien bevorzugen, weil sie als Wählerklientel stärker auf politische und wirtschaftliche Stabilität, Eigenverantwortung, niedrige Inflation und langfristigen Wohlstand setzen. Mit anderen Worten: linksausgerichtete Parteien streben nach staatlicher Steuerung, während die entgegengesetzt orientierten politischen Flügel eher marktliche Steuerung präferieren.

Gegen die Hypothese der Differenzen von Parteien richtet sich viel Kritik. Insbesondere vor dem Hintergrund der zunehmenden Pluralisierung der Gesellschaft bei gleichzeitiger Erosion traditioneller sozialer Milieus, wie beispielsweise der der Arbeiter- und Angestelltenschicht, gewinnt das sogenannte Cross-Class-Voting an Attraktivität (Zohlnhöfer, 2003). Das ist eine Entwicklung, die sich auch in den aktuellen Wahlen in Deutschland und vielen anderen westlichen Ländern widerspiegelt: so wählen wohlhabende Milieus häufig linksliberal, während einkommens- und bildungsschwächere Schichten vermehrt im rechten Parteienspektrum wiederzufinden sind.

Die größere Heterogenität der Wählerschaft bei gleichzeitig zunehmend milieu- und klassenseitiger Vermengung spricht dafür, dass Parteien, die wahlpolitisch erfolgreich sein wollen, bemüht sein müssen, die Präferenzen vieler und großer Wählergruppen abzudecken. Dies führt dann dazu, dass Parteiprogramme immer vager und unkonkreter formuliert werden und sich tendenziell auf öffentlichkeitswirksame Megathemen oder aufmerksamkeitsstarke Krisen fokussieren. Die Folge ist, dass sich die Parteiprogrammatiken weiter angleichen (Zohlnhöfer, 2003; Decker, 2018). Allgemeinplätze und moralische Aspekte treten vermehrt in den Vordergrund oder es wird diskutiert, „wie“ etwas gesagt wird und nicht „was“. Parteien und ihre Programme werden in dieser Hinsicht in gewisser Weise beliebig.

Aufgabe 7-4: Kontroverse zum Links-Rechts-Schema

Das Links-Rechts-Schema steht ganz offensichtlich in Widerspruch zu den Grundsätzen einer pluralistischen Gesellschaft. Auf der politischen Ebene nehmen Links-Rechts-Konflikte aber in allen entwickelten Volkswirtschaften zahlenmäßig zu – ein weiterer Widerspruch!

- Welche Vor- und Nachteile erkennen Sie bei der Übertragung dieses Konzepts auf die Gesundheits- und Interessenpolitik?
- Erkennen Sie Bezüge zur Gesundheitspolitik im engeren und weiteren Sinne?

Speziell für den Gesundheitsbereich – zumindest in Deutschland – sprechen auch wahltaktische Überlegungen für diese Gegenthese. So gilt hier allgemein der Grundsatz: „Mit Gesundheitspolitik gewinnt man keine Wahlen“. Die Erfahrung spricht dafür, dass die Wählerinnen und Wähler ein gut ausgebautes Gesundheitssystem geradezu erwarten bzw. als selbstverständlich voraussetzen: als Pflichtversicherte zahlen sie ihren Preis in Form von Beiträgen oder Prämien und wollen im Gegenzug sicher sein, dass sie im Krankheitsfall die notwendigen Leistungen erhalten. Als Konsequenz wird die Sicherung der Gesundheitsversorgung von ihnen in der Regel politisch unterstützt, während Diskussionen um Effizienz und Wirtschaftlichkeit eher negativ konnotiert sind. Das wiederum spricht dafür, dass sich breitere gesellschaftliche Gruppen besser schlagwortartig mit mehr „weichen“ und einfachen Gesundheitsthemen ansprechen lassen, während hingegen wichtige oder gar grundlegende Reformen in kleineren Entscheider- und Expertenkreisen verhandelt und gestaltet werden sollten. Parteipolitische Unterschiede in der Gesundheitspolitik werden so gesehen zumindest aus taktischen Gründen im Wettbewerb um Wähler eingeebnet.

Andererseits darf nicht außer Acht gelassen werden, dass die Gesundheitspolitik sehr stark mit Umverteilungsfragen verknüpft ist und diese tendenziell stärker von linken als konservativen Regierungen vorangetrieben werden (Bandelow, 2004; Montanari & Nelson, 2013). Gerlinger (2011, S. 68f.) konstatiert wiederum, dass sich das Links-Rechts-Schema gemäß der Parteiendifferenzhypothese in der Vergangenheit im Rahmen der wahlpolitischen Auseinandersetzungen „Bürgerversicherungsmodell versus Gesundheitsprämienmodell" sichtbar niedergeschlagen hat.

Die Frage, was denn nunmehr richtig ist, kann hier weder gelöst noch weiter vertiefend erörtert werden – diesbezüglich sei auf die weiterführende Literatur verwiesen, die allerdings auch zu keiner eindeutigen Position gelangt.[16] Richtungsweisend erscheint in diesem Zusammenhang die Aussage von Zohlnhöfer (2013), der in Bezug auf die Parteiendifferenzhypothese zusammenfassend zu dem Ergebnis kommt, „dass es durchaus Grund zu der Vermutung gibt, dass Parteien unterschiedlicher Couleur auch unterschiedliche Präferenzen hinsichtlich der Ziele oder Instrumente der von ihnen zu verfolgenden Politiken haben" (S. 269).

Auch wenn es schlussendlich keine eindeutigen Belege für die Gültigkeit der Parteiendifferenzhypothese in der Realität gibt, wird im Weiteren die Unterteilung mittels Links-Rechts-Schema als eine sinnvolle Methode erachtet, um die gesundheitspolitischen Grundsatzprogrammatiken einzelner Parteien zu sortieren. Unter Grundsatzprogrammatik soll erstens eine bestimmte (parteipolitische) Werthaltung zu Wettbewerbs-, Umverteilungs- und Versorgungsfragen verstanden werden. Dies impliziert zweitens, dass programmatische Grundlinien eine hohe Stabilität und eine gewisse Persistenz gegenüber Umwelteinflüssen aufweisen. Insofern stehen im Weiteren folgende Fragen im Vordergrund:

- Welchen Grundprinzipien folgt eine Partei?
- Zu welchen Steuerungsstrategien neigt eine Partei? Stehen Umverteilungseffekte oder Wettbewerbsfragen im Vordergrund ihrer politischen Ausrichtung?
- Welche langfristigen gesundheitspolitischen Ziele verfolgt sie? Und welches Interventionsverständnis liegt zugrunde?
- Welche systemische Finanzierungsperspektive hat sie?
- Welche programmatische Rolle spielt Gesundheitsförderung für sie?

Wie ersichtlich, wurden die Bausteine der politischen Konzeptionen (Ziele, Planungs- und Lenkungselemente, Interventionsregeln und Mittel) in die Fragen einbezogen. Ziel ist es, abschließend die Parteiprogramme mit den beiden zuvor vorgestellten gesundheitspolitischen Konzeptionen vergleichend zu matchen.

Bevor mit der Sortierung begonnen wird, sind allerdings noch vier weitere formale Punkte zu beachten:

1. Betrachtet werden die Parteien, die seit dem 23. Februar 2025 in der 21. Legislaturperiode im Deutschen Bundestag vertreten sind. Die hier gewählte Reihenfolge der Parteien orientiert sich wiederum an der Anzahl der Jahre der Regierungsbeteiligung seit Bestehen der Bundesrepublik Deutschland. Zusätzlich werden die FDP und das BSW ausgewertet.
2. Die Darstellungen basieren im Wesentlichen auf Auswertungen der Wahl-, Regierungs- und Grundsatzprogramme der Parteien. Im zeitlichen Längsschnitt wurden dazu schwerpunktmäßig die Wahlprogramme der Jahre 1998 und 2005 sowie der letzten drei Legis-

16 Siehe allgemein beispielsweise Zohlnhöfer (2003 und 2013); Schmidt (2010, S. 362f.); Decker (2018) und speziell für den Gesundheitsbereich u.a. Potrafke (2010); Bandelow & Hartmann (2014); Bellido et al. (2018).

laturperioden 2017, 2021 und 2025 herangezogen. Die Analysen der parteipolitischen Grundsatzprogramme fußen auf den jeweils aktuell verabschiedeten Konzeptpapieren.[17]

3. Alle Programme zeigen, dass sie inhaltlich von aktuellen Entwicklungen und Problemlagen sowie den jeweiligen Regierungskonstellationen beeinflusst werden. Aktuell sind dies beispielsweise Forderungen nach einer Stärkung der Digitalisierung im Gesundheitswesen oder Forderungen nach einer Stabilisierung der Finanzierung der Pflegeversicherung und einem Ausbau der Pflege- und Notfallkapazitäten. In jüngster Zeit werden zudem Fragen der Frauengesundheit sowie des Klimawandels und der Nachhaltigkeit verstärkt in den gesundheitspolitischen Fokus gerückt. Auf diese Forderungen soll hier nicht spezifisch eingegangen werden. Im Zentrum der weiteren Erörterungen stehen vielmehr die Grundsatzlinien und Leitüberlegungen der jeweiligen Parteien.
4. Ein weitgehend parteiübergreifender Konsens besteht auch hinsichtlich der Sozialen Pflegeversicherung, die aufgrund der demografischen und finanziellen Rahmenbedingungen allgemein als reformbedürftig angesehen wird. Die diskutierten Änderungsvorschläge werden im Folgenden ebenfalls nicht gesondert dargestellt, sondern sind im Rahmen der Aufgabe 7-5 eigenständig zu erarbeiten.

17 Zu den ausgewerteten Wahl- und Grundsatzprogrammen der einzelnen Parteien sei auf deren Websites verwiesen. Dort findet man unter den Stichworten Regierungs-, Wahl- oder Grundsatzprogramm alle relevanten Informationen. Darüber hinaus wurde auf folgende Literaturquellen zurückgegriffen: Einen Gesamtüberblick über die Wahlprogramme der Bundestagswahlen 2005, 2017, 2021 und 2025 bieten abgeordnetenwatch.de (n.d.-a,-b,-c,-d). Ergänzend wurden für einzelne Wahlperioden Überblicksartikel bzw. -publikationen – vorwiegend mit Blick auf das Politikfeld Gesundheit – herangezogen. So für das Jahr 1998: Boroch (1998); Feist & Hoffmann (1999) – für das Jahr 2017: ULA-Vereinigung der deutschen Führungskräfte (2017) – für das Jahr 2021: AOK-BV (2021); KBV (2021) – und für das Jahr 2025: Mast (2025). Den aktuellen Koalitionsvertrag zur 21. Legislaturperiode findet man unter https://www.koalitionsvertrag2025.de/.

Aufgabe 7-5: Reformvorschläge für die Soziale Pflegeversicherung

Die Soziale Pflegeversicherung wird gemeinhin als reformbedürftig erachtet.
Schauen Sie sich die jüngsten Wahlprogramme der derzeit im Bundestag vertretenen Parteien an und stellen Sie deren Forderungen zur Reform der Pflegeversicherung synoptisch gegenüber. Diskutieren Sie das Für und Wider dieser Vorschläge
Was wurde bisher umgesetzt?

7.3.1 CDU/CSU

Versucht man die gesundheitspolitische Grundausrichtung von CDU/CSU[18] (Tabelle 7-2) zu erfassen, so ist dies kein einfaches Unterfangen. Entscheidend sind hier sicherlich die 16 Jahre ihrer Regierungsverantwortung zwischen 2005 und 2021 – also einem Zeitraum, der nachhaltig von der „hypnotischen Merkel-Ära" und einer über mehrere Jahre hinweg wahrnehmbaren wirtschaftlichen Prosperität geprägt war. Während dieser ausgedehnten Regierungszeit hat sich das gesundheitspolitische Profil von CDU/CSU deutlich abgeschliffen, das ursprünglich im Kern mit der Förderung von Leistungsgerechtigkeit und Eigenverantwortung bei hoher finanzieller Stabilität sowie der wettbewerblichen Ausschöpfung von Effizienz- und Wirtschaftlichkeitspotenzialen unter Berücksichtigung erweiterter individueller Gestal-

18 CDU/CSU werden im Weiteren als Schwesterparteien gemeinsam betrachtet, zumal sie auch in den Wahl- und Regierungsprogrammen zu den Bundestagswahlen gemeinsam auftreten und sie sich in ihren generellen Positionen zur Gesundheitspolitik nicht substanziell voneinander unterscheiden.

Tabelle 7-2: Eckpunkte der gesundheitspolitischen Grundausrichtung von CDU/CSU.

Kriterien	Beschreibung
Grundprinzipien/ Programmatik	Subsidiarität und Solidarität – wobei die Subsidiarität programmatisch Vorrang genießt
Planungs- und Lenkungssystem	Soziale Marktwirtschaft • tendenziell Angebotsorientierung
Steuerungsansatz	Solidarischer Wettbewerb unter Ausschöpfung von Effizienz und Wirtschaftlichkeitspotenzialen in der GKV
Finanzierungs-system	Gesundheitsprämiensystem • aktuelle Kompromisslinie: Bürgerprämiensystem • Koexistenz von GKV und PKV
Verteilungsziel	Solidarität unter Berücksichtigung der Eigenverantwortung
Gesundheitsförde-rungsverständnis	Ausgehend vom bestehend niedrigen Niveau stärken
Instrumente	• Wettbewerb sicherstellen • Solidarische Finanzierung nicht zwingend paritätisch • Ausbau von Versorgungsinnovationen und intersektoraler Vernetzung • Versorgungsqualität stärken

tungs- und Wahlmöglichkeiten umschrieben werden konnte.

Lautete das Grundmotto zur Bundestagswahl 1998 noch programmatisch treffend „Subsidiarität organisiert Solidarität", so spitzten sich die dahinterliegenden Forderungen nach dem Ausbau eines wettbewerblichen, auf mehr Effizienz getrimmten und finanziell zukunftsfesten Gesundheitssystems zur Bundestagswahl 2005 sogar noch weiter zu. Unter den Kapitelüberschriften „Verlässliche soziale Sicherheit – medizinischer Fortschritt für alle" positionierte man sich unmissverständlich zum Umbau des GKV-Finanzierungssystems in Richtung eines Gesundheitsprämiensystems und ganz grundsätzlich zur Stärkung des Wettbewerbs (csu.geschichte.de, n. d.). Diese klare gesundheitspolitische Positionierung wurde öffentlich als Ausdruck einer zunehmend neoliberalen Orientierung von CDU/CSU wahrgenommen und galt als ein maßgeblicher Grund für das parteiintern empfundene, enttäuschende Abschneiden bei der Bundestagswahl 2005 (Gerlinger, 2011).

Fortan übten sich CDU/CSU gemäß der Merkelschen Handlungsmaxime der asymmetrischen Demobilisierung in gesundheitspolitischer Zurückhaltung. So lautetet drei Perioden später im Wahlprogramm (2017–2021) die Überschrift zum Gesundheitsbereich nur noch sehr unverfänglich „Gesundheit und Pflege auf hohem Niveau". Sehr allgemein wird davon gesprochen, dass Deutschland über eines der weltweit führenden Gesundheitssysteme verfügt, dessen Erhalt als vordringliche Aufgabe angesehen wird. Entsprechend dieser Diagnose sind die weiter aufgezählten gesundheitspolitischen Maßnahmen allenfalls inkrementeller Natur. Diese fokussieren sich im Wesentlichen auf die Optimierung, Stärkung und Verbesserung bestehender Leistungsstrukturen, der Finanzierungsbedingungen bestimmter Gruppen von Leistungserbringern oder zielen unspezifisch auf mehr Qualität und Wirtschaftlichkeit. Der Wettbewerb wird hingegen nahezu vollständig ausgeblendet und nur noch in Bezug auf die Krankenkassen betont, während die Ablehnung der Bürgerversicherung als einzig verbliebene systemrelevante Aussage gewertet werden kann. Diese Abkehr von zentralen Positionen der CDU/CSU setzte sich im Wahlprogramm 2021 sogar noch stärker fort, in dem nur noch das

„Leistungsfähige Gesundheitswesen" tituliert und daneben noch die „Gute Pflege" und die „Verantwortung für die globale Gesundheit" separat hervorgehoben werden. Von Wettbewerb findet sich dort hingegen kein Wort mehr. Die Zukunftsfestigkeit des Gesundheitswesens wird auf die Konstanz der Finanzierungsbedingungen reduziert, wobei dazu die staatliche Förderung ausgebaut werden soll, so etwa durch die Dynamisierung des Steueranteils an den tatsächlichen Kosten für versicherungsfremde Leistungen.

Mit dem Programm 2025 wird der erkennbare gesundheitspolitische Kompassverlust der Vorjahre zumindest intentional revidiert. Unter dem „Motto. „Ja zu guter Gesundheit und Pflege" betont man darin, dass ein Mentalitätswandel in der Gesundheitspolitik erforderlich sei. Dazu sind strukturelle Anpassungen notwendig, die im Einzelnen auf Daseinsvorsorge, Eigenverantwortung und Prävention zielen. So soll die Krankenversicherung wieder durch mehr Effizienz und mehr Kassenwettbewerb zukunftsfähig gemacht werden. Fehlanreize, wie sie beispielsweise in der Notfallversorgung bestehen, sind zu beseitigen. Ansonsten fokussiert sich das Programm vermehrt auf Versorgungs- und Förderschwerpunkte, wie die bedarfsgerechte und flächendeckende Verbesserung der stationären und ärztlichen Versorgung oder die Stärkung der Frauengesundheit und der Prävention. Zudem wird eine Verbesserung des Pharma- und Gesundheitsstandorts sowie der grundsätzlich notwendige Ausbau der Digitalisierung gefordert.

Die hier sichtbare moderate Rückwärtsbewegung in der parteipolitischen Linie zur Gesundheitspolitik ist auch auf das überarbeitete 4. Grundsatzprogramm aus dem Jahr 2024 zurückzuführen (CDU, 2024). Legt man dieses zugrunde, so lässt sich als Substrat der Grund- und Zukunftsorientierung von CDU/CSU festhalten, dass sie eine solidarische Gesellschaft anstreben, in der Kranke, Alte und Schwache geschützt werden. Aufgrund der in beiden Parteien unbestreitbaren Geltung des aus der katholischen Wertelehre abgeleiteten Subsidiaritätsprinzips kommt der Eigenverantwortung in der Gesundheitspolitik weiterhin eine zentrale Bedeutung zu. Da zudem für CDU/CSU die soziale Marktwirtschaft systemprägend ist und beide Parteien traditionell zur Angebotsorientierung neigen – auch wenn ihre tatsächliche Wirtschaftspolitik in den letzten Jahren immer wieder keynesianische Elemente umfasste –, deutet dies doch darauf hin, dass die Stärkung und Weiterentwicklung des solidarischen Wettbewerbsgedankens weiterhin im Zentrum ihrer gesundheitspolitischen Grundsatzausrichtung steht: Transparenz, Qualitätswettbewerb, Stärkung der Selbstverwaltung, Spielräume bei der Vertragsgestaltung zwischen Krankenkassen und Leistungserbringern sowie die Verbesserung der Wahlmöglichkeiten von Patienten sind dazu einige Stichworte. Hinzu kommt die Stärkung der Finanzierung des Gesundheitswesens, welche allein schon aus Sicht der demografischen Herausforderungen den Umbau des GKV-Finanzierungssystems erforderlich macht. Als Maximalforderung ist dazu der bestehende Gesundheitsfonds mittel- bis langfristig in ein Gesundheitsprämiensystem mit Kapitalkopplung und Sozialausgleich für Geringverdiener schrittweise weiterzuentwickeln. Das umfasst ebenfalls die Abkopplung der Gesundheits- von den Arbeitskosten. Dem allgemeinen gesundheitspolitischen Trend folgend werden darüber hinaus der Gesundheitsförderung und Prävention sowie der Qualität und einer integrierten, auf Koordination ausgerichteten medizinischen Versorgung besonderer Stellenwert beigemessen. Die marktwirtschaftliche Ausrichtung von CDU/CSU bedingt zudem die Ausschöpfung wirtschaftlicher Potenziale im Gesundheitsbereich, wozu die Stärkung von Innovationen sowie die Förderung der Digitalisierung und des zweiten Gesundheitsmarktes zählen. Dafür sind ihrem Grundsatz folgend konsequenterweise entsprechende rechtliche und institutionelle Rahmenbedingungen zu setzen, die vor allem auch unternehmerisches und freiberufliches Handeln fördern. Diese klare Grundausrichtung von CDU/CSU findet sich allerdings allenfalls punktuell im neuen, von starkem Konsens geprägten Regierungsprogramm für die 21. Legislaturperiode wieder.

7.3.2 SPD

Auch wenn die öffentlichen und parteiinternen Diskussionen häufig in eine andere Richtung weisen, so muss doch konstatiert werden, dass sich die SPD hinsichtlich ihrer grundsätzlichen Paradigmen zur Gesundheitspolitik ganz überwiegend treu geblieben ist (s. auch SPD, 2007). Unzweifelhaft lassen sich in ihren Wahl- und Regierungsprogrammen zwar Schwankungen zwischen mehr solidarischem Wettbewerb und Hebung von Wirtschaftlichkeitspotenzialen (Stichwort Agenda 2010) einerseits sowie (Re-)Regulierungen mit dem Fokus auf Umverteilungen sowie Stärkung der medizinischen und pflegerischen Versorgungsstrukturen und der Prävention andererseits erkennen, jedoch ist ihr solidarischer Kern in Bezug auf die Gesundheitspolitik überwiegend unangetastet geblieben (Tabelle 7-3). Dieser ist durch eine solidarische Krankenversicherung, in der alle Bürger Zugang zu einer flächendeckenden, qualitativ hochwertigen und zugleich gerechten medizinischen Versorgung erhalten, hinreichend beschrieben. Die zuvor angedeuteten Schwankungen liegen maßgeblich darin begründet, dass die SPD seit nunmehr über zwölf Jahren ununter-

Tabelle 7-3: Eckpunkte der gesundheitspolitischen Grundausrichtung der SPD.

Kriterien	Beschreibung
Grundprinzipien/ Programmatik	Starker Sozialstaat – solidarische Krankenversicherung stärken
Planungs- und Lenkungssystem	Soziale Marktwirtschaft • tendenziell keynesianische Nachfrageorientierung
Steuerungsansatz	(Re-)regulierter solidarischer Wettbewerb mit dem Ziel der Stärkung der Qualität und der bedarfsgerechten, für alle zugänglichen medizinischen Versorgung
Finanzierungssystem	Bürgerversicherung • PKV mittel- bis langfristig auflösen
Verteilungsziel	Solidarische Umverteilung stärken und ausbauen • unter Berücksichtigung der wirtschaftlichen Leistungsfähigkeit der Versicherten
Gesundheitsförderungs-verständnis	Deutlicher Ausbau – verbunden mit der Idee, der Generierung von finanzwirksamen Einsparpotenzialen
Instrumente	• solidarische Finanzierung zwingend paritätisch • Beitragsbemessungsgrenze deutlich anheben • Beitragsbemessungsgrundlagen verbreitern • integrierte Versorgung fördern, Qualität sichern • Patientenrechte stärken • Versorgungsangebote für vulnerable Gruppen, Frauen und Kinder stärken • Abbau wettbewerblicher Elemente – insbesondere auf der medizinischen Versorgungsseite

brochen realpolitische Regierungsverantwortung trägt, wohingegen sie sich gesellschaftspolitisch eher in einem Findungsprozess bewegt, der zugleich von einer ideologisch durchdrungenen und streitbaren Parteibasis befeuert wird. Letztlich ging und geht es aber für die SPD – zumindest aus der gesundheitspolitischen Perspektive – stets um Frage, wie das solidarische Ziel unter den jeweils aktuellen Bedingungen zu erreichen ist: realpolitisch orientiert in ihrem Handeln, verfährt sie dabei mehr oder weniger nach einer Trial-and-Error-Taktik.

Zentrales und derzeit unabrückbares gesundheitspolitisches Handlungsfeld ist die Einführung einer Bürgerversicherung – verbunden mit der Forderung, die PKV schrittweise in diese zu integrieren. Die SPD will vom Grundsatz her das bestehende solidarische System erhalten, aber die Finanzierungsbasis insgesamt vergrößern, z. B. durch eine spürbare Anhebung der Beitragsbemessungsgrenze und eine Verbreiterung der Bemessungsgrundlagen oder auch durch Steuerzuschüsse für versicherungsfremde Leistungen. Unabhängig davon hat sich die SPD bis weit in die 2010er Jahre stets unbeirrt als Verfechter der sozialen Marktwirtschaft positioniert, wobei sie jedoch im Gesundheitsbereich zunehmend für (re-)regulierende Wettbewerbsmaßnahmen eintritt.

Während sich die SPD noch vor mehr als 25 Jahren (Motto des Programms 1998: Solidarisches Krankenversicherungssystem) deutlich für einen umfassenden Leistungsanspruch der Versicherten und einen Ausbau der Patientenrechte positionierte (Boroch, 1998), fokussierte sie sich zwischenzeitlich (Wahlprogramme 2017 und 2021) verstärkt versorgungsseitig. Dazu zählte die nachvollziehbare Förderung der intersektoralen Integration und Vernetzung zwischen den Versorgungsbereichen genauso wie die verstärkte Koordination und Kooperation zwischen den Gesundheitsberufen. Weitere, mehr planerische Maßnahmen zielten auf die Qualitätssicherung und die Verbesserung der Finanzierungsbedingungen auf der Leistungserbringerseite einschließlich der Kliniklandschaft. Parallel dazu rückte die Gesundheitsförderung und Prävention als weiteres zentrales gesundheitspolitisches Kernhandlungsfeld zunehmend in den Vordergrund. In diesem Zusammenhang wurde unter anderem für den Abbau von Ungleichheiten plädiert und es sollten Gesundheitsmaßnahmen gefördert werden, die die Besonderheiten verschiedener Altersgruppen und Geschlechter mitberücksichtigen.

In ihrem jüngsten Wahlprogramm 2025 orientiert sich die SPD gesundheitspolitisch wieder stärker an den grundsätzlichen Bedürfnissen der Patientinnen und Patienten. Dabei schließt sie Leistungsverschlechterungen explizit aus und will angesichts der großen gesellschaftlichen Herausforderungen den Zugang zur Versorgung einerseits und die Finanzierung andererseits gerechter gestalten. Programmgemäß gehören dazu auch weitere Umverteilungsmaßnahmen, etwa indem sich die Beitragssätze noch stärker an der wirtschaftlichen Leistungsfähigkeit der Versicherten ausrichten sollen. Darüber hinaus formuliert das Parteiprogramm einen umfassenden bis überbordenden „Baukasten“ notwendiger und gewünschter Veränderungen in den Bereichen medizinische Versorgung, Prävention und Digitalisierung des Gesundheitswesens.

Mit all ihren Forderungen und den von ihr mitverantworteten Reformen der letzten Jahre mäandert die SPD tendenziell in Richtung einer stärker staatlich orientierten gesundheitsbasierten Interventionspolitik, wie sie ansonsten von inhaltlich deutlich weiter links stehenden Parteien gefordert wird. Diese Entwicklung muss allerdings vor dem Hintergrund gespiegelt werden, dass die SPD aufgrund ihres sozialpolitischen Kerns gekoppelt mit ihrer keynesianischen Ausrichtung in der Wirtschaftspolitik grundsätzlich offen für stärkere staatswirtschaftliche Impulse war und ist. Wie die weitere Entwicklung hierzu aussieht – insbesondere bezüglich der inklusiven Anwendung ursprünglich kernwählerfremder wokistischer Trendmerkmale –, ist noch ergebnisoffen.

7.3.3 Bündnis 90/Die Grünen

Die Programmatik von Bündnis 90/Die Grünen wird vom ökologisch integrierten sozialen Leitbild getragen, das auf eine ganzheitliche Gesundheitsversorgung zielt (Tabelle 7-4) – so wie sie prinzipiell auch im Rahmen des WHO-Konzeptes angelegt ist. Grüne Gesundheitspolitik ist demnach Querschnittsaufgabe, die relevante Schnittstellen zu den übergeordneten Zielen Umwelt und Lebensqualität besitzt. In ihrem Grundsatzprogramm aus dem Jahr 2020 heißt es hierzu, dass gute Gesundheitspolitik – die immer zugleich patientenzentriert ist – „schon bei der Vermeidung von Erkrankungen und Pflegebedürftigkeit an[setzt] und ... gesundheitsfördernde Lebenswelten [gestaltet]" (Bündnis 90/Die Grünen, 2020). Dem folgend löst sich der Ansatz der grünen Gesundheitspolitik von der engen, krankheitsfokussierten traditionellen Gesundheitspolitik und tritt für einen Richtungswechsel ein, der mit Schlagwörtern wie „Weg vom Reparaturbetrieb des Gesundheitswesens" besetzt wird.

Steuerungsseitig werden ebenfalls große Veränderungen eingefordert. Gesundheitsversorgung ist eine öffentliche Aufgabe und der Gesundheitssektor als Ganzes Teil einer sozial-ökologischen Marktwirtschaft, für die – laut Grundsatzprogramm – das Primat der Po-

Tabelle 7-4: Eckpunkte der gesundheitspolitischen Grundausrichtung von Bündnis 90/Die Grünen.

Kriterien	Beschreibung
Grundprinzipien/ Programmatik	Sozial-ökologisches Leitbild unter Berücksichtigung der WHO-Grundsätze zur gesundheitsfördernden Gesamtpolitik
Planungs- und Lenkungssystem	Sozial-ökologische „Marktwirtschaft" • Orientierung an den Grundzügen einer kollektivistischen Ökonomie (Shared Economy)
Steuerungsansatz	Kooperation und Staatsinterventionismus bei prinzipieller Eindämmung wettbewerblicher und privatgewerblicher Elemente
Finanzierungs-system	Bürgerversicherung • Refinanzierung neben den für die Bürgerversicherung typischen Umverteilungselementen u.a. durch Einsparungen aus der Gesundheitsförderung • PKV auflösen
Verteilungsziel	Umverteilung unter Berücksichtigung des Kriteriums Gleichheit deutlich ausbauen
Gesundheitsförde-rungsverständnis	Gesunde Lebenswelten als gesamtstaatliche, kollektivistische Aufgabe
Instrumente	• Ausbau öffentlicher Gesundheitsdienst • Abbau wettbewerblicher und privatgewerblicher Elemente – insbesondere auf der medizinischen Versorgungsseite • Gesundheitsförderung und Prävention als elementare Vorgaben für gesundes Leben • Beitragsbemessungsgrundlagen und Steuerfinanzierung ausbauen • Vernetzung und Koordination über Berufsgruppen fördern • Patientenrechte und Frauengesundheit stärken • Bewusster Einbezug von arbeitsmarkt- und umweltpolitischen Steuerungselementen

litik gilt, womit staatsinterventionistischen Elemente zweifelsfrei Vorrang vor marktlichen Prozessen einzuräumen ist. Der Markt wird ausdrücklich nicht als alleiniges Organisationsprinzip der Wirtschaft in einer Gesellschaft definiert. Stärkere Gleichheitsorientierung und eine Ökonomie des Kooperierens und des Teilens (Shared Economy) sollen für ökologische und soziale Gerechtigkeit sowie gesellschaftliche Zukunftsfestigkeit sorgen. Wohlstandsmaß ist nicht im Kern das BIP (Bruttoinlandsprodukt), sondern ein komplexes Lebensqualitätskonzept, das auf das „Wohlergehen der Menschen" zielt.

In diesem Gesamtkontext ist eine solidarische „Bürger*innenversicherung" einzuführen, wobei besonderer Wert darauf gelegt wird, dass diese von der bisherigen alleinigen Lohnbezogenheit abrückt und ihre Bemessungsgrundlage unter Einbezug von Freigrenzen für Leistungsschwächere auf alle relevanten Einkunftsarten ausweitet. Kurzfristig sind dazu die Privatversicherten stärker in die solidarische Finanzierung einzubeziehen, während langfristig die PKV nach dieser Logik abzuschaffen ist. Weiterhin sind solidarische Elemente wie gleichberechtigter und diskriminierungsfreier Zugang, Sachleistungsprinzip etc. auszubauen und die Demokratisierung des Gesundheitswesens im Sinne von „Bürger*innenbeteilung" und Selbstbestimmung voranzutreiben. Zur Sicherstellung einer angestrebt wohnortnahen, integrierten und vernetzten medizinischen Versorgung sind u.a. der Ausbau des öffentlichen Gesundheitsdienstes und die zusätzliche Bereitstellung öffentlicher Güter, die Stärkung der Patientenrechte und der Selbsthilfe sowie die Eindämmung des Wettbewerbs – vor allem auf der Leistungserbringerseite – vorgesehen. Gesundheitsversorgung ist demnach prinzipiell eine öffentliche, gesundheitsfördernde Gesamtaufgabe. Dabei werden insbesondere Vorsorge und Diskriminierungsfreiheit – bewusst oder unbewusst – inhaltlich so weit ausgelegt, dass sie in ihrer praktischen Umsetzung vermutlich jene Probleme im Gesundheitssystem befördern werden, denen man nach eigenem Programm angeblich begegnen möchte.

7.3.4 Die Linke

Im Mittelpunkt des Gesundheitsprogramms der Partei „Die Linke" steht eine vom Prinzip her öffentliche Gesundheitsversorgung (Tabelle 7-5). Nach dem aktuell gültigen Grundsatzprogamm aus dem Jahr 2011 (Die Linke, 2011) und dem Wahlprogramm zur Bundestagswahl 2025 wird Gesundheit als individuelles Grundrecht beschrieben, das sich für alle Mitglieder der Gesellschaft in einem System der öffentlichen Daseinsvorsorge – dem demokratischen Gesundheitswesen – niederschlagen soll. Gesundheit ist Teil des Sozialen und das Soziale steht parteipolitisch über allem. So sind Produktion und Distribution grundsätzlich, d.h. in weiten Teilen der Wirtschaft, radikal zu „demokratisieren". Damit ist konkret gemeint, dass die Steuerung und die Verteilung von Gütern und Dienstleistungen unter politischer, demokratisch legitimierter Kontrolle erfolgen sollen, und zwar bei gleichzeitiger (De-)Privatisierung definierter Schlüsselindustrien.

(Re-)Regulierung und (De-)Privatisierung sowie verstärkt politische Steuerung und Planung gelten dann plausiblerweise auch für den Gesundheitsbereich. So zählen zu den zu (de-)privatisierenden Schlüsselbereichen beispielsweise die Pharmaindustrie oder die Krankenhäuser und die Medizinischen Versorgungszentren, die nicht mehr gewinnorientiert arbeiten sollen. Zugleich sind alle finanziellen Anreizsysteme und Ungleichbehandlungen wie Zuzahlungen, Sonderbeiträge einerseits und Vergütungselemente wie Fallpauschalen etc. andererseits konsequent abzuschaffen. Systemisches Finanzierungsziel ist im ersten Schritt die Einführung einer solidarischen Bürgerversicherung, in der prinzipiell alle unter Aspekten der Gerechtigkeit, Sozialverträglichkeit und Gleichbehandlung einzahlen sollen. Folgerichtig wird programmgetreu die PKV als Vollversicherung aufgelöst, während die Soziale

Tabelle 7-5: Eckpunkte der gesundheitspolitischen Grundausrichtung der Partei Die Linke.

Kriterien	Beschreibung
Grundprinzipien/ Programmatik	„Demokratisches" Gesundheitswesen im Rahmen eines aktiven Sozialstaats
Planungs- und Lenkungssystem	Demokratischer Sozialismus • Orientierung an der Solidarökonomie
Steuerungsansatz	Aktiver Staatsinterventionismus und (De-)Privatisierung
Finanzierungssystem	Solidarische Bürgerversicherung unter Einbezug einer Solidarischen Pflegevollversicherung • PKV auflösen
Verteilungsziel	Gleichheitsbezogene Umverteilung
Gesundheitsförderungs-verständnis	Gesundheitsförderung und Prävention als eigenständige Leistungssäule im Gesundheitswesen weiterentwickeln
Instrumente	• Stärkung Sozialstaatsprinzip – Einführung sozialer Rechte im Grundgesetz • Ausbau öffentlicher Gesundheitsdienst • (De-)Privatisierung und Abbau wettbewerblicher Elemente – einschließlich Einführung von Gewinnkontrollen • Bemessungsgrundlagen erweitern und Steuerfinanzierung (vermutlich) ausbauen • Finanzierung zwingend paritätisch • intersektorale Versorgung fördern • Patientenrechte stärken

Pflegeversicherung wiederum als Vollversicherung auszubauen ist. Ob und inwieweit in weiteren Schritten weitergehende Maßnahmen wie beispielsweise die Begrenzung der Zahl der Kranken- und Pflegekassen oder die Ausweitung steuerfinanzierter Elemente erwogen werden, bleibt offen – muss aber plausiblerweise vermutet werden. Programmabschließend gilt es zudem im Rahmen einer guten und flächendeckenden medizinischen Versorgung Gesundheitsförderung und Prävention in Verbindung mit der Gestaltung gesunder und klimagerechter Umweltbedingungen auszubauen und den öffentlichen Gesundheitsdienst prinzipiell zu stärken.

7.3.5 AfD

Gesundheitspolitik ist für die AfD allenfalls ein nachrangiges Handlungsfeld (Tabelle 7-6). So wird der Bereich Gesundheit im aktuell beschlossenen Grundsatzprogramm nur sehr kurz unter dem Kapitel „Arbeitsmarkt und Sozialpolitik" abgehandelt (AfD, n.d.). Im Wahlprogramm 2025, das auf der Grundlage des Leitantrags der Bundesprogrammkommission der AfD in einem „Flugblatt" mit 20 Kernforderungen zusammengefasst ist, heißt es unter Punkt 15 zum Handlungsfeld Gesundheit schlagwortartig: „Gesundheit stärken: Weniger Bürokratie, mehr Versorgung". Weitere Informationen zur gesundheitspolitischen Ausrichtung der AfD können zudem dem Programm zur Bundestagswahl 2021 entnommen werden. Darin widmet sich die Partei dem Thema auf immerhin insgesamt zwölf Seiten und nennt unter der Überschrift „Gesundheitspolitik" erste grundlegende Ziele: So soll aufbauend auf dem bestehenden Gesundheitssystem die Gesundheitspolitik auf eine wohnortnahe medizinische Versorgung ausgerichtet werden, während die Effizienz des

Tabelle 7-6: Eckpunkte der gesundheitspolitischen Grundausrichtung der AfD.

Kriterien	Beschreibung
Grundprinzipien/ Programmatik	Unklar
Planungs- und Lenkungssystem	Soziale) Marktwirtwirtschaft • Orientierung am „schlanken Staat“
Steuerungsansatz	Unklar – vermutlich Orientierung am bestehenden System des (solidarischen) Wettbewerbs
Finanzierungssystem	Unklar – vermutlich aufbauend auf dem bestehenden System der Gesetzlichen Krankenversicherung, aber zusammengeführt mit der Sozialen Pflegeversicherung
Verteilungsziel	Stärkung der Eigenverantwortung
Gesundheitsförderungs-verständnis	Orientierung an der „Natürlichen“ Prävention (unklare Diktion)
Instrumente	u.a. • Änderung der Finanzierungsbedingungen zur Stärkung der Leistungserbringerseite • Ausbau der ärztlichen Versorgung im ländlichen Raum • Bonussystem zur Verhinderung nicht notwendiger Arztbesuche • Sicherstellung der Arzneimittelversorgung

Gesundheitswesens neu bewertet und die Eigenverantwortung gestärkt werden müsse.

Auf der Grundlage einer wettbewerbsorientierten sozialen Marktwirtschaft – hier ist vor allem vom schlanken Staat die Rede – ist das bestehende Gesundheitssystem zu optimieren und fehlerzubereinigen, so die grundsätzliche Analyse der AfD. Dazu formuliert die Partei in ihren Wahlprogrammen 2021 und 2025 einige konkrete, spezifische Änderungsvorschläge. So gibt es Forderungen nach einer auskömmlichen Finanzierung der Leistungserbringerseite, die als wesentliche Voraussetzung für eine wohnortnahe medizinische Versorgung dargestellt wird. Darüber hinaus werden gesundheitspolitische Positionen zu aktuellen Problemlagen wie dem Pflegenotstand, den Notfallambulanzen der Krankenhäuser, der Sicherstellung der Arzneimittelversorgung, dem Ausbau der ärztlichen Versorgung im ländlichen Raum oder auch zur Finanzierung der WHO formuliert.

Wie allerdings die Finanzierung des deutschen Gesundheitswesens langfristig sichergestellt werden soll, welche Rolle der solidarische Wettbewerb dabei spielt und insbesondere welche Funktion der GKV in diesem Zusammenhang zukommt, dazu gibt es kaum konkrete oder gar konzeptionell schlüssige Antworten. Die einzige systemrelevante Aussage in diesem Kontext ist, dass die Gesetzliche Krankenversicherung und die Soziale Pflegeversicherung aus Gründen der Vereinfachung und Übersichtlichkeit zusammengeführt werden sollen. Ansonsten aber verlieren sich die Programmpapiere in einer Vielzahl von Einzelforderungen, die teilweise unausgegoren und punktualistisch nebeneinanderstehen.

Daher muss abschließend konstatiert werden, dass die Gesundheitspolitik der AfD bisher im Wesentlichen defizitorientiert im Sinne des Aufzeigens möglicher Fehlentwicklungen ist, konzeptionell jedoch deutliche Lücken aufweist. Erkennbare durchgängige systematische Lösungsansätze fehlen hingegen. Eine in sich geschlossene und inhaltlich nachvollziehbare Grundsatzprogrammatik der Ge-

Tabelle 7-7: Eckpunkte der gesundheitspolitischen Grundausrichtung der FDP.

Kriterien	Beschreibung
Grundprinzipien/ Programmatik	Subsidiarität stärken – Solidarität so weit wie möglich
Planungs- und Lenkungssystem	Soziale Marktwirtwirtschaft • Angebotsorientierung
Steuerungsansatz	Ausbau des (solidarischen) Wettbewerbs unter Berücksichtigung von Freiheit, Eigenverantwortung und Haftung
Finanzierungssystem	Gesundheitsprämiensystem • orientiert am sogenannten Herzogmodell der Kopfpauschale Systemwettbewerb zwischen GKV und PKV
Verteilungsziel	Stärkung der Eigenverantwortung
Gesundheitsförderungs-verständnis	Ergebnisorientiert fördern – Eigenverantwortung lernbasiert stärken
Instrumente	• Deregulierung und Wettbewerb stärken • mehr Eigenbeteiligungen – solidarische Finanzierung nicht zwingend paritätisch • mehr Wahlfreiheiten für Versicherte • selektive Einzel- und Qualitätsverträge, aber auch Ausbau der Rahmenbedingungen für Versorgungsinnovationen und intersektorale Vernetzung • Abbau versicherungsfremder Leistungen • Stärkung und Förderung der freien Berufe • Rahmenbedingungen für forschungsintensive Gesundheits-industrie stärken

sundheitspolitik der AfD liegt mit Stand 2025 noch nicht vor.

7.3.6 FDP

Die FDP ist zweifellos die deutsche Partei mit der klarsten ordnungspolitischen Programmatik (Tabelle 7-7), auch wenn das in ihrem realpolitischen Handeln nicht immer deutlich erkennbar ist und ihre Relevanz insgesamt nach der Bundestagswahl 2025 auf dem Prüfstand steht.

Das Credo der FDP basiert auf Freiheit und einer sozialen Marktwirtschaft, die durch das Prinzip von Wettbewerb und Haftung realisiert wird (FDP, 2012, 2020; Friedrich Naumann Foundation, n.d.). Der Staat ist dabei Schiedsrichter, der die Umsetzung der politisch geschaffenen Rahmenbedingungen begleitet und möglichst kein direkter Mitspieler. Entsprechend diesen Vorgaben im Sinne einer regelbasierten Politik orientiert sich die gesundheitspolitische Grundsatzprogrammatik darauf, Solidarität und Eigenverantwortung in Einklang zu bringen, wobei es im Wesentlichen darum geht, Subsidiarität weitestgehend zu fördern, während die Solidarität nur so weit wie nötig auszubauen ist. Konkret bedeutet das, Schaffung und Ausbau von Rahmenbedingungen für Wettbewerb zwischen Krankenkassen, zwischen GKV und PKV im Sinne eines Systemwettbewerbs sowie erweiterte Freiheits- und Handlungsspielräume der Krankenkassen für Selektiv- und Einzelverträge mit den Leistungserbringern. Gekoppelt sind daran erweiterte Wahlfreiheiten für die Versicherten – einschließlich verbesserter Wechselmöglichkeiten zwischen den beiden Versicherungssystemen – sowie ein genereller Abbau bürokratischer Hemmnisse und Regulierungen. Finanzierungsseitig umfasst ihre Programmatik in der weitesten Auslegung die Einführung eines auf Prämien basierenden Kapitaldeckungsverfahrens bei Auflösung des lohnbasierten Umlageverfahrens. Der Sozialausgleich zwischen Einkommensstarken und Einkommensschwachen soll dabei möglichst über ein Steuertransfersystem refinanziert werden. Die Bürgerversicherung wird als staatlich verkappte Zwangsversicherung grundsätzlich abgelehnt. Generell gilt es, eine wohnortnahe und qualitativ hochwertige Gesundheitsversorgung so sicherzustellen, ohne dabei die Beitragszahler – also Arbeitgeber und Arbeitnehmer – kosten- und regulierungsseitig zu überfrachten.

In ihren noch sehr stark wettbewerblich durchdrungenen Wahlprogrammen Ende der 1990er Jahre fordert die FDP gar eine Abkehr vom Sachleistungsleistungsprinzip und eine Hinwendung zum Kostenerstattungsprinzip sowie einen spürbaren und systematischen Ausbau der Zuzahlungsregelungen (Boroch, 1998). Von einer derart scharfen Deregulierung auf Versichertenseite wird heute – zumindest öffentlich – Abstand genommen. So wird in den jüngsten Wahlprogrammen (2021 und 2025) allenfalls noch am Rande von finanziellen Anreizen für die Versicherten in Form von beispielweise Selbstbeteiligungsmöglichkeiten oder Bonuszahlungen gesprochen. Als Kostenbremse wird weiterhin vorgeschlagen, das GKV-Ausgabenwachstum an die Einnahmeentwicklung zu koppeln. Zudem soll die Leistungsausweitung der letzten zehn Jahre einem Evidenz-, Effizienz- und Wirtschaftlichkeitscheck unterzogen werden. Auf der Versorgungsseite ist hingegen die Verzahnung und Vernetzung aller Sektoren weiterzuentwickeln, wie dies geschehen soll, wird jedoch nicht konkretisiert. Die Notwendigkeit, die Rahmenbedingungen für Prävention zu stärken, wird auch im Programm 2025 nicht explizit betont, soll aber grundsätzlich im Sinne einer Investition in die Zukunft behandelt werden – allerdings jeweils mit Blick auf die Ergebnisse von Prävention. Vorsorge insgesamt wird ordnungspolitisch konform als vorrangig persönliche Aufgabe eingestuft, die durch Überzeugung und nicht durch Vorschriften und Bevormundung wahrzunehmen ist. Alle Wahlprogramme sind der Grundsatzprogrammatik folgend seit jeher davon durchdrungen, innovationsfreundliche Rahmenbedingungen für forschende (Gesundheits-)Unternehmen bereitzustellen.

7.3.7 BSW

Das Bündnis Sahra Wagenknecht (BSW) verfügt als noch sehr junge Partei über kein ausreichend differenziertes Grundsatzprogramm (Stand: Frühjahr 2025). Erste Grundsätze und Ziele werden in einem vierseitigen Programmpapier dargelegt (BSW, n. d.). Der Gesundheitsbereich wird darin jedoch allenfalls am Rande gestreift. Dementsprechend lässt sich die gesundheitspolitische Ausrichtung des BSW derzeit am ehesten noch aus dem Bundestagswahlprogramm 2025 entnehmen. Dort wird im Kapitel „Gesundheit und Pflege“ unter der Überschrift „Schluss mit Renditenjagd und Zwei-Klassen-Medizin“ zum Gesundheitswesen Stellung bezogen.

Wie der sehr „plastische“ Titel bereits andeutet, werden hier im Wesentlichen die aus BSW-Sicht zu konstatierenden institutionellen, politischen, ökonomischen und sozialen Problemlagen im Gesundheitswesen beschrieben. Daran schließt sich eine Reihe von daraus abgeleiteten Forderungen zum Aus- und Umbau der Leistungs- und Versorgungsseite sowie zur sozialen Verbesserung der Versicherten an, so etwa in Fragen der Privatisierung von Krankenhäusern, der Trennung der Versorgungssektoren, der als zu niedrig empfundenen Vergütung der Hausärzte oder der Steuerfinanzierung der Beiträge der Bürgergeldempfänger etc.

Im Ergebnis handelt es sich eher um ein Sammelsurium von Forderungen – von konsistenten, systemischen Aussagen zur gesundheitspolitischen Grundausrichtung der Partei kann hingegen nicht gesprochen werden. Die wohl wichtigste und zugleich richtungsweisende Aussage bezieht sich auf die GKV, die in eine Bürgerversicherung umgewandelt werden soll, während zwischen den Zeilen zu lesen ist, dass die PKV langfristig abzuschaffen sei.

Aufgabe 7-6: Übersicht der gesundheitspolitischen Eckpunkte einer neuen Partei

Das BSW ist eine noch junge Partei. Sie bewegt sich derzeit zwischen eher linken, wirtschaftsliberalen und auch konservativen Elementen, was dazu beiträgt, dass sie in der Öffentlichkeit als populistisch dargestellt und wahrgenommen wird (Deutschlandfunk, 2024). Sollte sich die Partei jedoch mittel- bis langfristig durchsetzen, müsste sie irgendwann auch die Eckpunkte ihrer gesundheitspolitischen Ausrichtung differenzierter als bisher festlegen.

- Überprüfen Sie die aktuellen Parteiprogramme der BSW auf verallgemeinerbare Aussagen zur Gesundheitspolitik. Erstellen Sie in Anlehnung an den zuvor dargestellten gesundheitspolitischen „Eckpunkteübersichten" der einzelnen Parteien eine strukturell identische Übersicht für das BSW.

7.3.8 Gesundheits- und interessenpolitische Gesamteinordnung der Parteien

Der Vergleich der Gesundheitspolitik der die politische Arena bestimmenden Parteien zeigt zum einen, dass sich die meisten von ihnen im Zeitverlauf in verschiedenen Handlungsfeldern punktuell angenähert haben. Wirft man in diesem Zusammenhang einen Blick über die Gesundheitspolitik hinaus auf gesellschaftspolitische Aspekte, die in den Wahlprogrammen der letzten Jahre verstärkt Eingang gefunden haben, so zeichnet sich ab, dass speziell die ökologischen Herausforderungen und die damit einhergehenden Anforderungen an Nachhaltigkeit und intergenerativer Generationengerechtigkeit von fast allen Parteien mehr oder weniger umfänglich in ihre Programmatik aufgenommen wurden. Parallel dazu scheinen die Themen „Stärkung der Demokratie" und krisenbedingte Finanzierungsherausforderungen an Brisanz zu gewinnen.

Gesundheitspolitisch spiegeln sich diese Entwicklungen darin wider, dass den Themen Gesundheitsförderung und Prävention sowie Klimawandel und Gesundheit parteiübergreifend eine grundsätzlich wachsende Bedeutung beigemessen wird. Gleiches gilt für Frauengesundheit und geschlechtsspezifische Ungleichheiten in der Gesundheitsversorgung. Auch Fragen der Förderung von Patientenrechten sowie der Qualität und Notwendigkeit einer sektorenübergreifenden Vernetzung der medizinischen Versorgung werden von nahezu allen Parteien parallel und mit inhaltlichen Schnittstellen behandelt. Selbstsprechend gehören zu diesen eher parteiübergreifend diskutierten Themen auch solche mit aktuellen Problemlagen wie der Pflegepersonalnotstand, die ambulante Stadt-Land-Versorgung, die Digitalisierung des Gesundheitswesens oder die Probleme der Notfallambulanzen.

Trotz dieser gesundheitspolitischen Annäherung gibt es zweitens spürbar verbleibende grundsätzliche Programmunterschiede in der Gesundheitspolitik zwischen den Parteien. Dabei handelt es sich um Fragen von Markt und Staat, Wettbewerb und Kollaboration, Eigenverantwortung und Gemeinschaftsverantwortung oder und um die Ausgestaltung der Finanzierungssysteme im Allgemeinen. In diesen Fällen bieten die einzelnen Parteien nicht nur abweichende Einzellösungen an, sondern sie unterscheiden sich hier durchaus systemisch. Die Interpretation gemäß dem eingangs erläuterten Links-Rechts-Schema der Parteiendifferenzhypothese erscheint vor diesem Hintergrund im Gesundheitswesen durchaus angemessen.

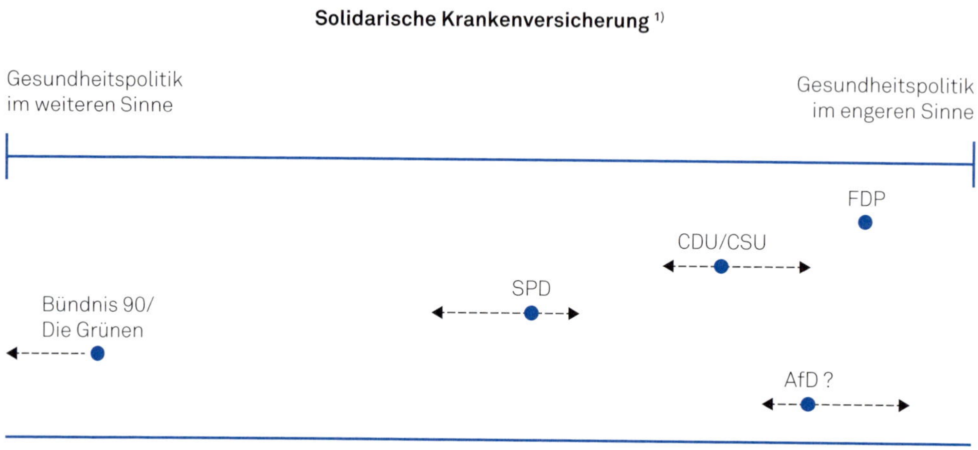

1) Die Partei Die Linke kann hier nicht berücksichtigt werden, da sie sich im Kern an einem nationalstaatlichen Gesundheitssystem orientiert, das aus Sicht der solidarischen Krankenversicherung systemfremd ist. Das BSW bleibt ebenfalls unberücksichtigt, da ein gesundheitspolitische Grundsatzprogrammatik bislang fehlt.

Abbildung 7-5: Klassifizierung der Gesundheitspolitik deutscher Parteien.

Will man also die Grundsatzpositionen der Parteien einordnen, so bietet sich das in Abbildung 7-5 skizzierte Klassifizierungsmodell an, das hier in Anlehnung an die OECD-Typologie von Gesundheitssystemen (1987), welches vereinfacht ausgedrückt zwischen den Extrempositionen Markt (privatwirtschaftliche Krankenversicherungssysteme) und Staat (nationale Gesundheitsdienste) bipolar ozilliert, aufgebaut wurde. Dabei wird naheliegenderweise das in Deutschland existierende solidarische Krankenversicherungssystem, das innerhalb der OECD-Typologie zwischen dem privaten Krankenversicherungssystem und dem nationalen Gesundheitsdienst angesiedelt ist, als Referenzsystem gewählt. Die beiden Endpunkte werden sodann mit der Gesundheitspolitik im engeren Sinne (Gesundheitspolitik als Wirtschaftspolitik) auf der einen Seite und der Gesundheitspolitik im weiteren Sinne (Gesundheitspolitik als gesundheitsbasierte Interventionspolitik) auf der anderen Seite definiert. Demnach lassen sich die gesundheitspolitischen Parteiausrichtungen schematisch wie folgt tendenziell verorten:

Auf der einen Seite steht die Gruppe von CDU/CSU und FDP. Diese Parteiengruppe setzt stärker auf wettbewerbliche und privatwirtschaftliche Elemente in der Krankenversicherung. Dazu zählen vom Grundsatz her der demografiebedingte Ausbau der PKV sowie ein angepasster, schrittweiser Umbau der GKV, die allerdings im Kern weiterhin solidarisch bleiben soll, wobei die paritätische Finanzierung nicht mehr zwingend beibehalten werden muss. Allerdings sind den Versicherten entsprechend ihrer Präferenzen mehr Wahlmöglichkeiten einzuräumen; letztlich muss der Wettbewerb auf die Versorgungsebene durchschlagen, sonst läuft dieser Reformansatz ins Leere. Die Gesundheitspolitik beider Parteien ist im Wesentlichen krankheitsfokussiert, wobei die CDU/CSU als Volkspartei dem gesellschaftlichen Trend folgend in jüngster Zeit vermehrt gesundheitsfördernde, ganzheitliche Aspekte in ihre Gesundheitsprogrammatik einbezieht. Damit verschiebt sich ihre Gesundheitspolitik tendenziell weiter in die Mitte. Im Kern bleibt sie aber konzeptionell weiterhin der Gesundheitspolitik im engeren Sinne, also der Gesundheitspolitik als Wirtschaftspolitik, verhaftet. Die AfD ist aufgrund ihres derzeit unvollständigen gesundheitspolitischen Konzepts nicht eindeutig zu sondieren, muss aber vermutlich systemisch der Gesundheitspolitik im engeren Sinne zugeordnet werden.

Auf der anderen Seite präsentiert sich das linksorientierte gesundheitspolitische Lager, zu dem primär die Parteien Die Linke und Bündnis 90/Die Grünen gehören. Diese Parteiengruppe ist in ihrer Grundausrichtung gesundheitsfokussiert und präferiert steuerungstechnisch eindeutig staatswirtschaftliche Elemente in ihrer Gesundheitspolitik, die sie unter dem hier eher verschleiernden Begriff der Demokratisierung des Systems subsumiert. Insgesamt fordert Die Linke grundsätzlich eine stärkere Vergesellschaftung als die Partei Bündnis 90/Die Grünen, die sich wiederum mehr von der Idee einer gemeinwohlorientierten, staatsinterventionistischen Transformationswirtschaft leiten lässt. Letztere beinhaltet zwar auch marktliche Elemente, aber allenfalls im Rahmen einer Mixed Economy. Konzeptionell orientieren sich Bündnis 90/Die Grünen an einer Gesundheitspolitik im weiteren Sinne, also entlang eines Ansatzes der gesundheitsbasierten Interventionspolitik. Demgegenüber liegt die konzeptionelle Ausrichtung der Gesundheitspolitik der Partei Die Linke aufgrund ihres Planungs- und Lenkungsansatzes zur Solidarökonomie – auch wenn das in ihrem Grundsatzprogramm nicht so klar definiert wird – faktisch außerhalb des GKV-Modells.

Die SPD schließlich, als dritter „Parteientyp“, mäandert gesundheitspolitisch zwischen diesen beiden Polen. Sofern sie Regierungsverantwortung übernimmt, setzt sie häufig auf pragmatische gesundheitspolitische Handlungskonzepte. Traditionell folgt sie dabei einer Gesundheitspolitik im engeren Sinne, die auf der Grundlage des gesellschaftlichen Wohlstands basiert („Sozialer Aufstieg durch Leistung“), an dem dann wiederum durch gezielte und „maßvolle“ Umverteilungsmaßnahmen auch einkommensschwächere Schichten partizipieren können. Parteiintern spielen dagegen ideologisch Gleichheitsaspekte eine zunehmend größere Rolle, wodurch die Partei immer weiter nach links driftet und gesundheitspolitisch vermehrt Elemente einer gesundheitsbasierten Interventionspolitik aufgreift. Dieser Ansatz spiegelte sich vom Grundsatz her auch in der Lauterbachschen Politik der „Entökonomisierung des Gesundheitswesens“ in der 20. Regierungsperiode wider. Zwischen diesen Polen bewegt sich aus heutiger Sicht ebenfalls das Bündnis Sahra Wagenknecht, das eine noch nicht abschließend zu klassifizierende Form „links-konservativer“ Politik verfolgt, wobei es derzeit generell offen ist, wohin sich diese Partei entwickeln wird.

Fokussiert man den Blick und unterstellt – wie zu Beginn dargelegt –, dass sich die Parteien nicht an den Präferenzen der Wähler, sondern umgekehrt die Wähler an den Grundsätzen der Parteien orientieren, so resultiert daraus für die Interessenpolitik, dass sich die verschiedenen Akteursgruppen des Gesundheitswesens schwerpunktmäßig an unterschiedliche Parteien wenden. In den Ansätzen zur Public Choice in Kap. 4.5 wurde bereits herausgearbeitet, dass der Erfolg von Interessenpolitik umso wahrscheinlicher ist, je die größer die inhaltlichen und ideologischen Schnittstellen zwischen den jeweiligen Politikern und Interessenvertretern sind.

Entsprechend ist die in Abbildung 7-5 vorgestellte gesundheitspolitische Klassifizierung der Parteien auch aus interessenpolitischer Sicht relevant. So ist beispielsweise die SPD trotz ihres mäandernden sozial- und gesundheitspolitischen Kurses nach wie vor ein wichtiger Ansprechpartner für sozial- und einkommensschwächere Gruppen und damit für Wohlfahrtsverbände, Selbsthilfegruppen, Gewerkschaften und auf Seiten der Krankenkassen insbesondere für die AOKn. CDU/CSU sind wiederum Parteien, die gemäß ihrem konservativen Profil breite gesellschaftliche Akteursgruppen abdecken. Sie sind in der Gesundheitspolitik schwerpunktmäßig Ansprechpartner für mittelständische und bürgerliche Gruppen, konfessionelle Träger sowie Arbeitgeber und deren Verbände. Darüber hinaus besitzen sie als langjährig größte Volkspartei interessenpolitisch für alle korporatistischen Institutionen übergreifend Relevanz. Hingegen wurde die FDP in der Vergangenheit gezielt von Freiberuflern und ihren Verbänden, Apothekern und anderen privatwirtschaftlichen Unternehmen wie der Pharmaindustrie kontaktiert.

Während gesundheitspolitisch die SPD mäandert, mäandern Bündnis 90/Die Grünen interessenpolitisch. Zwar fordern sie „Bürger*innenbeteiligung" und setzen auf ein patientenzentriertes Gesundheitswesen, jedoch vertreten sie realpolitisch neben ihrem linken Kern (Fundis) eine zunehmend linksliberale, gebildete, gutbürgerliche, einkommensstarke, vermögende, urbane Schicht. NGOs und Aktivistengruppen, eine Vielzahl von Gesundheitsberufen und deren Verbände – insbesondere, die der Freiberufler –, präventionsnahe Organisationen sowie ökologisch orientierte Unternehmen wenden sich in ihrer Lobbyarbeit an die grüne Partei. Da sich jedoch inzwischen nahezu alle großen Unternehmen, allein schon aus Imagegründen, einer umweltverträglichen Politik verschreiben (müssen) und gesellschaftliche (Vermögens-)Eliten zum Teil massiv in ökologische Geschäftsmodelle investieren (McKinsey & Company, 2023), sind Bündnis 90/Die Grünen mit ihrer transformationsbedingt hochgradigen Subventionsorientierung auch für diese traditionell eher konservativ oder liberal ausgerichteten Milieus interessenpolitisch relevant: selbst halbgefüllte, gesamtgesellschaftlich finanzierte Fördertöpfe wecken hier enorme Begehrlichkeiten.

Die bisherigen Überlegungen zeugen davon, dass die Parteien normative gesundheitspolitische Wurzeln haben. Diese spiegeln sich in den beiden gesundheitspolitischen Welten wider, in denen sich auch viele Wähler und die Interessenpolitik bewegen. Die Frage ist nun, ob sich die gesundheitspolitischen Grundlinien im Zeitverlauf abbilden lassen bzw. inwieweit sie tatsächlich politisch zur Umsetzung gelangt sind: Folgen Reformen bestimmten Mustern und lassen sie sich klar abgrenzbaren Zeiträumen zuordnen? Dies kann nicht losgelöst von der jeweiligen Regierungskonstellation, der wirtschaftlichen und gesellschaftlichen Stimmungslage sowie anderen Umfeldbedingungen beurteilt werden. Mehr dazu im Folgenden (Kap. 7.4).

7.4 Reformphasen der Gesundheitspolitik seit den 1970er Jahren

Im Weiteren wird die bundesdeutsche Gesundheitspolitik nach Reformphasen überblicksartig dargestellt.[19] Wir beschäftigen uns also mit den Ergebnissen der gesundheitspolitischen Realpolitik. Dabei stehen hier nicht die detaillierten Inhalte einzelner Reformen im Vordergrund der Betrachtung, sondern die jeweils grundsätzlichen gesundheitspolitischen Weichenstellungen – es wird also der Frage nachgegangen, welche konzeptionellen Grundausrichtungen, Steuerungsideen und Problemlösungs- bzw. Krisenbewältigungsansätze der jeweiligen Reformphase zugrunde liegen. Dies ist interessenpolitisch vor allem deshalb relevant, weil sich in den unterschiedlichen Reformphasen auch unterschiedliche Akteurs- und Interessenkonstellationen widerspiegeln.

Nach allgemein übereinstimmender Auffassung wird der Beginn der öffentlich wahrgenommenen und relevanten gesundheitspoliti-

---

19 Einen guten Überblick über die Inhalte und die Chronologie der Gesundheitsreformen sowie ihrer einzelnen Phasen geben z. B.: Knieps & Reiners (2015); Illing (2022); Hajen & Rottenkolben (2023), Kap. 11. Der weitere Text orientiert sich strukturleitend an diesen Beiträgen. Die Gesundheitspolitik der ehemaligen DDR wird hier nicht berücksichtigt, zumal deren bestehende Gesundheitsstrukturen mit der „Wende" 1990 vollständig in das bundesdeutsche System überführt wurden. Wer sich näher mit der Gesundheitspolitik der DDR befassen möchte, dem sei beispielsweise Knieps & Reiners (2015, S. 90 ff.) empfohlen.

schen Reformdebatten in Deutschland auf Mitte der 1970er Jahre gelegt. Seither ist eine Vielzahl von Gesundheitsreformen in Kraft gesetzt worden, wobei sich die Taktung der gesetzgeberischen Aktivitäten seit Anfang der 1990er Jahre spürbar erhöht hat und Gesundheitsreformen in tendenziell immer kürzeren zeitlichen Abständen implementiert wurden.

Ausgehend vom Jahr 1975 lassen sich vier gesetzgeberische Schwerpunktphasen kennzeichnen,[20] die jeweils mit einem Wandel in der inhaltlichen Grundausrichtung der Gesundheitspolitik und den dahinterstehenden Problemlösungs- bzw. Krisenbewältigungsstrategien verbunden waren:

1. Phase der Kostendämpfungspolitik (1975 bis Anfang der 1990er Jahre)
2. Phase der effizienz- und wettbewerbsorientierten Strukturreformpolitik (1992 bis Mitte/Ende des ersten Jahrzehnts der 2000er Jahre)
3. Phase der mäandernden Ad-hoc-Gesundheitspolitik (ca. 2009 bis Ende der 2010er/ Anfang der 2020er Jahre)
4. Phase der (globalen) Krisen- und Resilienzpolitik (2020/21 bis heute).

7.4.1 Phase der Kostendämpfungspolitik

Der Ausgangspunkt der Ära der Kostendämpfungspolitik ist vor dem Hintergrund einer wirtschaftlich prosperierenden Nachkriegszeit zu sehen, in der zu Anfang der 1970er Jahre die an die Macht gekommene sozialliberale Koalition unter Federführung der SPD für einen spürbaren Ausbau der Sozial- und Bildungssysteme sorgte. Die dadurch ausgelöste Expansion der Sozialausgaben galt als weitgehend unkritisch, solange sie durch entsprechend hohe gesamtwirtschaftliche Wachstumsraten und damit einhergehende Einnahmezuwächse für Staat und Sozialversicherungsträger abgefedert wurde. Dies änderte sich jedoch rapide mit dem Ausbruch der Ölkrise in den Jahren 1973/74, die die Weltwirtschaft erstmals seit dem 2. Weltkrieg ernsthaft herausforderte.

Für das beitragsfinanzierte deutsche Gesundheitssystem führte der folgende Konjunktureinbruch zu einem deutlichen Auseinanderdriften zwischen expansiven Sozialausgaben und krisenbedingt rückläufigen Einnahmen. In anfänglich noch großer Unkenntnis der Steuerungswirkungen im Gesundheitswesen wurde die Kostendämpfungspolitik geboren, mit der man das Ziel verfolgte, die Verteuerung des solidarischen Gesundheitswesens einzudämmen und die Wirtschaft zur Sicherung ihrer Leistungs- und Wettbewerbsfähigkeit von steigenden Sozialkosten zu entlasten.

Als zentrales gesundheitspolitisches Steuerungsinstrument wurde eine einnahmeorientierte Ausgabenpolitik implementiert, bei der nicht mehr zuvorderst das Bedarfsprinzip stand, sondern die GKV-Ausgaben an die GKV-Einnahmen angepasst werden mussten. Die Beitragssatzstabilität nahm damit den Rang einer globalen gesundheitspolitischen Zielgröße an (Gerlinger & Schönwälder, 2012). Entsprechend wurden einerseits die Krankenkassen – damals noch bloße Kostenträger – stärker in die Verantwortung für die Steuerung der Ausgabenentwicklung genommen und andererseits spezifische kostendämpfende (Einzel-)Maßnahmen durchgesetzt, wie z.B. Leistungsausgrenzungen aus der GKV, die Einführung niedriger Zuzahlungen für die Versicherten, die Großgeräteplanung, die EBM-Reform, die Veränderung der Krankenhausvergütung oder die Einführung von Arzneimittelfestbeträgen etc. Kennzeichnend für diese Phase war zudem eine appellative Politik, die eine stärkere Korporatisierung der Selbstverwaltung einforderte und darüber hinaus Institutionen wie den Sachverständigenrat für die Konzertierte Aktion im Gesundheitswesen implementierte.

20 Die Untergliederung der ersten beiden Phasen erfolgt in Anlehnung an Gerlinger & Schönwälder (2012).

Die Kostendämpfungspolitik, die durchaus Einspareffekte zeigte, offenbarte jedoch eine Reihe von Schwächen, da sie sich vorwiegend auf die Ausgabenseite konzentrierte, wettbewerbliche Steuerungswirkungen und individuelle Anreize weitgehend vernachlässigte und insgesamt strukturkonservierend wirkte: Das Gesundheitssystem galt insgesamt als wenig wandlungsfähig, die Leistungserbringer besaßen starke Anreize, ihre Einkommen über Mengenausweitungen zu maximieren, während die Krankenkassen im damaligen Zuweisersystem ungenügenden Druck verspürten, sich um die Interessen und Präferenzen ihrer Versicherten zu kümmern und intensive Auseinandersetzungen mit den Leistungserbringern um Qualität, Wirtschaftlichkeit und Effizienz scheuten (Cassel 1993; Jacobs, 1994).

7.4.2 Phase der effizienz- und wettbewerbsorientierten Strukturpolitik

Fehlende oder gar unzureichende gesundheitspolitische Problemlösungsansätze für eine ungebremst angespannte Ausgabenentwicklung im Gesundheitswesen, existierende Fehlallokationen in der medizinischen Versorgung, der steigende internationale Konkurrenzdruck auf die deutsche Wirtschaft und den heimischen Standort, der durch die Wiedervereinigung zusätzlich vor große Herausforderungen gestellt wurde, sowie die Erfahrungen mit interessengeleitetem und strukturkonservierendem Verhalten der Akteure im Gesundheitswesen veranlassten die Politik Anfang der 1990er Jahre zu einem Paradigmenwechsel. Das Ende der Kostendämpfungspolitik wurde mit dem Gesundheitsstrukturgesetz (GSG) von 1992 eingeleitet. Die ordnungspolitische Perspektive der Sozialen Marktwirtschaft dominierte diese neue Phase der Gesundheitspolitik. So schrieb beispielsweise der Sachverständigenrat (SVR, 1994, S. 33):

„Die Konzeption der sozialen Marktwirtschaft gibt einen Anhaltspunkt für die Ausgabenzuordnung auf den verschiedenen Ebenen. Grundsätzlich soll den Betroffenen und ihren Entscheidungen in einem wettbewerblichen Umfeld Vorrang eingeräumt werden. Verbände und dann der Staat entscheiden nur in solchen Fällen, wenn die direkt Betroffenen überfordert sind oder freiwillig ihre Entscheidungskompetenz übertragen. Die konstitutiven Voraussetzungen einer sozialen Marktwirtschaft, nämlich Privateigentum, Vertragsfreiheit, Wettbewerbsrecht und sozial orientierte Umverteilung der Leistungen, haben prinzipiell auch für die Krankenversorgung und gesundheitliche Betreuung der Bevölkerung Gültigkeit.“

Diesen Überlegungen folgend sollte das deutsche Gesundheitswesen durch einen regulierten Wettbewerb, der in Idealform produktive, allokative und dynamische Effizienz möglichst optimal mit der Realisierung von Solidaritätszielen verband (Greß, 2002), zukunftsfest reformiert werden: Der sogenannte solidarische Wettbewerb feierte seine Geburtsstunde. Er zog zahlreiche Reformen auf der Meso- und Mikroebene nach sich, die zusammenfassend folgende Merkmale aufwiesen (z. B.: Cassel & Wasem, 2014):

- Die Einführung der Kassenwahlfreiheit in der GKV, mit der ein Wettbewerb der Krankenkassen um Versicherte initiiert wurde. Der Beitragssatz avancierte darin neben Parametern wie Service oder Leistungen zum wichtigsten Wettbewerbsparameter. Um funktionsfähig zu sein, musste der Kassenwettbewerb jedoch mit einem Risikostrukturausgleich unterlegt werden (s. auch Kap. 6.2.2: regulierter Versicherungsmarkt).
- Den Versicherten wurden Schritt für Schritt erweiterte Wahlmöglichkeiten im Leistungsbereich der Krankenkassen eingeräumt wie Selbstbehalttarife, Beitragsrückerstattungen, Bonussysteme etc. Gleichzeitig sollte die Eigenverantwortung flankierend durch weitere Zuzahlungselemente gestärkt werden (regulierter Versicherungsmarkt).

- Darüber hinaus wurden Effizienz-, Steuerungs- und Anreizinstrumente auf Seiten der Leistungserbringer und Gesundheitsunternehmen eingeleitet. Diese zielten zum einen auf die Einführung von Vergütungselementen wie die DRGs, die an Regelleistungsvolumina gekoppelte ärztliche Gesamtvergütung, die Kosten-Nutzen-Bewertung von Arzneimitteln etc. Zum anderen sollten die Wettbewerbs- und Vertragsbeziehungen zwischen Krankenkassen und Leistungserbringern geöffnet und flexibilisiert werden. Dazu wurden beispielsweise in einem ersten Schritt Möglichkeiten für Modellvorhaben und Strukturverträge, die DMPs und weitere selektive und integrative Vertrags- und Strukturelemente gesetzlich eingeführt (regulierter Leistungsmarkt).
- Letztlich galt es, das Finanzierungssystem zukunftsfest zu gestalten. PKV-Elemente spielten in den gesundheitspolitischen Diskussionen und Überlegungen eine große Rolle. Als wichtigste Konsequenz forderten wettbewerblich orientierte Protagonisten Gesundheitspauschalen bei gleichzeitiger Abkopplung der Gesundheitsausgaben von den Arbeitskosten für das GKV-System. Diese ließen sich zwar gesellschaftspolitisch nicht durchsetzen, wurden jedoch indirekt und auf niedrigem Niveau mit den Zusatzbeiträgen, die ursprünglich pauschal in Euro und allein von den Versicherten zu tragen waren, im neu implementierten Gesundheitsfonds des Jahres 2009 eingeführt.

Die Phase der wettbewerbsorientierten Strukturpolitik war bewusst auf einen längeren Entwicklungszeitraum angelegt, verbunden mit dem Ziel einer schrittweisen Deregulierung und Privatisierung des gesetzlichen Gesundheitssystems. Ausgangspunkt darin war der Wettbewerb zwischen den Krankenkassen, der dann sukzessive über Einzel- und Selektivverträge auf die Ebene der Leistungserbringer ausgedehnt werden sollte (SVR, 1995). Dazu zählte als Maximalforderung beispielsweise die Abschaffung der Kassenärztlichen Vereinigungen.

Dahinter stand die Überlegung, dass als notwendige Voraussetzung für einen funktionierenden Wettbewerb größere Verhandlungsspielräume zwischen Krankenkassen und Leistungserbringern geschaffen werden müssen. Ökonomisch ausgedrückt, können sich die wohlfahrtsfördernden Effekte des solidarischen Wettbewerbs erst dann wirksam entfalten, wenn nach Öffnung des Versicherungsmarktes die zweite Stufe des Wettbewerbs eingeleitet wird: die Flexibilisierung des korporatistisch durchwobenen, vielfach regulierten Leistungsmarkts (Beek et al., 2024). Denn wenn der Wettbewerb der Krankenkassen nicht auf die Versorgungsseite durchschlägt und damit zu entsprechenden Leistungs- und Versorgungsverbesserungen beiträgt, muss er zwangsläufig ins Leere laufen.

Letztlich muss konstatiert werden, dass politisch der Mut fehlte, die Versorgungsseite konsequent zu deregulieren. Zum einen warnte der Sachverständigenrat (SVR, 2006, 2008) vor einer nicht zu beherrschenden Zersplitterung der Versorgungslandschaft, zum anderen zeigten die gesetzlichen Krankenkassen nur geringe Neigung, die ihnen zwischenzeitlich eröffneten vertraglichen Spielräume tatsächlich zu nutzen. Zwar exponierten sie sich gegenüber der Politik verbal gerne als Versorgungsmanager, insgeheim bevorzugten sie aber weiterhin vielfach die bestehenden Kollektivverträge. Das damit einhergehende Spannungsverhältnis zwischen der unvollständigen Umsetzung des solidarischen Wettbewerbs einerseits und der gleichzeitigen Wirkung bereits implementierter ökonomischer Instrumente andererseits zog einige Verzerrungen, Fehlentwicklungen und Überforderungen nach sich, beispielweise im medizinischen und pflegerischen Bereich. So wurde in Ermangelung an Gestaltungsspielräumen der Kostendruck vielfach an die Schwächsten, also an die Patienten und die pflegenden Berufe, weitergeleitet. Leistungseinschränkungen, Rationierungen und Personalabbau einerseits sowie medizinisch nicht erforderliche Mengenausweitungen – sofern finanziert – andererseits waren die Folge. Dabei verhielten sich die Leistungsanbieter wie Ärzte und Krankenhäuser unter den gegebenen Bedingungen durchaus ökonomisch rational, wohl wissend, dass ihr Handeln die eigene interessenpolitische Position sogar stärken konnte, wenn sie nur die Politik und die strukturkonservativen Krankenkassen als Sündenböcke vorschieben konnten. Gesundheitspolitik wurde so zunehmend verteilungspolitisch bestimmt und öffentlich als Konfliktfeld wahrgenommen.

7.4.3 Phase der mäandernden Ad-hoc-Gesundheitspolitik

Als Phase der mäandernden Ad-hoc-Gesundheitspolitik ist zu verstehen, dass erkennbar keiner der beiden gesundheitspolitischen Grundsatzausrichtung nachhaltig gefolgt wurde. Vielmehr versuchten die legislativ verantwortlichen Akteure, „pragmatische", oftmals auch nur konfliktvermeidende oder risikoarme Reformlösungen umzusetzen, die sich von der Finanzierungs- und Wettbewerbsorientierung der Gesundheitspolitik im engeren Sinne lösten und verstärkt Gerechtigkeits- und Umverteilungsaspekte sowie weiche gesundheitsförderliche Elemente der Gesundheitspolitik im weiteren Sinne beinhalteten. Vor dem Hintergrund eines sich radikal verändernden Medienumfeldes bestimmte der Machterhalt zusehends das politische Handeln. Als Konsequenz mäanderte die Reformpolitik zwischen Effizienz und Gleichheit. Ausbau, Umbau und teilweiser Rückbau des Gesundheitswesens erfolgten überwiegend zweckorientiert und opportunistisch. Die Elemente beider gesundheitspolitischer Konzeptionen wurden dabei nach dem Motto „Weniger Wettbewerb – mehr Umverteilung" zunehmend miteinander vermengt. Mit dem Lernen vom Besten aus beiden Welten, blendete der Gesetzgeber jedoch – bewusst oder unbewusst – aus, dass diese Welten von unterschiedlichen Steuerungsphilosophien getragen werden. Der gesundheitspolitische bzw. ordnungspolitische Kompass ging und geht so allmählich verloren.

Der Beginn dieser neuen gesundheitspolitischen Phase lässt sich nicht so scharf abgrenzen wie der der beiden vorangegangenen Phasen. Vielmehr handelte es sich um einen eher schleichenden Übergangsprozess. Ausgangspunkt waren sicherlich die ernüchternden Erfahrungen mit dem Thema „Reform für ein zukunftsfestes GKV-Finanzierungssystem" im Bundestagswahlkampf 2005. Im anschließenden Koalitionsvertrag hielt die nun regierungsverantwortliche erste Große Koalition aus CDU/CSU und SPD zwar an dem Ziel einer umfassenden GKV-Finanzierungsreform fest, die öffentliche Diskussion darüber verlief in der Folge jedoch auffallend zurückhaltend (Gerlinger, 2011). Händeringend und kräftezehrend einigten sich die sozialdemokratischen und konservativen Koalitionäre mit dem Gesundheitsfonds schließlich auf ein Finanzierungsmodell, das sich sowohl in Richtung eines Gesundheitsprämienmodells als auch in Richtung einer Bürgerversicherung weiterentwickeln ließ und eine Art vorläufig ausbalancierter Friedensgrenze im gesundheitspolitischen Verteilungskampf darstellte.

Zeitnah zur Einführung des Gesundheitsfonds im Jahr 2009 kumulierten alsdann einige einschneidende gesellschaftliche und politische Großereignisse, die direkt oder auch indirekt auf die Gesundheitspolitik einwirkten und spätestens ab diesem Zeitpunkt eine neue gesundheitspolitische Phase markierten. Zuvorderst ist in diesem Zusammenhang die Weltfinanzkrise desselben Jahres zu nennen. Diese führte nicht nur zu erheblichen globalen wirtschaftlichen Spannungen, sondern bewirkte zeitgleich, dass das ökonomische Denken grundsätzlich stärker kritisch hinterfragt wurde. Einige wirtschaftspolitische Prioritäten verschoben sich im Zuge der Krisenbewältigung grundlegend, auch mit entsprechenden Auswirkungen auf das deutsche Gesundheitswesen. Schließlich hatten die wettbewerblich orientierten Reformen der Vorjahre eine Reihe von Kritikern und Gegnern hervorgerufen, die entweder anderen normativen Überzeugungen folgten oder schlichtweg andere Interessen anvisierten als die Reformfürsprecher. Diese Kritiker und Gegner bekamen nun Oberwasser. In den darauffolgenden öffentlichen Debatten entwickelte sich die Ökonomisierung des Gesundheitswesens zunehmend zu einem negativ aufgeladenen Begriff, der schlagwortartig als Platzhalter für gesundheitspolitische Fehlentwicklungen verwendet wurde. Im Gegenzug gewannen soziale Themen, wie die versorgungsseitige Benachteiligung vulnerabler oder sozial schwacher Gruppen weiter an Gewicht.

Hinzu kam, dass die im Gefolge der Weltfinanzkrise hierzulande eingeleitete keynesianische Konjunkturpolitik – auch aufbauend auf der Agenda 2010 – zu einem so nicht erwarteten Wirtschaftsboom führte, der den allgemeinen Reformdruck spürbar minderte. Nach den vielen anstrengenden Jahren der Wiedervereinigung, der Einführung des Euro und zahlreicher weiterer (Konsolidierungs-)Reformen setzte eine „Welle der gefühlten gesamtgesellschaftlichen Entspannung“ ein, die politisch zusätzlich dadurch gespeist wurde, dass in den Jahren zwischen 2014 und 2021 zwei weitere, tendenziell konfliktvermeidende Große Koalitionen aus CDU/CSU und SPD in Regierungsverantwortung standen. So nahm eine Gesundheitspolitik des Einrichtens, des Ad-hoc-Heilens, des Beschwichtigens, der Interessenberücksichtigung und Umverteilung an Fahrt auf. Politikentscheidungen folgten zunehmend gesundheitswissenschaftlichen Überlegungen und erst nachrangig ökonomischen Rationalitäten mit der Folge, anlassbezogener oder (macht-)politisch opportuner Anpassungen, Erweiterungen und Ad-hoc-Verbesserungen der Versorgung.

Zu den positiven reformpolitischen Beispielen dieser Etappe gehören die gesundheitspolitisch durchaus relevanten und notwendigen Verbesserungen des Entlassmanagements in den Kliniken, die Ermöglichung fachgruppenübergreifender Medizinischer Versorgungszentren, die Veränderungen im Hebammenwesen, die Einführung der Pflege- und Hygieneförderprogramme oder auch die Erhöhung der Zielgenauigkeit des Risikostrukturausgleichs. Gleichzeitig wurden aber auch zahlreiche kollektive und staatliche Elemente gestärkt, wie die Förderung der Selbsthilfe, die Implementierung des Innovationsfonds, die verbindliche Berücksichtigung gesetzlicher Gesundheitsziele oder die Festlegung einer nationalen Präventionsstrategie, während auf der anderen Seite wettbewerbliche Anreizinstrumente systematisch abgebaut bzw. rückabgewickelt wurden. Dazu zählen beispielsweise die Umwidmung der pauschalen in prozentuale Zusatzbeiträge sowie deren Wiederherstellung als Parität, die Abschaffung der Praxisgebühr, das Ausschreibungsverbot bei Hilfsmitteln oder die Rücknahme des Wahlangebots von GKV-eigenkonzipierten Zusatzversicherungen.

Insbesondere die Möglichkeiten zur Leistungsausweitung und individuellen Entlastung wurden – wie oben bereits angedeutet – zweifellos durch die positive gesamtwirtschaftliche Entwicklung in den 2010er Jahren begünstigt. Darüber hinaus wirkten zunehmend Aspekte der gesellschaftlichen Klima- und Nachhaltigkeitsdebatte auf die Gesundheitspolitik ein und schließlich galt und gilt es, die Herausforderungen der Digitalisierung zu meistern. In dieser Gemengelage oszillierte die Politik zwischen Wettbewerb und Umverteilung und entwickelte sich zu einem Aus-, Um- und Rückbauprogramm des Gesundheitswesens, das – zumindest bis zum Eintreten der Corona-Krise – mehr vom Pragmatismus und der machtpolitischen Neigung des verantwortlichen Gesundheitsministers bestimmt war als von einer klar definierten und nachvollziehbaren gesundheitspolitischen Grundsatzausrichtung.

7.4.4 Phase der (globalen) Krisen- und Resilienzpolitik

Die Corona-Krise stellt sich im Nachhinein als ein Gablungspunkt für eine neue Phase der Gesundheitspolitik heraus. Krisen haben die

Eigenschaft Fehler aufzudecken. Einige der in der Krise wahrgenommenen Versorgungs-, Struktur- und Umsetzungsdefizite wurden sehr kurzfristig Gegenstand gesundheitspolitischer Reformen der in der 20. Legislaturperiode amtierenden Ampelregierung und beschäftigen auch noch die aktuelle Regierung aus CDU/CSU und SPD. Unstrittig ist, dass seit der Corona-Krise der Qualitätsdimension der medizinischen Versorgung und der Versorgungssicherheit mehr Gewicht beigemessen wird – ebenso wie der Stärkung der Resilienz des Gesundheitssystems, also seiner systemischen Robustheit und Krisenbewältigungsfähigkeit.

Dies ist jedoch nur eine gesundheitspolitische Facette der COVID-19-Pandemie. Denn sie hat auch gezeigt, dass Gesundheitsgefahren nicht an nationalen Grenzen Halt machen. Damit ist die sogenannte Global Health, also die Gesundheit der Bevölkerung im weltweiten Kontext, stark in das Bewusstsein der politischen Öffentlichkeit gerückt. Gesundheitliche Chancengleichheit für alle Menschen und der Schutz vor globalen, überregionalen Bedrohungen gewinnen vor diesem Hintergrund gesundheitspolitisch an Gewicht. Das schließt den Zusammenhang zwischen Klima, Gesundheit und Nachhaltigkeit ein. In der Konsequenz daraus, sollte Public Policy („öffentliche Politik") künftig mehr Verantwortung für globale, grenzüberschreitende (Kollektiv-)Güter und Prozesse übernehmen (Beek et al., 2024) – der Bezug zum Konzept der „Gesundheitspolitik im weiteren Sinne" ist hier unverkennbar: Der Gesundheitssektor, der seit jeher umfassend reguliert ist, müsste sich aus dieser Perspektive auf stärkere, direktive Steuerungsanforderungen zur Umsetzung der Vernetzung und Integration der medizinischen Versorgungssektoren und der Gesundheitssysteme insgesamt einstellen.

Ob und inwieweit es sich hierbei um ein realistisches Szenario handelt, hängt maßgeblich von der Entwicklung der gesellschaftlichen, politischen und nicht zuletzt gesamtwirtschaftlichen Rahmenbedingungen ab. Die sich derzeit verdichtenden globalen Mehrfachkrisen wie Ukraine-Krieg, Inflation, Klimakrise, Migration etc. in Verbindung mit einigen groben handwerklichen Politikfehlern in der 20. Regierungsperiode haben das wirtschaftliche Umfeld in Deutschland spürbar eingetrübt. Unter den derzeit kritischen Wachstumsbedingungen und den gleichzeitig immer drängender werdenden demografischen Herausforderungen nehmen die finanziellen Spielräume im Gesundheitswesen rapide ab. Der für die Bundesrepublik historisch beispiellose und gesamtwirtschaftlich erdrückende Anstieg der GKV-Beitragssätze in den Jahren 2024 und 2025 ist auch Ausdruck der Tatsache, dass makroökonomische Fragen in der Gesundheitspolitik und bei nicht wenigen Interessenakteuren seit Jahren – und nicht erst seit der Ampelkoalition – in den Hintergrund getreten sind bzw. vollmundig zur Nebensache erklärt wurden.

Der Koalitionsvertrag vom April 2025 fordert hier folgerichtig eine Trendwende ein. So wird ein Gesamtpaket aus strukturellen und kurzfristigen Maßnahmen angekündigt, um die langjährige Ausgabendynamik zu stoppen und die wachsende strukturelle Lücke zwischen Ausgaben und Einnahmen zu schließen (koalitionsvertrag2025.de, n. d.). Der sich anschließende, detailverliebte Maßnahmenkatalog lässt diese klare Stoßrichtung jedoch nicht mehr erkennen. In welche Richtung sich die Gesundheitspolitik daher künftig entwickeln wird, ob und inwieweit sie weiterhin mäandert, ökonomisch forciert oder möglicherweise sogar punktuell staatlich weiter ausgebaut wird, ist derzeit trotz neuer Regierung ein offener Prozess. Klar ist nur, dass Zeiten starker Veränderungen tendenziell immer auch Zeiten sind, in denen Lobbyisten versuchen, ihre Interessen stark zur Geltung zu bringen.

Auch daher ist es fraglich, ob sich Gesundheitspolitik auf Dauer einen Kurs der Problemverwaltung ohne ausreichende Berücksichtigung ökonomischer Rationalitäten und mit einem zunehmenden Verlust an ordnungspolitischem Fokus erlauben kann. Diese Frage stellt sich umso mehr, als zum einen die demo-

Aufgabe 7-7: Bewerten Sie bitte die Gesundheitsreformen der beiden letzten Legislaturperioden aus gesundheits- und interessenpolitischer Sicht

Listen Sie die Gesundheitsreformen der letzten und der laufenden Legislaturperiode auf.

- Sind diese aus Ihrer Perspektive gesellschaftspolitisch nachvollziehbar, oder werden hier eher bestimmte Interessengruppen schwerpunktmäßig bedient? Begründen Sie Ihre Position auch unter Anwendung des in diesem Buch vermittelten Wissens.

grafischen Herausforderungen nicht einfach ausgeblendet werden können und zum anderen Digitalisierung und KI als sich selbst verstärkende Treiber des Strukturwandels im Gesundheitswesen zukünftig an Fahrt gewinnen dürften.

7.5 Interessenpolitik im Wandel der Gesundheitspolitik

Interessenvertreter und ihre Organisationen sollten die normativen Verankerungen, also die politischen Werte und Sichtweisen ihrer Ansprechpartner kennen. Das Wissen darum ermöglicht ihnen eine gezielte Einflussnahme auf die Gesundheitspolitik und befähigt sie entscheidend zur parteiübergreifenden Kommunikation und Interaktion mit unterschiedlichen Gruppen und Personen.

Ordnungspolitisch lässt sich die Gesundheitspolitik des deutschen Gesundheitswesens in zwei Konzeptionswelten einteilen. Diese dürfen jedoch nicht naiv als eng im Sinne von krankheitsorientiert und sparsam einerseits sowie weit im Sinne von gesundheitsorientiert und ganzheitlich andererseits übersetzt werden, sondern sie repräsentieren zwei unterschiedliche Lenkungs- und Steuerungsansätze.

Die Konkurrenz beider Ansätze spiegelt sich vor allem in der zweiten und dritten Reformphase wider. Denn die mit der zweiten Phase initiierte solidarische Wettbewerbsordnung ist tatsächlich nie vollständig scharf gestellt worden. Vielmehr baute die Gesundheitspolitik über die letzten Jahre hinweg einige ihrer Elemente sukzessive zurück, während sie gleichzeitig den interventionistischen und stärker kollektivistischen Instrumenten aus der Welt der Gesundheitsförderung mehr Gewicht beimaß und dies Stand heute auch weiterhin tut.

Diese Entwicklung spiegelt sich ebenfalls auf der institutionellen Ebene des Gesundheitswesens und seiner Akteure wider, denn insbesondere der Korporatismus hat das Auf und Ab der beiden Phasen mit durchlaufen. Aus heutiger Sicht hat er sich nach und nach revitalisiert, sodass ihm und seinen Interessenakteuren im Ergebnis eine erhebliche Beharrungskraft und Strukturhärte attestiert werden muss. Wirkungslos ist der solidarische Wettbewerb jedoch nicht geblieben.

So herrscht seither ein ungebremster Wettbewerb zwischen den Krankenkassen um die Versicherten. Damit einher geht ein partikulargetriebener Interessenwettbewerb, der durch die Konkurrenz um vorteilhafte Rahmenbedingungen und den Zugriff auf die knappen solidarischen Ressourcen gekennzeichnet ist. Dieser eigennutzbasierte Interessenwettbewerb läuft dem Korporatismus als eigenständigem Modell der Interessenvermittlung entgegen und ist ihm de facto systemfremd. Er strahlt auf alle Bereiche des Gesundheitswesens aus und führt dazu, dass sich die Interessenlandschaft im Gesundheitswesen insgesamt und auch zwischen den Selbstverwaltungsorganisationen zersplittert – und dies trotz der dort nach wie vor bestehenden und gelebten korporatistischen Spielregeln. In der Konsequenz etabliert sich eine Professionalisierung der Interessenpolitik, wodurch die gesundheitspolitische Entscheidungs- und Gesetzgebungspraxis zunehmend durch lobbyistisches Handeln überlagert wird.

Aufgabe 7-8: Ist die „Ökonomisierung des Gesundheitswesens“ eine interessenpolitische Mär?

Seit Jahren wird die These von der Ökonomisierung des Gesundheitswesens von verschiedenen Akteuren in die öffentliche Diskussion eingebracht. Manche Protagonisten sprechen gar von Mythen der Gesundheitspolitik (Reiners, 2009), andere, wie der Wirtschaftsmediziner und ehemalige Gesundheitsminister Lauterbach, fordern populär eine Entökonomisierung des Sektors. Nun haben Sie aber gelesen, dass sich die Gesundheitsreformen in den letzten 15 bis 20 Jahren gar nicht so geradlinig in Richtung Ökonomisierung des Systems bewegt haben. In den Vorkapiteln (Kap. 6.2 und 6.3) hatten wir zudem festgestellt, dass das vorherrschende Steuerungsmodell im deutschen Gesundheitswesen der Korporatismus und nicht der Wettbewerb ist. Bereits vor knapp 20 Jahren lautete die Analyse des Sachverständigenrates (2006) hierzu, dass die wettbewerblichen Reformen im Gesundheitsbereich im Vergleich zu ihren korporatistischen Elementen eher bescheiden ausfallen. Wenn aber unabhängig vom faktischen Finanzierungsdruck im System gar keine so eindeutige gesundheitspolitische Schlagseite vorherrscht, wäre es durchaus legitim, der Frage nachzugehen, wer bzw. welche Interessengruppen von der „Mär der Ökonomisierung des Gesundheitswesens“ profitieren? Wer sind die Verlierer?

- Erstellen Sie eine Synopse mit den beiden Spalten Gewinner und Verlierer. Tragen Sie die verschiedenen Akteure des Gesundheitswesens in die Zeilen ein. Sie können sich dabei auch an der Übersicht „Interessengeleitete Motivationslagen ausgewählter Akteure des Gesundheitswesens nach Betätigungsfeldern“ (Tabelle 3-1) orientieren. Bewerten Sie nun die Fragestellung. Zu welchem Ergebnis gelangen Sie? Berücksichtigen Sie dabei auch primäre und sekundäre (verdeckte) Interessen (s. Kap. 2.5).
- Diskutieren Sie Ihre Ergebnisse mit Ihren Kommilitoninnen und Kommilitonen.

Literatur

abgeordnetenwatch.de. (n.d.-a). *Bundestag Wahl 2005 – Wahlprogramme*. Verfügbar unter https://www.abgeordnetenwatch.de/bundestag/wahl-2005/wahlprogramme

abgeordnetenwatch.de. (n.d.-b). *Bundestag Wahl 2017 – Wahlprogramme*. Verfügbar unter https://www.abgeordnetenwatch.de/bundestag/wahl-2017/wahlprogramme

abgeordnetenwatch.de. (n.d.-c). *Wahlprogramme*. Verfügbar unter https://www.abgeordnetenwatch.de/bundestag/wahl-2021/wahlprogramme

abgeordnetenwatch.de. (n.d.-d). *Wahlprogramme*. Verfügbar unter https://www.abgeordnetenwatch.de/bundestag/bundestag-wahl-2025/wahlprogramme

AfD (Alternative für Deutschland). (n.d.). *Programm für Deutschland: Das Grundsatzprogramm der Alternative für Deutschland*. Verfügbar unter https://www.afd.de/wp-content/uploads/2023/05/Programm_AfD_Online_.pdf (Zugriff am 24.04.2024)

Altgelt, Th. & Kickbusch, I. (2012). Gesundheitsförderung. In F.W. Schwartz, U. Walter, J. Siegrist, P. Kolip, R. Leidl, M.-L. Dierks, R. Busse & N. Schneider (Hrsg.), *Public Health: Gesundheit und Gesundheitswesen* (S. 187–196). Urban & Fischer.

AOK-BV (Allgemeine Ortskrankenkasse Bundesverband). (2021). *Bundestagswahl 2021 – Positionen der Parteien im Bereich Gesundheit und Pflege*. Verfügbar unter https://www.aok.de/pp/bw/politik/bundestagswahl-2021-positionen-parteien/

Arah, O.A., Westert, G.P., Hurst, J. & Klazinga, N.S. (2006). A conceptual framework for the OECD Health Care Quality Indicators Project. *International Journal for Quality in Health Care, 18*(1), 5–13. https://doi.org/10.1093/intqhc/mzl024

Antonovsky, A. (1997). *Salutogenese: Zur Entmystifizierung der Gesundheit*. DGVT-Verlag.

Backhaus, J. (1983). Competition, innovation and regulation in the pharmaceutical industry. *Managerial and Decision Economics, 4*(2), 107–120. https://doi.org/10.1002/mde.4090040208

Bandelow, N.C. (2004). Governance im Gesundheitswesen: Systemintegration zwischen Verhandlung und hierarchischer Steuerung. In U. Schimank & St. Lang (Hrsg.), *Governance und gesellschaftliche Integration* (S. 89–107). VS Verlag für Sozialwissenschaften. https://doi.org/10.1007/978-3-663-10188-8_4

Bandelow, N.C. & Hartmann, A. (2014). Gesundheitspolitik unter gelb-schwarzer Führung: Begrenzte Erklärungskraft der Parteiendifferenz in einem vermachteten Politikfeld. In R. Zohlnhöfer & Th. Saalfeld (Hrsg.), *Politik im Schatten der Krise* (S. 445–470). Springer VS.

Bardt, H. (2024). Industriepolitik ist mehr als Standortpolitik. In K. Bergmann & M. Diermeier (Hrsg.), *Transformationspolitik: Anspruch und Wirklichkeit der Ampel-Koalition* (S. 195–204). transcript Verlag.

Beek, C. van der, Beek, G. van der & Boroch, W. (2024). *Gesundheitsökonomie: Eine Einführung* (2. Aufl.). De Gruyter Oldenbourg.

Bellido, H., Olmos, L. & Román-Aso, J.A. (2018). Do political factors influence public health expenditures? Evidence pre- and post-great recession. *The European Journal of Health Economics, 20*(3), 455–474. https://doi.org/10.1007/s10198-018-1010-2

Blankart, C.B. & Schnellenbach, J. (2025). *Öffentliche Finanzen in der Demokratie: Eine Einführung in die Finanzwirtschaft* (10. Aufl.). Vahlen.

Boroch, W. (1998). Gesundheitspolitische Parteiprogramme im Wahljahr 1998. *Westfälisches Ärzteblatt*, (9), 6–9.

Boroch, W. (2018). *Dimensionen allgemeiner Gesundheitspolitik: Eine modifizierte Anordnung nach Kriterien der engen, weiten und praxisbezogenen Anwendung* (ifgs Schriftenreihe, Bd. 11). MA Verlags- und Druck-Gesellschaft mbH.

Boroch, W. (2019). Konkurrierende Konzeptionen der Gesundheitspolitik. *Zeitschrift für Wirtschaftspolitik, 68*(3), 222–250. https://doi.org/10.1515/zfwp-2019-2013

BSW – Bündnis Sarah Wagenknecht. (n.d.). *Unser Parteiprogramm*. Verfügbar unter https://bsw-vg.de/wp-content/uploads/2024/01/BSW_Parteiprogramm.pdf (Zugriff am 25.08.2024)

Bündnis 90/Die Grünen. (2020). *„... zu achten und zu schützen ..." Veränderung schafft Halt: Grundsatzprogramm*. Verfügbar unter https://cms.gruene.de/uploads/assets/20200125_Grundsatzprogramm.pdf

Cassel, D. (1988). Wirtschaftspolitik als Ordnungspolitik. In D. Cassel, B.-T. Ramb & H.J. Thieme (Hrsg.), *Ordnungspolitik* (S. 313–333). Vahlen.

Cassel, D. (1993). Organisationsreform in der GKV zwischen Kassenwettbewerb und Einheitskasse. *Wirtschaftsdienst, 73*(3), 131–137.

Cassel, D. (2000). Ordnungspolitische Gestaltung des Gesundheitswesens in der sozialen Marktwirtschaft. In O.G. Meyer & Th. Straubhaar (Hrsg.), *Hamburger Jahrbuch für Wirtschafts- und Gesellschaftspolitik* (Jg. 45, S. 123–143). J.C.B. Mohr.

Cassel, D. & Wasem, J. (2014). Solidarität und Wettbewerb als Grundprinzipien eines sozialen Gesundheitswesens. In D. Cassel, K. Jacobs, C. Vauth & J. Zerth (Hrsg.), *Solidarische Wettbewerbsordnung: Genese, Umsetzung und Perspektive einer Konzeption zur wettbewerblichen Gestaltung der gesetzlichen Krankenversicherung* (S. 3–43). medhochzwei Verlag.

CDU (Christliche Demokratische Union). (2024). *In Freiheit leben: Deutschland sicher in die Zukunft führen. Grundsatzprogramm der CDU Deutschlands.* Verfügbar unter https://www.cdu.de/app/uploads/2025/08/240113_CDU_GSP_2024_Beschlussfassung_FINAL.pdf

Criscuolo, C., Gonne, N., Kitazawa, K. & Lalanne, G. (2022). Are industrial policy instruments effective? A review of evidence in OECD countries. *OECD Science, Technology and Industry Papers*, Nr. 128. OECD Publishing.

csu-geschichte.de. (n.d.). *Bundestagswahlen – Wahlprogramme.* Verfügbar unter https://www.csu-geschichte.de/wahlen/detail/bundestagswahlen-wahlprogramme (Zugriff am 24.05.2024)

Damm, K. & Schulenburg, J.-M. Graf v.d. (2012). Gesundheitsökonomische Evaluation und Verteilungsgerechtigkeit. In O. Schöffski & J.-M. Graf v.d. Schulenburg (Hrsg.), *Gesundheitsökonomische Evaluationen* (S. 501–520). Springer. https://doi.org/10.1007/978-3-642-21700-5_20

De Bock, F., Dietrich, M. & Rehfuess, E. (2022). *Evidenzbasierte Prävention und Gesundheitsförderung: Memorandum der Bundeszentrale für gesundheitliche Aufklärung (BZgA).* https://doi.org/10.5771/9783748911784-140

Decker, F. (2018). Lassen sich Parteien noch klassifizieren? *Aus Politik und Zeitgeschichte, 68*(46–47), 21–26.

Deutschlandfunk. (2024). *Bündnis Sarah Wagenknecht: Hier links, da rechts.* Verfügbar unter https://www.deutschlandfunk.de/wagenknecht-partei-buendnis-gruendung-100.html

Die Linke. (2011). *Programm der Partei Die Linke.* Verfügbar unter https://www.die-linke.de/partei/programm/ (Zugriff am 30.04.2024)

Eucken, W. (1952). *Grundsätze der Wirtschaftspolitik.* J.C.B. Mohr (Paul Siebeck).

FDP (Freie Demokratische Partei). (2012). *Verantwortung für die Freiheit: Karlsruher Freiheitsthesen der FDP für eine offene Bürgergesellschaft.* Verfügbar unter https://www.fdp.de/seite/unsere-werte

FDP (Freie Demokratische Partei). (2020). *Beschluss des Bundesvorstandes der FDP: Freiheit und Verantwortung für die Zukunft*. Verfügbar unter https://www.fdp.de/beschluss/beschluss-des-bundesvorstandes-freiheit-und-verantwortung-fuer-die-zukunft

Feist, U. & Hoffmann, H.-J. (1999). Die Bundestagswahlanalyse 1998: Wahl des Wechsels. *Zeitschrift für Parlamentsfragen, 30*(2), 215–251.

Franzkowiak, P. (2011). Biomedizinische Perspektive. In Bundeszentrale für gesundheitliche Aufklärung (BZgA) (Hrsg.), *Leitbegriffe der Gesundheitsförderung und Prävention: Glossar zu Konzepten, Strategien und Methoden der Gesundheitsförderung (S. o. S.)*. Verlag für Gesundheitsförderung.

Friedrich Naumann Foundation. (n. d.). *Grundsatzprogramme und Dokumente*. Verfügbar unter https://www.freiheit.org/de/grundsatzprogramme-und-dokumente (Zugriff am 30.04.2024)

Geene, R., Köckler, H. & Trojan, A. (2022). Gesundheitsfördernde Gesamtpolitik/Healthy Public Policy. In Bundeszentrale für gesundheitliche Aufklärung (BZgA) (Hrsg.), *Leitbegriffe der Gesundheitsförderung und Prävention: Glossar zu Konzepten, Strategien und Methoden.*

Gerlinger, Th. (2011). Gesundheitspolitik und Parteienwettbewerb: Konzeptionen zur Finanzierung der gesetzlichen Krankenversicherung. In St. Schieren (Hrsg.), *Gesundheitspolitik: Hintergründe, Probleme und Perspektiven* (S. 55–80). Wochenschau-Verlag.

Gerlinger, Th. (2024). Institutionenwandel in der Präventionspolitik. *G+G Wissenschaft, 24*(2), 7–14.

Gerlinger, Th. & Rosenbrock, R. (2024). *Gesundheitspolitik: Eine systematische Einführung* (4. Aufl.). Hogrefe.

Gerlinger, Th. & Schönwälder, Th. (2012). *Etappen der Gesundheitspolitik 1975 bis 2012*. bpb: Bundeszentrale für politische Bildung.

GKV-SV (GKV-Spitzenverband). (4. Dezember 2024). *Mogelpackung Medizinforschungsgesetz: Warum Geheimpreise zu mehr Bürokratie und höheren Kosten führen. GKV 90 Prozent – Das E-Magazin des GKV-Spitzenverbandes*, Ausgabe 40. Verfügbar unter https://www.gkv-90prozent.de/ausgabe/37/meldungen/37_arzneimittelpreise/37_arzneimittelpreise.html

Greß, S. (2002). Freie Kassenwahl und Preiswettbewerb in der GKV: Effekte und Perspektiven. *Vierteljahreshefte zur Wirtschaftsforschung, 71*(4), 490–497. https://doi.org/10.3790/vjh.71.4.490

Hajen, L. & Rottenkolben, D. (2023). *Gesundheitsökonomie: Strukturen – Methoden – Praxisbeispiele* (9. Aufl.). Kohlhammer. https://doi.org/10.17433/978-3-17-041940-7

Hart, D. (2016). Bürgerbeteiligung im Gesundheitswesen: Professionelle Entscheidungskompetenzen und strukturelle Veränderungen. *Zeitschrift für Rechtssoziologie, 22*(1), 79–100. https://doi.org/10.1515/zfrs-2001-0105

Heiduk, G. (1982). Multinationalization in pharmaceutical industry as a response to national health care policies. *Managerial and Decision Economics, 3*(4), 194–202. https://doi.org/10.1002/mde.4090030405

Hemmer, H.-R. (2010). *Die Grundlagen der sozialen Marktwirtschaft* [Vortrag, 18.11.2010, Ulaanbaatar]. Verfügbar unter www.kas.de/wf/doc/kas_2558-1442-1-30.pdf

Herder-Dorneich, Ph. (1994). *Ökonomische Theorie des Gesundheitswesens: Problemgeschichte, Problembereiche, Theoretische Grundlagen*. Nomos.

Hurrelmann, K., Klotz, Th. & Haisch, J. (2014). Einführung: Krankenprävention und Gesundheitsförderung. In K. Hurrelmann, Th. Klotz & J. Haisch (Hrsg.), *Lehrbuch Prävention und Gesundheitsförderung* (S. 13–23). Verlag Hans Huber.

Illing, F. (2022). *Gesundheitspolitik in Deutschland: Eine Chronologie der Gesundheitsreformen in der Bundesrepublik Deutschland* (2. Aufl.). Springer VS. https://doi.org/10.1007/978-3-658-36316-1

Jacobs, K. (1994). Krankenkassen unter Wettbewerbsdruck: Neugewichtung der Handlungsfelder und organisatorische Anpassungserfordernisse. In U. Steger (Hrsg.), *Lean Administration: Die Krise der öffentlichen Verwaltung als Chance* (S. 169–188). Campus Verlag.

KBV (Kassenärztliche Bundesvereinigung). (2021). Bundestagswahl 2021: Gesundheitspolitische Wahlprogramme der Parteien. *KBV-Klartext*, (2), 320–322.

Kickbusch, I. & Hartung, S. (2014). *Die Gesundheitsgesellschaft: Konzepte für eine gesundheitsförderliche Politik*. Verlag Hans Huber.

Klemperer, D. (2020). *Sozialmedizin – Public Health – Gesundheitswissenschaften* (4. Aufl.). Hogrefe. https://doi.org/10.1024/86016-000

Knieps, F. & Reiners, H. (2015). *Gesundheitsreformen in Deutschland: Geschichte – Intentionen – Kontroversen*. Verlag Hans Huber.

koalitionsvertrag2025.de. (n. d.). *Verantwortung für Deutschland: Koalitionsvertrag zwischen CDU, CSU*

und SPD, 21. Legislaturperiode. Verfügbar unter https://www.koalitionsvertrag2025.de
Labonte, R. & Schrecker, T. (2011). The state of global health in a radically unequal world: Patterns and prospects. In S. Benatar & G. Brock (Eds.), *Global Health and Global Health Ethics* (pp. 24–36). Harvard University Press. https://doi.org/10.1017/CBO9780511984792.003
Lüngen, M. & Schrappe, M. (2010). Evidence-based policy making. In K.W. Lauterbach, M. Lüngen & M. Schrappe (Hrsg.), *Gesundheitsökonomie, Management und Evidence-based Medicine: Handbuch für Praxis, Politik und Studium* (3. Aufl., S. 39–59). Schattauer Verlag.
Lutz, W. (2019). Lebenserwartung: Der Kopf ist wichtiger als das Portemonnaie. Demographische Forschung. *Aus erster Hand, 16*(2. Quartal), 1–2.
Lutz, W. & Kebede, E. (2018). Education and health: Redrawing the Preston curve. *Population and Development Review, 44*(2), 343–361. https://doi.org/10.1111/padr.12141
Mast, I. (2025, 13. Januar). Pläne der Parteien für Gesundheit und Pflege. *G+G*. Verfügbar unter https://www.aok.de/pp/gg/special-btw-2025/plaene-der-parteien-fuer-gesundheit-und-pflege/#c45903
McKinsey & Company. (2023). *The role of public-private-philanthropic partnerships in driving climate and nature transitions*. Verfügbar unter https://www.mckinsey.com/capabilities/sustainability/our-insights/the-role-of-public-private-philanthropic-partnerships-in-driving-climate-and-nature-transitions
Metze, I. (1982). *Gesundheitspolitik: Ökonomische Instrumente zur Steuerung von Angebot und Nachfrage im Gesundheitswesen*. Kohlhammer.
Montanari, I. & Nelson, K. (2013). Health care provision: An exploratory analysis of increase, decline, converging trends and driving forces in comparative perspective. In E. Pavolini & A.M. Guillén (Eds.), *Health Care Systems in Europe under Austerity* (pp. 256–270). Palgrave Macmillan. https://doi.org/10.1057/9780230369627_12
OECD (Organisation for Economic Co-operation and Development). (1987). *Financing and delivering health care: A comparative analysis of OECD-countries*. OECD Publishing.
Okun, A.M. (1975). *Equality and efficiency: The big tradeoff*. Brookings Institution.
Potrafke, N. (2010). The growth of public health expenditures in OECD countries: Do government ideology and electoral motives matter? *Journal of Health Economics, 29*(6), 797–810. https://doi.org/10.1016/j.jhealeco.2010.07.008
Preston, S.H. (1975). The changing relation between mortality and level of economic development. *Population Studies, 29*(2), 231–248. https://doi.org/10.1080/00324728.1975.10410201
Preston, S.H. (2007). The changing relation between mortality and level of economic development. *International Journal of Epidemiology, 36*(3), 484–490. https://doi.org/10.1093/ije/dym075
Rebscher, H. (1994). Solidarische Wettbewerbsordnung – Zukunftskonzept gegen staatliche Regulierung und Leistungsausgrenzung. *Arbeit und Sozialpolitik, 48*(1–2), 42–48.
Rebscher, H. (2016). Die Idee der solidarischen Wettbewerbsordnung – Ausgangspunkt und Entwicklung. In E. Wille (Hrsg.), *Entwicklung und Wandel in der Gesundheitspolitik: 20. Bad Orber Gespräche über kontroverse Themen im Gesundheitswesen* (S. 47–66). Peter Lang Verlag.
Reiners, H. (2009). *Mythen der Gesundheitspolitik*. Verlag Hans Huber.
Ribhegge, H. (2011). *Europäische Wirtschafts- und Sozialpolitik*. Springer. https://doi.org/10.1007/978-3-642-19191-6
Rieger, G. (2024). *Lobbying in der Sozialwirtschaft: Eine Einführung*. Springer VS. https://doi.org/10.1007/978-3-658-34261-6
RKI (Robert Koch-Institut). (2015). *Gesundheit in Deutschland: Gesundheitsberichterstattung des Bundes – gemeinsam getragen von RKI und Destatis*. RKI.
Roemer, M.I. (1982). Market failure and health care policy. *Journal of Public Health Policy, 3*(4), 419–431. https://doi.org/10.2307/3342006
Rogall, H. & Gapp, K. (2015). Homo heterogenus – das neue Menschenbild in der Ökonomie. In C. Diekmeier, U. Hemel & J. Manemann (Hrsg.), *Wirtschaftsanthropologie* (S. 99–115). Nomos. https://doi.org/10.5771/9783845258072-98
Schmacke, N. (2012). Evidenzbasierte Medizin und Gesundheitspolitik. In F.W. Schwartz, U. Walter, J. Siegrist, P. Kolip, R. Leidl, M.-L. Dierks, R. Busse & N. Schneider (Hrsg.), *Public Health: Gesundheit und Gesundheitswesen* (3. Aufl., S. 786–791). Urban & Fischer.
Schmidt, B. (2008). *Eigenverantwortung haben immer die Anderen: Der Verantwortungsdiskurs im Gesundheitswesen*. Verlag Hans Huber.
Schmidt, M.G. (2010). *Demokratietheorien: Eine Einführung*. Bundeszentrale für politische Bildung.
Schölkopf, M. & Grimmeisen, S. (2020). *Das Gesundheitswesen im internationalen Vergleich: Gesund-*

heitssystemvergleich, Länderberichte und europäische Gesundheitspolitik (4. Aufl.). Medizinisch Wissenschaftliche Verlagsgesellschaft. https://doi.org/10.32745/9783954665969

Schrappe, M. & Lüngen, M. (2010). Evidence-based health care. In K.W. Lauterbach, M. Lüngen & M. Schrappe (Hrsg.), *Gesundheitsökonomie, Management und Evidence-based Medicine: Handbuch für Praxis, Politik und Studium* (3. Aufl., S. 26–59). Schattauer Verlag.

Schwartz, F.W., Kickbusch, I., Wismar, M. & Krugmann, C.S. (2012). Ziele und Strategien der Gesundheitspolitik. In F.W. Schwartz, U. Walter, J. Siegrist, P. Kolip, R. Leidl, M.-L. Dierks, R. Busse & N. Schneider (Hrsg.), *Public Health: Gesundheit und Gesundheitswesen* (S. 243–257). Urban & Fischer. https://doi.org/10.1016/B978-3-437-22261-0.00011-3

SPD (Sozialdemokratische Partei Deutschlands). (2007). *Hamburger Programm: Das Grundsatzprogramm der Sozialdemokratischen Partei Deutschlands*. Verfügbar unter https://www.spd.de/programm/grundsatzprogramm

Spence, M. & Lewis, M. (Eds.). (2010). *Health and growth*. World Bank Publications.

SVR – Sachverständigenrat für die Konzertierte Aktion im Gesundheitswesen. (1994). *Gesundheitsversorgung und Krankenversicherung 2000: Eigenverantwortung, Subsidiarität und Solidarität bei sich ändernden Rahmenbedingungen*. Nomos.

SVR – Sachverständigenrat für die Konzertierte Aktion im Gesundheitswesen. (1995). *Sondergutachten 1995: Gesundheitsversorgung und Krankenversicherung 2000 – Mehr Ergebnisorientierung, mehr Qualität und mehr Wirtschaftlichkeit*. Nomos.

SVR – Sachverständigenrat für die Konzertierte Aktion im Gesundheitswesen (2002). *Gutachten 2000/2001. Bedarfsgerechtigkeit und Wirtschaftlichkeit*. (Bd. I: Zielbildung, Prävention, Nutzerorientierung und Partizipation). Nomos.

SVR – Sachverständigenrat für die Konzertierte Aktion im Gesundheitswesen. (2003). *Finanzierung, Nutzerorientierung und Qualität* (Bd. I: Finanzierung und Nutzerorientierung). Nomos.

SVR – Sachverständigenrat zur Begutachtung der Entwicklung im Gesundheitswesen. (2006). *Koordination und Qualität im Gesundheitswesen* (Bd. 1: Kooperative Koordination und Wettbewerb, Sozioökonomischer Status und Gesundheit, Strategien der Primärprävention). Kohlhammer.

SVR – Sachverständigenrat zur Begutachtung der Entwicklung im Gesundheitswesen. (2008). *Kooperation und Verantwortung: Voraussetzungen einer zielorientierten Gesundheitsversorgung* (Bd. I). Nomos.

Toepffer, J. (1997). *Krankenversicherung im Spannungsfeld zwischen Markt und Staat*. Verlag P.C.O.

Troschke, J. von & Stößel, U. (2012). *Grundwissen Gesundheitsökonomie, Gesundheitssystem, Öffentliche Gesundheitspflege* (2. Aufl.). Verlag Hans Huber.

ULA – Vereinigung der deutschen Führungskräfte. (2017). *Gesundheitspolitik (Gesetzliche, private Krankenversicherung)*. Verfügbar unter https://www.ula.de/wp-content/uploads/2017/07/20170717_btw_vergleich_gesundheit.pdf

Vanberg, V.J. (2010). Die Ethik der Wettbewerbsordnung und die Versuchungen der Sozialen Marktwirtschaft. In V.J. Vanberg, Th. Gehrig & D.K. Tscheulin (Hrsg.), *Freiburger Schule und die Zukunft der Sozialen Marktwirtschaft* (S. 33–51). Berliner Wissenschafts-Verlag.

Welfens, P.J. J. (2019). *Grundlagen der Wirtschaftspolitik: Institutionen – Makroökonomik – Politikkonzepte* (6. Aufl.). SpringerGabler.

WHO (World Health Organization). (1948). *Constitution of the World Health Organization*. Retrieved from https://www.who.int/about/governance/constitution

WHO (World Health Organization). (1986). *Ottawa Charta in Health Promotion: First International Conference on Health Promotion, Ottawa, 21 November 1986*.

WHO (World Health Organization). (2013). *Gesundheit 2020: Rahmenkonzept und Strategie der Europäischen Region für das 21. Jahrhundert*. World Health Organization's Regional Office for Europe.

WHO (World Health Organization). (2014). *Helsinki Statement: Framework for Country Action*. World Health Organization.

WHO (World Health Organization). (2015). *Health in All Policies: Training Manual*. World Health Organization. Verfügbar unter https://apps.who.int/iris/handle/10665/151788

WHO (World Health Organization). (2019). *Social determinants of health*. Retrieved March 22, 2025, from https://www.who.int/health-topics/social-determinants-of-health

Zohlnhöfer, R. (2003). Der Einfluss von Parteien und Institutionen auf die Wirtschafts- und Sozialpolitik. In H. Obigen, U. Wagschal & B. Kittel (Hrsg.), *Politische Ökonomie: Demokratie und wirtschaftliche Leistungsfähigkeit* (S. 47–80). Leske + Budrich.

Zohlnhöfer, R. (2013). Politische Parteien und öffentliche Politik. In K.-R. Korte & T. Grunden (Hrsg.), *Handbuch Regierungsforschung* (S. 267–276). Springer VS. https://doi.org/10.1007/978-3-531-94031-1_24

IV.
Politische Entscheidungsprozesse und Lobbyingmanagement im Politikfeld Gesundheit – Politics

8 Politics

(Gesundheits-)Politischer Entscheidungsprozess und Gesetzes-Lobbyismus

Wie bereits einleitend im III. Teil ausgeführt, wird im Folgenden die prozessuale Dimension der Interessenpolitik im Politikfeld Gesundheit beleuchtet. Dazu wenden wir uns der Interessenpolitik aus der Politics-Perspektive zu, die damit den politischen Entscheidungsprozess, der in die Gesundheitsgesetzgebung mündet, als integralen Bestandteil der realen Gesundheitspolitik umfasst.

Politische Entscheidungsprozesse zeichnen sich in der Praxis häufig durch eine hohe Komplexität aus. Zudem finden sie nicht selten im Rahmen von Absprachen zwischen den Beteiligten außerhalb der Öffentlichkeit statt oder der Zugang zu ihnen wird durch Geheimhaltungspflichten und nicht öffentlich gemachte Positionierungsüberlegungen erschwert (Kentrup et al., 2013; Schieder, 2017; Polk, 2020). Dies gilt insbesondere für das stark institutionell geprägte Gesundheitswesen. So ergab eine Studie der Christian-Albrechts-Universität zu Kiel aus dem Jahr 2014, dass der Gesundheitsausschuss während der 17. Legislaturperiode des Deutschen Bundestages im Vergleich zu anderen Bundestagsausschüssen die höchste Anzahl an Sachverständigen und Stellungnahmen pro Sitzung anhörte und damit überdurchschnittlich häufig Stellungnahmen einholte (Dhungel & Linhart, 2014).

Im Gegensatz dazu stehen die wenigen empirischen Untersuchungen und Quellen zu den tatsächlichen gesundheitspolitischen Entscheidungsprozessen (z.B. Beyers et al., 2008; Siedentopp, 2010; Beck, 2014b). Faktisch existiert hier also eine empirische Lücke in der wissenschaftlichen Erfassung, die auf ein grundlegendes, strukturelles Problem der Erforschung des Themenbereichs Interessenpolitik hindeutet.

Im Folgenden bietet es sich daher an, den politischen Entscheidungsprozess zunächst theoretisch zu erläutern, um ihn dann mit dem Gesetzgebungsprozess, so wie er in der (gesundheits-)politischen Praxis üblicherweise abläuft, zu koppeln und abzugleichen. Mittels dieser Vorgehensweise wird eine Brücke zwischen Theorie und Praxis für die Interessenpolitik gebaut. Abschließend wird ein konkretes Fallbeispiel aus der gesundheitspolitischen Praxis vorgestellt.

8.1 Grundsätzliches zum Politikprozess und gesundheitspolitische (Makro-)Umwelt

Aus Perspektive der Interessenvermittlung stellt der politische Prozess den übergreifenden und verbindenden Baustein zwischen Theorie und Praxis dar. Ähnlich wie in der ökonomischen Analyse wird diesem Politikprozess zunächst ein einfaches Input-Output-Modell zugrunde gelegt (Abbildung 8-1).

Das in Abbildung 8-1 skizzierte Politikmodell basiert auf den Überlegungen von David Easton (1965). Danach wird das politische System in vereinfachter Form als kybernetischer Regelkreis mit Inputs, Outputs, Umwelt und Feedback-Loops (Rückkopplungsschleifen) be-

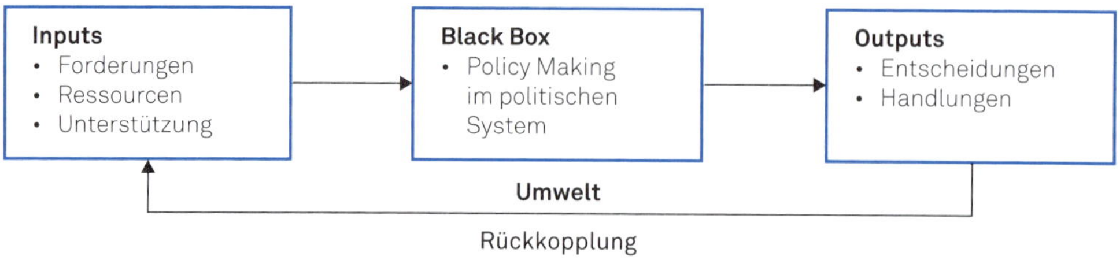

Abbildung 8-1: Input-Output-Modell des politischen Systems nach Easton (1965).

schrieben. Dabei stammen die Inputs aus der Umwelt (s. für das Politikfeld Gesundheit Infobox 8-1 und Tabelle 8-1), die dann über die Inputkanäle Bürger, Parteien, Regierungen, Interessengruppen, Eliten, Medien etc. in Form von Forderungen und Unterstützungen an das politische System herangetragen werden, und zwar jeweils in Abhängigkeit von den ihnen zur Verfügung stehenden Macht- und sonstigen Ressourcen. Dort werden sie in einer Black Box gefiltert und in politische Entscheidungen (Outputs) umgewandelt. Das Ergebnis sind staatliche Interventionen und Regulierungen, die Veränderungen in der Umwelt oder im Verhalten der Akteure bewirken sollen. In der Praxis werden jedoch nur selten endgültig abschließende Lösungen gefunden. Vielmehr bewirken politische Aktionen auf Seiten der betroffenen Adressaten je nach Situation und Konstellation unterschiedliche Reaktionen (Impacts) und Lerneffekte (Learnings), die dann im kybernetischen Regelkreis Rückkopplungsschleifen – sogenannte Feedback-Loops – in Gang setzen (Jann & Wegrich, 2014).

Infobox 8-1: (Makro-)Umwelt im Politikfeld Gesundheit

Jeder politische Entscheidungsprozess ist in eine Umwelt eingebettet. Diese Umwelt lässt sich in der Policy-Analyse mit Makro-, Meso- und Mikroumfeldfaktoren beschreiben (Lehmann, 2016; Jann & Wegrich, 2014). Während die Makrofaktoren eher die allgemeinen und gesamtheitlichen Aspekte des Machbaren eines Politikfeldes umfassen (s. für den Bereich Gesundheit weiter unten), stehen bei den Mesofaktoren institutionelle Größen im Vordergrund (Kap. 3). Die Analyse der Mikrofaktoren schließlich beschäftigt sich mit dem Innenleben eines Politikfeldes, seinen Alltagsprozessen, Routinen und informellen Regeln. Insbesondere die Mikroseite lässt sich nicht allein mit statistischen Daten aus Makro- und Mesoanalysen erfassen, sondern erfordert (Umfeld-)Beobachtungen und (Prozess-)Erfahrungen, die zum Teil in Kap. 9 thematisiert werden. Zur Kategorisierung von Makrofaktoren sind verschiedene Verfahren entwickelt worden, die sich im Wesentlichen jedoch nur geringfügig in der Anzahl und Art der einbezogenen Teilfaktoren unterscheiden. Für den Gesundheitsbereich nennen beispielsweise Collins et al. (1999) konkret sechs Teilfaktoren:

- Demografie und epidemiologische Faktoren
- Politik und politisches System
- sozioökonomischer Wandel
- Wirtschafts- und Finanzpolitik
- (System-)Ideologie, rechtlich-institutionelle Rahmenbedingungen und öffentlicher Sektor
- externe Faktoren

Übertragen auf die aktuelle gesamtgesellschaftliche Situation und die Bedingungen des deutschen Gesundheitswesens stellen sich die Makroumfeldfaktoren aus Sicht des Autors wie folgt dar (Tabelle 8-1):
Die genannten fünf Faktoren und ihre inhaltlichen Kurzbeschreibungen (Einflussvariablen) sind als Werkzeugkasten zur Interpretation

des Politikprozesses zu verstehen. Sie könnten auch dahingehend ergänzt werden, dass sie bezüglich ihres Impacts weiter strukturiert und ausgebaut werden (Lehmann, 2016).

Vereinfacht ausgedrückt, speisen die Inputs das politische System, in dem die Outputs erzeugt werden. Interessengruppen spielen dabei als einer von mehreren möglichen Inputfaktoren eine entscheidende Rolle. Sie stellen aber nicht nur irgendwelche Inputs bereit, sondern Interessenpolitik will letztlich politische Prozesse zu ihren Gunsten positiv beeinflussen. Dazu muss sie wissen, wie politische (Entscheidungs-)Prozesse funktionieren, welche Störfaktoren auf sie einwirken und wie politischer Wandel überhaupt zustande kommt.

Das Modell von Easton lässt jedoch die Frage unbeantwortet, auf welche Art und Weise

Tabelle 8-1: Makroumfeldfaktoren des deutschen Gesundheitswesens (Struktur und Wahl der Begrifflichkeiten in Anlehnung an die PESTEL-Analyse, s. hierzu beispielsweise Kaufmann, 2021).

Faktoren	Einflussvariablen
Gesellschaftliche Umwelt	• Bevölkerungsstruktur und -entwicklung • Bildungswesen • Ökologie und planetare Restriktionen • zivilgesellschaftliche Einflüsse und Restriktionen • Morbidität und Mortalität • Gesundheitseinstellungen
Politische Umwelt	• rechtliche Normen • politisches System • Regierung und Parlament • politischer Stil • Stabilität institutionelle Rahmenbedingungen • Akteure (Parteien, Interessengruppen, Eliten)
Ökonomische Umwelt	• Wirtschaftswachstum • soziale Marktwirtschaft • Stabilität, ökonomische Konflikte und Restrikitionen • Globalisierung und EU • Arbeitslosigkeit, Inflation, Verschuldung • Ungleichheit und Verteilungsungerechtigkeit • öffentliche Güter und Strukturen
(Gesundheits-)Systemumwelt	• Gesundheitspolitik im engeren und weiteren Sinne • Finanzierungssystem und -bedingungen • Versorgungstrukturen, Qualität und Prävention • Beschäftigte im Gesundheitswesen • globale und EU-Gesundheitspolitik • korporatistische Verbände • Angebotssteuerung und Planung Gesundheitsmärkte
Technologieumwelt	• Digitalisierung • Medizintechnologischer und pharmazeutischer Fortschritt • Prozess- und Versorgungsinnovationen • Subventionen, Förderungen und Innovationsfonds

das politische System Inputs verarbeitet, da der Verarbeitungsprozess in einer Black Box stattfindet (Buse et al., 2023; Jann & Wegrich, 2014). Diese Fragestellung, die sich im Kern mit dem Prozess der Gestaltung und Problemverarbeitung von Politik (Policy Making) befasst, gilt es mit ihren Bezugspunkten zur Interessenpolitik weiter zu erörtern.

Im Folgenden werden daher speziell mit Blick auf das Politikfeld Gesundheit

1. die relevanten Modelle der politischen Entscheidungsfindung in der Black box erläutert; sowie
2. die Prozesse der Entscheidungsfindung untergliedert. Dies bedeutet, dass die einzelnen Phasen der Politikgestaltung, die jeweils unterschiedliche Outputs nach sich ziehen, zu untersuchen und mit den jeweils relevanten theoretischen Erklärungsansätzen zu untermauern sind.

Zum besseren Verständnis der folgenden Ausführungen wird nochmals auf Kap. 4.6 verwiesen. Dort wird u.a. aus Policy-Perspektive der Frage nachgegangen, wann und wie Probleme zu einem politischen Richtungswandel beitragen und die diesbezüglichen Ergebnisse werden anschließend mit der Interessenvermittlungsforschung verknüpft. Die drei prominentesten Ansätze zum Politikwandel sind der Multiple-Streams-Ansatz (MSA), der Advocacy Coalition Framework (ACF) sowie die Punctuated-Equilibrium-Theorie (PET). In diesen Ansätzen gelangen Probleme zum einen rational begründet bzw. faktisch krisengetrieben auf die politische Agenda, zum anderen infolge kommunikativer und dialogischer Konstruktionen, die wiederum auf Ideen, Überzeugungen und Ideologien beruhen sowie das Ergebnis von Machtkämpfen und Lernprozessen sind. Wer diese Zusammenhänge nicht mehr hinreichend einordnen kann, sollte sich mit diesen Ansätzen zur Auffrischung erneut auseinandersetzen.

Aufgabe 8-1: Eastons Input-Output-Modell am Fallbeispiel Pflegekräftemangel

Eine der zentralen Herausforderungen des deutschen Gesundheitswesens ist der Pflegekräftemangel in den Krankenhäusern. Seit Jahren werden von den Krankenhäusern und ihren Interessenvertretern entsprechende Ressourcen und weitere Unterstützung politisch eingefordert. Die Gesundheitspolitik hat darauf mehrfach reagiert. So hat sie bereits 2009 ein Pflegeförderprogramm zur Finanzierung von zusätzlichem Pflegepersonal in Krankenhäusern aufgelegt (Output 1). Dieses Programm hat zwar zu einem Zuwachs an Pflegekräften geführt, die Ausschöpfung der Pflegetöpfe blieb jedoch spürbar hinter den Erwartungen zurück (Output 2). Als die Politik nach den Gründen dafür fragte, gaben die Krankenhausvertreter ein kritisches Feedback (Feedback-Loop). Der Gesetzgeber hat diesen Input zum Anlass genommen, das Förderprogramm gesetzlich anzupassen (Output).

Obwohl der Loop inzwischen mehrfach durchlaufen wurde – u.a. wurden in diesem Prozess die DRGs strukturell angepasst (Stichwort Pflegeentgelterlös) –, ist der Pflegekräftemangel nach wie vor virulent. Möglicherweise ist das Problem infolge der Demografie gar nicht endgültig lösbar. Es stellt sich allerdings die Frage, welche Rolle die Interessenvertretung der Krankenhäuser in diesem Szenario spielt. Immerhin ist sie quasi korporatistisch verfasst und regelmäßig in den politischen Prozess eingebunden.

- Bitte recherchieren und listen Sie die verschiedenen gesetzlichen Maßnahmen zur Kompensation des Pflegepersonalmangels seit 2009 auf. Recherchieren Sie auch die Reaktionen der Krankenhäuser (Output und Feedback Loop) auf die jeweiligen gesetzlichen Anpassungen.
- Wie bewerten Sie deren Problemlösungswilligkeit und -fähigkeit?

8.2 Modelle der politischen Entscheidungsfindung und Interessenpolitik

Mit den in Abbildung 8-2 genannten unterschiedlichen Modellen und den darin verarbeiteten Vorstellungen und Sichtweisen zur unternehmerischen, politischen und kollektiven Entscheidungsfindung kann das Verständnis für die interessenpolitische Einflussnahme auf die Gesundheitspolitik in der Black Box erweitert und verbessert werden.

Nach Abbildung 8-2 lassen sich fünf relevante Entscheidungsmethoden (im Weiteren strukturell und argumentativ angelehnt an Buse et al., 2012) bestimmen:

- Rationalismus (Kap. 8.2.1)
- Begrenzter Rationalismus und theoretische (Weiter-)Verzweigungen (Kap. 8.2.2)
- Inkrementalismus (Kap. 8.2.3)
- Flucht und Ritualismus (Kap. 8.2.4)
- Mixed Scanning (Kap. 8.2.5)

Die Modelle oberhalb des Fadenkreuzes sind nach allgemeiner Lesart der normativen Theorie zuzuordnen und fragen danach, wie Entscheidungen logisch konsistent gefällt werden sollten – wobei je weiter man sich nach rechts bewegt, desto mehr werden die rationalistischen Axiome durch die kognitiven Fähigkeiten des Menschen ergänzt bzw. ersetzt. Die Modelle unterhalb des Fadenkreuzes sind deskriptiver Natur und untersuchen empirisch, wie Entscheidungen in der Realität tatsächlich getroffen werden: Je weiter rechts, desto intuitiver werden die Erklärungsansätze. Vereinfacht gesagt wird oberhalb des Fadenkreuzes gefragt: Wie sollte nach allgemeiner Lehre entschieden werden? Und darunter: Wie wird in der Praxis tatsächlich entschieden?

Aufgabe 8-2: Übertragbarkeit politischer (Entscheidungs-)Modelle auf die Gesundheitspolitik

Das hier im Fadenkreuz verortete fünfte Modell, das sogenannte Mixed-Scanning-Modell, ist kein Modell nach dem Motto „die Wahrheit liegt in der Mitte", so wie es möglicherweise aufgrund der Abbildung missverstanden werden könnte, sondern ein eigenständiger Ansatz, der allerdings sowohl normative als auch deskriptive Erklärungselemente miteinander verbindet.

Beim weiteren Lesen machen Sie sich bitte Notizen zu den zentralen Kritikpunkten an den jeweiligen Erklärungsansätzen.

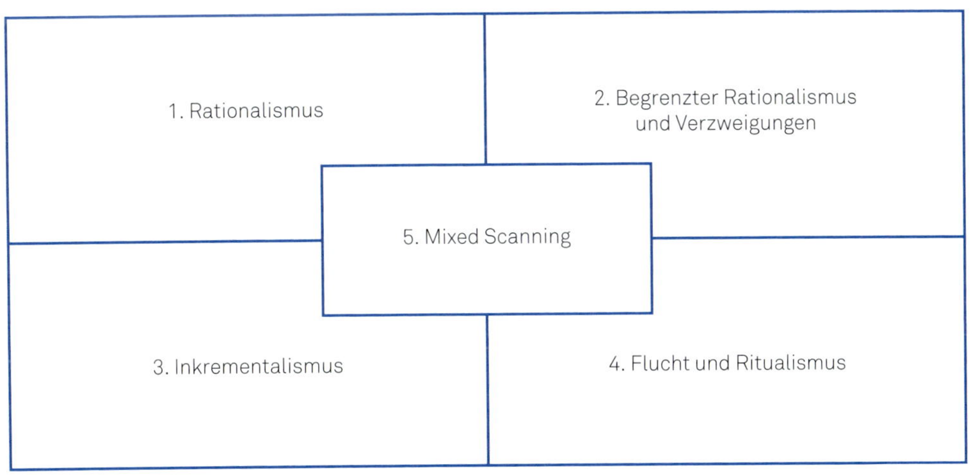

Abbildung 8-2: Erklärungsansätze der politischen Entscheidungsfindung im Überblick.

- Welcher der fünf Ansätze ist aus Ihrer Perspektive am ehesten geeignet, den gesundheitspolitischen Entscheidungsprozess zu beschreiben? Begründen Sie Ihre Wahl.

8.2.1 Rationalistische (Entscheidungs-)Modelle

Die Theorien der rationalen Entscheidung orientieren sich an den klassischen Modellen der Ökonomie, nach denen der Mensch als homo oeconomicus eigennützig mittels Kosten-Nutzen-Abwägung handelt, um so möglichst wirtschaftlich optimale, allokationseffiziente Ergebnisse zu erzielen: In einer Welt knapper Ressourcen wird das Individuum als rationaler Entscheider seine potenziellen (Handlungs-) Alternativen abwägen und schließlich diejenige Alternative wählen, die ihm erwartungsgemäß maximale Vorteile verspricht. Mithilfe der aus der objektiven Erwartungsnutzentheorie abgeleiteten Methoden können Entscheidungen dann quasi rechnerisch ermittelt werden (z. B.: Beck, 2014a; Peterson, 2017). In diesen Gesamtkontext ist auch der bereits im Rahmen der Theorien der Interessenvermittlung vorgestellte Public-Choice-Ansatz (Kap. 4.5) einzuordnen. Public Choice erweitert den Blickwinkel in Richtung Politik, indem u. a. versucht wird, mithilfe des ökonomischen Werkzeugkastens Rückschlüsse über das Verhalten und die Entscheidungen von politischen Akteuren, Interessenvertretern und Wählern abzuleiten.

Für das Verständnis politischer Entscheidungen in der Black Box sind darüber hinaus Modelle relevant, die den Entscheidungsfindungsprozess unter rationalen Bedingungen prozedural strukturieren. Von besonderem Interesse sind hier die Überlegungen des Nobelpreisträgers Herbert A. Simon. Dieser beschäftigte sich mit der Frage, wie Organisationen komplexe Entscheidungen treffen sollten. In einer seiner frühen Arbeiten argumentiert er zunächst (Simon, 1997), dass Rationalitätsbedingungen den Entscheidungsträgern helfen, diejenige Handlungsalternative zu wählen, die ihnen die beste Möglichkeit zur Erreichung ihrer Ziele bietet. Um zu diesem Ergebnis zu gelangen, müssen die Entscheidungsträger eine Reihe aufeinander folgender logischer Schritte durchlaufen (Infobox 8-2).

Etliche weitere Modelle haben sich seither mit rationalen Entscheidungsverfahren und dem Erwartungsnutzen beschäftigt, um den Entscheidungsprozess zu systematisieren und abzusichern. Prominent ist beispielsweise die Saaty-Methode (Analytischer Hierarchieprozess), mit der Entscheidungsprozesse systematisch und mit Bezug auf mathematische Methoden bewertet, verglichen und unterstützt werden sollen. Allen rationalen Modellen ist gemeinsam, dass sie Entscheidungshilfen darstellen, bei denen die Entscheidungsfindung logisch konsistent und nachvollziehbar erfolgen soll (Peterson, 2017). Übertragen auf die Gesundheits- und Interessenpolitik bedeuten diese Verfahren, dass die jeweils (interessen-)politisch Verantwortlichen aus ihrer spezifischen Funktionsperspektive heraus dann am besten handeln und entscheiden, wenn sie alle diese Schritte sorgfältig und systematisch nacheinander abarbeiten und letztlich konsequent der Vernunftslinie folgen (s. Infobox 8-2) – was in der praktischen Umsetzung jedoch durchaus Probleme aufwirft (Jann & Wegrich, 2014).

Dementsprechend wird gegen die strikte Anwendung rationaler Entscheidungsmodelle vielfach Kritik geäußert. Dies betrifft zuvorderst das auf Eigennutz reduzierte Menschenbild, die eingeschränkten Möglichkeiten, Alternativen vollständig zu kalkulieren und die unter den rationalen Bedingungen konstruierten und optimierten Entscheidungsprozesse. So wird beispielsweise am sequenziellen Modell von Simon kritisiert (z. B.: Buse et al., 2023), dass Probleme in der Realität häufig nicht leicht zu identifizieren oder zu isolieren sind. Zugleich sind Ziele, Werte und Vorgaben nicht immer eindeutig zuzuordnen und schon gar nicht in einem so regulierungsintensiven und politisch verfloch-

Infobox 8-2: Fallbeispiel eines rationalen Entscheidungsprozesses in der GKV

Angenommen, eine gesetzliche Krankenkasse möchte ihre Wettbewerbssituation verbessern. Die Entscheidungsträger gehen nun davon aus, dass dies nicht allein durch eine Optimierung der betriebswirtschaftlichen Prozesse zu erreichen ist, sondern dass dazu die gesetzlichen Rahmenbedingungen verändert werden müssen. Zu diesem Zweck wollen sie Rent Seeking betreiben (Kap. 4.5.3). Da die GKV extrem reguliert ist, haben sie nur ein diffuses „Gefühl", welche rechtlichen Anpassungen tatsächlich notwendig wären. Die rationalistische Entscheidungstheorie nennt nun sechs Schritte, die logisch durchlaufen werden müssen, um jene Handlungsalternative zu finden, die für die jeweilige Krankenkasse das bestmögliche Ergebnis erzielt (Simon, 1997):

1. Die verantwortlichen Kassenmanager müssen das konkret zu lösende Problem identifizieren und von anderen Problemen und Sachverhalten isolieren.
2. Ihre Ziele, Werte und Vorgaben müssen geklärt, geordnet und möglichst priorisiert werden.
3. Alternative Strategien, mit denen die (Wettbewerbs-)Ziele der eigenen Krankenkasse erreicht werden können, sind aufzulisten.
4. Für jede Option ist eine umfassende Analyse der Auswirkungen – einschließlich unbeabsichtigter Folgen – durchzuführen.
5. Jede Alternative und ihre Folgen sind mit den anderen Optionen zu vergleichen.
6. Abschließend ist jene Alternative mit dem besten Kosten-Nutzen-Verhältnis zu wählen, d.h. rational handelnde Entscheidungsträger wählen die Strategie, die ihre Werte und Präferenzen hinsichtlich der Zielerreichung maximiert und ihre Kosten minimiert.

tenen Feld wie dem der Gesundheit widerspruchsfrei zu priorisieren – vor allem stellt sich in diesem Zusammenhang die Frage, von welchen Faktoren diese Priorisierung beeinflusst würde? Prinzipiell wird zudem die Praktikabilität von Methoden in Frage gestellt, die als zeit- und kostenaufwendig gelten und damit vor dem Hintergrund der Allokationseffizienz zum Scheitern verurteilt sind. Plausiblerweise gilt: Je komplexer ein Problem ist, desto komplexer werden auch die Aufwendungen zur Lösung des Problems. Letztlich besteht die Gefahr, dass man in eine Entscheidungsparalyse gerät, bei der der Entscheider vor lauter Sammeln, Wiegen, Messen und Auswerten von Daten und Informationen seine eigenen Problemlösungskapazitäten überfordert oder gar das Entscheiden vergisst. Der Lobbyist wird, überspitzt formuliert, zum Analytiker und verliert dabei seine kommunikativen und vermittelnden Kernaufgaben und -kompetenzen aus den Augen.

Simon selbst hat frühzeitig auf die Kritik an seinem rationalen Entscheidungsmodell reagiert (March & Simon, 1958; Simon, 1997): Zum einen rechtfertigt er das rationale Modell als idealisierten Ansatz, zum anderen erweitert er es um die Bedingung der Bounded Rationality (im Weiteren: Begrenzte Rationalität), mit der er versucht, die Entscheidungsprozesse näher an die reale Welt heranzuführen.

8.2.2 Begrenzte Rationalität und Theorieverzweigungen

Nach der von Simon (1959, 1997) entwickelten Theorie der begrenzten Rationalität treffen Menschen Entscheidungen in der Regel nicht unter Idealbedingungen. Hauptgründe dafür sind prinzipielle Unsicherheiten zu den tatsächlichen Konsequenzen verschiedener Handlungsalternativen, allgemeiner Zeit- und Informationsmangel oder generell die Komplexität von Entscheidungssituationen, deren Kontextbedingungen sich zudem dynamisch ändern können.

Begrenzte Rationalität bedeutet demnach, dass menschliche Akteure im Allgemeinen und spezifische Entscheidungsträger wie eben Politiker und (Ministerial-)Beamte oder Interessenvertreter im Besonderen nicht über die kognitiven Fähigkeiten verfügen, ihre unsichere und komplexe Umwelt vollständig zu erfassen und zu bewerten, was wiederum zur Konsequenz hat, dass sie auch nicht in der Lage sind, vollkommen rationale Entscheidungen zu treffen. Angesichts der komplexen Anforderungen, die grundsätzlich an Modelle der Entscheidungsfindung gestellt werden, argumentiert Simon (1959, 1997), dass Akteure ihre Entscheidungen in der Praxis auf zweierlei Weise vereinfachen:

- Erstens suchen sie nach Problemlösungsroutinen, um nicht jedes Problem mit umfassenden Methoden beurteilen zu müssen.
- Zweitens verfolgen Entscheidungsträger nicht das Ziel, optimale Problemlösungen zu realisieren, sondern sie versuchen Lösungen zu finden oder Strategien zu wählen, die „befriedigende" Niveaus erfüllen – sogenanntes Satisficing (March & Simon, 1958).

Folglich, so argumentiert er, handeln Entscheidungsträger zwar bewusst rational, unterliegen jedoch in der realen Welt Restriktionen, sodass sie nach den Maßstäben rationaler Entscheidungsmodelle keine perfekt logischen Entscheidungen treffen. Dies wird insbesondere auch beim Satisficing deutlich, was sich darin äußert, dass bei der Bewertung von Handlungsalternativen die Kosten der zusätzlichen Informationsbeschaffung mit dem Nutzen der hinzugewonnenen Informationen verglichen werden. Übersteigen die Kosten den Nutzen, wird auf die Bewertung weiterer Alternativen verzichtet; die Entscheidung erfolgt also nicht unter vollständiger Information, sondern unter Unsicherheit (Infobox 8-3).

Die Theorie der begrenzten Rationalität hat zu verschiedenen theoretischen Weiterentwicklungssträngen beigetragen, die für die politischen Entscheidungsträger und die Interessenpolitik wichtige indirekte oder direkte Akzente setzen. Diese werden in den folgenden Abschnitten „Informationsasymmetrien und Spieltheorie" sowie „Verhaltensökonomik" behandelt. Darüber hinaus sind aufbauend auf der Theorie der begrenzten Rationalität inkrementelle Modelle entwickelt worden, die als Prozess des Muddling through im Kap. 8.2.3 beschrieben werden sollen.

Infobox 8-3: GKV-Entscheidungsprozess unter den Bedingungen der begrenzten Rationalität

In der Infobox 8-2 wurde die Situation konstruiert, dass eine gesetzliche Krankenkasse die besten Erfolgshebel sucht, um durch interessenpolitisch initiierte Gesundheitsreformen Wettbewerbsvorteile gegenüber Konkurrenten zu realisieren. Nach dem rationalen Modell werden dazu alle verfügbaren Hebel analysiert. In der Realität sind solche Analysen jedoch häufig zu komplex, zu zeitaufwendig und mitunter auch zu ungenau. Entscheidungsträger benötigen in der Regel transparente und verständliche Entscheidungsgrundlagen, um die weitere Unternehmenspolitik festzulegen, weshalb sie nur über ein Set möglichst bester Maßnahmen entscheiden wollen. Entscheidungen in der Praxis fallen daher häufig unter unvollständigen Informationen, erfolgen also zwar immer noch rational, jedoch pragmatisch. Fehlende Informationen werden dabei durch Erfahrung und Intuition kompensiert.

Prinzipal-Agenten-Modell und Spieltheorie

Die klassischen ökonomischen Modelle sind systematisch unter den Bedingungen von Informationsasymmetrien und Unsicherheiten weiterentwickelt worden. Für den (interessen-)politischen Austauschprozess ist in diesem Zusammenhang das Principal-Agent-Modell von besonderer Relevanz. Gemäß diesem Modell ist der Prinzipal als Auftraggeber die Politik und der Agent als Auftragnehmer der Verband oder eine (Interessen-)Organisation. Das Modell beschreibt die Beziehungen zwischen diesen beiden Akteuren. Dabei delegiert der Auftraggeber bestimmte Aufgaben an den Auftragnehmer, weil dieser über spezifische Kompetenzen, Informationen oder sonstige Expertisen verfügt, die er selbst nicht oder nur ungenügend besitzt. Der Agent hat demnach gegenüber dem nur unvollkommen informierten Prinzipal einen systematischen Informationsvorteil. Zwar handeln unter den Bedingungen des Modells beide Akteure rational, jedoch sind ihre Präferenzen infolge der Informationsasymmetrien und den damit verbundenen Unsicherheiten nicht zwangsläufig deckungsgleich. Da der Auftraggeber aufgrund seines Informationsdefizits die Handlungen des Auftragnehmers nicht oder nur mit hohen Kosten überprüfen kann, muss er dem Auftragnehmer Vertrauen entgegenbringen. Demgegenüber liegt der primäre Anreiz des Auftragnehmers modellseitig darin, seinen Informationssprung zur Durchsetzung seiner eigenen Präferenzen und Interessen zu nutzen. Dabei muss er jedoch berücksichtigen, dass Vertrauen aus ökonomischer Sicht einen eigenständigen, zu kapitalisierenden Wert besitzt und sich daher Informationsasymmetrien langfristig nicht einseitig interessenpolitisch ausbeuten lassen (s. Kap. 4.5).

Zu den Erweiterungen ökonomischer Standardmodelle gehört in diesem Zusammenhang auch die Spieltheorie: Entscheidungen unter Unsicherheit lassen sich nicht unter Konkurrenzbedingungen modellieren. Genau hier setzt dieser Theoriestrang an, indem er verschiedene Ausprägungen von Interaktionsspielen konstruiert, in denen es darum geht, dass die Akteure (Spieler) durch strategische Interaktion (Koordination, Kooperation oder Konflikt) möglichst vorteilhafte sogenannte Auszahlungen, die sich politisch vor allem in guten Verhandlungsergebnissen niederschlagen, erzielen. Dabei gibt es im Gegensatz zur klassischen ökonomischen Theorie nicht nur ein Gleichgewicht, sondern mehrere – sogenannte Nash-Gleichgewichte. Das in den Politikwissenschaften wohl am häufigsten zitierte Beispiel, dass diesem Bereich zuzuordnen ist, ist das bereits in Kap. 4.5.4 kursorisch vorgestellte Vetospiel von Tsebelis (1995, 2002), das sich auf einen Kreis von Akteuren fokussiert, die politische Reformen im Sinne von Gesetzen direkt verhindern können. Weitere Ansätze, die sich in diesem Kontext mit dem Lobbyingverhalten beschäftigen, sind beispielsweise der bereits mehrfach erwähnte Ansatz von Becker (1983), das Modell von Grossman & Helpman (z. B. 2001) oder finden sich im Band von Sloof (1997). Letztlich geht es bei den spieltheoretischen Modellen mit politischem Fokus darum, Verhandlungsergebnisse aus der strategischen Logik der Situation heraus zu interpretieren (für einen selektiven Literaturüberblick s. z. B.: Polk, 2023). An dieser Rationalitätsannahme hat sich eine breite Kritik entzündet, die u. a. von dem im folgenden Unterkapitel (8.2.3) erörterten Theorieset aufgegriffen wird.

Verhaltensökonomik

Eine weitere Modellrichtung, die für die Interessenpolitik einige interessante Aspekte aufweist, ist die inzwischen äußerst diversifizierte Disziplin der Verhaltensökonomik (z. B.: Beck, 2014a; Mallard, 2017; Schnellenbach, 2023). Einer ihrer wichtigsten Bausteine sind sogenannte **Heuristiken.** Diese können vereinfacht als Daumenregeln, Routinen oder mentale Abkürzungen verstanden werden (Kahneman & Tversky, 1974). Sie besitzen zwei Seiten und können mit wechselhaftem Erfolg zur Unterstützung der Entscheidungsfindung eingesetzt werden:

- Positiv dienen sie als effiziente Problemlösungstechniken, indem Menschen bei ihren Entscheidungen abkürzend auf vereinfachende Regeln zurückgreifen.
- Negativ können sie (systematische) Urteilsverzerrungen und Fehleinschätzungen hervorrufen, die zu Fehlentscheidungen führen (Beck, 2014a).

Einige der mittlerweile zahlreichen Heuristiken lassen sich insbesondere für die Interpretation interessenpolitischer Problemlagen und für die Überzeugungsarbeit nützlich einsetzen (Infobox 8-4).

Infobox 8-4: Ausgewählte verhaltensökonomische Phänomene mit (interessen-) politischer Relevanz

(unter Verwendung von Beck, 2014a; Mallard, 2017)

Verfügbarkeitsheuristik
Die Verfügbarkeitsheuristik lässt sich als Faustformel darstellen, die von Akteuren eingesetzt wird, wenn sie die Wichtigkeit (Ausmaß einer Kategorie) oder Wahrscheinlichkeit (Häufigkeit) des Eintretens eines Ereignisses danach einschätzen, wie leicht sie sich an entsprechend ähnliche oder passende Beispiele erinnern können. Diese Form der Entscheidungsfindung führt aber häufig zu systematischen Fehleinschätzungen. Die Kenntnis darüber lässt sich kommunikativ verwerten: Denn, wenn bestimmte Themen häufig und intensiv gespielt werden, entsteht beim Empfänger der Botschaft der Eindruck, dass diese Ereignisse besonders häufig auftreten und von großer Wichtigkeit sind. So weist Beck (2014a) darauf hin, dass wissenschaftlich nachgewiesen werden konnte, dass, wenn in den Medien besonders häufig über das Auftreten bestimmter Todesursachen berichtet wurde, die Menschen daraus schlossen, dass es sich bei diesen Todesursachen auch um besonders häufige Todesursachen handelte, obwohl dies nicht mit der Faktenlage übereinstimmte. Entsprechend kann das bedeuten, dass wenn Themen interessenpolitisch mit besonders großer Schlagzahl gespielt werden, bei Politikern und Ministerialbeamten der Eindruck erweckt wird, diese seien besonders relevant, obwohl es sich tatsächlich um eher nachrangige Problemlagen handelt.

Anchoring
Beim Verankerungseffekt (Anchoring) orientieren sich Akteure bei ihrer Entscheidungsfindung über unbekannte Sachverhalte und Größen an Ausgangs- bzw. Referenzwerten (Ankern) und lassen sich von diesen Werten bei ihrer Entscheidung beeinflussen, und zwar selbst dann, wenn kein originärer Bezug zwischen Anker und Bewertungsproblem besteht. Aus dieser Perspektive ist die Entscheidung der Akteure letztlich von willkürlich gewählten Ankern abhängig, womit zugleich gilt, dass ihre Präferenzen nicht wohldefiniert sind. Interessenpolitisch ließe sich daraus schlussfolgern, dass die eigene Durchsetzungsfähigkeit bei komplexen, undurchsichtigen Situationen, über die es noch keine feste Auffassung gibt, entscheidend davon abhängen kann, welche Anker man in Richtung des jeweiligen Adressaten wirft.

Confirmation Bias
Der Bestätigungsirrtum (Confirmation Bias) bezeichnet den interessenpolitisch hoch relevanten Effekt, dass Menschen dazu neigen, Daten und Fakten im Sinne bereits vorgefasster Meinungen auszuwählen, zu ermitteln und zu interpretieren. Sie suchen also nicht nach Wahrheit, sondern nach Bestätigung der eigenen Meinung und Position und selektieren und gewichten die ihnen zur Verfügung stehenden und angebotenen Informationen entsprechend. Dies geht so weit, dass sie zur Bestätigung ihrer Meinungen und Ansichten in den Informationen nach Mustern suchen, und zwar selbst dann, wenn es faktisch keine Muster vorhanden sind (Belief Perservance).

Primacy-Effekt
Der Primacy-Effekt beschreibt ein Phänomen, dass sich Personen bereits in einem sehr frühen Stadium der Entscheidungsfindung ein Urteil bilden. Dies führt dazu, dass interessenpolitischen Informationen zu Beginn eines Entscheidungsprozesses besonders großes Gewicht zukommt. Dieser Effekt wird allerdings nicht uneingeschränkt geteilt, so heben einige Autoren hervor, dass die zuletzt aufgenommene Information maßgeblich prägend für die Urteilsbildung sei (Recencey-Effekt).

Somatic-Marker-Hypothese

Die Somatic-Marker-Hypothese beschreibt eine physische Reaktion im Sinne einer Emotion oder eines Bauchgefühls, die sich bereits im Vorfeld bestimmter Entscheidungen einstellt. Sie beeinflusst den rationalen Abwägungsprozess bei der Entscheidungsfindung bzw. lässt ihn gar nicht erst zu, sodass bestimmte Entscheidungsalternativen von vornherein ausgeschlossen werden. Dies kann interessenpolitisch bewirken, dass eine eher rational betriebene Interessenvertretung allenfalls die zweitbeste Option zur Durchsetzung der eigenen Positionen darstellt.

Aufgabe 8-3: Defaults in der Gesundheitspolitik – was lernt Interessenpolitik daraus?

Defaults sind vordefinierte Voreinstellungen, die dem Akteur die aktive Entscheidung abnehmen und ihn sanft in eine bestimmte Richtung „schubsen" sollen (Nudging).

- Schauen Sie sich die gesundheitspolitisch diskutierten Alternativen zur Zustimmungslösung beim Thema Organspende an. Welche Alternative würden Sie unter Kenntnisnahme der Wirkungen von Defaults wählen? Mit welcher Kritik müssen Sie leben?
- Stellen Sie sich vor, Sie sind als Referent einer Allianz mehrerer Gesundheitsverbände für die Koordination eines Positionspapiers zur Organspende verantwortlich. Die Verbände sind sich in der Zielsetzung einig, aber in einzelnen Aspekten der Umsetzung weichen sie voneinander ab. Es muss jedoch eine einheitliche Sprachlegung für alle beteiligten Akteure gefunden werden. Wie erleichtern Ihnen Defaults, zu einer gemeinsamen Positionierung zu gelangen?

Der zweite wichtige Baustein der Verhaltensökonomik ist die sogenannte **Prospect Theory** (Neue Erwartungsnutzentheorie; Kahneman & Tversky, 1979), die sich u.a. mit den Phasen der Entscheidungsfindung befasst und dabei Formen von Hilfsverknüpfungen untersucht, die Entscheider anwenden, um ihre Entscheidungsfindung zu vereinfachen. Zentral für das Verständnis der Prospect Theory ist die Erkenntnis, dass das individuelle Risikoverhalten in Abhängigkeit von der jeweils eingeschätzten Sicherheit, mit der ein Ereignis auftritt, variiert. Dabei verhalten sich Menschen risikoavers. So werden sie bei positiven Erwartungen den sicheren Vorteil gegenüber einem relativ unsicheren höheren Vorteil bevorzugen, während sie bei negativen Ereignissen risikofreudig handeln (Beck, 2014a). Diese auch als Verlustaversion bezeichnete Situation ist interessenpolitisch insbesondere in Verbindung mit Ansätzen von Belang, die darauf abzielen, die Wahrnehmung, die Einstellung und die Entscheidungen von Personen im politischen Prozess zu beeinflussen, zu verändern oder gar zu manipulieren (Mallard, 2017). Als ein prominentes Beispiel kann hier das in Kap. 5.1.2 vorgestellte Konzept des Framing genannt werden.

In Verbindung mit der Prospect Theory ist zudem der Besitztums-Effekt (Endowment Effect) beachtenswert, wonach Menschen Gütern, die sie bereits besitzen, höhere Wertschätzung beimessen (z.B.: Beck, 2014a). Interessenpolitisch kann dies implizieren, dass eigens erreichte Positionen, Handlungsspielräume oder erzielte Renten von einem selbst höher bewertet werden als von Dritten, was zur Konsequenz hätte, dass diese „Besitztümer" auch dann nicht aufgegeben würden, wenn im politischen Aushandlungsprozess gleichwertige Alternativen angeboten werden. Andererseits können Emotionen wie Neid und Missgunst von Seiten Dritter ein ständiger Unruheherd sein und dazu beitragen, dass der Besitzende permanenten Angriffen ausgesetzt ist und seine einmal erreichte Position fortwährend verteidigen muss.

Zusammenfassend kann festgehalten werden, dass die Verhaltensökonomik zahlreiche Spielvarianten bereitstellt, aus denen sich Erklärungen für einzelne Aspekte des politischen (Entscheidungs-)Prozesses und mögliche Einflüsse auf die Interessenvermittlung ableiten lassen. Deren großer Vorteil besteht darin, dass sie nicht nur eine ergänzende Sichtweise auf die vorliegende Thematik werfen, sondern darüber hinaus aufzeigen und Hinweise geben, wie das Entscheidungsverhalten und die Bewertung von Alternativen durch Dritte proaktiv beeinflusst werden können. Die aus diesem Theoriezweig gelieferten Ergebnisse können folglich als interessenpolitischer Werkzeugkasten dienen. Dies sollte jedoch nicht zu der Fehleinschätzung verleiten, dass allein durch den geschickten Einsatz verhaltensökonomischer Instrumente jedes interessenpolitische Ziel erreichbar wäre (Schnellenbach, 2023).

8.2.3 Inkrementelle Modelle

In der Diskussion um Gesundheitsreformen wurde in Deutschland Anfang der 2000er Jahre gebetsmühlenartig das Bild von Evolution statt Revolution bemüht. Demnach sollte man in der Gesundheitspolitik nicht auf große revolutionäre Sprünge hoffen, sondern realistischerweise auf evolutionäre, sich schrittweise entwickelnde Reformen setzen.

Hinter dieser Sichtweise verbirgt sich der bereits in den 1940er Jahren von Karl Popper (1945) entwickelte Ansatz des Piecemeal Social Engineerings, wonach sich Politik nicht an großen Visionen oder vermeintlich historischen Notwendigkeiten orientieren dürfe, sondern im Lichte der Erfahrungen inkrementell, also in kleinen aufeinander aufbauenden und überschaubaren Schritten, voranschreiten sollte. Damit war der Grundstein für den Inkrementalismus gelegt, also für einen Politikstil, der eher für zurückhaltende und allmähliche sowie durch Versuch-und-Irrtum (Trial-and-Error) geprägte Reformen steht.

Aus Sicht der politischen Entscheidungstheorie ist dann Ende der 1950er Jahre aufbauend auf dem Konzept der begrenzten Rationalität die „Wissenschaft des Muddling-Through" von Lindblom (1959) entwickelt worden. Er argumentiert, dass sich Entscheidungsträger insofern durchwursteln (Muddling), als dass sie sich bei der Suche nach Handlungsalternativen für ein Problem nur schrittweise vom Status quo einer Situation lösen: Die Ausgangssituation ist für die Entscheidungsfindung dominant. Entscheidungsträger werden zunächst die politische Großwetterlage prüfen, bevor sie entscheiden, ob sie einen bestimmten Kurs weiterverfolgen wollen oder nicht, und welche Handlungsalternativen sie vergleichen werden. Es geht bei der politischen Entscheidungsfindung also nicht darum, ob eine maximale oder im Sinne der beschränkten Rationalität zufriedenstellende Lösung gefunden wird, sondern ob man sich für eine gewählte Handlungsalternative die Zustimmung der jeweils involvierten entscheidungsrelevanten Akteure und sonstigen Interessengruppen sichern kann. Stößt eine politische Lösung auf zu starken Widerstand, wird nach einer Alternative gesucht, die dem Status quo einer Problemlage näherkommt. Es werden also nicht alle möglichen Handlungsalternativen miteinander verglichen, sondern nur diejenigen, die im Hinblick auf die Ausgangssituation als richtig und wichtig erachtet werden und im politischen Prozess konsensfähig sind. Insofern ist das inkrementalistische Modell von Lindblom stark pfadabhängig, strukturkonservativ und basiert wie schon bei Popper auf einem eher maßnahmenorientierten Trial-and-Error-Prozess (Buse et al., 2012). Ein prominentes Beispiel eines Muddling through ist die Reform zur Einführung des Gesundheitsfonds (Infobox 8-5).

Gegen die inkrementelle Sichtweise wendet sich unterschiedlich Kritik (z. B.: Buse et al., 2023), weil sie die Machtverhältnisse nicht berücksichtige, die Entscheidungsfindung auf Aushandlungsprozesse kleinerer bzw. elitärer Gruppen reduziere und zudem bahnbrechende Innovationen außer Acht lasse. Aus dieser Perspektive würde eine umfassende Reform der Finanzierung der GKV, mit der die Herausforderungen der Zukunft bewältigt werden sollen, gar nicht erst zustande kommen. Stattdessen

Infobox 8-5: Einführung des Gesundheitsfonds als inkrementeller Prozess

Die Stabilisierung der GKV-Finanzierung war in den 1990er und 2000er Jahren das dominierende gesundheitspolitische Thema. Dabei verliefen die politischen Kompromisslinien zuletzt zwischen mehr Verteilungsgerechtigkeit und höheren Einnahmen (Bürgerversicherung) einerseits und mehr Effizienz und geringeren Ausgaben (Gesundheitsprämienmodell) andererseits. Pressel (2012) hat am Beispiel der gesundheitspolitischen Diskussionen um den im Jahr 2009 eingeführten Gesundheitsfonds gezeigt, dass es sich um einen inkrementellen Reformprozess handelte, der als Ergebnis der beiden politischen Maximalforderungen zustande gekommen war. Seine wesentlichen Merkmale sind ein einheitlicher, für alle GKV-Mitglieder gleicher, paritätisch finanzierter und nur durch Gesetz veränderbarer Beitragssatz sowie ein kassenindividueller Zusatzbeitrag, der zu Beginn der Reform noch pauschal in Euro erhoben wurde und den die Versicherten allein zu tragen hatten. Dieser Kompromiss musste nicht nur zwischen den beteiligten Regierungsparteien hart ausgehandelt werden, sondern der Weg dorthin löste auch zwischen den Krankenkassen und sogar innerhalb einzelner Krankenkassen erhebliche interessen- und gesellschaftspolitische Auseinandersetzungen aus. Diese spannungsreiche Gemengelage spiegelt sich auch in der reformseitigen Weiterentwicklung des Gesundheitsfonds wider (s. dazu das Fallbeispiel zur Weiterentwicklung des RSA in Kap. 8.5). So wurden die ursprünglichen wettbewerblichen Elemente des Zusatzbeitrags aus mehr oder weniger sozialpolitischen Erwägungen heraus schrittweise rückabgewickelt, während rationale Fragen zu den anstehenden gesellschaftlichen Herausforderungen bis heute weitgehend ausgeblendet werden.

würde die Weiterentwicklung des Gesundheitsfonds in einem permanenten Trial-und-Error-Prozess auf moderatem Niveau versickern.

Entsprechend dieser Kritik gibt es einige theoretische Weiterentwicklungsstränge zu den inkrementellen Modellen. Dazu gehören unter anderem die bereits in Kap. 4.6 zur Theorie der Interessenvermittlung vorgestellten Ansätze des Multiple Streams, des Advocacy Coalition Frameworks und des Punctuated Equilibrium: mit diesen Ansätzen wird u.a. versucht, rationales und inkrementelles Denken stärker miteinander zu verbinden, wobei der politische Wandel maßgeblich von der jeweiligen Situation, zufälligen Ereignissen oder Lernprozessen beeinflusst wird. Darüber hinaus existiert im Rahmen des politischen Entscheidungsfindungsprozesses mit dem Mixed Scanning ein eigenständiger Ansatz, mit dem eine Form spezifizierter Inkrementalismus präsentiert wird und der im Weiteren noch ausführlicher dargestellt werden soll. Zuvor sind jedoch in Kap. 8.2.4 zwei mehr intuitive Erklärungsansätze der Entscheidungsfindung vorzustellen.

8.2.4 Flucht und Ritualismus

Im Weiteren sei kurz auf zwei deskriptive „Entscheidungsansätze" verwiesen, die der US-amerikanische Soziologe Amitai Etzioni etwas spöttisch „Verzweiflungsmodelle" bezeichnet (1989), deren Nähe zur Lebensrealität jedoch unstrittig ist. Zum einen handelt es sich um den Ansatz **„Flucht nach vorne"**. Hier schreitet der Entscheider mit vollem Einsatz proaktiv voraus: Er ist ein Macher und wartet nicht ab, bis er genügend Daten gesammelt hat, sondern er schafft Fakten. Begründet wird dieses Vorgehen damit, dass viele Ergebnisse kaum oder nur sehr schwierig vorhersehbar sind. Der Entscheider als Macher fällt daher seine Entscheidungen auf der Basis von Erfahrung und Intuition und verwendet nur jene Informationen, die ihm situativ – also mehr oder weniger zufällig – zur Verfügung stehen. Ein solches Vorgehen kann funktionieren, ist aber mit großen Risiken behaftet. Etzioni spricht sogar von einem Himmelfahrtskommando, das aber in der Praxis durchaus häufig anzutreffen ist; so auch im Politikfeld Gesundheit, in dem starke Verbandsvertreter großer Interessenorganisationen immer wieder durch Führung und Handeln nach Gutsherrnmanier auffallen.

Der zweite Ansatz kann als **„rationaler Ritualismus"** bezeichnet werden. Diesem zufolge treffen sich die Entscheidungsträger zu einer Art „rituellem Tanz", bei dem unzureichende Informationen aus mitunter unzuverlässigen Quellen präsentiert und bewertet sowie häufig überinterpretiert werden. Zwar wissen die Einzelnen, dass die vorgestellten Fakten und Daten wenig belastbar sind und die Analyse die Problemlage nur unvollständig oder einseitig abbildet oder gar unrealistisch ist, jedoch unterwerfen sie sich dem gewohnten Ritual und den üblichen Beiträgen und Erläuterungen, um am Ende die gewonnenen Ergebnisse zu ignorieren und weitgehend vorgefasste Entscheidungen zu treffen. Diese Vorgehensweise ist im korporatistischen Gesundheitswesen mit seinem tief verwurzelten Commitmentgebaren zur Entscheidungsfindung leider weiter verbreitet als wünschenswert (Infobox 8-6).

Infobox 8-6: Parkplatzbeschlüsse

Ein typisches Praxisbeispiel für den Ansatz des rationalen Ritualismus sind die sogenannten „Parkplatzbeschlüsse". Gemeint sind damit Treffen oder (Gremien-)Sitzungen von Verbänden oder (Arbeits-)Gruppen, (Fach-)Bereichen etc., die nach eingespielten Diskussions- und Bewertungsroutinen ablaufen und in denen sich die Repräsentanten auf Inhalte einigen, um diese wiederum unmittelbar nach Sitzungsende in informellen Gesprächen zu verwerfen und durch angepasste oder gar konterkarierende Absprachen zu ersetzen – beispielsweise eben auf dem Parkplatz vor dem Einsteigen ins Auto zur Heimfahrt.

8.2.5 Mixed Scanning

Ein aus Sicht der politischen Entscheidungsfindung zusammenfassendes Modell ist das auf Etzioni (1989, 2014) basierende Mixed-Scanning-Modell. Wie der Name bereits andeutet, handelt es sich um ein kombiniertes Modell. Es verbindet die beiden Modelltypen Rationalismus und Inkrementalismus. Dazu werden im Rahmen des Mixed Scanning zwei Gruppen von Entscheidungen getroffen. Das sind zum einen Rahmen- bzw. grundlegende Entscheidungen über die grundsätzliche Politik und Ausrichtung (einer Organisation). Zum anderen werden zur erfolgreichen Umsetzung der Rahmenentscheidungen Detail- bzw. inkrementelle Entscheidungen in Form einzelner Schritte oder Maßnahmen formuliert.

Bei der Rahmenentscheidung werden Details und Spezifizierungen vernachlässigt und die Entscheidungsträger fokussieren sich auf die wesentlichen Alternativen zur Lösung einer Problemsituation mit dem Ziel, einen umfassenden Überblick bei reduzierter Komplexität zu erhalten, während Detailentscheidungen inkrementell und spezifiziert ausgearbeitet werden, wobei Rückkopplungs- und Überprüfungsschleifen durchaus erwünscht sind. Etzioni spricht in diesem Zusammenhang von einem fokussierten Trial-and-Error-Prozess, der im Gegensatz zum Trial-and-Error des Inkrementalismus erstens voraussetzt, dass Wissen darüber vorhanden ist, auf welcher angestrebten Grundausrichtung Maßnahmen einzuleiten sind, um zweitens die daraus resultierenden Ergebnisse in regelmäßigen Zeitabständen zu überprüfen und die getroffenen Detailentscheidungen gegebenenfalls zu modifizieren.

Etzioni selbst (1989) erklärt seine Methode mit dem Vorgehen eines behandelnden Arztes, der im Gegensatz zum Inkrementalisten weiß, was er erreichen will und auf welche Körperorgane er seine Aufmerksamkeit richten muss. Im Gegensatz zum „Modellrationalisten" wird der Arzt nicht aufgrund einer vorläufigen Diagnose alle ihm zur Verfügung stehenden Mittel auf einmal einsetzen. Er wird seine Interventionen aber auch nicht so lange hinauszögern, bis er die Krankengeschichte des Patienten in allen Einzelheiten kennt und alle notwendigen wissenschaftlichen Daten zusammengetragen hat. Vielmehr verschafft sich der Arzt in einem ersten Prozessschritt sowohl ein Bild vom allgemeinen Gesundheitszustand des Patienten als auch von seinen spezifischen Beschwerden und leitet im Anschluss daran eine Behandlung ein. Zeigt die Therapie keinen Erfolg, versucht er es mit dem nächstliegenden alternativen Behandlungsweg und zieht gegebenenfalls weitere diagnostische Hilfen hinzu.

Interessenpolitisch resultiert aus dem Modell, dass Interessengruppen ihre Politik auf Basis einer Grundsatzausrichtung und dem Wissen, wohin man steuern will, ausrichten. Innerhalb dieses Rahmens sind dann planvoll Einzelmaßnahmen und Forderungen zu definieren, in regelmäßigen Abständen zu überprüfen und gegebenenfalls anzupassen. Das kann auf eine umfassende Systementscheidung hinauslaufen oder ein untergeordnetes Teilziel mit grundsätzlicher Relevanz umfassen. Will man beispielsweise als Interessengruppe der Leistungserbringer die Qualität der Versorgung chronisch Kranker verbessern (grundsätzliche Ausrichtung), so stellt sich die Frage, mit welchen politischen Forderungen und Maßnahmen dieses Ziel erreicht werden soll. Kommt man zu dem Ergebnis, dass dies über die Einführung von Disease-Management-Programmen möglich ist (Detailentscheidung), so wäre zusätzlich zu klären, ob und inwieweit dies flächendeckend für alle chronischen Erkrankungen gelten soll oder ob zunächst Priorisierungen zu fordern sind, die dann schrittweise ausgebaut werden können.

8.2.6 Politische Entscheidungen, Evidenzbasierung und Interessenpolitik

Es wurden mehrere Entscheidungsmodelle vorgestellt. Im Wesentlichen reflektieren die einzelnen Varianten eine seit langem und immer wiederkehrende Diskussion darüber, ob und inwieweit politische Entscheidungen mehr rationalistisch oder mehr inkrementell und intuitiv erfolgen sollten. Während die rationalistische Sichtweise die Frage aufwirft, wie Politik sein sollte, versucht die inkrementelle Sichtweise zu beschreiben, wie Politik tatsächlich gemacht wird.

Unabhängig von den dahinterstehenden ideologischen Kämpfen und Bewertungen sollte aber der Erklärungsgehalt der einzelnen Modelle im Vordergrund stehen. Komplexe Entscheidungsprozesse können mit keinem theoretischen Modell vollumfänglich abgebildet und erklärt werden. Jede andere Erwartung wäre völlig unrealistisch, was insbesondere in der Gesundheitspolitik, die durch das Prinzip des Handelns unter Unsicherheit bzw. Ungewissheit bestimmt und geprägt ist, als nahezu gesichert gelten kann (Schmacke, 2012). Insofern liegt der Mehrwert dieser unterschiedlichen Ansätze darin, Prozesse aus unterschiedlichen Blickwinkeln zu betrachten und zu bewerten sowie auf unterschiedliche Situationen und Ausgangsbedingungen anzuwenden. Schließlich sollten am Ende kluge und nicht ideologisch richtige Entscheidungen im Vordergrund stehen. Modelle sind Werkzeuge und sollten auch als solche verstanden werden.

Plausiblerweise lässt sich für die Interessenpolitik ableiten, dass eine Interessengruppe u.a. umso stärker zu einer strukturierten, planvollen und grundsätzlich an rationalen Kriterien orientierten Entscheidungsfindung neigen sollte,

- je professioneller sie aufgestellt ist, d.h. je professioneller sie Interessenpolitik im Sinne von Lobbying betreibt (s. dazu Kap. 9),
- je weniger paternalistisch und machtzentriert bzw. je offener die Führungskultur und die Verantwortlichen sind, und
- je größer der erwartete Eigennutzen und je höher die potenziellen Risiken sind, die mit einer politischen Entscheidung einhergehen.

Als empirische Unterstützung zur Vorbereitung interessenpolitischer Entscheidungen kann im vorliegenden wissenschaftlichen Kontext ergänzend auf die Methode des evidenzbasierten Policy Making im Rahmen der „Evidenzbasierten Gesundheitspolitik" zurückgegriffen werden: Zwar können – wie in Kap. 7.2.2 dargelegt – evidenzbasierte Entscheidungen systemisch in Konkurrenz zur Interessenpolitik treten, sie sind aber zugleich als ein Instrument zu begreifen, das mehr Transparenz und Rationalität für die eigene professionelle Interessenpolitik bereitstellen soll. Denn Interessenpolitik strebt schließlich an, politische Prozesse und Entscheidungen in der Black Box proaktiv zu beeinflussen, und muss diese dafür bestmöglich verstehen und verstehen lernen.

Letztlich wird bei jeder Form der politischen Entscheidungsfindung, sei es berufspolitisch, interessenpolitisch oder allgemeinpolitisch, das Bauchgefühl eine wesentliche Rolle spielen, da eine vollständige Vorhersage zukünftiger Konsequenzen nicht möglich ist. Auch wenn die einzelnen Analysen systematisch und planvoll durchgeführt werden und versuchen, situative Problemlagen oder Verhaltensanomalien und Heuristiken zu berücksichtigen, bleibt am Ende regelmäßig ein mehr oder weniger großer dunkler Bereich in der Black Box, der durch unternehmerische, berufs- oder machtpolitische Intuition aufgelöst werden muss und regelmäßiger Überprüfungen und gegebenenfalls Anpassungen bedarf.

Umso wichtiger ist es, den politischen Prozess als solchen noch besser zu verstehen und in seine einzelnen Schritte zu zerlegen. Dieses Vorgehen schafft weitere Transparenz und verbessert das Verständnis für die Rolle der Interessenpolitik im Gesundheitswesen und ihre Möglichkeiten, politisch erfolgreich zu agieren.

8.3 (Gesundheits-)politisches Handeln im Interest-based Policy Cycle

Das wohl bekannteste Modell der politischen Analyse ist der Policy Cycle. Sein Ursprung liegt im Input-Output-Modell des politischen Systems nach Easton (1965), das in Verbindung mit den bereits einige Jahre zuvor angestoßenen Überlegungen von Laswell (1956) steht. Dieser forderte, Policy Making theoretisch zu konzipieren sowie inhaltlich, multidisziplinär und normativ zu unterfüttern (Jann & Wegrich, 2014).

Der Policy Cycle stellt den politischen Prozess als eine sequenzielle und zeitlich logische Abfolge von Phasen dar. In Konsequenz wird von einem Phasenmodell gesprochen, dem eine sogenannte Phasenheuristik unterliegt (z. B.: Bandelow, 1999; Blum & Schubert, 2018). Es handelt sich also im engeren Sinne nicht um ein theoretisches Kausalmodell, sondern um einen idealtypischen Orientierungsrahmen, der kreisförmig konzipiert ist und in dem Politik als Problemverarbeitungsprozess verstanden wird: in ihm werden (politische) Probleme artikuliert, Ziele formuliert, Handlungsoptionen entwickelt, verbindlich festgelegt und umgesetzt sowie evaluiert. Am Ende entscheidet sich, ob der Problemverarbeitungsprozess finalisiert werden kann oder ein neuer Prozesszyklus eingeleitet werden muss (Jann & Wegrich, 2014). Letzteres ist häufig der Fall, da in einer realen und zugleich komplexen Welt viele politische Probleme nicht abschließend gelöst werden können. Policy Making wird so zu einem permanenten Prozess, während der Policy Cycle in eine Art Endlosschleife übergeht, die gemäß der deutschen Literatur in der Regel sechs Phasen (Abbildung 8-3) umfasst.[21]

Die sechs Phasen des klassischen Policy Cycle sind:

1. **Problemdefinition bzw. Problemwahrnehmung**
   In dieser Phase wird untersucht, wie ein politisches oder gesellschaftliches Problem entsteht. Damit ein Problem überhaupt als politisches Problem wahrgenommen wird, muss es definiert und darüber hinaus artiku-

21 Die weiteren Ausführungen orientieren sich im Wesentlichen an Jann & Wegrich (2014, S. 93 ff.); Blum & Schubert (2018, S. 153 ff.).

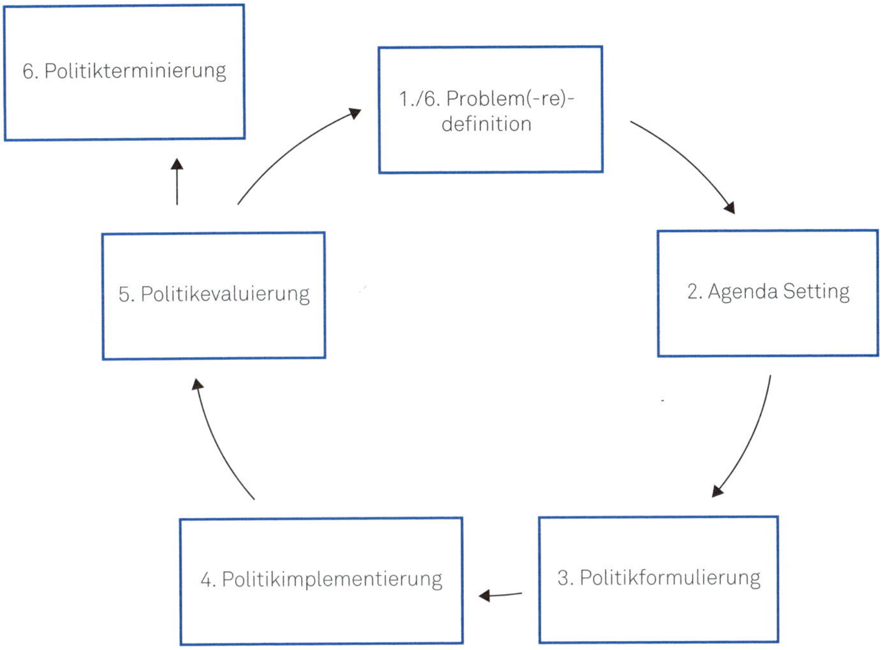

Abbildung 8-3: Phasen des klassischen Policy Cycle (gering modifiziert nach Jann & Wegrich, 2014; Blum & Schubert, 2018, S. 156).

liert werden, warum eine politische Intervention notwendig ist.

2. **Agenda Setting**
   Beim Agenda Setting geht es darum, ein definiertes und als relevant artikuliertes Problem auf die politische Tagesordnung zu setzen, der sogenannten Agenda.
3. **Politikformulierung**
   In dieser Phase werden die zuvor artikulierten Probleme, Veränderungsvorschläge und politischen Forderungen in politische Programme und Gesetze überführt. Positionen werden abgewogen, Ziele definiert und Handlungsalternativen diskutiert und ausgehandelt. Damit umfasst diese Phase zugleich die politische Entscheidung.
4. **Politikimplementierung**
   Bei der Politikimplementierung werden die beschlossenen Programme und Gesetze von den zuständigen (Verwaltungs-)Behörden, öffentlichen Körperschaften und anderen Organisationen umgesetzt bzw. ausgeführt.
5. **Politikevaluierung**
   In der Evaluationsphase werden die Ergebnisse der Umsetzung einer politischen Entscheidung systematisch analysiert. Es wird gefragt, welche beabsichtigten und unbeabsichtigten Wirkungen durch das politische Programm oder die Gesetzgebung ausgelöst wurden und ob und inwieweit die ursprünglichen Ziele tatsächlich erreicht werden konnten.
6. **Finalphase**
   Diese Phase beschreibt, ob das jeweilige Problem gelöst werden konnte (**Politikterminierung**) oder ob es erneut bearbeitet werden muss (**Redefinition**). Die Praxis zeigt, dass die Terminierung eines politischen Problems nicht die Regel ist.

Zum klassischen sechsphasigen Policy Cycle-Modell gibt es eine Reihe von Variationen, wobei häufig eine Verengung des Phasenmodells auf drei oder vier Phasen zu beobachten ist (Walt et al., 2008; Blum & Schubert, 2018).

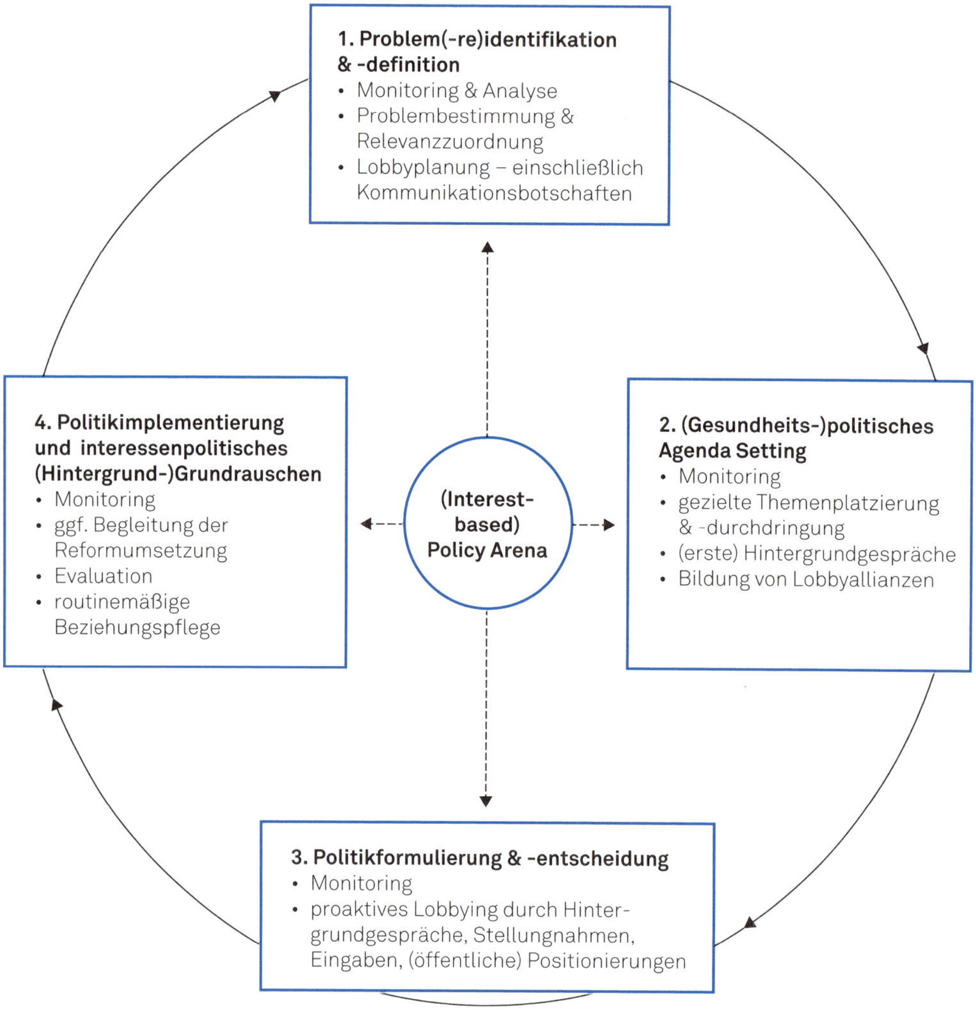

Abbildung 8-4: Phasen des (gesundheits-)politischen Interest-based Policy Cycle.

Auch mit Blick auf die Interessenvermittlung bietet sich eine Schwerpunktsetzung an (Abbildung 8-4), das ist

1. die Phase der **Problemdefinition,** die Anfang und Ende eines jeden Interessenproblems markiert,
2. die lobbyistisch stark umkämpfte Phase des **Agenda Settings** und
3. die **Politikformulierungsphase,** die aus Sicht des korporatistisch ausgestalteten Gesundheitswesens prägnant von den formalen Bedingungen des Gesetzgebungsverfahrens beeinflusst wird.
4. Daran schließt sich die **Politikimplementierung** und das sogenannte **interessenpolitische (Hinter-)Grundrauschen** an, in der – sofern ein Problem nicht abschließend gelöst werden konnte – der Grundsatz gilt: Nach der Reform ist vor der Reform.

Entsprechend bilden diese vier Phasen im engeren Sinne einen eigenständigen, sich permanent rollierenden Politikzyklus der Interessenvermittlung, der hier im Weiteren als Interest-based Policy Cycle bezeichnet wird. In den einzelnen Phasen des Interest-based Policy Cycle entscheidet sich nunmehr, wie ein gesundheitspolitisches Problem geplant und platziert, im Reformprozess interessenpolitisch begleitet und zukünftige Reformen vorbereitet werden sollen. Diese vier Phasen, die maßgeblich von den Interessenakteuren der Gesundheitspolitik (hier: Interest-based Policy Arena) beeinflusst und begleitet werden können, sind es auch, die im Folgenden näher betrachtet werden sollen.

8.3.1 Problemidentifikation und -definition

Aufgabe 8-4: Aktuelle Problemidentifikation aus Sicht eines Gesundheitslobbyisten

Sie sind Krankenhauslobbyist. Erstellen Sie eine kurze Liste der aktuell diskutierten und von der Regierung initiierten Gesundheitsthemen und -reformen. Welche Themen sollten Sie interessenpolitisch eng begleiten? Welche krankenhausspezifischen Probleme fehlen Ihrer Ansicht nach und sollten von Ihnen eigenständig angestoßen werden?

Die Phase der Problemidentifikation und -definition umfasst die Problementstehung und -wahrnehmung. Sie ist dadurch gekennzeichnet, dass ein politisches oder gesellschaftliches Problem als solches kenntlich gemacht und beschrieben wird und anschließend zu artikulieren ist, wer die Problemverursacher sind und warum ein politischer Eingriff überhaupt notwendig ist (Stone, 1989). Aus interessenpolitischer Sicht markiert die Phase der Problemdefinition ein Stadium, in dem substanzielle Vorentscheidungen über das Verständnis und die Wahrnehmung eines Interessenproblems sowie über dessen Selektion, Priorisierung und Strukturierung einschließlich der damit verbundenen strategischen Planung getroffen werden. Von zentraler interessenpolitischer Bedeutung ist dabei, dass die Relevanz eines Problems – im Sinne von Abweichung von der Normalsituation sowie Chancen und Risiken – deutlich herausgearbeitet und definiert wird.

Die Phase der Problemidentifikation wird mitunter unterschätzt, sie ist jedoch nicht trivial. Schließlich werden hier wichtige Weichen für das weitere Lobbying einer Interessengruppe gestellt. In letzter Konsequenz geht es darum, das Problem so herauszuarbeiten, dass die Interessenvertreter im anschließenden proaktiven Lobbyingprozess die politisch verantwortlichen Entscheidungsträger dahingehend beeinflussen können, die Ursachen eines Problems tatsächlich beheben zu wollen. Das hängt aber wiederum maßgeblich davon ab, wie die Stakeholder den Policy-Prozess interpretieren und wahrnehmen.

Mit Blick auf die Problemdefinition lassen sich zwei Perspektiven unterscheiden (Blum & Schubert, 2018; Knill & Tosun, 2015). Zum einen handelt es sich – in Anlehnung an die rationalistischen Entscheidungsmodelle – um eine objektive Bestandsaufnahme und (Risiko-)Bewertung einer spezifischen Problemlage bzw. Situation, zum anderen um deren soziale Konstruktion. Letzteres liegt bekanntlich vor allem darin begründet, dass Probleme häufig zu komplex sind, um sie vollumfänglich erfassen zu können. Hinzu kommt, dass Probleme häufig nicht nur objektiv existieren, sondern neben belegbaren Fakten auch subjektive, von persönlichen Überzeugungen und Standpunkte geprägte Elemente aufweisen. Häufig spiegelt sich darin der Einzelne oder das Innere einer Interessengruppe im Verhältnis zur Außenwelt wider: So können aus subjektiver Sicht Vorstellungen oftmals nicht umgesetzt oder Ziele nicht erreicht werden, weil sie auf ein Umfeld stoßen, das sich ihnen aus unterschiedlichen Gründen in den Weg stellt. Das kann daran liegen, dass Dritte eine völlig andere Einschätzung zur Thematik haben; es kann aber auch darin begründet sein, dass Dritte Regelvorteile genießen, die sie nicht aufgeben wollen, oder dass sie Rahmenbedingungen unterschwellig regelwidrig zu ihren Gunsten auslegen oder dass sich Menschen einfach rücksichtslos verhalten. In solchen Situationen kommt es zu Spannungsverhältnissen. Diese verdichten sich dann zu einem politischen Problem, wenn sie durch die Mitwirkung politischer Entscheidungsträger am politischen Willensbildungs- und Entscheidungsprozess gelöst werden können (Knill & Tosun, 2015).

Mit der Problementstehung und insbesondere mit der sozialen Konstruktion des Problems beginnt zugleich die Interpretation um seine Deutung und im Verhältnis zur Außenwelt um die Frage, wer die Deutungshoheit besitzt. Dabei wissen wir aus dem Konstrukt des Issue Cycles, dass es wichtig ist, die Deutungshoheit so früh wie möglich zu erlangen, denn je später, desto schwieriger wird es, darauf Einfluss zu nehmen. Damit ist bereits an dieser frühen Stelle des Interest-based Policy Cycle ein vorentscheidender Punkt erreicht. Denn im Wettbewerb um die richtige oder gegebenenfalls opportune und zugleich durchsetzbare Definition eines Problems kommt es auf die Problemdarstellung (Policy Images) an. So ist die Relevanz eines Problems durch interessenpolitisch überzeugende Argumente, Botschaften und Narrative zu untermauern: Die Dringlichkeit (Salienz) und Werthaltigkeit (Valenz) eines Sachverhalts sind zu verdeutlichen, um in der anschließenden Phase des Agenda Settings die Aufmerksamkeit der politischen Akteure zu gewinnen. Gegebenenfalls sind Stakeholder zu framen (Knill & Tosun, 2015), um die Problemwahrnehmung und damit die Meinungs- und Positionsbildung Dritter möglichst frühzeitig in einen vorgefassten Bedeutungsrahmen einzubetten. An der Schnittstelle zum Agenda Setting spielen daher die aus der Kommunikationsforschung bekannten Methoden des Framing und Priming (s. Infoboxen 5-1 und 5-2) und das Storytelling (Infobox 8-7) bereits bei der Problemidentifikation und -definition eine wichtige Rolle. Schließlich müssen die interessenpolitischen Botschaften und Narrative sowie die geplante kommunikative Lobbyingstrategie vor Beginn der eigentlichen Lobbyingaktivitäten festgelegt werden.

Infobox 8-7: Storytelling

(Rieger, 2024, S. 171 f.)

Storytelling ist eine Kommunikationstechnik, mit der Interessenvertreter ihre Anliegen, Probleme und relevanten Informationen narrativ, also in Form einer „Geschichte", anschaulich vermitteln können. Im Gegensatz zu abstrakten Sachverhalten, Fakten und Forderungen bieten die in einer Geschichte eingebetteten Inhalte den Vorteil, dass sie verständlicher sind und im Gedächtnis des Gesprächspartners besser verankert bleiben, da sie – sofern gut umgesetzt – Bilder erzeugen und Emotionen wecken. Die Erzähltechnik des Storytellings beinhaltet Protagonisten, Probleme, Konflikte und Lösungen, wobei nicht nur Texte, sondern auch Bilder, beispielsweise im Rahmen von Präsentationen oder Handouts, zur Illustration von Geschichten eingesetzt werden können.

8.3.2 Politisches Agenda Setting

Die Phase des politischen Agenda Settings knüpft eng an die Phase der Problemwahrnehmung an. Mitunter lassen sich die beiden Phasen nicht voneinander trennen, sondern fließen in der Realität ineinander über (Blum & Schubert, 2018).

Wie bereits dargelegt, geht es beim Agenda Setting im Kern darum, ein definiertes und als relevant artikuliertes Problem auf die Tagesordnung, die sogenannte Agenda, zu setzen. Agenda ist jedoch nicht gleich Agenda, denn es gibt verschiedene Formen von Agenden. Für analytische Zwecke kann zunächst zwischen Diskussions- und Entscheidungsagenden differenziert werden (Knill & Tosun, 2015):

Von der **Diskussionsagenda** spricht man, wenn gesellschaftliche Probleme an öffentlicher Aufmerksamkeit und Wichtigkeit gewinnen. Typisch für die Diskussionsagenda ist, dass die darauf enthaltenen Punkte zumeist sehr allgemein und wenig präzise formuliert sind. Auch gibt es nicht nur eine Diskussionsagenda, sondern selbst innerhalb eines Politikfeldes mehrere mit jeweils unterschiedlichen Akteuren und thematischen Schwerpunkten. Interessenpolitisch dient die Diskussionsagenda vorrangig dazu, politische Entscheidungsträger auf ein bestimmtes Problem aufmerksam zu machen. Sie besitzt damit eine Scharnierfunktion zur Entscheidungsagenda.

Die **Entscheidungsagenda** zeichnet sich dadurch aus und unterscheidet sich von der Diskussionsagenda, dass sie immer dann akut wird, wenn das diskutierte Thema in den Fokus der politischen Entscheidungsträger rückt: das gesellschaftliche Problem wird dann zu einem politischen Problem. Da die Entscheidungsagenda vorbereitend der politischen Entscheidungsfindung dient, ist sie naturgemäß spezifischer und konkreter ausgestaltet als die Diskussionsagenda. Typischerweise verlieren die auf ihr verorteten Themen häufig an öffentlicher Aufmerksamkeit, da sie nun zu fach- und verfahrensorientiert behandelt werden.

Eine weitere Möglichkeit die Agenden zu unterscheiden, liefert die Medienwirkungsforschung. Wie bereits in Kap. 2.4.1 dargelegt, differenziert sie zwischen Medien-, Publikums- und Policy Agenda und untersucht, wie sich diese drei Agenden im Agenda Setting-Prozess gegenseitig beeinflussen. Unter anderem wird im Rahmen des sogenannten Agenda Building das Verhältnis von Politik und Medien näher hinterfragt – so etwa: Wer dominiert die Themensetzung? Gibt es eine „Übermacht der (Massen-)medien" oder eine „Übermacht der Politik"? Dabei hat sich zunehmend die Auffassung durchgesetzt, dass es wechselseitige Abhängigkeiten und Anpassungsprozesse zwischen den beiden Agendapolen gibt (Donges & Jarren, 2022). Wenn es also ein Ziel der Kommunikationsforschung ist, herauszufinden, ob und inwieweit es den politischen Akteuren der Policy Agenda gelingt, die für sie relevanten Themen auf die Medienagenda zu setzen – oder auch umgekehrt –, dann lässt sich analog die Frage aufwerfen, wie, wann und mit welchen Botschaften die Interessenpolitik es schafft, auf die jeweiligen Agenden Einfluss zu nehmen.

Hierzu ist ein Blick auf die Überlegungen von Cobb et al. (1976) hilfreich, auch wenn diese schon einige Jahre zurückliegen. In dem zitierten Beitrag entwerfen die Autoren drei Modelltypen des politischen Agenda Settings (hierzu auch.: Jann & Wegrich, 2014; Knill & Tosun, 2015):

- Zum einen handelt es sich um die **Außeninitiierung** (Outside Initiation), bei der Probleme in Form von Forderungen oder spezifischen Ereignissen von außen, d.h. über öffentliche Debatten, Medien, Fachöffentlichkeit oder Internet an die Öffentlichkeit und die Politik herangetragen werden. Die Outside Initiation entspricht damit im Prinzip der Diskussionsagenda, wobei in Verbindung mit dem Issue Attention Cycle gezeigt werden kann, dass sich die öffentliche Aufmerksamkeit für ein Thema im Zeitablauf wandelt, sodass dem richtigen Timing bei der Außeninitiierung eine hohe strategische Relevanz beizumessen ist.
- Zum zweiten spielt die **innere Initiierung** eines Problems (Inside Initiation) eine wichtige Rolle, bei der Themen ohne öffentliche Aufmerksamkeit auf die Agenda gesetzt werden, d.h. die Initiatoren eines Problems wollen dieses bewusst nur auf der Entscheidungs- und nicht auf der Diskussionsagenda behandeln.
- Schließlich liegt zwischen äußerer und innerer Initiierung die sogenannte **Mobilisierung** (Mobilization). In diesem Kontext wird eine Situation beschrieben, in der ein Problem in der politischen Arena als entscheidungsbedürftig empfunden wird, ohne dass es zuvor eine nennenswerte öffentliche Aufmerksamkeit erfahren hat. In diesem Fall

schreitet die Regierung von sich aus voran und versucht, Unterstützer – die Bevölkerung – zu mobilisieren. Sie initiiert eigenständig ein als relevant erkanntes (Reform-) Thema als Top-down-Prozess von oben nach unten.

Überträgt man diese drei Wege des politischen Agenda Settings auf die Interessenpolitik, so lässt sich Agenda Setting entweder mobilisieren oder von außen bzw. von innen initiieren. So können Gesundheitsverbände über öffentliche Debatten und Medien Reformen anstoßen (Outside Initiation über Medienagenda), sie können versuchen, die Öffentlichkeit für ein Thema zu gewinnen und zu aktivieren (Mobilization über Publikumsagenda), oder sie platzieren ihre Interessen ohne öffentliche Aufmerksamkeit direkt bei den Politikern (Inside Initiation über Policy Agenda).

Diesbezüglich ist allerdings zu beachten, dass im Gesundheitsbereich aufgrund der dort vorherrschenden Rahmenbedingungen der Inneninitiierung einer Agenda im Vergleich zur Außeninitiierung und Mobilisierung eine deutlich höhere Bedeutung zukommt. Freilich werden im Politikfeld Gesundheit Themen öffentlich über Presse, Medien oder sonstige Formen der Öffentlichkeitsarbeit gespielt und unterstützt. Auch wird in einer abgewandelten Form Mobilisierung lobbyistisch betrieben, indem politisch agierende Gruppen (s. beispielsweise Grassroots-Lobbying in Kap. 9.7.4) oder auch unmittelbar Betroffene die Öffentlichkeit für ihre eigene Agenda einspannen. Erfahrungsgemäß ist jedoch das öffentliche Interesse an Gesundheitsreformthemen aufgrund der hohen Systemkomplexität sowie der systembedingt implementierten finanziellen Kollektivhaftung eher gering. Jüngste Studienergebnisse (Offer et al., 2025) weisen sogar darauf hin, dass es eine nicht unbeträchtliche Zahl an Menschen gibt, die medizinische Informationen bewusst meiden. Mit Ausnahme von fokussierten Großereignissen, wie z. B. der Corona-Krise, kann das Politikfeld Gesundheit daher als Low-Interest-Markt klassifiziert werden (Dostal, 2009; Boroch & Matusiewicz, 2016), was wiederum zur Folge hat, dass Gesundheitsreformen trotz ihrer gesamtgesellschaftlichen Relevanz überwiegend auf der Agenda von Expertenkreisen behandelt und dort befördert werden. Öffentlichkeit ist hier also oftmals allenfalls eine Experten- oder Insideröffentlichkeit. Oder anders ausgedrückt: Im korporatistisch geprägten deutschen Gesundheitswesen werden interessenpolitische Agenda-Setting-Prozesse im Kern von innen heraus initiiert und spielen sich demzufolge vorrangig auf der Ebene der politischen Entscheidungsagenda ab. Inside-Lobbying hat daher in der Regel Vorrang vor Outside-Lobbying.

Wichtig für das Verständnis des Agenda Settings innerhalb der Phase des Interest-based Policy Cycle ist nunmehr, dass es nicht allen Problemen gleichermaßen gelingt, auf die politische Tagesordnung zu kommen:

- Erstens besitzen die initiierenden Akteure nicht immer ausreichend Agendamacht oder sonstige einflussnehmende Ressourcen, um ein Problem politisch zu platzieren.
- Zweitens verfügen die politischen Entscheidungsträger ihrerseits nur über knappe Ressourcen in Form von Zeit und Aufmerksamkeit, sodass sie Themen priorisieren und selektieren müssen.

Insofern stellt die Phase des Agenda Settings eine Art Filter dar (Jann & Wegrich, 2014), in dem sich entscheidet, ob und in welcher Form ein Problem politisch behandelt und strukturiert wird oder ob es gegebenenfalls systematisch zu ignorieren bzw. zu canceln ist (Agenda Cutting).

8.3.3 Politikformulierung und -entscheidung

In der Phase der Problemformulierung und -entscheidung werden die zuvor artikulierten und auf die Agenda gesetzten Themen, Probleme, Veränderungsvorschläge und politischen Forderungen in politische Programme und Reformen umgeschmiedet. Die politischen Akteure und Entscheidungsträger treten in den Vordergrund des Handelns und werden - je nach Fall unter mehr oder minder starker Beteiligung Dritter - unterschiedliche Positionen abwägen, Ziele definieren und Handlungsalternativen diskutieren, aushandeln und schließlich entscheiden.

Übertragen auf das Gesetzgebungsverfahren lässt sich die vorliegende Phase dementsprechend in zwei Unterphasen unterteilen:

- Erstens die vorparlamentarische Phase, in der der jeweilige Reformentwurf unter den Gesichtspunkten der Machbarkeit verschiedener Alternativen und unter Berücksichtigung der vorhandenen Kapazitäten sowie Interessenkonstellationen erarbeitet wird.
- Daran schließt sich zweitens die parlamentarische Phase, die den formalen politischen Prozess der Entscheidungsfindung umfasst - also das Zeitfenster in dem eine ausgewählte und gegebenenfalls konsensual erarbeitete Alternative beschlossen wird.

Da es zu Problemen überwiegend nicht nur eine einzige Lösung gibt und zudem die jeweils zu berücksichtigenden Akteurs- und Interessenkonstellationen voneinander abweichen können, kommt es nicht selten dazu, dass ursprüngliche Entwürfe noch umfassend verändert werden. Dies drückt den prozesshaften Charakter dieser Phase aus: Während jedoch die parlamentarische Phase der Entscheidungsfindung im Wesentlichen von den bestehenden Verfahrensbedingungen und den zuständigen Entscheidungsinstanzen dominiert wird, wird die vorparlamentarische Phase der Politikformulierung in hohem Maße von informellen Austausch- und Verhandlungsprozessen zwischen den Beteiligten beeinflusst, in denen Interessengruppen und Policy-Netzwerke entscheidend auf die Inhalte einwirken können (Blum & Schubert, 2018). In diesem Kontext spielt der Politikstil (Policy Style) in einem Politikfeld eine wichtige Rolle.

In der Matrix in Tabelle 8-2 lassen sich entlang der Trennvariablen Eintritt neuer Akteure und Eintritt neuer Ideen grundsätzlich vier Politikstile kennzeichnen:

- die Policy-Erneuerung (offene Subsysteme)
- die Programmreform (auseinandersetzungsreiche Subsysteme)
- das Policy-Experimentieren (widerstandsfähige Subsysteme)
- die Instrumentenbastelei (geschlossene Subsysteme)

Welcher Politikstil zur Anwendung kommt, hängt von einer Vielzahl politikfeldspezifischer Rahmenbedingungen ab und wird darüber hinaus von den gesellschaftlichen, politischen und institutionellen Rahmenbedingungen eines Landes beeinflusst. Zu den maßgeblichen Faktoren zählen der bestehende Problemdruck, politikfeldspezifische Paradigmen und

Tabelle 8-2: Politikformulierungsstile (Howlett et al., 2009, S. 137; leicht modifiziert nach Blum & Schubert, 2018, S. 182).

Eintritt neuer Akteure / Verfügbarkeit neuer Ideen	Ja	Nein
Ja	Policy-Erneuerung (offene Subsysteme)	Programmreform (auseinandersetzungsreiche Subsysteme)
Nein	Policy-Experimentieren (widerstandsfähige Subsysteme)	Instrumentenbastelei (geschlossene Subsysteme)

Programmatiken sowie die dort gemachten Erfahrungen, historische Pfadabhängigkeiten und die generelle Systemoffenheit für Veränderungen (Howlett et al., 2009). Für das deutsche Gesundheitssystem zeigen die Erfahrungen, dass aufgrund des hier vorliegenden, institutionell geschlossenen Akteurskreises und der starken Ausprägung des kollektiven Verhandlungssystems der Politikstil der Instrumentenbastelei regelmäßig anzutreffen ist.

In der Phase der parlamentarischen Entscheidungsfindung spitzen sich die politischen Aushandlungs- und Abwägungsprozesse zu, womit sich zugleich der Fokus von den mehr inhaltlich diskutierten Handlungsalternativen hin zu den Rollen und Funktionen der Akteure im politischen System verschiebt: Verfahrensaspekte dominieren und der Kreis der relevanten Akteure verengt sich zunehmend auf die politischen Top-Entscheider, die im Wesentlichen nur noch zu klar definierten Entscheidungspunkten Beratung und Feedback von Dritten einholen (Blum & Schubert, 2018). Letztlich ist die Entscheidungsfindung oder gegebenenfalls auch Nicht-Entscheidungsfindung – je nach Relevanz und Umstrittenheit eines Problems – zeitlich gesehen auf eine Vielzahl kleiner Schritte verteilt, sodass am Ende nicht immer eindeutig feststellbar ist, wer und in welchem Umfang an der abschließenden Lösung eines Problems mitgewirkt hat.

Grundsätzlich ist die Phase der Politikformulierung und -entscheidung theoretisch umfassend untersucht worden, wenngleich – wie eingangs aufgezeigt – insgesamt sehr unterschiedliche Erklärungsansätze von rein rationalistischen bis hin zu Mixed-Scanning-Modellen existieren. Diese werden zudem wiederum im Rahmen der Policy-Forschung ergänzt durch anschlussfähig konzipierte Modelle wie beispielsweise den bereits mehrfach erwähnten Multiple-Streams-Ansatz oder das Advocacy Coalition Framework, die u. a. die Rolle situativer Aspekte oder von Lernprozessen beim Zustandekommen von Politikreformen berücksichtigen.

8.3.4 Politikimplementierung und interessenpolitisches (Hinter-)Grundrauschen

Mit Abschluss der Politikformulierungs- und Entscheidungsphase, die wesentlich über das Inkrafttreten eines Gesetzes, einer Verwaltungsvorschrift oder einer Rechtsverordnung gekennzeichnet ist, ist zugleich der eingangs initiierte und im eigentlichen Sinne originäre Lobbyingprozess vorläufig abgeschlossen. Es beginnt die Zeit der Nachbetrachtung und Evaluation des abgelaufenen Prozesses, einschließlich der Ableitung von interessenpolitischen Learnings, sowie der Politikimplementierung. Parallel dazu setzen die lobbyistischen Routineaktivitäten im Rahmen des Stakeholder- und Themenmanagements ein (s. Kap. 9.6). Ziel ist es, Präsenz in der Policy Arena zu zeigen, die Regelkommunikation zu verstetigen und Beziehungen zu festigen oder neue aufzubauen. Im Lobbyistenjargon spricht man vom „interessenpolitischen (Hinter-)Grundrauschen", mit dem die Grundlagen gelegt werden, um sich im ständig rollierenden Interest-based Policy Cycle bei neuen oder wiederkehrenden Problemen rechtzeitig einbringen zu können.

Neben diesem interessenpolitischen (Hinter-)Grundrauschen dient diese Phase aber zudem der Begleitung und Beobachtung der Politikumsetzung:

- Wie bewähren sich die beschlossenen Regelungen in der Praxis?
- Konnte das betreffende Problem abschließend gelöst werden (Problemterminierung)?
- Oder – was in der Realität durchaus häufig vorkommt – tauchen neue (Anschluss-)Probleme auf?

Dabei sind die in der Phase des lobbyistischen Grundrauschens auftretenden Implementierungsprobleme in der Regel nur sehr begrenzt interessenpolitisch steuer- und beeinflussbar. Vielmehr handelt es sich um Effekte (Howlett et al., 2009; Eckardt, 2011), die

- auf staatliche oder organisationsinterne Vollzugsprobleme oder Compliance-Probleme im Sinne von unerwünschtem oder nicht konformem oder gar blockierendem Verhalten der Adressaten zurückzuführen sind, oder
- auf Nebenfolgen der gewählten Steuerungsinstrumente beruhen oder
- strukturelle Defizite und Informationsunvollkommenheiten zwischen politischen Zielen und tatsächlich ausgeübter Praxis darstellen.

Manchmal sind es aber auch nur profane handwerkliche Mängel einer schlecht gemachten Politik, die sich hier offenbaren. In dieser Phase zeigen und formieren sich also vornehmlich Politikfehler oder akteurs- und strukturbedingte Umsetzungswiderstände. Diese sind interessenpolitisch weniger direkt beeinflussbar, sondern adressieren vielmehr Aufträge für neu aufzunehmende interessenpolitische Aktivitäten und können interessenpolitisch allenfalls indirekt durch entsprechende Evaluationsmaßnahmen wie die eigenständige Beauftragung von juristischen, fachlichen oder wissenschaftlichen Gutachten oder durch politische Forderungen beispielsweise im Rahmen von Gesetzesfolgenabschätzungen interessenpolitisch unterstützt werden.

Letztlich tragen diese Entwicklungen dazu bei, einen neuen Interest-based Policy Cycle einzuleiten, wobei der Erneuerungsdruck maßgeblich von der jeweiligen Problemstellung abhängt:

- Ist sie einfach definierbar?
- Gibt es objektiv erkennbare Implementierungsprobleme?
- Welche Akteure sind beteiligt? Sind diese identifizierbar?
- Wie viel Finanzen und andere Ressourcen sind von einem Problem betroffen?

Plausiblerweise kann man dann davon ausgehen, dass je unübersichtlicher und komplexer sich eine Gesamtsituation darstellt und je höher die Finanz- und Ressourcenbindung ist, desto weniger ist mit einer Terminierung eines Problems zu rechnen und umso wahrscheinlicher ist es, dass ein revolvierender Politikzyklus ausgelöst wird. Die Maxime „Nach der Reform ist vor der Reform" gilt hier als gängiges Muster der Gesundheitspolitik. Als Beispiele seien an dieser Stelle die Krankenhausfinanzierung oder der Risikostrukturausgleich (s. Fallbeispiel in Kap. 8.5) mit seinen zahlreichen Gesetzes- und Verfahrensänderungen genannt.

8.3.5 Kritik und Nutzen der Phasenheuristik für die Interessenpolitik

Das hier skizzierte Modell des Interest-based Policy Cycles lässt sich in Anlehnung am allgemeinen Policy Cycle in vielerlei Hinsicht kritisieren (Infobox 8-8). Trotz seiner umfänglichen Mängel hat es aber durchaus Charme und Nutzen. Denn als Hilfsinstrument ermöglicht es, die Komplexität und Heterogenität von Politikprozessen zu strukturieren. Daraus leiten sich dann wissenschaftliche Erkenntnisse ab, die Impulse für weitere Analysen liefern. Darüber hinaus ist das Modell für die Professionalisierung der Interessenpolitik im Sinne des Lobbyings wertvoll. Zwar spielt sich Lobbying in der Realität nicht deterministisch ab, sondern erfolgt im Rahmen komplexer Macht- und Einflussfaktoren, doch hängt der Erfolg von Lobbying maßgeblich von seiner professionellen Planung, seiner systematischen Steuerung und Durchführung sowie schließlich von seinem Controlling (Kap. 9.9) ab. Und gerade in diesem Zusammenhang erweist sich der Interest-based Policy Cycle als besonders hilfreich. Dies gilt umso mehr für das Gesundheitswesen, da hier der Gesetzes-Lobbyismus im Vordergrund steht, der sich zwangsläufig an vorgegebenen Prozessschritten orientiert.

Infobox 8-8: Kritik an der Phasenheuristik des Policy Cycle

In der Politikwissenschaft werden Policy Cycles aufgrund ihrer sequentiellen und rein logischen Abfolge grundsätzlich als zu deterministisch bewertet (z. B.: Sabatier, 1999; Jann & Wegrich, 2014):

- Sie gleichen eher einer vereinfachenden idealtypischen Darstellung von Politikprozessen, als dass sie der politischen Realität in ihrer Komplexität hinreichend nahekämen oder diese gar objektiv abbildeten.
- Sie sind deskriptiv ungenau, weil sich die einzelnen Phasen in der politischen Realität nicht trennscharf voneinander abgrenzen lassen und oft fließend ineinander übergehen. So verlaufen in der Praxis die Prozesse von Problemwahrnehmung – Agenda Setting – Problemformulierung und Entscheidung – sowie Problem(re-)definition häufig parallel und überlagern sich teilweise.
- Sie sind nicht logisch miteinander verknüpft. Auch können sich politische Inhalte in mehreren Zyklen entwickeln und sich gegenseitig beeinflussen. Entsprechende Wechselwirkungen zu anderen Politikfeldern bleiben hier sogar gänzlich unberücksichtigt.
- Sie verändern sich durch Zufälle und Krisen sowie durch die Chancen und Risiken von Regierungswechseln, in denen sich Policy Windows öffnen.
- Zudem resultieren die Ergebnisse politischer Prozesse weniger aus rationalen Aspekten als vielmehr aus Machtkonstellationen, kognitiven Beschränkungen und Lerneffekten.

Aufgabe 8-5: Gesetzgebungsprozess im Interest-based Policy Cycle

Sie haben den Interest-based Policy Cycle kennengelernt. Im Weiteren geht es darum, ihn an wesentlichen Stellen mit dem Gesetzgebungsprozess abzugleichen.

- Nehmen Sie sich fünf Minuten Zeit und überlegen Sie, in welcher der vier Phasen des Cycle der Gesetzgebungsprozess dominiert.

8.4 Gesetzes-Lobbyismus im Gesundheitswesen

Interessenpolitik im Gesundheitswesen wird in erster Linie als Gesetzes-Lobbyismus betrieben. Ihr Fokus liegt auf dem Gesetz selbst: in der Praxis geprägt durch das lobbyistische Initiieren und Begleiten von Rechtsvorschriften bis hin zum proaktiven Einwirken auf deren Ausgestaltung. Dementsprechend wichtig ist das Verständnis für den formalen Gang eines Gesetzgebungsverfahrens (z. B.: Winter, 2024). Dieser strukturiert den gesundheitspolitischen Entscheidungsprozess und die interessenpolitische Einflusssphäre und gibt entscheidende Anhaltspunkte dafür, wann, wo und mit wem effektives Lobbying betrieben werden kann und soll.

In Abbildung 8-5 sind die Stufen des Gesetzgebungsverfahrens dargestellt und in Beziehung zum zuvor beschriebenen Interest-based Policy Cycle gesetzt. Demnach lässt sich die Gesetzgebung in eine Vorbereitungs-, Kern- und Nachbereitungsstufe unterteilen. Die Vorbereitungsstufe bezeichnet den Prozess der Initiierung eines Gesetzes und umfasst im Wesentlichen die Problemdiskussion auf der Entscheidungsagenda. Die Nachbereitungsstufe befasst sich hingegen mit der Implementierung und Evaluierung eines Gesetzes sowie daran anknüpfenden Fragestellungen zur Terminierung oder Redefinition eines Problems. Beide Phasen wurden bereits mit der Beschreibung des Interest-based Policy Cycles (Kap. 8.3) behandelt. Auch sind sie nochmals Gegenstand in Kap. 9, in dem die Planung, Ziele, Strategien, Instrumente sowie das Controlling des Lobbyings im Sinne von „Interessenpolitik gestalten" thematisiert werden.

Daher fokussieren wir uns im Weiteren auf den formalen Kern des Gesetzgebungsverfahrens, also auf die in Abbildung 8-5 definierte Stufe II, beginnend mit der Gesetzesinitiative und der Verabschiedung des Kabinettsentwurfs in der vorparlamentarischen Phase und den sich daran anschließenden Lesungen, Beratungen und Anhörungen in der parlamentarischen

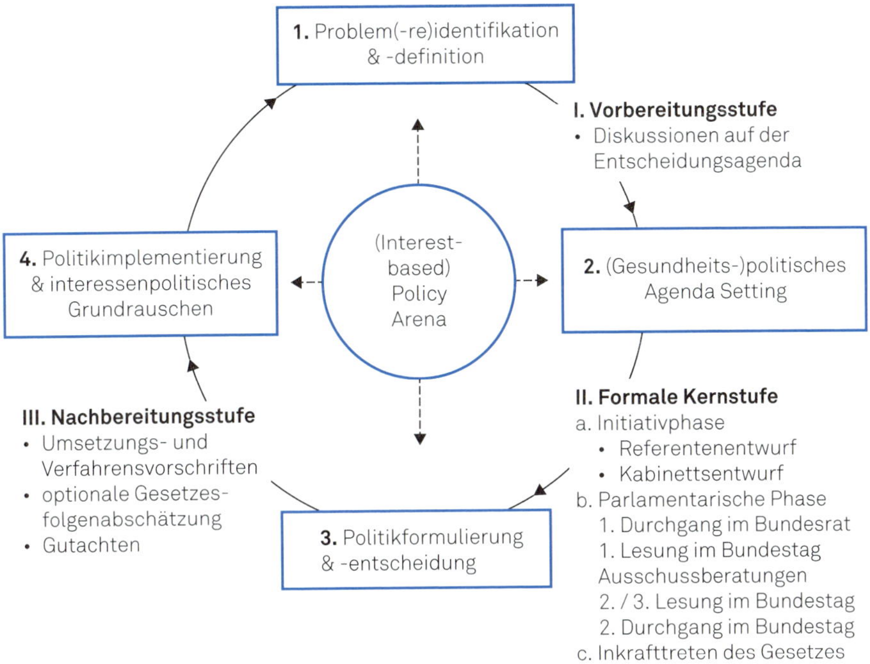

Abbildung 8-5: Gesetzgebungsstufen im Interest-based Policy Cycle.

Phase. Am Ende dieses Prozesses steht das Inkrafttreten des Gesetzes.

Es sei zudem noch darauf verwiesen, dass die im Weiteren erläuterten Verfahrensschritte für die Änderung von Rechtsvorschriften auch auf die Änderung von Rechtsverordnungen übertragen werden können. Aus Gründen der Einfachheit werden die Rechtsverordnungen nachfolgend allerdings vernachlässigt. Unstrittig dürfte zudem sein, dass entsprechend der föderalen Strukturen in Deutschland jeweils zwischen Bundes- und Landesgesetzen zu unterscheiden ist. So existieren beispielsweise im Rahmen der Krankenhäuser, für deren Bedarfsplanung und Investitionskostenfinanzierung die Länder zuständig sind, zahlreiche landesspezifische Gesetze. Umsetzung und lobbyistische Begleitung der Landesgesetze erfolgen verfahrensseitig jedoch vom Grundsatz her ähnlich wie die der Bundesgesetze. Daher wird auch in diesem Kontext vereinfacht, indem der Fokus erneut ausschließlich auf die Bundesgesetzgebung gerichtet ist und hier wiederum vor allem die gängigen Verfahren.[22]

8.4.1 Vorparlamentarische Gesetzesinitiativ-Phase

Eine erfolgreiche Gesetzesinitiative mündet formal in einen Regierungsentwurf. Oder anders ausgedrückt: Im Rahmen der Gesetzesin-

22 Zur formalen Beschreibung des Gesetzgebungsprozesses wird im Weiteren auf die Webseiten des Deutschen Bundestages (n.d.-a), des Deutschen Bundesrates (n.d.), des Bundesministeriums der Justiz und für Verbraucherschutz (n.d.-a) und des Bundesministeriums des Innern (n.d.) zurückgegriffen. Zusätzlich wird mit Pötzsch (2009) gearbeitet. Zur Erläuterung des Gesetzgebungsprozesses aus lobbyistischer Sicht wird sehr punktuell auf Kloepfer (2007, S. 10 ff.) zurückgegriffen.

itiativ-Phase wird zunächst über die beiden Verfahrensschritte Referentenentwurf und Kabinettsvorlage ein vorläufiger Gesetzesentwurf erarbeitet. Mit der Beschlussfassung im Kabinett wird aus dem vorläufigen Entwurf ein offizieller Gesetzesentwurf der Bundesregierung. Dieser wird auch als Regierungsentwurf bezeichnet und ist die formale Voraussetzung für die Einleitung der parlamentarischen Phase der Gesetzgebung.

Der Gesetzesentwurf selbst kann

- von der Bundesregierung,
- vom Bundestag sowie
- vom Bundesrat

eingebracht werden. De facto entstammt die Mehrzahl aller Gesetzesinitiativen jedoch „aus der Feder“ der Bundesregierung. Das gilt auch für den Gesundheitsbereich. Die höhere Konzentration regierungsinitiierter Gesetzesvorhaben lässt sich grundsätzlich damit erklären, dass die Regierung aufgrund ihrer parlamentarischen Mehrheit auf das jeweilige (Fach-)Ministerium – hier also das BMG – zurückgreifen kann und damit über den mit Fachkompetenz und Personal ausgestatteten administrativen Apparat verfügt, um entscheidungsreife Gesetzesvorlagen zu erarbeiten.

Vom Arbeitsentwurf zum Referentenentwurf

Formaler Aufsatzpunkt: Formell sind Referentenentwürfe noch nicht von der Bundesregierung beschlossene, folglich vorläufige Gesetzesentwürfe. Innerhalb des BMG werden sie von der jeweils zuständigen Fachabteilung federführend erarbeitet. Dazu ist zunächst ein Arbeitsentwurf in bestimmten Prozessschritten wie erste Arbeitsskizze, Leitungsvorschlag etc. zu erstellen, der nicht öffentlich und vertraulich zu behandeln ist. Dies auch deshalb, um eine interessengeleitete Einflussnahme Dritter während der Entwurfsphase möglichst zu vermeiden. Der so erstellte Arbeitsentwurf wird gegebenenfalls noch von ausgewählten Experten vertraulich gegengelesen und fachlich geprüft und abschließend dem Kanzleramt zur „internen Freigabe“ vorgelegt.

Im Anschluss daran beginnt die sogenannte Frühkoordinierung der Gesetzgebung, d. h. der Arbeitsentwurf wird innerhalb des Gesundheitsministeriums und den übrigen Ministerien abgestimmt, die dann ihre Kommentare und Anmerkungen zum geplanten Gesetzesentwurf abgeben können. Eine besondere Rolle spielt dabei der Normenkontrollrat beim Bundeskanzleramt. Dieser prüft die durch das vorgesehene Gesetz potenziell verursachten Bürokratiekosten einschließlich aller sonstigen Folgekosten, den sogenannten Erfüllungsaufwand.

Wenn alle erforderlichen Ressorts beteiligt wurden und ihr Einvernehmen erteilt haben, wird der Arbeitsentwurf zum Referentenentwurf, der nun veröffentlicht werden kann. Damit ist der erste offizielle Termin für die weitere Beratungsfolge im Gesetzgebungsverfahren festgelegt (Tabelle 8-3).

Interessenpolitische Implikationen: Die Phase der Erstellung des Referentenentwurfs ist aus lobbyistischer Sicht eine außerordentlich spannende Phase. Zum einen dient sie einer ersten groben Zeitplanung; so werden Vorüberlegungen angestellt, „wer, mit wem, wo“ zu sprechen hat. Damit einher geht eine erste Vorstrukturierung der Terminkalender.

Zum zweiten dreht sich in dieser Gesetzgebungsphase lobbyistisch vieles um die sich in Arbeit befindlichen Gesetzesinhalte. Kaum jemand „draußen“ weiß Genaues dazu. Daher beobachten die Lobbyisten intensiv das allgemeine Umfeld und die Medienöffentlichkeit. Aufmerksam lesen sie die fachspezifischen Newsletter und Infobriefe. Viel wichtiger sind in dieser Phase aber das Netzwerken und der damit verbundene informelle Informationsaustausch. Denn selbst dann, wenn die Vorarbeiten zu den Referentenentwürfen hausintern mit hoher Vertraulichkeit behandelt werden sollen, werden sie in der Realität nicht allein im „stillen Kämmerlein“ erarbeitet. Vielmehr sind re-

Tabelle 8-3: Zwei Fallbeispiele für die Beratungsfolge von Gesundheitsgesetzen.

Beratungsfolge	Digitalisierungsgesetz	Krankenhausversorgungs-verbesserungsgesetz
Referentenentwurf:	5. Juli 2023	15. April 2024
Fachanhörung:	bis 2. August 2023	30. April 2024
Verabschiedung Kabinettsentwurf:	30. August 2023	15. Mai 2024
1. Durchgang Bundesrat:	20. Oktober 2023	27. Juni 2024
1. Lesung Bundestag:	9. November 2023	5. Juli 2024
Anhörung im Bundestag:	15. November 2023	25. September 2024
2./3. Lesung Bundestag:	14. Dezember 2023	17. Oktober 2024
2. Durchgang Bundesrat:	02. Februar 2024	22. November 2024
Inkrafttreten:	nach Verkündung bzw. 01. Januar 2025	12. Dezember 2024

Der Stand des Gesetzgebungsverfahrens (Beratungsfolge) ist naturgemäß Gegenstand interessenpolitischer Beobachtung und ein entscheidender Parameter für die Lobbyplanung. Die Beratungsfolge wird vom Bundesgesundheitsministerium auf seiner Website unter https://www.bundesgesundheitsministerium.de/service/gesetze-und-verordnungen.html (hier: Bundesgesundheitsministerium, n.d.-a und -b) transparent veröffentlicht. Sie ist auch auf den Internetseiten der großen Gesundheitsverbände abrufbar, so beispielsweise https://www.aok.de/pp/gesetz/ (hier: AOK-Bundesverband, n.d.). Neben der Beratungsfolge stellt das BMG je nach Verfahrensstand weitere Dokumente wie Referenten- und Kabinettsentwurf, Stellungnahmen, Anhörungsprotokolle und den endgültigen Gesetzestext als pdf-Datei ins Internet ein.

gelmäßig mehrere Personen daran beteiligt, auch sind hausinterne Zwischenstände und inhaltliche Abstimmungsrunden mit anderen Ressorts im Rahmen der gesetzlichen Frühkoordinierung vom federführenden Fachreferat zu leisten. Die formal gewünschte „Vertraulichkeit" kann daher oftmals nicht durchgängig gewahrt werden.

Vor diesem Hintergrund tauschen sich die Interessenvertreter in kleinen Kreisen und mit gleichgesinnten Akteuren auf möglichst kurzem Wege aus. Sie sammeln aktuelle Informationen über den (Sach-)Stand des Gesetzgebungsvorhabens ein und gleichen diese mit ihrem eigenen Informationsstand ab. Dabei stammen die „heißesten Informationen" oft aus irgendwelchen vertraulichen Quellen eines Ministeriums oder Abgeordnetenbüros und werden „unter der Hand" weitergegeben. Die Richtigkeit der Informationen bewegt sich dabei im Bereich des Vagen oder des Vermutbaren und die Herkunft der Quelle wird natürlich nicht preisgegeben. Es ist die Zeit des lobbyistisches Gossips – eine Zeit, in der viel spekuliert wird, in der Gerüchte entstehen und in der valide von unvaliden Informationen getrennt werden müssen. Das Netzwerk wird zum zentralen Lobbymedium, parallel dazu werden ergänzend politische Hintergrundgespräche initiiert. Dabei geht es den Interessenvertretern nicht allein darum, ihre Neugier zu befriedigen, sondern vor allem darum, Informationsvorsprünge zu generieren. Denn diese sind ein elementarer Erfolgsfaktor, um die internen Interessenanalysen möglichst zügig einzuleiten bzw. zu präzisieren und die richtigen terminlichen und koordinativen Entscheidungen zu treffen. Es gilt die Faustformel: Je früher man an den Referentenentwurf herankommt, desto schneller kann man seine Lobbyingmaschinerie zielgerichtet anwerfen und hat gegebenenfalls gegenüber konkurrierenden Akteuren die Nase vorn.

Während der Erstellung des Referentenentwurfs spielt sich also viel hinter den Kulissen ab. In dieser sehr sensiblen Phase werden immer wieder unterschiedliche politische und parteipolitische Interessenlagen berührt und es kommt durchaus vor, dass ein Referentenentwurf informell frühzeitig – also vor der offiziellen Bekanntgabe – bestimmten Interessengruppen zugespielt wird. Dies kann aus Gefälligkeit oder aus taktischen Gründen geschehen. Im Lobbyistenjargon findet sich häufig die Formulierung, jemand habe den Entwurf in der Straßenbahn vergessen oder man habe ihn dort gefunden. Neben der Gefälligkeit dient dieses Vorgehen vor allem dem politischen Kalkül. So sollen beispielsweise noch in interner Abstimmung befindliche Gesetzesinhalte vorab festgemacht werden, oder es soll bestimmten Gruppen die Möglichkeit gegeben werden, möglichst frühzeitig Gegendruck gegen das Gesetzgebungsvorhaben aufzubauen, oder jemand zielt darauf, die Regierung selbst unter Zeitdruck zu setzen. Die Gründe für die vorzeitige Weitergabe eines Referentenentwurfs sind vielfältig. Die gesamte Phase ist – wie eingangs bereits gesagt – interessenpolitisch außerordentlich spannend, manchmal auch trickreich oder gar heikel.

Vom Referentenentwurf zur Kabinettsvorlage

Formaler Aufsatzpunkt: Die Veröffentlichung des Referentenentwurfs markiert formell den Beginn der zweiten Arbeitsphase der Gesetzesinitiative, das öffentliche Verfahren. Zu diesem Zweck stellt das Gesundheitsministerium den Entwurf in der Regel auf seine Internetseite ein. Der Entwurf ist dabei rechtsförmig gestaltet und folgt grundsätzlich einer vorgegebenen Struktur, die hier in der Tabelle 8-4, unterteilt in die Kapitel 0-3, veranschaulicht wird.

Formelles Zwischenziel ist es nunmehr, den vorliegenden Entwurf zu einer Kabinettsvorlage für die Bundesregierung weiterzuentwickeln. Dabei ist die Expertise der vom Gesetz Betroffenen einzuholen sowie ihre Partizipation sicherzustellen. Dazu wird das federführende Fachreferat die Diskussion im Wesentlichen anstoßen mit

- den Verbänden der Selbstverwaltung und weiteren freien (Gesundheits-)Verbänden,
- der Wissenschaft und anderen Sachverständigen, sowie
- gegebenenfalls den kommunalen Spitzenverbänden einschließlich der von der Regelung betroffenen sonstigen Behörden der Länder und Gemeinden.

Entsprechend wird dieser Verfahrensschritt auch als Länder- und Verbändebeteiligung bezeichnet (Bundesministerium der Justiz, n.d.-a). Diskussion und Verfahrensbeteiligung erfolgen hier schwerpunktmäßig in Form von schriftlichen Stellungnahmen, internen Fachgesprächen und durch Einladung zur formell angesetzten Fachanhörung. Dabei wird das für das Beteiligungsverfahren vorgesehene Zeitfenster im Rahmen der vorab zur Verfügung gestellten Beratungsfolge festgelegt, wie es auch der Tabelle 8-3 beispielhaft zu entnehmen ist.

Nachdem die Informationen, Rückmeldungen und Sachinhalte aus den genannten Kanälen eingeholt und entsprechend ihrer Notwendigkeit und Relevanz in den Referentenentwurf eingearbeitet und berücksichtigt wurden, wird dieser dem Kabinett als Kabinettsvorlage zur Beschlussfassung vorgelegt. Auch diese Vorlage folgt der oben skizzierten Struktur. Sie wird jedoch insbesondere im abschließenden dritten Teil, der formell als „Besonderer Teil" bezeichnet wird, ergänzt. Dort sind u.a. die jeweiligen Stellungnahmen der einzelnen Akteure beigefügt.

Interessenpolitische Implikationen: Wenn das öffentliche Verfahren zum Referentenentwurf eingeleitet wird, ist das mit dem offiziellen Startschuss des Gesetzes-Lobbyismus gleichzusetzen. Allerspätestens jetzt nimmt die interne und externe Maschinerie volle Fahrt auf.

Tabelle 8-4: Grundstruktur eines Referentenentwurfs (hier exemplarisch bezogen auf den Referentenentwurf des Bundegesundheitsministeriums für das Gesetz zur Beschleunigung der Digitalisierung des Gesundheitswesens [Digital-Gesetz – DigiG], Bundesgesundheitsministerium, n.d.b).

Kapitel	Inhalt		
0.	Ein Vorspann mit Erläuterungen, Erklärungen und Zusammenfassungen der im Entwurf ausgearbeiteten Inhalte. Dazu gehören im Einzelnen:		
	a.	Problem und Zielbeschreibung	
	b.	Lösungsvorschläge einschließlich einer Zusammenfassung der im Weiteren unter 1. bis 3. genannten Punkte	
1.	Entwurf des Gesetzes mit den entsprechend kenntlich gemachten konkreten Änderungen und Ergänzungen. Zugleich werden mögliche Änderungen und Folgen an anderen Gesetzen und Verordnungen dargelegt.		
2.	Begründungen, Anforderungen, potenzielle Folgen – allgemeiner Teil		
	c.	Zielsetzungen und Notwendigkeiten	
	d.	Wesentliche Inhalte des Entwurfs	
	e.	Alternativen	
	f.	Gesetzgebungskompetenzen	
	g.	Vereinbarkeit mit dem Recht der europäischen Union und völkerrechtlichen Verträgen	
	h.	Gesetzesfolgen zu	
		i.	... Rechts- und Verwaltungsvereinfachung
		ii.	... Nachhaltigkeitsaspekten
		iii.	... Haushaltsausgaben ohne Erfüllungsaufwand untergliedert nach Bund, Länder sowie Sozialversicherung
		iv.	... Erfüllungsaufwand untergliedert nach Bürgern, Wirtschaft, Verwaltung (Bund, Länder, Gemeinden, Sozialversicherung)
		v.	... weiteren Kosten
		vi.	Weitere Gesetzfolgen
		vii.	Optional vorgesehene Befristungen und Evaluierungen
		viii.	...
3.	Besonderer Teil		

Die bereits existierenden inhaltlichen Vorarbeiten, Zeit- und Rollenpläne sowie politischen Positionierungen müssen nun konkret geschärft werden. Dazu ist der Referentenentwurf durch die hausinternen Fachverantwortlichen oder auch extern eingekauften Experten detailliert auszuwerten und darauf aufbauend sind Stellungnahmen und Formulierungsvorschläge zu verfassen sowie weitere interne Abstimmungen durchzuführen und gegebenenfalls organisationsübergreifende Allianzen zu schmieden. Schließlich sind alle internen Akteure umfassend zu briefen, ihre Rollen festzulegen und ihre Aussagen sind so abzustimmen, dass sie möglichst mit einer Stimme sprechen, wobei sicherlich gilt: Je fachlicher die Positionierung, desto konkreter und detaillierter können die inhaltlichen Bezüge sein.

Das weitere Lobbying erfolgt nun fokussiert und nimmt die zentralen Änderungsvorgaben und Formulierungen ins Visier. Dabei sind in dieser Phase des Gesetzgebungsverfahrens zwei Schienen des Lobbyings auseinanderzuhalten:

- Zum einen sind das die Maßnahmen, die das öffentliche Verfahren zur Weiterentwicklung des Referentenentwurfs betreffen. Sie sind potenziell stärker fachlich motiviert. Zwar können bereits in diesem frühen Stadium grundsätzliche Widerstände gegen das Gesetzesvorhaben artikuliert werden, etwa indem in der angeforderten Stellungnahme Irritationen oder gar Befremden zum Ausdruck gebracht werden, ein Großteil der hier vorgebrachten Anmerkungen ist jedoch mehr oder weniger stark fachgetrieben. Auf diese Weise können Detailfragen angestoßen und geplante Gesetzesänderungen nachjustiert werden. Interessenpolitisch bedeutsam ist vor allem, dass sich in diesem Verfahrensabschnitt ganz offiziell konkrete Formulierungshilfen und -vorschläge in den vorgesehenen Gesetzesentwurf einbringen lassen.
- Zum zweiten muss nunmehr der politische Austausch intensiviert werden. Dieser basiert auf einfachen, verständlichen und möglichst nachvollziehbaren Botschaften und Positionierungen mit möglichst hoher Relevanz. Detaillierte Positionen und Gesetzeskommentare sind dann eher verschriftlicht im „Aktenkoffer" zu den Gesprächen mitzuführen. Auch sollte im Vorfeld klar sein, an welchen Stellen man als Interessengruppe kompromissbereit ist. Schließlich ist im politischen Prozess zu signalisieren, dass man nicht nur Forderungen stellt, sondern interessenpolitisch auch fähig und willens ist, den auf Gegenseitigkeit beruhenden pluralistischen Austauschprozess der Gesetzgebung verantwortungsvoll mitzugestalten. In dieser Phase werden zahlreiche Politikgespräche – und je nach Relevanz des Gesetzgebungsvorhabens auch Spitzengespräche auf ministerieller Ebene – geführt.

Mit der Veröffentlichung des Referentenentwurfs gewinnt auch die öffentliche Diskussion in den Medien an Gewicht. Diese werden von Lobbyisten – sofern die Möglichkeit besteht – entsprechend mit den eigenen Positionen gebrieft. Größere Interessenorganisationen haben zudem die Möglichkeit, eigene Medien und Kampagnen einzusetzen. Der Umfang des öffentlichen Lobbyings und der Grad der Proaktivität hängen vom jeweiligen Thema ab, d.h. ob und inwieweit man gefühlt Gewinner oder Verlierer ist.

Allgemein gilt allerdings der strategische Grundsatz, dass die Öffentlichkeit sehr bewusst und im Einzelfall vorsichtig bespielt werden muss, da sich die verantwortlichen Politiker und Ministerialbeamten ungern von außen bedrängen lassen. Und selbst für den Fall, dass die Diskussion stärker in die Öffentlichkeit hingetragen wird, muss man sich darüber im Klaren sein, dass es sich dabei zumeist um eine fachliche Teilöffentlichkeit handelt, da weite Teile der breiten Öffentlichkeit nur ein mäßiges Interesse an spezifischen Gesundheitsreformthemen wie Gesundheitsfonds, Klinikreform und Pauschalvergütung oder der vermeintlichen Unterfinanzierung von in der Regel sechsstellig bezahlten Ärzten haben. Gesundheitslobbying muss daher stets im Auge behalten, dass es nicht an Glaubwürdigkeit verliert und sollte vor allem so dosiert sein, dass es sich nicht selbst die politischen Zugänge für künftige Reformen verbaut. Dies gilt erfahrungsgemäß selbst dann, wenn man – wie die Selbstverwaltung im deutschen Gesundheitswesen – über institutionelle Zugänge zum Gesetzgebungsverfahren verfügt.

Von der Kabinettsvorlage zum Regierungsentwurf

Formal: In diesem Verfahrensabschnitt wird der als Kabinettsvorlage vorliegende, abgestimmte Referentenentwurf zum Regierungsentwurf weiterentwickelt. Zu diesem Zweck wird er dem Kabinett – also allen an der Regierung beteiligten Ministern unter der Leitung des Bundeskanzlers – zur Beratung und Beschlussfassung vorgelegt. Stimmt das Kabinett der Vorlage zu, so wird aus dem Referentenentwurf ein förmlicher Regierungsentwurf – oder anders ausgedrückt: Es liegt nun ein „offizieller Gesetzesentwurf" vor, mit dem im nächsten Schritt die parlamentarische Kernphase des Gesetzgebungsverfahrens eingeleitet werden kann. Um jedoch tatsächlich auf die Tagesordnung des Plenums des Bundestages zu gelangen, muss der Entwurf zuvor noch als sogenannte Bundesdrucksache an die Mitglieder des Bundestages, des Bundesrates und an die Bundesministerien verteilt werden.

Interessenpolitische Implikationen: Die Beschlussfassung in der Kabinettsitzung liegt vom Grundsatz her außerhalb der interessenpolitischen Wirkungs- und Einflusssphäre. Mit der Fertigstellung der Kabinettsvorlage signalisiert das federführende Ressort, dass die bis zu diesem Verfahrenszeitpunkt üblichen und notwendigen Abstimmungen erfolgt sind. Das Kabinett als oberstes Entscheidungsgremium sollte sich daher möglichst nicht mit potenziellen Hintergrundkonflikten und abweichenden Interessenlagen befassen. Diese sind im Vorfeld zu klären oder aber im Laufe des weiteren Gesetzgebungsganges. Schließlich passiert kaum ein Gesetz den Bundestag in der Form, wie es im zugrunde liegenden Regierungsentwurf vorgesehen war.

Für das weitere interessenpolitische Vorgehen ist es allerdings von essenzieller Bedeutung, das spezifische Gesetzesformat des vorliegenden Gesetzesentwurfs zu berücksichtigen. Tabelle 8-5 zeigt, dass der Entwurf als Zustimmungs-, Einspruchs- oder Artikelgesetz ausgestaltet sein kann: Zustimmungs- und Einspruchsgesetze unterscheiden sich im Wesentlichen hinsichtlich der Kompetenzen der Länder. Während Einspruchsgesetze vom Bundestag ohne Zustimmung des Bundesrates verabschiedet werden können, gilt das Umgekehrte beim Zustimmungsgesetz. Interessenpolitisch ist letzteres auch deshalb relevant, weil dann zusätzlich zur Bundesebene über die Länder verstärkt Einfluss auf die anstehende Gesetzesentscheidung genommen werden kann. Das Artikelgesetz wiederum – das auch als Omnibusgesetz bezeichnet wird – beinhaltet demgegenüber mehrere Änderungsanliegen unterschiedlichen Sachverhalts, die gemeinsam und ebenfalls ohne Zustimmung des Bundesrates vom Bundestag beschlossen werden können. Omnibusgesetze werden von den Initiatoren häufig taktisch eingesetzt, indem darin gesetzliche Änderungen zusammengefasst werden, die als Einzelentscheidung vermutlich parlamentarisch durchfallen würden, während sie als Gesamtpaket angenommen werden. Aus interessenpolitischer Sicht werden Omnibusgesetze daher oftmals mit Skepsis beäugt.

Tabelle 8-5: Gesetzesformate (modifiziert nach Deutscher Bundesrat, n.d.).

Zustimmungsgesetz	Einspruchsgesetz	Artikelgesetz
Bundesgesetz, das der Zustimmung des Bundesrates bedarf, weil mit ihm Zuständigkeitsbereiche der Länder berührt werden	Bundesgesetz, das ohne Zustimmung des Bundesrates in Kraft treten kann	Gesetz, das gleichzeitig mehrere (Änderungs-)Gesetze, die inhaltlich unterschiedliche Sachverhalte umfassen, in sich vereint
Auch zustimmungspflichtiges Gesetz genannt	Auch nicht-zustimmungspflichtiges Gesetz genannt	Auch Omnibusgesetz genannt

8.4.2 Parlamentarische Kernphase der Gesetzgebung

Wie bereits in Tabelle 8-3 dargelegt, markiert die Vorlage des formellen Regierungsentwurfs den Beginn der nächsten Verfahrensschritte zur Verabschiedung des Gesetzesvorhabens. Im Wesentlichen handelt es sich dabei um die Beteiligung des Bundesrates einerseits und drei Beratungen bzw. Lesungen im Plenum des Bundestages plus einer Beratung im Gesundheitsausschuss andererseits. Zur weiteren Veranschaulichung sei diesbezüglich auf die Abbildung 8-6 und Abbildung 8-7 verwiesen, die das Gesetzgebungsverfahren jeweils für ein Zustimmungsgesetz und ein Einspruchsgesetz schematisch illustrieren.

Erster Durchgang im Bundesrat

Formal: Das föderale System der Bundesrepublik Deutschland räumt den Ländern erhebliche Mitwirkungsrechte im Gesetzgebungsverfahren ein. Dementsprechend wird der jeweilige Regierungsentwurf zunächst dem Bundesrat zugeleitet, der die Vorlage berät und prüft. Für diese Aufgabe steht dem Bundesrat in der Regel eine Frist von bis zu sechs Wochen zur Verfügung. Sofern inhaltlich erforderlich oder Länderinteressen unmittelbar berührt sind, kann er hierzu schriftlich Stellung nehmen. Im Anschluss daran wird der Gesetzesentwurf mit der Stellungnahme des Bundesrates plus einer Gegenäußerung der Bundesregierung dem Bundestag zugeleitet (Bundesministerium der Justiz, n.d.-b).

Interessenpolitische Implikationen: Die Funktion des Bundesrates ist interessenpolitisch nicht zu unterschätzen. Er kann, wie bereits erwähnt, eigene Gesetzesinitiativen auf den Weg bringen, wobei das Verfahren dann ähnlich wie oben beschrieben abläuft, nur dass der Ausgangspunkt der Bundesrat ist und die Bundesregierung im Gegenzug innerhalb einer Sechs-Wochen-Frist Stellung nehmen kann. Eine besondere Bedeutung kommt dem Bundesrat aber vor allem in den Fällen zu, in denen (Bundes-)Gesetze die Interessen der Länder unmittelbar berühren. Denn in diesen Fällen besteht eine Zustimmungspflicht des Bundesrates, sodass die Länder eine Art Flaschenhals für das erfolgreiche Zustandekommen eines Gesetzes darstellen.

Dementsprechend basiert die Interessenvertretung in Richtung Bundesrat stärker auf regionalem Lobbying. Sie wird gegenüber den Fachpolitikern der Landesparlamente, den Landesministerien und in der machtpolitischen Spitze gegenüber den Ministerpräsidenten wahrgenommen. Die Erschließung und Pflege der Zugänge sowie die Planung und Durchführung der Gespräche erfolgen grundsätzlich nach dem bereits erläuterten Muster. Allerdings ist zu berücksichtigen, dass der Bundesrat nur einmal im Monat zu einer gemeinsamen Sitzung zusammentritt, d.h. der Bundesrat kann sich im ersten Durchgang eines Gesetzgebungsverfahrens maximal zweimal innerhalb der Sechs-Wochen-Frist mit einem Regierungsentwurf befassen. Eine konkrete interessenpolitische Einflussnahme in diesem Verfahrensstadium ist daher nur in einem sehr engen Zeitfenster möglich und sollte in jedem Fall gut vorbereitet und vor allem gut begründet sein.

Erste Lesung im Bundestag und anschließende Ausschussberatungen

Formal: Der dem Bundestag übermittelte Gesetzesentwurf wird zunächst mit einer spezifischen Drucksachennummer versehen. Damit kann der Entwurf erstmals öffentlich im Plenum von den Parteien beraten werden. Die entsprechenden Debatten hierzu lassen sich unter der Drucksachennummer von jedem Interessierten mitverfolgen.

Jeder Gesetzesentwurf wird im Bundestag dreimal beraten bzw. durchläuft drei Lesungen. Die erste Lesung dient dabei der Debatte über

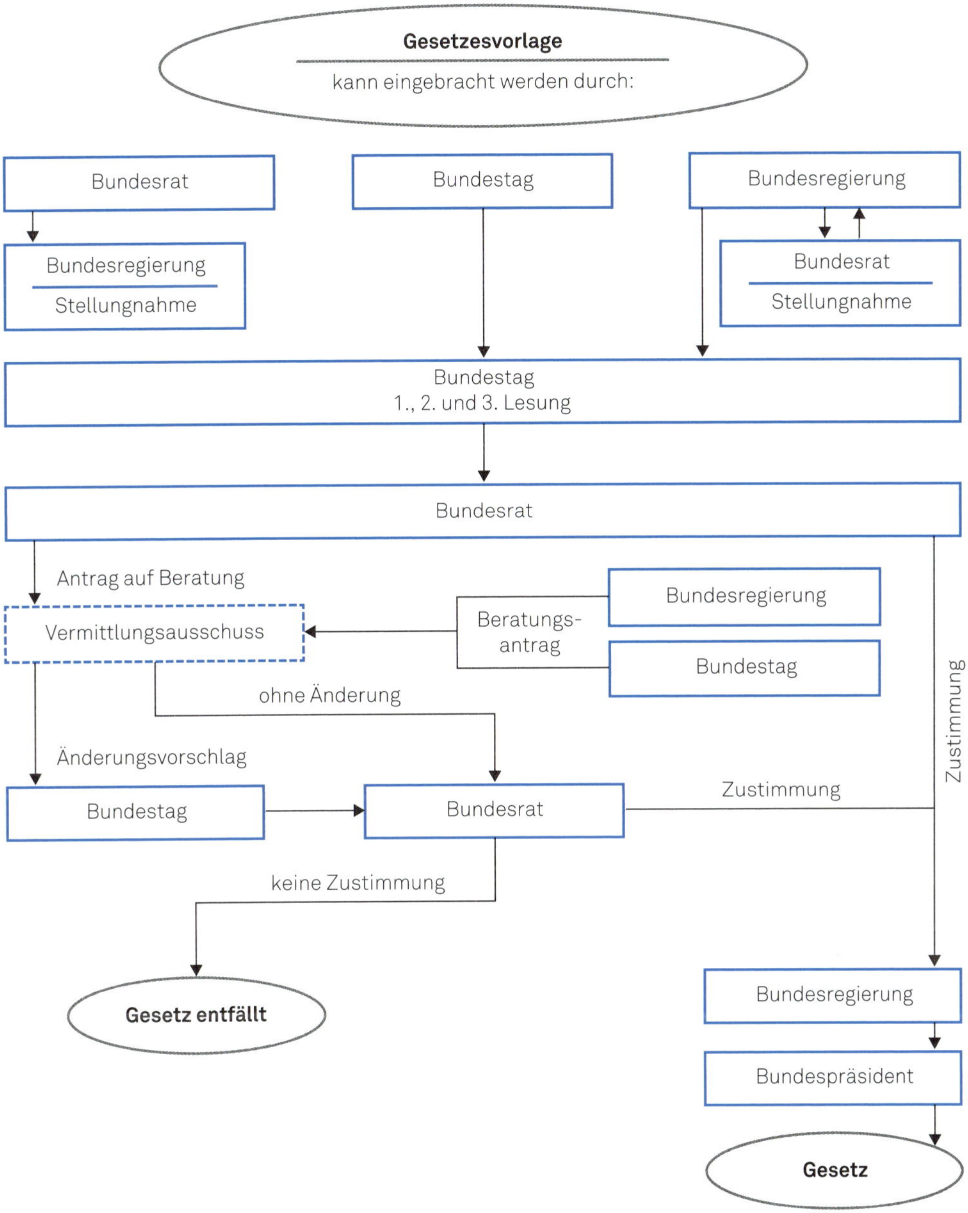

Abbildung 8-6: Gesetzgebungsprozess für Zustimmungsgesetze (gering modifiziert nach Schubert & Klein, 2020; auch: Deutscher Bundesrat, n.d.).

die politische Bedeutung einer Reform und ihre avisierten Ziele.

Bei wichtigen oder umstrittenen Gesetzesvorhaben findet bereits in dieser frühen Phase des parlamentarischen Verfahrens eine erste kontroverse Aussprache im Plenum statt, in der die Regierung und die Fraktionen die Gelegenheit nutzen, ihre grundsätzlichen Positionen zu dem Gesetzesvorhaben darzulegen. Nicht minder wichtig ist die anschließende

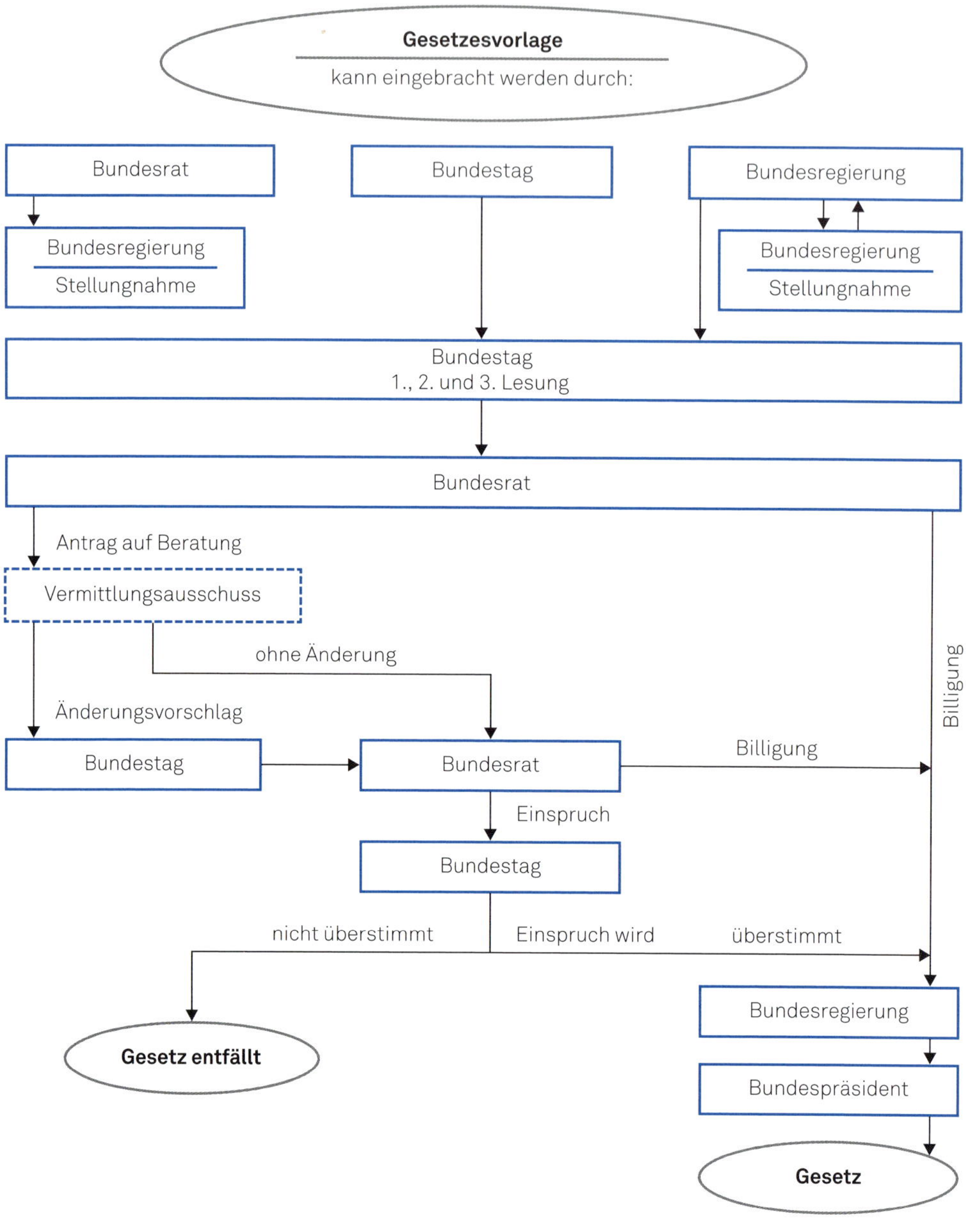

Abbildung 8-7: Gesetzgebungsprozess für Einspruchsgesetze (gering modifiziert nach Schubert & Klein, 2020; auch: Deutscher Bundesrat, n.d.).

Festlegung der Ausschüsse, die sich fachlich mit dem Gesetzesentwurf auseinandersetzen sollen, um ihn für die zweite und dritte Lesung vorzubereiten.

Die Phase der Ausschussberatungen ist zweifellos eine der entscheidenden Phasen des Gesetzgebungsverfahrens; der wichtigste Ausschuss im Gesundheitsbereich ist der Gesundheitsausschuss, der sich aus Abgeordneten aller Fraktionen zusammensetzt (zur näheren Aufgabenbeschreibung s. auch Infobox 3-2). In diesem Ausschuss findet die Detailarbeit und der Feinschliff an den jeweiligen Gesundheitsgesetzesentwürfen statt. Dazu arbeiten sich die Ausschussmitglieder in den vorliegenden Entwurf ein, prüfen ihn und beraten ihn in ihren Sitzungen. Darüber hinaus können sie sachverständige Wissenschaftler, Experten und Interessenvertreter zu öffentlichen Anhörungen einladen. Die korporatistischen Verbände des Gesundheitswesens spielen in diesem Verfahrenskontext infolge ihrer bereits mehrfach erwähnten spezifischen Kompetenzen, Aufgaben und institutionellen Zugänge eine exponierte Rolle.

Parallel dazu befassen sich von den Fraktionen gebildete Arbeitskreise und Arbeitsgruppen mit der Vorlage, um ihre eigenen Positionen bezüglich einer näheren Ausgestaltung des Gesetzes auszuloten und festzulegen. Es werden (Fach-)Fragen für die Ausschussberatungen definiert und Bedenken formuliert. Die Fraktionen loten zudem präziser aus, welche Positionen aus ihrer Sicht politisch durchsetzbar sind, welche Inhalte gegebenenfalls aufgegeben werden könnten und an welchen Stellen sich tatsächlich Kompromissbereitschaft im Sinne eines politischen „Kuhhandels" signalisieren ließe. Im Verlaufe der Ausschussberatungen werden die meisten gesetzlichen Entwürfe im Zusammenspiel von Regierungs- und Oppositionsfraktionen mehr oder weniger stark angepasst. Nach Abschluss der Beratungen erstattet der federführende Ausschuss dem Plenum des Bundestages Bericht über die Ergebnisse der Ausschusssitzungen und gibt ihm eine Beschlussempfehlung für das anstehende Gesetz.

Interessenpolitische Implikationen: Die Phase zwischen der Festlegung des offiziellen Regierungsentwurfs und dem Abschluss der Ausschussberatungen ist interessenpolitisch zweifellos die bedeutsamste. Danach ist die interessenpolitische „Messe" im Sinne von Einflusssphäre oftmals weitgehend gelesen. Entsprechend werden in dieser Phase alle „lobbyistischen Register" gezogen. Jetzt gilt es, auf die konkreten einzelnen Abstimmungs- und Beratungstermine hinzuarbeiten und die in den zeitlichen Zwischenräumen stattfindenden Gespräche und informellen Austausche situationsabhängig zu beschicken. Planung und Justierung derselbigen sowie Flexibilität gegenüber neuen Situationen verlaufen in dieser Phase häufig parallel neben- und miteinander. Die Aushandlungsprozesse zu den jeweiligen Gesetzen müssen kontinuierlich beobachtet werden und auf Veränderungen ist oftmals unter hohem zeitlichem Druck, sehr kurzfristig und intensiv zu reagieren. Das heißt, aus der Sicht einer Interessengruppe und ihrer Verbündeten sind laufend der jeweilige Umsetzungsstand der Gesetzgebung kontinuierlich zu bewerten und die Umsetzungshindernisse zu identifizieren. Vor allem ist jene politische Verhandlungsmasse zu bestimmen, die aufzeigt, welche „Kröten" von der Regierung und den Fraktionen geschluckt werden müssten, um ein kompromissfähiges Gesetz erfolgreich zu verabschieden. Alle lobbyistischen Aktivitäten sind in dieser Phase wie bisher bereits dargestellt entsprechend ihrer taktischen Notwendigkeit einzusetzen, wobei der medialen Öffentlichkeitsarbeit in der Gesundheitsreformpolitik üblicherweise eine untergeordnete oder eher begleitende Rolle zukommt, während die direkten lobbyistischen Kontakte im Vordergrund stehen: Hintergrundgespräche sind zu führen, konkrete Änderungswünsche zu kommunizieren und gegebenenfalls schriftlich zu präzisieren. Dazu gehört auch die Weitergabe des Gesetzesentwurfes mit konkreten Anpassungen an inhaltlich nahestehende Politiker. Der informelle Austausch- und Aushandlungsprozess erreicht nun seinen Höhepunkt, wobei sich dieser Prozess in Richtung Ausschussberatungen, Anhörungen und offizieller Abschlussfassung zunehmend zuspitzt. Denn gerade in der veränderungsintensiven Phase der Ausschussberatungen lässt sich lobbyistisch noch einiges bewegen, während danach der Spielraum für weitere Anpassungen eines Gesetzes regelmäßig deutlich sinkt.

Zweite und Dritte Lesung im Bundestag

Formal: Die zweite und dritte Lesung dienen zuvorderst der Aussprache im Parlament und sind zeitlich oft eng miteinander verknüpft. Zur Vorbereitung erhalten alle Abgeordneten vorab die nach Abschluss der ersten Lesung veröffentlichte Beschlussempfehlung in gedruckter Form.

In der zweiten Sitzung erfolgt nach der allgemeinen Aussprache die Abstimmung über die Beschlussempfehlung zum Gesetzesentwurf, wobei zwei Abstimmungsmodalitäten zu unterscheiden sind. Entweder wird direkt zur Abstimmung über den gesamten Gesetzesentwurf aufgerufen oder es erfolgt eine Einzelabstimmung über jede Bestimmung des Entwurfs. Jeder Abgeordnete kann Änderungsanträge zum Gesetzesentwurf einbringen, die dann direkt behandelt und zur Abstimmung gestellt werden. Allerdings sind nur die wenigsten dieser Anträge tatsächlich aussichtsreich. Häufig werden sie von der Opposition eingebracht, um ihre abweichende Position zum Gesetz gegenüber Dritten zum Ausdruck zu bringen. Taktisch gilt in dieser Phase, dass die einzelnen Fraktionen ihre Positionen möglichst einheitlich darstellen, um ihre Geschlossenheit zu demonstrieren. Werden Änderungen vom Bundestag tatsächlich beschlossen, muss der Gesetzesentwurf neu gedruckt und verteilt werden. Dieser Verfahrensschritt kann jedoch entfallen, wenn zwei Drittel der anwesenden Mitglieder des Bundestages dem sofortigen Beginn der dritten Lesung zustimmen.

In der dritten Lesung findet eine Aussprache nur über grundsätzliche Probleme oder bei herausragenden Gesetzesvorhaben statt. Änderungsanträge können zwar gestellt werden, aber nicht mehr von einzelnen Abgeordneten. Aussprache und Änderungsanträge müssen von einer Fraktion oder mindestens fünf Prozent der Mitglieder des Bundestages beantragt werden. Die dritte Lesung endet mit der Schlussabstimmung und führt zur erneuten Zuleitung des Gesetzesentwurfs an den Bundesrat.

Interessenpolitische Implikationen: Die zweite und dritte Lesung eines Gesetzes sind in Abhängigkeit von der jeweiligen Relevanz eines Gesetzes unterschiedlich interessenpolitisch bedeutsam. Bei der Mehrzahl aller Gesetzesentwürfe ist – wie bereits weiter oben erwähnt – mit der Beschlussfassung über die Ergebnisse der Ausschusssitzungen die „Messe gelesen“. Der lobbyistische Spielraum ist danach deutlich eingeschränkt und reduziert sich auf wenige Punkte. Häufig dienen die Interventionen eher dazu, die eigenen Positionen und Kompromisslinien gegenüber den eigenen Mitgliedern und der Öffentlichkeit noch einmal zu verdeutlichen. Insofern haben diese Äußerungen mitunter mehr einen deklaratorischen Charakter. Anders verhält es sich bei herausragenden Gesetzesänderungen. Dann verlagern sich die Lobbyingaktivitäten allerdings auf die Ebene der Spitzenfunktionäre und Spitzeninteressenvertreter. Sachinformationen treten dabei weitgehend in den Hintergrund und machtpolitische (Richtungs-) Entscheidungen in den Vordergrund. Insbesondere im Zusammenspiel mit den Selbstverwaltungsorganisationen kann es auf dieser Ebene noch vereinzelt zu gesetzgeberischem „Kuhhandel“ kommen. Die Möglichkeiten hierzu sollten jedoch nicht überschätzt werden. Wichtig kann es zu diesem Zeitpunkt sein, die Unterstützung einiger Bundesländer im Bundesrat auf seiner Seite zu wissen.

Zweiter Durchgang im Bundesrat

Formal: Jedes vom Bundestag verabschiedete Gesetz muss dem Bundesrat zur Prüfung vorgelegt werden. Der Bundesrat kann die vom Bundestag beschlossenen Gesetze zwar nicht eigenständig ändern, hat aber verfassungsrechtlich festgelegte Mitwirkungsrechte, die vom jeweiligen Gesetzesformat abhängen (Tabelle 8-5, Abbildung 8-6, Abbildung 8-7):

- Beim Einspruchsgesetz kommt das Gesetz automatisch zustande, wenn der Bundesrat nicht innerhalb einer bestimmten Frist Ein-

spruch einlegt und den sogenannten Vermittlungsausschuss anruft. Der Vermittlungsausschuss ist paritätisch von Bundestag und Bundesrat besetzt und hat die Aufgabe, zwischen den beteiligten Gruppen zu vermitteln bzw. einen politischen Kompromiss zu suchen. Das Gesetz kommt zustande, wenn im Rahmen des Vermittlungsverfahrens der Bundesrat seinen Einspruch zurückzieht oder der Bundestag den Einspruch trotz fehlender Einigung im Vermittlungsausschuss überstimmt. In diesem Fall ist jedoch eine erneute Abstimmung im Bundestag mit absoluter Mehrheit erforderlich.
- Beim Zustimmungsgesetz kann der Bundesrat dem Gesetz unmittelbar die Zustimmung verweigern, ohne den Vermittlungsausschuss anzurufen. In diesem Fall ist das Gesetzgebungsverfahren beendet, es sei denn, Bundestag oder Bundesregierung verlangen ihrerseits die Einberufung des Vermittlungsausschusses. Der Bundesrat kann aber auch – wie beim Einspruchsgesetz – innerhalb der vorgesehenen Fristen selbst den Vermittlungsausschuss anrufen. Das Zustimmungsgesetz wird nur dann rechtskräftig, wenn der Bundesrat dem Gesetz ausdrücklich zustimmt.
- Eine Sonderstellung nimmt das sogenannte Omnibus- oder Artikelgesetz ein, für dessen Verabschiedung ebenfalls keine Zustimmung des Bundesrates erforderlich ist (s. Tabelle 8-5).

Die meisten Gesetzentwürfe werden allerdings auf der Grundlage der ersten Stellungnahme des Bundesrates so angepasst, dass sie den Bundesrat im zweiten Durchgang ohne Einwände passieren können. Nach diesem vorletzten Verfahrensschritt kann der formelle Abschluss des Gesetzgebungsverfahrens eingeleitet werden.

Interessenpolitische Implikationen: Die Beratungen im Bundesrat sind vor allem vor dem Hintergrund der Mitwirkung der Länder an einem Gesetzgebungsverfahren zu bewerten. Eine zentrale Rolle kommt dabei dem Vermittlungsausschuss zu, der in dieser Phase der Gesetzgebung die wichtige Aufgabe des Interessenausgleichs zwischen Bund und Ländern übernimmt. Faktisch dient er den Ländern als Nachverhandlungsinstanz für den Gesetzesentwurf. Allerdings ist auch festzustellen, dass der Vermittlungsausschuss am Ende eines sehr langwierigen und fundierten Austausch-, Verhandlungs- und Gestaltungsprozesses steht und im Gesundheitsbereich äußerst selten – rückblickend auf die vergangenen Reformen etwa alle zehn Jahre – angerufen wird. Aber auch in den Fällen, in denen der Vermittlungsausschuss tätig wird, sind die interessenpolitischen Einflussmöglichkeiten durch Sachinformationen auf ein Minimum reduziert. In diesem Verfahrensstadium verdichtet sich der Gesetzgebungsprozess zu einem machtpolitischen Entscheidungsprozess, auf den allenfalls noch die oberste Spitzenebene der Interessenvertreter – und hier wiederum vor allem die der Selbstverwaltung – geringfügig einwirken kann und häufig auch nur dann, wenn sie dazu aufgefordert wird. Da sich die Kritik auf Länderseite in der Regel indirekt an das BMG richtet, kann der jeweilige Landesgesundheitsminister je nach Interessenlage zum Verbündeten werden. Allerdings gilt auch hier, dass eine solche Interessenkonstellation eher langfristig interessenpolitisch vorbereitet werden muss – also durch vorherige Hintergrund- und Abstimmungsgespräche, oder soweit in diesem Zusammenhang möglich, durch Einflussnahme auf die Agenda der Gesundheitsministerkonferenz.

Inkrafttreten des Gesetzes

Formal: Das beschlossene Gesetz wird ausgefertigt und anschließend vom Bundeskanzler, dem zuständigen Fachminister und schließlich vom Bundespräsidenten unterzeichnet. Danach wird es im Bundesgesetzblatt kundgemacht und kann innerhalb einer bestimmten Frist in Kraft treten.

Interessenpolitische Implikationen: keine.

8.4.3 Einordnung des Gesetzes-Lobbyismus

Deckungsgleich zur Logik des Policy Cycles handelt es sich bei den Gesetzgebungsstufen um eine sequenzielle Abfolge einzelner Prozessschritte. Erneut gilt, dass sich in der Realität nicht alle lobbyistischen Aktivitäten eindeutig einer bestimmten Stufe bzw. Phase der Gesetzgebung zuordnen lassen: so können parallele Lobbyingaktivitäten stattfinden, während wiederum andere Lobbyingmaßnahmen einen Vorgriff auf kommende Gesetzgebungsphasen darstellen oder zu einem späteren Zeitpunkt korrigierend und damit eher rückwirkend initiiert werden. Dieser Unschärfe einerseits muss andererseits entgegengehalten werden, dass der formell klar vorgegebene und strukturierte Gang eines Gesetzgebungsprozesses ein doch enges Korsett für ein an Prozessphasen orientiertes, strukturiertes lobbyistisches Handeln vorgibt. Zumal die Beratungsabfolgen, wie in Tabelle 8-3 für die beiden beispielhaft herangezogenen Gesundheitsgesetze dargestellt, in der Regel vom BMG transparent terminiert werden. Auch wenn es in der Realität immer wieder zu zeitlichen Abweichungen und Verzögerungen kommen kann, sind die jeweiligen Verfahrensschritte doch relativ klar vorgezeichnet. Nichtsdestotrotz bleiben in der gesundheitspolitischen Praxis eines jeden komplexen Politikprozesses in der Gesamtbetrachtung eine Vielzahl von Unsicherheiten und Unwägbarkeiten (s. auch im folgenden Fallbeispiel, Kap. 8.5).

8.5 Fallbeispiel: Reform des Risikostrukturausgleichs

Eine markante Episode aus der „unendlichen" Reformgeschichte des GKV-Finanzausgleichs

Mit dem anschließenden Fallbeispiel wird der Interest-based Policy Cycle (s. Kap. 8.3), auf einen konkreten Fall angewendet. Bezug genommen wird dabei auf die letzte große Reform des Risikostrukturausgleichs (RSA), die im Frühjahr 2020 in das Gesetz für einen fairen Kassenwettbewerb in der GKV (auch: Faire-Kassenwettbewerb-Gesetz; GKV-FKG) mündete. Das Fallbeispiel eignet sich vor allem deshalb, weil der RSA einen der zentralen Steuerungshebel des deutschen Gesundheitssystems darstellt, der seit seiner Einführung vor rund 30 Jahren permanenten Veränderungen unterworfen ist, die von erheblichen Interessengegensätzen zwischen den gesetzlichen Krankenkassen begleitet werden. Diese Gemengelage hat mit dem GKV-FKG einen vorläufigen Höhepunkt erreicht. Dennoch sind auch nach Inkrafttreten dieses Gesetzes wieder interessengeleitete Bestrebungen zur Weiterentwicklung des RSA im Gange.

Das Fallbeispiel ermöglicht es daher, die Phasen des Interest-based Policy Cycle von der Problemidentifikation über das gesundheitspolitische Agenda Setting und die Politikformulierung und -entscheidung bis hin zum interessenpolitischen (Hinter-), das die Begleitung der Politikimplementierung einschließt, nachzuzeichnen und inhaltlich zu verdeutlichen. Dazu wird nicht die Perspektive eines Interessenakteurs eingenommen, sondern die gesamte Gemengelage mit den unterschiedlichen Stakeholdern der Krankenkassenlandschaft entlang des Zyklus beobachtet und beschrieben.[23]

---

23 Die Darstellung des Fallbeispiels basiert auf offiziell verfügbaren Literatur- und Datenquellen, wurde aber darüber hinaus durch persönliche Kenntnisse und Erfahrungen des Autors sowie eine Reihe von vertraulichen Hintergrundgesprächen mit prozessnahen Stakeholdern ergänzt. Vorab festzuhalten ist an dieser Stelle, dass die interessenpolitische Diskussion um den RSA aufgrund seiner wirtschaftlichen Dimension und seiner hohen Fachlichkeit nur einem begrenzten Personenkreis zugänglich ist. Dies unterscheidet das „RSA-Lobbying" auch von vielen anderen interessenpolitisch angestoßenen Diskussionsfeldern der Gesundheitspolitik.

Der Risikostrukturausgleich hat seinen Ursprung im Gesundheitsstrukturgesetz von 1992, mit dem die GKV grundlegend reformiert wurde. Seither soll der solidarische Wettbewerb Prozesse in Gang setzen, die dazu beitragen, die Qualität, Wirtschaftlichkeit und Effizienz in der Gesundheitsversorgung zu verbessern. Der erste Schritt hierzu war die Einführung der Kassenwahlfreiheit, d. h. die Einführung der freien Wechselmöglichkeit der Versicherten zwischen den gesetzlichen Krankenkassen. Um einen funktionsfähigen Wettbewerb zu gewährleisten, musste ein RSA implementiert werden, der zum einen die strukturell bedingten Einnahmen- und Ausgabenrelationen zwischen den Krankenkassen nivelliert und zum anderen einen auf Risikoselektion ausgerichteten Wettbewerb verhindert (Cassel, 1988, 1993; Jacobs, 1994). Der zunächst eingeführte RSA wies jedoch deutliche Mängel auf und war vor allem nicht in der Lage, die Risikostrukturunterschiede zwischen den Krankenkassen adäquat abzubilden, sodass es zu gravierenden Wettbewerbsverzerrungen zwischen den Krankenkassen kam, die wiederum eine Reihe von gesetzlichen Reformen und Rechtsverordnungen nach sich zogen.

8.5.1 Problemidentifikation und -definition

Mit der Implementierung des Gesundheitsfonds im Jahr 2009 wurde der RSA schließlich entscheidend neu ausgerichtet und seine Zielgenauigkeit signifikant verbessert. Dazu wurde der sogenannte morbiditätsorientierte Risikostrukturausgleich (Morbi-RSA) eingeführt. Wie der Name bereits ausdrückt, ist der wichtigste Baustein des modifizierten RSA die Berücksichtigung der Krankheitslast der Versicherten. Die Frage, was unter Morbidität im RSA zu verstehen ist und wie diese erfasst werden soll, war von Anfang an Gegenstand politischer Auseinandersetzungen. In der damaligen Reformphase übten die einzelnen Kassenarten erheblichen Druck aus, um ihre zum Teil spürbar voneinander abweichenden Positionen und Vorstellungen politisch einzubringen (Pressel, 2012). Schließlich legte der Gesetzgeber fest, dass bis zu 80 chronische und schwerwiegende Krankheiten ausgleichsfähig sein können. Diese Beschränkung der Krankheiten war als politischer Kompromiss zu verstehen, der laut Gesetzesbegründung nur für eine Übergangsphase gelten sollte, um eine schrittweise Einführung des Morbi-RSA mit Kalkulationssicherheit und Planbarkeit für die Krankenkassen zu ermöglichen (Göpffarth, 2016).

Der Morbi-RSA war daher von Beginn an als lernendes System konzipiert, und zwar mit dem Ziel, die Zielgenauigkeit der Zuweisungen so zu optimieren, dass die Grundlage für einen funktionsfähigen bzw. fairen Wettbewerb zwischen den Krankenkassen gewährleistet ist. Im Ergebnis konnten die Wettbewerbsverzerrungen jedoch nicht vollständig bereinigt werden, d. h. auf der Ausgabenseite traten nach Impementierung des Morbi-RSA erneut beitragsrelevante und damit wettbewerbsverzerrende Über- und Unterdeckungen der Zuweisungen für die Versicherten auf.

Die Interessenlagen waren daher, je nach wahrgenommener Vor- und Nachteilssituation, relativ eindeutig verteilt. Als kritische Trennvariable wurden dazu die Deckungsgradvor- und -nachteile bei den berücksichtigungsfähigen Leistungsausgaben je Kassenart herangezogen. Hier zeichnete sich ein deutliches und im Zeitverlauf zunehmendes Plus für die AOKen (2015: 1,1 Mrd. €; 2018: 1,6 Mrd. €) ab, während die Ersatzkassen (2015: –730 Mio. €; 2018: –1,1 Mrd. €), die IKKen (2015: -210 Mio. €; 2018: –180 Mio. €) und die BKKen (2015: –160 Mio. €; 2018: 320 Mio. €) immer stärker in die Nettozahlerposition gerieten (BKK-DV et al., 2019).

Abgesehen von dem erheblichen Umverteilungsvolumen ist eine Situation, in der es aufgrund bestimmter struktureller Merkmale des RSA Zahlungsempfänger und Zahlungspflichtige gibt, zunächst nicht generell zu kritisieren. Schließlich ist es die Aufgabe des RSA, einen

Strukturausgleich zwischen den Krankenkassen zu schaffen, um einen funktionsfähigen Wettbewerb erst zu ermöglichen. Problematisch war jedoch, dass es zwischen den einzelnen Krankenkassen, und das auch innerhalb einzelner Kassenarten, erhebliche Unterschiede in der Spannweite der Deckungsquoten gab, die sich nicht allein durch wirtschaftliches oder unwirtschaftliches Verhalten und Managementfähigkeiten der jeweiligen Krankenkasse erklären ließen (Greiner, 2016). Vielmehr wiesen diese Unterschiede auf Optimierungsbedarfe des RSA hin, wobei nicht nur technische Aspekte, sondern auch kritische Fragen zu Fehlanreizen in den Fokus rückten: Um eine morbiditätsbedingte RSA-Zuweisung auszulösen, benötigt man u. a. eine dokumentierte Diagnosestellung des behandelnden Arztes. Infolgedessen wurde vermutet, dass einige Krankenkassen ihre Vertriebs- und Vertragsaktivitäten intensivierten, um entsprechende Dokumentationen zu befördern (Baas, 2016; Göpffarth, 2016). Krankenkassen, die sich diesem Vorgehen nicht anschlossen, erlitten argumentationsgemäß Wettbewerbsnachteile und sahen sich dem Druck ausgesetzt, vergleichbare Aktivitäten einzuleiten (Baas, 2016), wobei der First Mover-Vorteil der ersten Kassen plausiblerweise kaum noch einzuholen war. Nur ergänzend sei in diesem Zusammenhang erwähnt, dass das Bundesamt für Soziales und Gesundheit (BAS) im Jahr 2021 gegen 18 gesetzliche Krankenkassen wegen dokumentationsstatistischer Auffälligkeiten in den Ausgleichsjahren 2013 und 2014 Ermittlungen eingeleitet hatte (Thelen, 2021).

8.5.2 Agenda Setting

Der Morbi-RSA stand seit seiner Einführung unter ständiger Beobachtung, Evaluation und Diskussion hinsichtlich seiner Funktionsfähigkeit. Dies betraf zum einen die Beschränkung und Auswahl auf die ausgleichsfähigen Diagnosen, zum anderen technische Detailfragen zu den zuweisungsauslösenden Aufgreifkriterien oder allgemeine Verfahrensprobleme, beispielsweise bei der Berücksichtigung von Ausgaben für Verstorbene (Drösler et al., 2011; Göpffarth, 2016).

Positionsabhängig wurden entsprechende Änderungs- und Anpassungsforderungen seitens der Krankenkassen und der Wissenschaft mit unterschiedlicher Dringlichkeit an die politischen Entscheidungsträger herangetragen, dennoch kann insgesamt für die ersten Jahre des Morbi-RSA von einer für GKV-Verhältnisse eher ruhigen Lage gesprochen werden. Sicherlich auch dadurch begünstigt, dass mit Einsetzen der Wirtschaftskonjunktur zu Beginn der 2010er Jahre die Zuweisungen aus dem Fonds deutlich über den Ausgaben lagen und unter den damaligen Bedingungen pauschaler Zusatzbeiträge eine Form des „Beitragsunterlassungswettbewerbs" entstand (Göpffarth, 2016). Weitgehend unbemerkt von der öffentlichen Agenda bauten einige Krankenkassen beträchtliche Überschüsse auf, während andere sich eher abmühten, mit den Zuweisungen auszukommen – immer aber dabei möglichst vermieden, Anpassungen der pauschalen Zusatzbeiträge vorzunehmen. Als Menetekel galten die Erfahrungen einiger Krankenkassen, die zum Jahresbeginn 2010 einen Zusatzbeitrag in Höhe von 8 Euro monatlich erhoben und in der Folge einen bis dahin beispiellosen Mitgliederschwund zu verzeichnen hatten.

Die Situation änderte sich dann im Jahr 2015. Mit der gesetzlichen Umstellung von pauschalen Zusatzbeiträgen auf einkommensabhängige Beitragssätze nahmen die Interessendebatten erneut an Fahrt auf: Da sich die einzelnen Krankenkassen wieder hinter den für die Versicherten oft intransparenten prozentualen Beitragssatzerhöhungen verstecken konnten, gewann der Preiswettbewerb unmittelbar an Dynamik. In der Folge drifteten die Preisdifferenzen zwischen den einzelnen Krankenkassen und vor allem zwischen den Kassenarten auseinander und wurden immer sichtbarer. Die Notwendigkeit, den Morbi-RSA stärker auf die politische Agenda zu setzen, nahm für einzelne Stakeholder deutlich zu. Gleichzeitig wurde das Thema Weiterentwicklung des RSA durch eine Reihe von Gutachten vorangetrieben, die sowohl gesetzlich gefordert als aber auch von einzelnen Krankenkassenakteuren in Auftrag gegeben wurden (so beispielsweise: Glaeske, 2016; Ulrich et al., 2016; Glaeske & Greiner, 2015; Wasem et al., 2016a, 2016b; Häckl et al. 2016).

Die in den Jahren 2015 und 2016 erstellten Gutachten, ergänzt durch die Ergebnisse zweier weiterer im Auftrag des BMG verfasster (Sonder-)Gutachten, deckten eine Reihe von Mängeln am Morbi-RSA auf, platzierten wichtige Fragen und heizten die politische Diskussion weiter an. Die Krankenkassen positionierten sich in dieser Phase intensiv, d.h. nicht nur im Rahmen direkter politischer Gespräche mit Abgeordneten und Ministerialbeamten, wobei hier vermehrt Gespräche auf der Landesebene gesucht wurden, sondern z.B. auch auf Fachtagungen oder durch Diskussionen in Fachpublikationen etc. Dabei waren sich alle Krankenkassenvertreter grundsätzlich in einem Punkt einig: Ein Risikostrukturausgleich hat in einem Finanzsystem mit einkommensabhängigen Beiträgen und einem Wettbewerb der Krankenversicherer um Versicherte seine volle Berechtigung (Baas, 2016; Hoyer, 2016; Knieps, 2016).

Abweichende Positionen gab es hingegen in der Frage, welche Hauptfunktionen ein RSA erfüllen soll: Soll er in erster Linie zu einem funktionsfähigen (fairen) Wettbewerb beitragen oder geht es vor allem darum, Risikoselektion durch eine Verbesserung der Zielgenauigkeit des Morbi-RSA zu vermeiden? (Greiner, 2016).

Vor diesem Hintergrund wurden von den Kassen(-arten) folgende Positionen zu einzelnen Kriterien eingenommen, die hier unabhängig von ihrer wissenschaftlichen Validität mehr überblicksartig zusammengefasst werden sollen:

Regionalkomponente: Bereits zur Einführung des RSA Anfang der 1990er Jahre wurde die Berücksichtigung der Regionalität im Ausgleichsmechanismus mit dem Ziel gefordert, die Unterschiede in den Kosten- und Versorgungsstrukturen zwischen den Regionen abzubilden, um Wettbewerbsverzerrungen zu vermeiden bzw. den Wettbewerb funktionsfähig zu gestalten (Cassel, 1988). Dieses ordnungspolitische Argument hatte auch 25 Jahre später nichts von seiner Relevanz verloren – inzwischen konkretisiert durch statistisch nachweisbare RSA-Unterdeckungen in zentralen Ballungsräumen und Überdeckungen in verdichteten ländlichen Kreisen (Wille & Ulrich, 2016). Vor diesem Hintergrund positionierten sich die Ersatzkassen und die BKKen nachvollziehbar für eine Berücksichtigung der Regionalkomponente im Morbi-RSA. Der BKK-Dachverband argumentierte in diesem Zusammenhang, dass die BKKen besonders betroffen seien, da ihre Versicherten traditionell häufig in Ballungsräumen leben würden (Knieps, 2016). Die Ersatzkassen wiesen demgegenüber darauf hin, dass die Krankenkassen nur einen geringen Einfluss auf die regional unterschiedliche Versorgungsstruktur hätten, sodass die Regionalkomponente im Wesentlichen ein exogener Faktor sei (Elsner, 2016; Knieps, 2016). Als Folge dieser „unverschuldeten Wettbewerbsnachteile" ergäben sich systematische Fehlbeträge für die betroffenen Krankenkassen. Darüber hinaus würden Anreize für eine regionale Risikoselektion gesetzt, indem sich Krankenkassen in teuren Regionen weniger um die Anwerbung und Versorgung ihrer Versicherten bemühen würden. Die AOKen argumentierten dagegen und wiesen ihrerseits auf die Gefahr hin, dass die Einführung einer Regionalkomponente die ohnehin ausgeprägte Überversorgung in Ballungsräumen eher zementieren könnte (AOK-BV, 2019). Zudem sei es komplex, eine geeignete Komponente zu entwickeln, die keine Fehlanreize setze. Daher bestehe grundsätzlich die Gefahr, dass der Morbi-RSA nicht verbessert werde, sondern neue Wettbewerbsverzerrungen entstünden (Reiners, 2016).

Krankheitsauswahl: Der in dieser Reformphase mit am häufigsten diskutierte Aspekt war der der Krankheitsauswahl und der damit verbundenen Prävalenzgewichtung. Vereinfacht ausgedrückt ging es um die Frage, ob im Einzelfall kostenintensive, aber selten auftretende Krankheiten wie die Hämophilie vorrangig im Morbi-RSA berücksichtigt werden sollen, oder im Einzelfall weniger kostenintensive, aber häufig vorkommende Krankheiten wie Diabetes oder Bluthochdruck, die zu den sogenannten Volkskrankheiten zählen (Göpffarth, 2016). Diese Diskussion war bereits bei der Einführung des Gesundheitsfonds virulent, der dahinter stehende Interessenkonflikt ist offensichtlich: Krankenkassen mit tendenziell ausgeglichener Risikostruktur (unterdurchschnittliche Morbidität innerhalb des Versichertenclusters) haben ein Interesse an keiner oder nur geringer Berücksichtigung der Prävalenz, während Kassen mit eher ungünstigeren Risikostruktur aus wettbewerbspolitischen Gründen für eine Berücksichtigung der Krankheitshäufigkeit plädieren (Pressel, 2012). Interessenpolitisch nachvollziehbar setzte sich daher die AOK-Gemeinschaft in der weiteren Diskussion für die Beibehaltung der bisherigen Prävalenzorientierung und die damit aus ihrer Sicht verbundene höhere Zielgenauigkeit des Morbi-RSA ein. Von Seiten der konkurrierenden Krankenkassen wurde hingegen kritisiert, dass die AOKen diese Argumentation aus rein monetärem Eigeninteresse verfolgten (z. B.: Elsner, 2016) und die Regelung zudem manipulationsanfällig sei, da sie falsche Anreize zur Beeinflussung der Diagnosehäufigkeit schaffe (s. hierzu den nächsten Abschnitt „Kodierverhalten“). In ihrer Replik forderten die AOKen, die Einschränkung der zu berücksichtigenden Krankheiten gänzlich aufzuheben, da im Rahmen eines solchen Vollmodells alle rund 360 Krankheiten mit entsprechenden Zuschlägen berücksichtigt werden müssten und die Frage der Prävalenz obsolet würde (Litsch, 2016). Auch die ständige Diskussion, welche Krankheiten in den Morbi-RSA aufgenommen werden sollten, könnte damit entfallen. Die Ersatz-, Betriebs- und Innungskrankenkassen lehnten das Vollmodell jedoch als nicht zielführend und vor allem strategieanfällig ab und äußerten die Befürchtung, dass dadurch die Zahl der manipulationsanfälligen Diagnosen weiter steigen könnte (Fricke, 2018). Innerhalb der genannten Kassenarten war diese Positionierung jedoch nicht unumstritten, da sich beispielsweise die Barmer Ersatzkasse später für das Vollmodell als sinnvolle Weiterentwicklung des Morbi-RSA aussprach (Barmer, 2020).

Kodierverhalten: Eng verbunden mit der Krankheitsauswahl wurde das Thema Up-Coding versus Right-Coding auf die politische Agenda gesetzt und intensiv diskutiert. Das Argument der Kritiker: Je mehr relevante Kodierungen für einen Versicherten vorliegen, desto höhere finanzielle Mittel werden zugewiesen. So stellten die Techniker Krankenkassen (Baas, 2016) und der BKK-Dachverband (Knieps, 2016) einen klaren Zusammenhang zwischen der Zunahme der Diagnostik und der erhöhten Kodierqualität mit der Einführung des Morbi-RSA her. Durch direkte Ansprache der Ärzte oder durch Betreuungsstrukturverträge würde insbesondere eine Kassenart die Leistungserbringer dazu bewegen, spezifische Diagnosen zu veranlassen, um sich einseitig Wettbewerbsvorteile zu verschaffen. Demgegenüber verwiesen die hier primär kritisierten AOKen vordergründig auf das Right-Coding, mit dem die Leistungserbringer angeblich zum Wohle der Patienten für eine frühzeitige bzw. korrekte Kodierung sensibilisiert werden sollten (Göpffarth, 2016).

Surrogatparameter: Als Surrogatparameter wurden in der politischen Diskussion um den RSA insbesondere die Zuweisungen für DMP und für Erwerbsminderungsrentner problematisiert. Nach Auffassung des Ersatzkassenverbands, des BBK-Dachverbandes und der IKKen seien diese beiden aus dem „alten“ RSA in den Morbi-RSA überführten Parameter mit Einführung der Morbiditätsorientierung hinfällig, wenn nicht gar systemfremd. Denn die Krankheiten, die diesen Parameter oftmals auslösen würden, seien nun bereits Bestandteil des Morbi-RSA, sodass es tendenziell zu einer doppelten Zuweisung identischer Diagnosen käme (Elsner, 2016; Knieps, 2016). Darüber hinaus argumentierten sie, dass weder Nicht-Erwerbstätige noch Selbstständige eine Erwerbsminderungsrente beziehen könnten. Krankenkassen, die überdurchschnittlich viele Selbstständige oder auch Familienversicherte in ihrem Versichertenbestand hätten, würden daher deutlich seltener und geringere Zuweisungen erhalten, obwohl ihre Versicherten identische Diagnosen aufweisen können. Dies und einige weitere Argumente führten zu systematischen Wettbewerbsverzerrungen in Bezug auf den Parameter Erwerbsunfähigkeit (Elsner, 2016). Dagegen wandten sich sowohl die AOK-Gemeinschaft als auch die Knappschaft. Die AOKen führten zunächst an, dass sie den Begriff des Surrogats für diskreditierend hielten, da das Kriterium der Erwerbsminderungsrentner einen relevanten Beitrag zur Funktionsfähigkeit des Morbi-RSA leiste, denn bei Nichtberücksichtigung entstünden systematische Unterdeckungen zwischen Zuweisungen und den zu tragenden Kosten, womit ein Anreiz zur Risikoselektion geschaffen würde (Hoyer, 2016). Auch die Knappschaft widersprach der Kritik und hielt das Argument der Mehrfachberücksichtigung für falsch, da das Merkmal der Erwerbsminderung manipulationsresistent sei. Ähnlich kontrovers wurde der Parameter DMP diskutiert, wobei hier die AOKen den Kritikern vorwarfen, allein aufgrund ihres unterdurchschnittlichen Anteils chronisch kranker Versicherter das Ziel zu verfolgen, die Berücksichtigung des Kriteriums DMP im Morbi-RSA streichen zu wollen (Hoyer, 2016).

Die Diskussionen um die Weiterentwicklung des Morbi-RSA in der Phase des Agenda Settings können hier nur kursorisch angerissen werden. Zweifellos waren sie angesichts der politischen Brisanz und finanziellen Bedeutung des Themas intensiv und im Ton teilweise ungewöhnlich scharf. Soweit aufgrund eigener Recherchen nachvollziehbar, gab es aber auch auf informeller Ebene erhebliche Auseinandersetzungen und sehr rege Aktivitäten im Direktlobbying. Dazu passt auch, dass die „Interessenlager" nicht strikt nach Kassenarten getrennt waren, sondern sich vielmehr ungewöhnliche Allianzen und Bündnisse zwischen einzelnen Akteuren bildeten. So haben sich die Dachverbände der Ersatz-, Betriebs- und Innungskrankenkassen wiederholt mit gemeinsamen Stellungnahmen und Pressemitteilungen in die politische Diskussion eingebracht. Gleichzeitig war aber auch innerhalb der Kassenarten eine gewisse interessenpolitische Inhomogenität zu beobachten. Prominentes Beispiel hierfür ist die sogenannte RSA Allianz von zwölf Krankenkassen, die als Zusammenschluss verschiedener Kassenarten (Betriebs-, Ersatz- und Innungskrankenkassen sowie der BKK-Landesverband Bayern) entstanden ist.

Das Agenda Setting und die Diskussionen um den Morbi-RSA waren trotz wissenschaftlicher Begleitung und teilweise profunder RSA-Kenntnisse der Krankenkassenverbände ausgeprägt interessengeleitet. Dies verdeutlicht einmal mehr, dass die Interessenpolitik im Gesundheitswesen zunehmend von lobbyistischen Elementen durchdrungen ist und es hier eben nicht ausschließlich um einen Wettbewerb der Verbände mit dem Ziel einer guten Versorgung geht, sondern vermehrt auch um einen Wettbewerb der Verbände um politischen Einfluss (Göpffarth, 2016).

8.5.3 Politikformulierung und -entscheidung

Der in der Agenda Setting-Phase aufgezeigte Reformbedarf war so gravierend, dass sich der Gesetzgeber zum Handeln veranlasst sah. Dementsprechend hat das Bundesministerium für Gesundheit mit dem Faire-Kassenwettbewerb-Gesetz den RSA reformiert.

Konzipiert war dieses Gesetz als zustimmungsfreies Omnibusgesetz. So wurden darin neben den RSA-Elementen unter anderem auch das Organisationsrecht der GKV weiterentwickelt und Reformpunkte aus dem Arzneimittelbereich abgebildet. Die Reformierung des RSA im Rahmen eines Omnibusgesetzes wurde von den gesundheitspolitischen Stakeholdern kritisch gesehen, da man vermutete, dass der Gesetzgeber aus taktischen Gründen den Einfluss der Länder und weiterer Akteure auf das Gesetzgebungsverfahren von vornherein einengen wollte. Eine Linie, die allerdings vor dem Hintergrund der interessenpolitischen Auseinandersetzungen aus Sicht des Gesetzgebers durchaus nachvollziehbar war. Dafür spricht auch, dass es nach internen Darstellungen selbst während der Arbeitsphase zur Erstellung des Referentenentwurfs, die in der Regel höchstvertraulich innerhalb des Gesundheitsministeriums und angrenzender Ressorts organisiert wird, diverse Versuche der Einflussnahme von außen gegeben haben soll.

Die Beratungsfolgen waren in der vorgesetzlichen Phase wie folgt (Bundesministerium für Gesundheit, 2020):

- Am 25. März 2019 wurde der Referentenentwurf veröffentlicht und zur Stellungnahme aufgefordert. In Anbetracht der Dringlichkeit des Themas zeigten die Krankenkassen ein bemerkenswertes Aktivitätsniveau, das sich in der Einreichung detaillierter Stellungnahmen niederschlug. So legte beispielsweise der AOK-BV (2019) ein 107-seitiges Dossier vor, in dem es einleitend u. a. heißt: „... leider wird der vorliegende Gesetzesentwurf seinem Anspruch in vielen Punkten nicht gerecht“ (S. 6). In der sich anschließenden schriftlichen Positionierung wurden dann zu einzelnen Regelungen des Referentenentwurfs zahlreiche konkrete Änderungsvorschläge bis hin zu inhaltlichen Streichungen – jeweils mit ausführlicher Begründung – unterbreitet. Weitere Stellungnahmen zur Fachanhörung finden sich zum Teil auf den Internetseiten der übrigen Krankenkassenverbände.
- Am 06. Mai 2019 fand die Sitzung des Fachausschusses statt, die dem fachlichen Austausch der Verfahrensbeteiligten diente und den Krankenkassen die Möglichkeit bot, auf Grundlage ihrer schriftlich eingereichten Stellungnahmen wichtige Aspekte ihrer Anmerkungen mündlich hervorzuheben, zu begründen und gegebenenfalls einzufordern. In den zeitlich nachfolgenden Diskussionen und internen Abstimmungen wurden seitens des BMG erste sachlich begründete Ergänzungen und Änderungen in den Referentenentwurf eingearbeitet. Nach abschließend erfolgter Einbindung der betroffenen Bundesressorts wurde der Referentenentwurf als Kabinettsentwurf dem Bundeskabinett zugeleitet.
- Am 09. Oktober 2019 tagte das Kabinett und verabschiedete den vorgelegten Entwurf. Damit wurde das legislative Gesetzgebungsverfahren eröffnet.

Die weiteren Verfahrensstufen der Gesetzgebung wurden dann, wie in Kap. 8.4.2 dargelegt, systematisch durchlaufen. Sie können dezidiert, d. h. einschließlich der Dokumentation der amtlich aufgezeichneten Diskussionen, abgerufen und nachgelesen werden unter (Deutscher Bundestag, n. d.-b):

https://dip.bundestag.de/vorgang/gesetz-für-einen-fairen-kassenwettbewerb-in-der-gesetzlichen-krankenversicherung-fairer-kassenwettbewerb-gesetz/254399

Im Einzelnen:

- Am 29. November 2019 fand der erste Durchgang des Gesetzesentwurfes im Bundesrat statt. Dieser hatte von seinem Recht zur Stellungnahme Gebrauch gemacht und zwei wesentliche Anmerkungen angebracht: zum einen betraf das die Stärkung der Regionalkomponente und zum anderen die Maßnahmen zur Manipulationsresistenz des Morbi-RSA. Letztere wurden allerdings im Rahmen der formellen Gegenäußerung durch die Bundesregierung abgelehnt.
- Am 12./13. Dezember 2019 wurde der Gesetzesentwurf dann in erster Lesung im Bundestag beraten und zur federführenden Weiterberatung an den Gesundheitsausschuss überwiesen.

- Am 18. Dezember 2019 hat der Ausschuss für Gesundheit in seiner 75. Sitzung die Beratungen zum Gesetzesentwurf aufgenommen und zugleich die öffentliche Anhörung eingeleitet. Die hierzu eingeladenen Institutionen und Personen konnten sich auf der Grundlage der als Ausschussdrucksache verteilten Stellungnahmen äußern bzw. auch positionieren. Die in der Sitzung dann vorgebrachten Einwände waren nach offizieller Darstellung kritisch bis „heftig". Ungeachtet dessen wurde die Neujustierung des Finanzausgleichs jedoch grundsätzlich als notwendig erachtet (Deutscher Bundestag, n.d.-c). Um einen Eindruck davon zu bekommen, wer alles an dieser Anhörung beteiligt war, wird auf die Infobox 8-9 verwiesen. Dabei ist allerdings zu berücksichtigen, dass die Zahl der eingeladenen sachverständigen Organisationen und Einzelexperten aufgrund des Omnibuscharakters des Gesetzesentwurfes sehr umfangreich war.

Infobox 8-9: Einladungsliste der Sachverständigen zur öffentlichen Anhörung im Gesundheitsausschuss

(entnommen aus Deutscher Bundestag, n.d.-d.)

Zur öffentlichen Anhörung des GKV-FKG waren als sachverständige Organisationen eingeladen:

ABDA – Bundesvereinigung Deutscher Apothekerverbände e.V., Aktionsbündnis Patientensicherheit e.V. (APS), AOK-Bundesverband GbR (AOK-BV), BKK Dachverband e.V. (BKK-DV), Bundesarbeitsgemeinschaft der Freien Wohlfahrtspflege e.V. (BAGFW), Bundesarbeitsgemeinschaft Selbsthilfe von Menschen mit Behinderung, chronischer Erkrankung und ihren Angehörigen e.V. (BAG SELBSTHILFE), Bundesärztekammer (BÄK), Bundesverband der Arzneimittel-Hersteller e.V. (BAH), Bundesverband der Pharmazeutischen Industrie e.V. (BPI), Bundesverband der Verbraucherzentralen und Verbraucherverbände – Verbraucherzentrale Bundesverband e.V. (vzbv), Bundesverband Deutscher Krankenhausapotheker e.V. (ADKA), Bundesvereinigung der Deutschen Arbeitgeberverbände e.V. (BDA), Deutsche Gesellschaft für Psychiatrie und Psychotherapie, Psychosomatik und Nervenheilkunde e.V. (DGPPN), Deutsche Krankenhausgesellschaft e.V. (DKG), Deutsche Rentenversicherung Bund (DRV), Deutsche Rentenversicherung Knappschaft-Bahn-See (KBS), Deutscher Gewerkschaftsbund – Bundesvorstand (DGB), Deutscher Hausärzteverband e.V., Gemeinsamer Bundesausschuss (G-BA), Spitzenverband Bund der Krankenkassen (GKV-Spitzenverband), GWQ Service-Plus AG Gesellschaft für Wirtschaftlichkeit und Qualität bei Krankenkassen, IKK e.V. – Gemeinsame Vertretung der Innungskrankenkassen, Kassenärztliche Bundesvereinigung (KBV), PHAGRO | Bundesverband des pharmazeutischen Großhandels e.V., Pro Generika e.V., Sozialverband VdK Deutschland e.V., ver.di – Vereinte Dienstleistungsgewerkschaft, Verband der Ersatzkassen e.V. (vdek), Verband Forschender Arzneimittelhersteller e.V. (vfa).

Als Einzelsachverständige waren eingeladen: Dr. Werner Baumgärtner (MEDI Baden-Württemberg e.V.), Dr. Gertrud Demmer (SBK Siemens-Betriebskrankenkasse), Dr. Thomas Drabinski (Institut für Mikrodaten-Analyse [IfMDA]), Prof. Dr. Thorsten Kingreen (Universität Regensburg), Uwe Klemens (GKV-Spitzenverband), Prof. Dr. Wolf-Dieter Ludwig (Arzneimittelkommission der deutschen Ärzteschaft [AkdÄ]), Prof. Dr. Christoph Straub (BARMER), Prof. Dr. Jürgen Wasem (Universität Duisburg-Essen).

- Vier Sitzungen später, am 12. Februar 2020, beendete der Gesundheitsausschuss seine Beratungen zum GKV-FKG und verabschiedete die zwischenzeitlich angepasste Fassung des Gesetzesentwurfs, in die insgesamt 18 Änderungsanträge der Fraktionen CDU/CSU und SPD eingeflossen waren – im Einzelnen nachzulesen in der Drucksache 19/17155.

- Am Folgetag, dem 13. Februar 2020, wurde der Gesetzesentwurf dann unter Tagesordnungspunkt 2 im Bundestag (2./3. Lesung) aufgerufen und in der vorgelegten Fassung mehrheitlich angenommen. Vor der Schlussabstimmung musste allerdings noch geklärt werden, ob der Bundesrat den Vermittlungsausschuss anrufen wolle. Dies war insbesondere vor dem Hintergrund relevant, dass verschiedene Bundesländer der Regionalkomponente kritisch gegenüberstanden – dies auch befördert durch Einwände einzelner Landes-AOKen und der RSA Allianz.
- Am 13. März 2020 widmete sich der Bundesrat abschließend dem Entwurf des GKV-FKG. Er äußerte dazu keinerlei weiteren Einwände, fasste jedoch seine zum Teil kritische Position in einer als Anlage zum Sitzungsprotokoll beigefügten Entschließung zusammen.
- Das GKV-FKG ist am 01. April 2020 in Kraft getreten. Die wichtigsten Regelungen dazu sind der Tabelle 8-6 zu entnehmen.

Die Tabelle verdeutlicht, dass viele der von den gesetzlichen Krankenkassen in der Agenda-Setting-Phase formulierten Punkte Eingang in die Reform gefunden haben. Wesentliche gesetzgeberische Ergänzungen, die sich u.a. aus den Diskussionen in den Anhörungen, den abgegebenen Stellungnahmen und den weiteren Empfehlungen des Wissenschaftlichen Beirats ergaben, umfassen

- erstens die Einführung der Manipulationsbremse, um missbräuchliches Verhalten der Krankenkassen zukünftig zu verhindern,

Tabelle 8-6: Gesetzliche Änderungen des Morbi-RSA im Überblick (nach Deutscher Bundestag, n.d.-b).

Gesetzliche Änderungen	Beschreibung
Krankheitsvollmodell	Die Beschränkung auf maximal 80 berücksichtigungsfähige Krankheiten im RSA wird aufgehoben. Künftig wird das gesamte Krankheitsspektrum berücksichtigt.
Regionalkomponente	Erweiterung des Morbi-RSA um eine regionale Komponente
Erwerbsminderungsrentner	Ausgleichskriterium entfällt künftig
Risikopool	Es wird ein Risikopool für Hochkostenfälle eingeführt. Die Krankenkassen erhalten für jeden Versicherten, dessen Leistungsausgaben 100.000 € pro Jahr übersteigen, 80 % der Leistungsausgaben aus dem Risikopool erstattet.
Präventionskomponente	Der Morbi-RSA wird präventionsorientiert ausgerichtet, indem für Versicherte, die an Vorsorge- und Früherkennungsmaßnahmen teilnehmen, im Rahmen des Finanzausgleichs eine Pauschale ausgelöst wird.
Manipulationsbremse	Einführung einer Manipulationsbremse, indem Zuweisungen für Krankheiten bei Auffälligkeiten in den entsprechenden Diagnosekodierungen (überdurchschnittliche Steigerung der Fallzahlen) für alle Krankenkassen ausgesetzt werden (Ausschluss von Risikogruppen). Zudem werden die Prüfkompetenzen des BAS erweitert.

- zweitens die Einführung des Risikopools zum stärkeren solidarischen Ausgleich von Hochkostenfällen
- und drittens die Berücksichtigung der Präventionsausgaben durch eine Vorsorgepauschale, die dazu beitragen soll, die Krankenkassen zu motivieren, die Inanspruchnahme von Präventionsmaßnahmen bei ihren Versicherten stärker zu fördern.

Die Regelung zur Berücksichtigung der Präventionsausgabe ist allerdings aus ordnungspolitischer Sicht im Rahmen des RSA kritisch zu bewerten, da die Steuerung von präventiven Leistungen nicht zu den originären Aufgaben des RSA gehört (Greiner, 2016) und in der Folge ein Einfallstor für interessenpolitisch motivierte weitergehende Forderungen nach Änderungen des RSA bieten dürfte.

Im Laufe des Gesetzgebungsverfahrens brachten sich die gesetzlichen Krankenkassen an verschiedenen Stellen interessenpolitisch ein und sprachen sich für oder gegen die geplanten gesetzlichen Anpassungen aus. Zur Veranschaulichung wesentlicher Positionen sei auf die Tabelle 8-7 verwiesen.

8.5.4 Politikimplementierung und interessenpolitisches (Hinter-) Grundrauschen

Die interessenpolitischen Diskussionen zum Morbi-RSA sind trotz des Auftretens von COVID-19 und der sich daran anschließenden Krisen einerseits und der insgesamt doch sehr gedrängten gesundheitspolitischen Aktivitäten in der 20. Legislaturperiode unter der Federführung von Gesundheitsminister Karl Lauterbach andererseits auch nach der Verabschiedung des GKV-FKG nie vollends aus dem gesundheitspolitischen Fokus geraten. Im Gegensatz zu den meisten anderen Gesundheitsgesetzen, bei denen in der vierten Phase des Interest-based Policy Cycle eher die interessenpolitische Routine im Vordergrund steht, die dadurch gekennzeichnet ist, dass Kontakte gepflegt und vertieft werden, die Umsetzung einer Reform aufmerksam beobachtet und gegebenenfalls durch Hintergrundgespräche und bei gewinnbringendem Bedarf durch Unterstützungsleistungen begleitet wird, kommt das Thema Morbi-RSA gesundheitspolitisch nicht wirklich zur Ruhe.

Zum einen hat der Gesetzgeber von vornherein gefordert, dass die Umsetzung des GKV-FKG durch mehrere Sondergutachten eng begleitet werden soll. Dementsprechend wurden im Frühjahr 2024 vom BAS und dem bei ihm angesiedelten Wissenschaftlichen Beirat drei Gutachten zum Morbi-RSA vorgelegt. Inhaltlich fokussierten die Gutachten auf die Zielgenauigkeit des RSA, wobei verschiedene Themengebiete untersucht wurden, darunter „Wirkungen regionaler Merkmale“, „Wirkungen des Ausschlusses von auffälligen Risikogruppen“ sowie die Verwendung von „Leistungsausgaben der Vorjahre“. Die Begutachtenden kommen zusammenfassend zu dem Schluss, dass die RSA-Reformen des GKV-FKG greifen. Als Gesamtpaket hat das Gesetz die Anreize zur Risikoselektion in Verbindung mit einer höheren Zielgenauigkeit des RSA deutlich reduziert und die Chancengleichheit der Kassen im Wettbewerb verbessert. Optimierungspotenzial besteht allenfalls in Nuancen bei einzelnen Komponenten. Insbesondere in Bezug auf die Thematik der Manipulationsbremse wird die kritische Position des AOK-Bundesverbandes grundsätzlich gestärkt, da die Analysen keine signifikanten Hinweise auf eine systematische Manipulation des Morbi-RSA durch die Krankenkassen aufzeigen konnten. Unabhängig davon, dass die hier vorgelegten Sondergutachten einer gesetzlich vorgesehenen Gesamtevaluation vorausgehen, die für das Jahr 2025 erwartet wird, empfehlen die Gutachter aufgrund der aufgeworfenen Fragestellungen und corona-bedingter Datenungenauigkeiten ergänzende Anschlussevaluationen (Hoyer, 2024; BKK-DV, 2024).

Tabelle 8-7: Gesundheitspolitische Positionen der gesetzlichen Krankenkassen zum GKV-FKG (unter Verwendung von AOK-BV, 2020; Barmer, 2020; BKK-DV et al., 2019; Knappschaft, 2019; RSA Allianz, 2019).

Gesetzliche Änderungen	Argumente Befürworter	Argumente Gegner
Krankheits-vollmodell	**AOK-Bundesverband:** Zielgenauigkeit wird erhöht **Knappschaft:** Zuweisungssystematik orientiert sich stärker an der tatsächlichen Morbidität und reduziert Anreize zur Risikoselektion **Barmer:** Weiterentwicklung ist sachgerecht	**TK:** vergrößert Manipulationsmöglichkeiten **RSA Allianz:** Gefahr der Überdeckung von multimorbiden Patienten wird erhöht
Regional-komponente	**BKK-Dachverband, Verband der Ersatzkassen und IKK e.V.:** Verringerung der Deckungsunterschiede zwischen den Krankenkassen, Zielgenauigkeit wird verbessert **Knappschaft:** Regionalkomponente führt zur Erhöhung der Zuweisungsgenauigkeit und trägt zu einer Reduzierung der regionalen Risikoselektion bei	**AOK-Bundesverband:** finanzielle Mittel werden in erheblichem Umfang aus strukturschwachen in städtische Regionen verlagert; bestehende Über- und Unterversorgung wird manifestiert
Erwerbsminde-rungsrentner	**RSA Allianz:** Morbiditätsorientierung im RSA wird gestärkt und gleiche Wettbewerbsbedingungen werden gefördert	**AOK-Bundesverband und Knappschaft:** Streichung schafft massiven Anreiz zur Risikoselektion bei den Kassen **Knappschaft:** Verteilungsgerechtigkeit wird verringert, Wettbewerbsverzerrungen gefördert
Risikopool	**BKK-Dachverband, Verband der Ersatzkassen und IKK e.V.:** Verbesserung der Zielgenauigkeit des RSA für kostenintensive Leistungsfälle	**AOK-Bundesverband:** senkt die Motivation der Krankenkassen für eine effiziente Gesundheitsversorgung
Präventions-komponente	**BKK-Dachverband, Verband der Ersatzkassen und IKK e.V.:** Anreize zur Vermeidung von Krankheiten werden geschaffen **AOK-Bundesverband:** Stärkung der Präventionsorientierung im Rahmen des RSA wird begrüßt	
Manipulations-bremse	**BKK-Dachverband, Verband der Ersatzkassen und IKK e.V.:** zwingend notwendig, da das Vollmodell die Zahl der relevanten Diagnosen vervielfacht	**AOK-Bundesverband:** grundsätzliche Befürwortung der Einführung von Kodierrichtlinien, aber massive Zweifel an der Zielgenauigkeit der Manipulationsbremse: nicht Manipulation, sondern Morbiditätsorientierung wird gebremst

Zum zweiten treiben verschiedene gesetzliche Krankenkassen auch nach dem GKV-FKG das Thema Weiterentwicklung des Morbi-RSA mehr oder weniger stark interessenpolitisch voran. Dies betrifft dann nicht nur inhaltliche Impulse, sondern ist vor allem auch vor dem Hintergrund der sich verschärfenden Finanzprobleme der GKV zu verstehen. So wurden neben direkten politischen Gesprächen und allgemeinen Pressemitteilungen bereits weitere RSA-Gutachten in Auftrag gegeben. Prominentestes Beispiel ist in diesem Zusammenhang das „AOK-Gutachten" aus dem Jahr 2022, das die systematische Unterdeckung vulnerabler Gruppen im Morbi-RSA beleuchtet. Die beauftragten Gutachter kommen darin zu dem Schluss, dass die besondere Berücksichtigung bestimmter Versichertengruppen wie Pflegebedürftige, ALG-II-Empfänger oder Härtefälle die Zielgenauigkeit des RSA weiter verbessern dürfte (Lux et al., 2022). An diesem Beispiel wird nur allzu offensichtlich, dass das Thema Morbi-RSA schon sehr frühzeitig – also bereits im Jahr 2022 – für den nächsten Policy-Zyklus interessenpolitisch vorbereitet wurde.

8.5.5 Problem(re)identifikation

Dass das Handlungsfeld Morbi-RSA im Jahr 2025 mittlerweile in die Phase der Redefinition eingetreten ist, lässt sich an den Aktivitäten der Krankenkassen ablesen. Ein Indikator hierfür sind die auf den Internetseiten einzelner Krankenkassen veröffentlichten Positionierungen zum Reformbedarf am Morbi-RSA, von denen ausgewählte in Tabelle 8-8 stichwortartig wiedergegeben sind.

Über diese öffentlichen Stellungnahmen hinaus sind nach internen Informationen weitere Lobbyingaktivitäten einzelner Stakeholder wie folgt nachzuzeichnen:

- Verschiedene Krankenkassenverbände, aber auch größere Einzelkassen intensivieren ihre Bemühungen, den politischen Ent-

Tabelle 8-8: Forderungen ausgewählter gesetzlicher Krankenkassen zur Weiterentwicklung des Morbi-RSA (unter Verwendung von AOK-BV, 2024; Barmer, 2025; DAK-Gesundheit, 2024; TK, 2024; BKK-DV, 2025; Thelen, 2025).

Verbände/Krankenkassen	Forderungen
AOK-Gemeinschaft	• vulnerable Bevölkerungsgruppen sind zielgenauer im RSA abzubilden • Manipulationsbremse verstärkt Anreize zur Risikoselektion
Barmer	• Unterdeckung bestimmter Versichertengruppen wie besonders erkrankter und älterer Patienten ist auszugleichen • Manipulationsbremse muss abgeschafft werden
DAK	• generelle Forderung nach mehr Fairness und solidarischer Verteilung der Finanzmittel • Manipulationsbremse muss abgeschafft werden
TK	• unterschiedliche Aufsichtspraxis bei bundesunmittelbaren Krankenkassen (hier: BAS) und regionalen Krankenkassen (hier: Behörden der Länder) führt zu wettbewerbsverzerrender Ungleichbehandlung
BKK-Dachverband	• schlanker RSA, statt zunehmender Komplexität, Intransparenz und Bürokratie • Manipulationsanfälligkeit des RSA im Auge behalten

scheidungsträgern in Hintergrundgesprächen ihre Problemsicht zum Morbi-RSA zu vermitteln. Dabei wird neben der Abschaffung der Manipulationsbremse eine bessere Abbildung vulnerabler Gruppen im RSA und hier wiederum vor allem der Pflegebedürftigen gefordert. Argumentiert wird akteursabhängig auf zwei Ebenen: Zum einen wird wie bisher betont, dass durch eine höhere Zielgenauigkeit im RSA die Funktionsfähigkeit des Wettbewerbs systemisch gestärkt wird. Zum anderen wird aber versucht, die Verbesserung der Zielgenauigkeit im RSA mit spezifischen Versorgungsangeboten für die Betroffenen zu verknüpfen. Eine interessenpolitisch nachvollziehbare Position, die ordnungspolitisch jedoch bedenklich ist, da sie die originäre Funktion des RSA tendenziell verwässert und damit mittel- bis langfristig zu weiteren steuerungsrelevanten Zielkonflikten beitragen dürfte.
- Die mit der Präventionskomponente eingeleitete Verknüpfung des Morbi-RSA mit Versorgungsaspekten hat weitere Akteure in die interessenpolitische RSA-Arena gehievt. So treten vermehrt pharmazeutische Unternehmen auf, die potenzielle Einspareffekte ihrer Neupräparate im Bereich hochkostenintensiver Indikationen im RSA abgebildet sehen wollen und sich dadurch Preis- und Gewinnvorteile erhoffen.
- Die geplanten personellen Neubesetzungen im RSA-Beirat haben einige Krankenkassen bereits frühzeitig dazu veranlasst, aus ihrer Sicht (geeignete) Kandidaten proaktiv (unaufgefordert) ins Spiel zu bringen.

Die vorliegende Gesamtsituation verdeutlicht, dass nicht nur die Phase der Problemidentifikation bereits im Gange ist, sondern dass die Übergänge zum Agenda Setting in der Praxis fließend sind. So wurde beispielsweise die Lobbyingarbeit einiger Stakeholder mit dem Übergang zur Regierungsneubildung im Frühjahr 2025 deutlich intensiviert. Damit verbunden war das Ziel, die Weiterentwicklung des Morbi-RSA zumindest als „Reförmchen“ im Koalitionsvertrag zu verankern. Der sich weiter aufbauende finanzielle Druck im System dürfte schnell zu weiteren interessengeleiteten Forderungen nach gesetzlichen Anpassungen am RSA führen, ungeachtet der Tatsache, dass die Beitragssatzdifferenzen zwischen den Krankenkassen gegenwärtig keine signifikanten Verwerfungen im RSA erkennen lassen und auch der Wissenschaftliche Beirat in seinem Gutachten dargelegt hat, dass die Reformen des GKV-FKG grundsätzlich greifen.

Aufgabe 8-6: Fallbeispiel „Gesunde Ernährung“

Die Regierung hat Sie als externen Sachverständigen beauftragt, federführend an der Lösung eines Gesundheitsproblems aus dem Arbeitsfeld „Gesunde Ernährung“ mitzuwirken. Sie sind quasi ein von der Regierung bestellter Interessenvertreter. Diese Konstellation ist erforderlich, da die Regierung zu dem angedachten Thema zunächst kein Gesetz erlassen, sondern eine Selbstverpflichtung der Stakeholder herbeiführen möchte.
- Beschreiben Sie zum heutigen Sachstand den Politikprozess zur Umsetzung der „Nationalen Reduktions- und Innovationsstrategie für Zucker, Fette und Salz in Fertigprodukten“. Nutzen Sie dazu unter anderem die vom Bundesministerium für Landwirtschaft, Ernährung und Heimat (BMLEH) zur Verfügung gestellten Unterlagen und (Zwischen-)Berichte (https://www.publikationen-bundesregierung.de/pp-de/publikationssuche/reduktion-salz-fett-zucker-2269112). Denken Sie daran: Sie sind der federführende Projektträger (Interessenvertreter). Versuchen Sie also, den Prozess aus dieser Perspektive dazulegen. Orientieren Sie sich dabei strukturell an den Phasen des Interest-based Policy Cycle.

Literatur

AOK-BV (Allgemeine Ortskrankenkasse Bundesverband). (2019). *Stellungnahme des AOK-Bundesverbandes zur Anhörung des BMG am 06.05.2019*. Verfügbar unter https://www.bundesgesundheitsministerium.de/fileadmin/Dateien/3_Downloads/Gesetze_und_Verordnungen/Stellungnahmen_WP19/GKV-FKG/19-04-15_AOK-BV_Stellungnahme_GKV-FKG_RefE.pdf

AOK-BV (Allgemeine Ortskrankenkasse Bundesverband). (2020). *Gesetz für einen fairen Kassenwettbewerb in der GKV/Fairer-Kassenwettbewerb-Gesetz (GKV-FKG)*. Verfügbar unter https://www.aok.de/pp/reform/gkv-fkg/

AOK-BV (Allgemeine Ortskrankenkasse Bundesverband). (2024). *AOK: Vulnerable Gruppen besser im Finanzausgleich abbilden*. Verfügbar unter https://www.aok.de/pp/gg/update/rsa-gutachten-reaktionen

AOK-BV (Allgemeine Ortskrankenkasse Bundesverband). (n.d.). *Gesundheitspolitik Aktuelle Gesetze*. Verfügbar unter https://www.aok.de/pp/gesetz/, abgerufen am 01.04.2025.

Bandelow, N.C. (1999). *Lernende Politik: Advocacy-Koalitionen und politischer Wandel am Beispiel der Gentechnologiepolitik*. Verfügbar unter https://nbn-resolving.org/urn:nbn:de:0168-ssoar-6696

Barmer. (2020). *Gesetz für einen fairen Kassenwettbewerb in der gesetzlichen Krankenversicherung (Fairer-Kassenwettbewerb-Gesetz – GKV-FKG)*. Verfügbar unter https://www.barmer.de/politik/aktuelle-gesetzgebung/gkv-fkg-1058712

Barmer (2025). *Für eine starke und stabile Gesundheitsversorgung: Forderungen der Barmer zur Bundestagswahl 2025*. Verfügbar unter: https://www.barmer.de/resource/blob/1026282/3bee4fa1e6a019c709d59392f225179b/gesundheitspolitische-positionen-der-barmer-2025-data.pdf

Baas, J. (2016). Auswahl der Krankheitsarten im RSA – aus Sicht der TK. *Gesundheits- und Sozialpolitik, 70*(4–5), 65–68. https://doi.org/10.5771/1611-5821-2016-4-5-65

Beck, H. (2014a). *Behavioral Economics: Eine Einführung*. SpringerGabler. https://doi.org/10.1007/978-3-658-03367-5

Beck, St. (2014b). *Lobbyismus im Gesundheitswesen*. Nomos. https://doi.org/10.5771/9783845254050

Becker, G.S. (1983). A theory of competition among pressure groups for political influence. *The Quarterly Journal of Economics, 98*(3), 371–400. https://doi.org/10.2307/1886017

Beyers, J., Eising, R. & Maloney, W. (2008). Researching interest group politics in Europe and elsewhere: Much we study, little we know? *West European Politics, 31*(6), 1103–1128. https://doi.org/10.1080/01402380802370443

BKK-DV (Betriebskrankenkassen Dachverband). (2024). *Sondergutachten zum Risikostrukturausgleich bestätigen Wirksamkeit der letzten RSA-Reform*. Verfügbar unter https://www.bkk-dachverband.de/fileadmin/Artikelsystem/Pressemitteilungen/PM_2024/BKK_DV-Pressemitteilung_RSA-Sondergutachten.pdf

BKK-DV (Betriebskrankenkassen Dachverband). (2025). *Schlanker RSA statt völliger Intransparenz*. Verfügbar unter https://www.bkk-dachverband.de/presse/pressemitteilungen/pressemitteilung/schlanker-rsa-statt-voellige-intransparenz

BKK-DV, IKK & vdek – Der Ersatzkassen (Betriebskrankenkassen Dachverband, Innungskrankenkassen & Verband der Ersatzkassen). (2019). *Anhörung zum GKV-FKG – Das Gesamtpaket nicht aufschnüren. Gemeinsame Pressekonferenz, 16. Dezember 2019*. Verfügbar unter https://www.bkk-dachverband.de/fileadmin/Artikelsystem/Pressemitteilungen/Praesentation_PK_191216_final.pdf

Blum, S. & Schubert, K. (2018). *Politikfeldanalyse: Eine Einführung* (3. Aufl.). Springer VS.

Boroch, W. & Matusiewicz, D. (2016). Vierfelder-Matrix der Markenpositionierung von gesetzlichen Krankenkassen. *Zeitschrift für die gesamte Versicherungswissenschaft, 105*(2), 131–147. https://doi.org/10.1007/s12297-016-0337-y

Bundesgesundheitsministerium. (n.d.-a). *Krankenhausversorgungsverbesserungsgesetz*. Verfügbar unter https://www.bundesgesundheitsministerium.de/service/gesetze-und-verordnungen/detail/krankenhausversorgungsverbesserungsgesetz-khvvg.html

Bundesgesundheitsministerium. (n.d.-b). *Referentenentwurf des Bundesministeriums für Gesundheit. Gesetz zur Beschleunigung der Digitalisierung des Gesundheitswesens (Digital-Gesetz – DigiG)*. Verfügbar unter https://www.bundesgesundheitsministerium.de/service/gesetze-und-verordnungen/detail/digital-gesetz.html, abgerufen am 31.07.2024.

Bundesministerium der Justiz und für Verbraucherschutz. (n.d.-a). *Bundesregierung und Bundesministerium in Gesetzgebungsverfahren*. Verfügbar unter https://www.bmjv.de/DE/rechtsstaat_kompakt/

entstehung_gesetz/regierung_ministerien/regierung_ministerien_node.html

Bundesministerium der Justiz. (n.d.-b). *Der Bundesrat im Gesetzgebungsverfahren.* Verfügbar unter https://www.bmjv.de/DE/rechtsstaat_kompakt/entstehung_gesetz/bundesrat/bundesrat_artikel.html

Bundesministerium des Innern. (n.d.). *Gesetzgebung.* Verfügbar unter https://www.bmi.bund.de/DE/themen/verfassung/gesetzgebung/gesetzgebung-node.html

Bundesministerium für Gesundheit. (2020). *Fairer-Kassenwettbewerb-Gesetz (GKV-FKG).* Verfügbar unter https://www.bundesgesundheitsministerium.de/service/gesetze-und-verordnungen/detail/fairer-kassenwettbewerb-gesetz-gkv-fkg.html

Bundesministerium für Landwirtschaft, Ernährung und Heimat. (2025), *Nationale Reduktions- und Innovationsstrategie für Zucker, Fette und Salz in Fertigprodukten.* Berlin. Zuletzt abgerufen am 02.10.2025 unter: https://www.publikationen-bundesregierung.de/pp-de/publikationssuche/reduktion-salz-fett-zucker-2269112

Buse, K., Mays, N., Colombini, M., Fraser, A., Khan, M. & Walls, H. (2023). *Making health policy* (3rd ed.). McGraw-Hill Education – Open University Press.

Buse, K., Mays, N. & Walt, G. (2012). *Making health policy* (2nd ed.). McGraw-Hill Education – Open University Press.

Cassel, D. (1988). *Wirtschaftliche und soziale Auswirkungen von Wahlmodellen in der Gesetzlichen Krankenversicherung. Ergebnisse einer Simulation regionaler Mitgliederwanderungen bei freier Kassenwahl und alternativen Formen des Risikostrukturausgleichs.* Nomos.

Cassel, D. (1993). Organisationsreform in der GKV zwischen Kassenwettbewerb und Einheitskasse. *Wirtschaftsdienst, 73*(3), 131–137.

Cobb, R.W., Ross, J. & Ross, M.H. (1976). Agenda building as a comparative political process. *The American Political Science Review, 70*(1), 126–138. https://doi.org/10.2307/1960328

Collins, C., Green, A. & Hunter, D. (1999). Health sector reform and the interpretation of policy context. *Health Policy, 47*(1), 69–83. https://doi.org/10.1016/S0168-8510(99)00003-2

DAK-Gesundheit (Deutsche Angestelltenkrankenkasse-Gesundheit). (2024). *DAK-Gesundheit fordert Reform des Finanzausgleichs zwischen den gesetzlichen Krankenkassen.* Verfügbar unter https://www.dak.de/presse/bundesthemen/politik-unternehmensnachrichten/dak-gesundheit-fordert-reform-des-finanzausgleichs-zwischen-den-gesetzlichen-krankenkassen_87586#

Deutscher Bundesrat. (n.d.). *Gesetzgebung.* Verfügbar unter https://www.bundesrat.de/DE/aufgaben/gesetzgebung/zust-einspr/zust-einspr-node.html

Deutscher Bundestag. (n.d.-a). *Gesetzgebung.* Verfügbar unter https://www.bundestag.de/parlament/aufgaben/gesetzgebung_neu

Deutscher Bundestag. (n.d.-b). *Gesetz für einen fairen Kassenwettbewerb in der gesetzlichen Krankenversicherung (Fairer-Kassenwettbewerb-Gesetz – GKV-FKG).* Verfügbar unter https://dip.bundestag.de/vorgang/gesetz-für-einen-fairen-kassenwettbewerb-in-der-gesetzlichen-krankenversicherung-fairer-kassenwettbewerb-gesetz/254399

Deutscher Bundestag. (n.d.-c). *Experten mit Einwänden am „Fairer-Krankenkassen-Gesetz“.* Verfügbar unter https://www.bundestag.de/dokumente/textarchiv/2019/kw51-pa-gesundheit-kassenwettbewerb-669368

Deutscher Bundestag. (n.d.-d). *Beschlussempfehlung und Bericht des Ausschusses für Gesundheit (14. Ausschuss), Gesetz für einen fairen Kassenwettbewerb in der gesetzlichen Krankenversicherung (Fairer-Kassenwettbewerb-Gesetz – GKV-FKG).* Verfügbar unter https://dserver.bundestag.de/btd/19/171/1917155.pdf

Dhungel, A.-K. & Linhart, E. (2014). Interessenvermittlung in den Ausschüssen des Deutschen Bundestages. *Zeitschrift für Parlamentsfragen: ZParl, 45*(4), 743–762. https://doi.org/10.5771/0340-1758-2014-4-743

Donges, P. & Jarren, O. (2022). *Politische Kommunikation in der Mediengesellschaft. Eine Einführung* (5. Aufl.). Springer VS.

Dostal. (2009). Low-Interest Markt gesetzliche Krankenversicherung. *Pressemitteilung.* Verfügbar unter https://www.openpr.de/news/296540/Low-Interest-Markt-gesetzliche-Krankenversicherung.html

Drösler, S., Hasford, J., Kurth, B.-M., Schaefer, M., Wasem, J. & Wille, E. (2011). *Evaluationsbericht zum Jahresausgleich 2009 im Risikostrukturausgleich.* Verfügbar unter https://mm.wiwi.uni-due.de/fileadmin/fileupload/BWL-MEDMAN/Aktuelle_Meldungen/Gutachten_mit_Anlagen.pdf

Easton, D. (1965). *A systems analysis of political life.* John Wiley & Sons.

Eckardt, S. (2011). *Politiker-Compliance als Zielgröße des Lobbying. Konzeptionalisierung, Messung, Determinanten.* SpringerGabler. https://doi.org/10.1007/978-3-8349-6241-6

Elsner, U. (2016). Morbi-RSA reformieren für einen fairen Kassenwettbewerb. *Gesundheits- und Sozialpolitik, 70*(4–5), 100–103. https://doi.org/10.5771/1611-5821-2016-4-5-100

Etzioni, A. (1989). Humble decision making. *Harvard Business Review on Decision Making, 67*(4), 122–126.

Etzioni, A. (2014). Humble decision-making theory. *Public Management Review, 16*(5), 611–619. https://doi.org/10.1080/14719037.2013.875392

Fricke, A. (2018). Morbi-RSA: Krankenkassen in Lagerkämpfe verstrickt. *Ärzte Zeitung, 43*(104–192), 4.

Glaeske, G. (2016). *Erwerbsminderungsrenten als Morbiditätsindikatoren? IGES-Institut*. Verfügbar unter http://rsa-allianz.de/ (unter Gutachten)

Glaeske, G. & Greiner, W. (2015). *Begleitforschung zum Morbi-RSA (Teil 1) - Kriterien, Wirkungen und Alternativen*. Gutachten für den BKK-Landesverband, IGES-Institut. Verfügbar unter https://www.iges.com/e6/e1621/e10211/e13470/e13612/e13614/e13616/attr_objs13620/IGES_RSA-Begleitforschung_Teil_1_WEB_ger.pdf

Göpffarth, D. (2016). Morbi-RSA: Ziele, Methoden und Weiterentwicklung. *Gesundheits- und Sozialpolitik, 70*(4–5), 8–14. https://doi.org/10.5771/1611-5821-2016-4-5-8

Greiner, W. (2016). Brauchen wir eine Reform des RSA? *Gesundheits- und Sozialpolitik, 70*(4–5), 91–95. https://doi.org/10.5771/1611-5821-2016-4-5-91

Grossman, G. M. & Helpman, E. (2001). *Special interest politics*. MIT Press.

Häckl, D., Weinhold, I., Kossack, N. & Schindler, C. (2016). *Gutachten zu Anreizen für Prävention im Morbi-RSA*. Verfügbar unter https://www.ikkev.de/fileadmin/Daten/Downloads/Morbi-RSA-2016/2016_03_30_Gutachten_zu_Anreizen_fuer_Praevention_im_Morbi-RSA.pdf

Howlett, M., Ramesh, M. & Perl, A. (2009). *Studying public policy: Policy cycles and policy subsystems*. Oxford University Press.

Hoyer, J. M. (2016). „Surrogatparameter" im Morbi-RSA. *Gesundheits- und Sozialpolitik, 70*(4–5), 74–77. https://doi.org/10.5771/1611-5821-2016-4-5-74

Hoyer, J. M. (2024). *Sozioökonomische Merkmale können Morbi-RSA verbessern – Statement*. Verfügbar unter https://www.aok.de/pp/bv/statement/hoyer-zu-rsa-gutachten/

Jacobs, K. (1994). Krankenkassen unter Wettbewerbsdruck – Neugewichtung der Handlungsfelder und organisatorische Anpassungserfordernisse. In U. Steger (Hrsg.), *Lean Administration: Die Krise der öffentlichen Verwaltung als Chance* (S. 169–188). Campus Verlag.

Jann, W. & Wegrich, K. (2014). Phasenmodelle und Politikprozesse: Der Policy-Cycle. In K. Schubert & N. C. Bandelow (Hrsg.), *Lehrbuch der Politikfeldanalyse* (3. Aufl., S. 97–105). De Gruyter Oldenbourg.

Kahneman, D. & Tversky, A. (1974). Judgment under uncertainty: Heuristics and biases. *Science, 185*(4157), 1124–1131.

Kahneman, D. & Tversky, A. (1979). Prospect theory: An analysis of decision under risk. *Econometrica, 47*(2), 263–291. https://doi.org/10.2307/1914185

Kaufmann, T. (2021). *Strategiewerkzeuge aus der Praxis: Analyse und Beurteilung der strategischen Ausgangslage*. SpringerGabler. https://doi.org/10.1007/978-3-662-63105-8

Kentrup, St., Hoffjan, A. & Lachmann, M. (2013). Wie betreiben Unternehmen Lobbying? Eine empirische Analyse der Einflussfaktoren, Ausgestaltungsformen und Strategien. *Schmalenbachs Zeitschrift für betriebswirtschaftliche Forschung: zfbf, 65*(4), 342–371. https://doi.org/10.1007/BF03373717

Kloepfer, A. (2007). *Politische Interessenvertretung*. Verfügbar unter https://www.albrecht-kloepfer.de/fileadmin/user_upload/albrechtkloepfer/publikationen/DruckInteressenvertr.pdf

Knappschaft. (2019). *Fairer-Kassenwettbewerb-Gesetz (GKV-FKG) – Stellungnahme*. Verfügbar unter https://www.bundestag.de/resource/blob/673214/8d82abdb8db6221e555236f4217a2473/19_14_0123-22-_KBS_GKV-FKG.pdf

Knieps, F. (2016). Brauchen wir eine Reform des RSA? Plädoyer für Veränderungen aus Sicht der Betriebskrankenkassen. *Gesundheits- und Sozialpolitik, 70*(4–5), 106–109. https://doi.org/10.5771/1611-5821-2016-4-5-106

Knill, Ch. & Tosun, J. (2015). *Einführung in die Policy-Analyse*. Verlag Barbara Budrich. https://doi.org/10.36198/9783838541365

Laswell, H. D. (1956). *The decision process: Seven categories of functional analysis*. Bureau of Governmental Research, College of Business and Public Administration, University of Maryland.

Lehmann, U. (2016). *Understanding and analysing health policy: Modul guide*. University of Western Cape. Verfügbar unter https://www.hpsa-africa.org/images/HPAdistance/DistanceHPA2016.pdf

Lindblom, Ch. (1959). The science of muddling through. *Public Administrative Review, 19*, 79–88. https://doi.org/10.2307/973677

Litsch, M. (2016). Krankheiten im Morbi-RSA: Aufhebung der Krankheitsbegrenzung statt Diskussion um Prävalenzgewichtung! *Gesundheits- und Sozialpolitik, 70*(4–5), 69–73. https://doi.org/10.5771/1611-5821-2016-4-5-69

Lux, G., Wasem, J., Buchner, F. & Hüer, T. (2022). *Weiterentwicklung des RSA – Berücksichtigung sozioökonomischer Versichertenmerkmale – Gutachten im Auftrag des AOK-Bundesverbandes*. Esfomed. Verfügbar unter https://www.aok.de/pp/bv/pm/gutachten-vulnerable-gruppen-morbi-rsa/

Mallard, G. (2017). *Behavioural economics*. Agenda Publishing.

March, J.G. & Simon, H.A. (1958). *Organization*. John Wiley & Sons.

Offer, K., Oglanova, N., Oswald, L. & Hertwig, R. (2025). Prevalence and predictors of medical information avoidance: A systematic review and meta-analysis. *Annals of Behavioral Medicine, 59*(1), kaaf058.

Peterson, M. (2017). *An introduction to decision theory* (2nd ed.). Cambridge University Press.

Polk, A. (2020). What do we know about lobbying in Germany. *Review of Economics, 71*(1), 43–79. https://doi.org/10.1515/roe-2019-0035

Polk, A. (2023). Lobbyismus aus ökonomischer Perspektive. In A. Polk & K. Mause (Hrsg.), *Handbuch Lobbyismus* (S. 41–70). Springer VS. https://doi.org/10.1007/978-3-658-32320-2_4

Popper, K. (1945). *The open society and its enemies: The spell of Plato*. Routledge.

Pötzsch, H. (2009). *Die deutsche Demokratie* (5. Aufl.). Bundeszentrale für politische Bildung.

Pressel, H. (2012). *Der Gesundheitsfonds: Entstehung – Einführung – Weiterentwicklung – Folgen*. VS Verlag für Sozialwissenschaften.

Reiners, H. (2016). Missverständnisse und Irrtümer: Anmerkungen zur Debatte um eine RSA-Reform. *Gesundheits- und Sozialpolitik, 70*(4–5), 96–99. https://doi.org/10.5771/1611-5821-2016-4-5-96

Rieger, G. (2024). *Lobbying in der Sozialwirtschaft. Eine Einführung*. Springer VS. https://doi.org/10.1007/978-3-658-34261-6

RSA Allianz (Allianz für ein faires Gesundheitssystem). (2019). *Stellungnahme der RSA Allianz vom 11.12.2019*. Verfügbar unter https://rsa-allianz.de/wp-content/uploads/2019/12/20191211_Stellungnahme_RSA_Allianz-1.pdf

Sabatier, P.A. (1999). The need for better theories. In P.A. Sabatier (Hrsg.), *Theories of the policy process* (S. 3–17). Westview Press.

Schieder, A. (2017). *Kommerzielles Lobbying und Public Affairs-Management: Bestandsaufnahme und Analyse privater Dienstleister in der „Berliner Republik“*. Springer Fachmedien.

Schmacke, N. (2012). Evidenzbasierter Medizin und Gesundheitspolitik. In F.W. Schwartz, U. Walter, J. Siegrist, P. Kolip, R. Leidl, M.-L. Dierks, R. Busse & N. Schneider (Hrsg.), *Public Health. Gesundheit und Gesundheitswesen* (3. Aufl., S. 786–791). Urban & Fischer.

Schnellenbach, J. (2023). Lobbyismus aus der Perspektive der verhaltensökonomischen Theorie der Politik. In A. Polk & K. Mause (Hrsg.), *Handbuch Lobbyismus* (S. 71–90). Springer VS. https://doi.org/10.1007/978-3-658-32320-2_5

Schubert, K. & Klein, M. (2020). *Das Politiklexikon* (7., aktual. u. erw. Aufl.). Lizenzausgabe der Bundeszentrale für politische Bildung. Verfügbar unter https://www.bpb.de/kurz-knapp/lexika/politiklexikon/17561/gesetzgebungsprozess/

Siedentopp, J. (2010). *Public Affairs-Management von Großunternehmen: Markt- versus Nichtmarktstrategien*. LIT Verlag.

Simon, H.A. (1959). Theories of decision-making in economics and behavioral science. *The American Economic Review, 49*(3), 253–283.

Simon, H.A. (1997). *Administrative behavior* (4th ed.). The Free Press.

Sloof, R. (1997). Game-theoretic models of the political influence of interest groups. *Volume 143 of Tinbergen Institute Research Series*. Thesis Publishers Amsterdam.

Stone, D.A. (1989). Casual stories and the formation of policy agenda. *Political Science Quarterly, 104*(2), 281–300. https://doi.org/10.2307/2151585

Thelen, P. (2021). BAS prüft RSA-Manipulationen – Diesmal mit Erfolg. *Tagesspiegel Background*, 25.05.2021. Verfügbar unter https://background.tagesspiegel.de/gesundheit-und-e-health/briefing/bas-prueft-rsa-manipulationen-diesmal-mit-erfolg

Thelen, P. (2025). Barmer, DAK, KKH und IKK-Classic schlagen RSA-Alarm. *Tagesspiegel Background*, 28.01.2025. Verfügbar unter https://background.tagesspiegel.de/gesundheit-und-e-health/briefing/barmer-dak-kkh-und-ikk-classic-schlagen-rsa-alarm

TK (Techniker Krankenkasse). (2024). *Morbi-RSA: Was bleibt nach der Reform zu tun*. Techniker Krankenkasse.

Tsebelis, G. (1995). Decision making in political systems: Veto players in presidentialism, parliamentarism, multicameralism and multipartyism. *British Journal of Political Science, 25*(3), 289–325. https://doi.org/10.1017/S0007123400007225

Tsebelis, G. (2002). *Veto players: How political institutions work*. Princeton University Press. https://doi.org/10.1515/9781400831456

Ulrich, V., Wille, E. & Thüsing, G. (2016). *Die Notwendigkeit einer regionalen Komponente im morbiditätsorientierten Risikostrukturausgleich*. Verfügbar unter www.stmgp.bayern.de/gesundheitsversorgung/aktuelle-themen/#Morbi-RSA

Walt, G., Shiffman, J., Schneider, H., Murray, S.F., Brugha, R. & Gilson, L. (2008). Doing health policy analysis: Methodological and conceptual reflections and challenges. *Health Policy and Planning, 23*, 308–317. https://doi.org/10.1093/heapol/czn024

Wasem, J., Lux, G. & Schillo, S. (2016a). *Gutachten zu Zuweisungen für Auslandsversicherte nach § 269 Abs. 3 SGB i. V. m. § 33 Abs. 4 RSAV – Endbericht vom 31.05.2016*. Verfügbar unter www.bundesversicherungsamt.de/fileadmin/redaktion/Risikostrukturausgleich/Weiterentwicklung/20160124_Gutachten_Zuweisungen_Auslandsversicherte_final_1.pdf

Wasem, J., Schill, S., Lux, G. & Neusser, S. (2016b). *Gutachten zu Zuweisungen für Krankengeld nach § 269 Abs. 3 SGB i. V. m. § 33 Abs. 3 RSAV – Endbericht vom 31.05.2016*. Verfügbar unter https://www.bundesamtsozialesicherung.de/fileadmin/redaktion/Risikostrukturausgleich/Weiterentwicklung/Gutachten_Krankengeld.pdf

Wille, E. & Ulrich, V. (2016). Der RSA in der deutschen Regionalisierungsdebatte. *Gesundheits- und Sozialpolitik, 70*(4–5), 28–34. https://doi.org/10.5771/1611-5821-2016-4-5-28

Winter, Th. von (2024). *Lobbyismus in der deutschen Politik*. UTB (Universitäts-Taschenbücher). https://doi.org/10.36198/9783838562100

9 Management des gesundheitspolitischen Lobbyings

In diesem Kapitel steht das Machen, Ausgestalten und Planen der Interessenpolitik im Gesundheitswesen im Vordergrund. Es dreht sich also um deren professionelle Umsetzung als ein Element realtypischer Gesundheitspolitik. Damit wendet sich die Interessenpolitik, die unter den rechtlich-institutionellen Rahmenbedingungen des korporatistisch geprägten deutschen Gesundheitswesens vielfach auch Anteile gemeinnütziger Ziele und Aufgaben wahrnimmt, dem Lobbying als nicht öffentliche Form der Public Affairs zu (Zimmer, 2021).

Wenn wir uns also im Folgenden mit dem konkreten Tun von Interessenpolitik beschäftigen, so handelt es sich hier im Kern um ein eigennutzorientiertes Handeln, das sich der Begrifflichkeiten sowie der spezifischen Werkzeuge und Methoden der Public Affairs bedient. Entsprechend der inhaltlichen Spezifizierung und Anglisierung dieses Feldes wird aus Interessenpolitik – wie bereits erwähnt – Lobbying, aus Akteuren werden Stakeholder etc. (zu den einzelnen Definitionen s. auch Kap. 2).

Mit Blick auf den Interest-based Policy Cycle umfasst das gesundheitspolitische Lobbyingmanagement (im Weiteren auch: **Health Policy Lobbying-Management**) grundsätzlich alle vier Phasen dieses Zyklus. Da es aber große Anteile an Analyse und Planung beinhaltet, liegt ein gewisser Schwerpunkt auf den ersten beiden Zyklusphasen, in denen Probleme definiert und im Rahmen des Agenda Settings thematisiert werden. Dennoch kommt es gerade in der Phase der Politikformulierung oftmals zu relevanten Veränderungen, die wiederum strategische oder operative Anpassungen erforderlich machen. Insofern ist Health Policy Lobbying-Management ein dynamischer Prozess, der dem Gang der politischen Ereignisse unterliegt und durch spezielle PA-Bausteine professionell zu begleiten und zu steuern ist. Vor diesem Hintergrund werden wir uns zuvorderst mit folgenden Fragen beschäftigen:

- Welche Grundelemente umfasst das Health Policy Lobbying-Management?
- Wie können Monitoring und Analyse, also das Sammeln und Auswerten von Informationen und Daten, das Gesundheitslobbying unterstützen?
- Welche Strategien, Methoden und Instrumente stehen zur Verfügung bzw. können eingesetzt werden?
- Wie erfolgt eine operative Lobbyingplanung und aus welchen Bausteinen besteht sie?

Zum Abschluss dieses Kapitels sollten wir in der Lage sein, mithilfe des hier vorgestellten Werkzeugkastens und unter Berücksichtigung der Erkenntnisse aus den vorangegangenen Kapiteln einen Reformprozess im Gesundheitswesen systematisch zu analysieren, zu managen und zu planen.

9.1 Systematik und Basisbausteine

Das Health Policy Lobbying-Management lässt sich anhand der Abbildung 9-1 veranschaulichen. Sie zeigt schematisch, dass sich das Health Policy Lobbying-Management auf zwei Ebenen abspielt: zum einen auf der grundsatz-

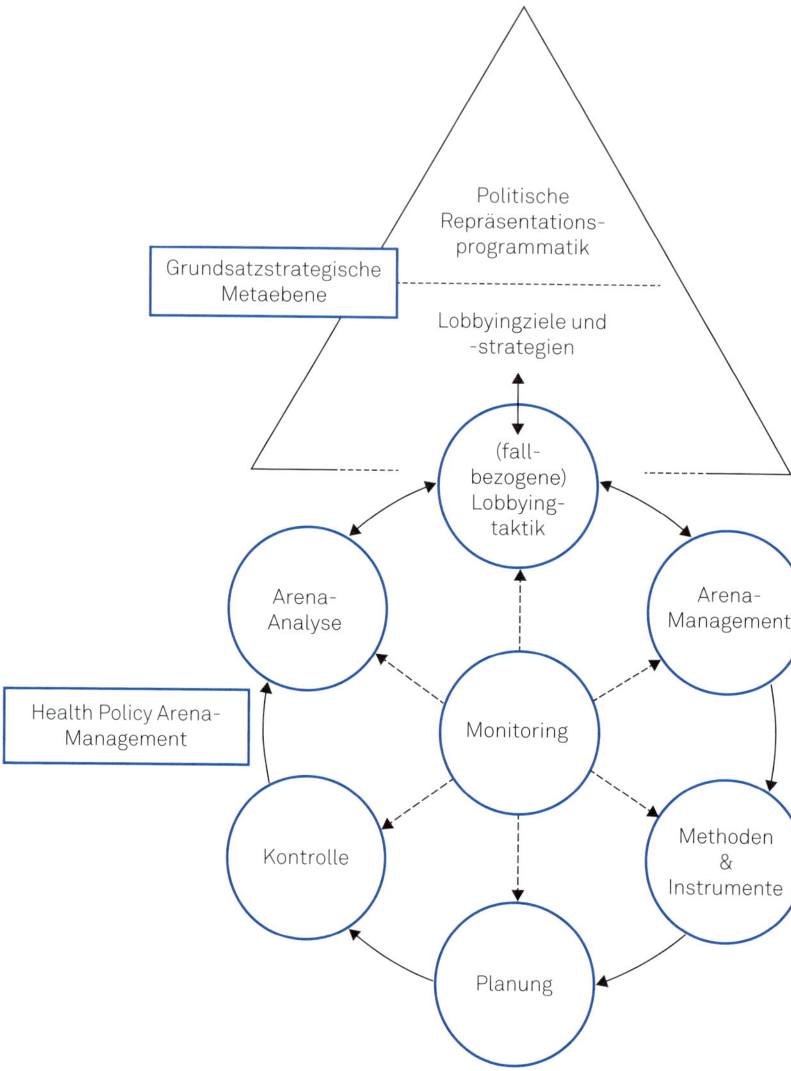

Abbildung 9-1: Systematik des Health Policy Lobbying-Managements.

strategischen Metaebene und zum anderen auf der Steuerungsebene des sich daran anschließenden politikfeldspezifischen Managementzyklus (Health Policy Arena-Management).

Auf der Metaebene ist die grundsätzliche Zwecksetzung des jeweiligen Akteurs bzw. Stakeholders verankert. Daraus leitet sich sein interessenpolitischer Auftrag im Sinne einer übergeordneten Repräsentationsprogrammatik ab. Sie beinhaltet als Richtschnur die generellen Lobbyingziele und die grundsätzliche strategische Ausrichtung des Lobbyings. Im Politikfeld Gesundheit ist an dieser Stelle zu berücksichtigen, dass durch die gesetzlichen Rahmenbedingungen des SGB V in Verbindung mit der korporatistischen Steuerung die Handlungsspielräume deutlich stärker determiniert sind als auf freien Märkten. Dies strahlt je nach Organisationsform mehr oder weniger stark auf alle Akteure aus.

Für die Umsetzung der Programmatik steht das Politikfeldmanagement – hier im Weiteren konkreter: Health Policy Arena-Management – zur Verfügung. Dieses Managementinstrument erhält zwar seine Grundfärbung aus den generellen Zielen und Strategien der Metaebene, muss jedoch jeweils problem-, situations- und fallbezogen konkretisiert und scharfgestellt werden. Ausdruck dessen ist die Lobbyingtaktik, die den operativ-taktischen Aspekt des Health Policy Lobbying-Managements darstellt. Sie umfasst kurzfristige Aktivitäten und kann abweichend zu den Generalvorgaben der Metaebene spontan auf Situationen reagieren. Solche taktischen Manöver stellen eine relevante Handlungsoption dar, um im konkreten interessenpolitischen Einzelfall erfolgreich zum Ziel zu gelangen.

Technisch funktioniert das Health Policy Arena-Management nach dem „Haus-im-Haus-Prinzip", d.h. es ist im Rahmen des übergreifenden Health Policy Lobbying-Managements der zweite Baustein des Gesamtprozesses: es baut – wie im vorigen Abschnitt beschrieben – auf der übergeordneten politischen Programmatik der Organisation und den darin verankerten Zielen auf und greift direkt auf die Ergebnisse des Monitorings zurück und nutzt diese wiederum für Analysen und Mappings, die in der Folge den Rahmen für den strategischen Umgang mit den Stakeholdern und spezifischen Lobbyingthemen bzw. -issues abstecken. Aus diesen Vorgaben werden dann – vor dem Hintergrund unterschiedlich verfügbarer Lobbyingmethoden, -instrumente und -techniken – die operativ-taktischen Maßnahmen-, Aktivitäten- und Zeitpläne gespeist, die prozessabschließend zu controllen sind.

Das **Health Policy Arena-Management** durchläuft somit innerhalb des **Health Policy Lobbying-Managements** einen eigenständigen Prozesszyklus, der sich am klassischen Managementzyklus orientiert. Schwerpunktmäßig strukturiert er die ersten beiden Phasen des Interest-based Policy Cycles, darüber hinaus stellt er aber auch unterstützende Steuerungsinformationen für die Politikformulierungsphase bereit und lässt prinzipiell dynamische Rückkopplungen zu jeder Phase des Politikzyklus zu.

9.2 Interessenpolitische Repräsentationsprogrammatik

Jede Interessenorganisation, sei es ein freier oder korporatistischer Gesundheitsverband, ein lobbyistisch agierendes Unternehmen oder ein anderer Interessenakteur, sollte Leitlinien definieren, die beschreiben, wie sie grundsätzlich gegenüber Politik, Öffentlichkeit und Gesellschaft auftreten bzw. sich selbst repräsentieren will. Darunter ist die Repräsentationsprogrammatik zu verstehen, die sich aus dem übergeordneten Organisationszweck und seinen Grundwerten sowie der langfristigen Organisationsausrichtung (Vision) ableitet und unmittelbar mit dem Organisationserfolg verknüpft ist. Sie stellt als eine Art Metastrategie das politische Selbstverständnis einer Organisation dar und spiegelt ein gewünschtes repräsentatives Verhaltensmuster gegenüber Dritten wider. Einmal formuliert, zeichnet sie sich durch eine hohe Stabilität und Kontinuität aus und bildet das Fundament für alle lobbyistischen Routineaktivitäten und dient als Richtschnur für situative Fall- und Teilstrategien.

Dabei lassen sich in Anlehnung an Köppl (2017, S. 161) prinzipiell vier Ausprägungen der Repräsentation einer Interessenorganisation unterscheiden:

- *Aktiv-partizipativ.* Die Organisation bringt sich proaktiv in politische Entscheidungsprozesse ein. Sie ist initiativ, möglichst selbstbestimmt und zugleich kooperativ in ihrem Wirken gegenüber politischen Entscheidungsträgern. Sie zeigt kontinuierliche Präsenz und Steuerungswillen.

- *Aktiv-normativ.* Die Organisation wirkt nur bei für sie wichtigen politischen Inhalten und Entscheidungen poraktiv mit. Sie bringt ihr Fachwissen und ihre Expertise an den jeweils relevanten Entscheidungspunkten ein.
- *Passiv-partizipativ.* Die Organisation wird nur auf Anfrage reaktiv tätig, wobei sie interessenspezifische und übergeordnete politische Fragestellungen partizipativ beantwortet und in konkret angefragten Einzelfällen Expertise bereitstellt.
- *Passiv-normativ.* Die Organisation verhält sich generell restriktiv und steht nur nach konkreter Aufforderung für interessenpolitisch spezifische Fragstellungen unter Vorbehalt zur Verfügung.

Es liegt auf der Hand, dass die passiven Repräsentationsprogrammatiken lediglich für unternehmerisch operierende Organisationen wie z. B. die Pharmaindustrie, die Medizintechnik oder die Krankenkassen in Betracht kommen. Das Wesen einer Interessenorganisation im Sinne eines Verbandes manifestiert sich demgegenüber in einer grundsätzlich proaktiven Ausrichtung, wobei hier – in Abhängigkeit von der Ressourcenausstattung – die aktiv-partizipative Strategie die relevante ist.

9.3 Lobbyingziele

In der Politik wird manchmal nach einer langen Sitzung mit vielen Kontroversen und einem am Ende gefundenen Konsens die Phrase „der Weg ist das Ziel“ verwendet. Dies entspricht faktisch einer Umkehrung des strategischen Handelns. Strategie als in die Zukunft gerichteter Plan muss die Wege zum Ziel beschreiben und nicht umgekehrt (Porter, 1996). Sie beinhaltet also eine bewusste und proaktive Gestaltung relevanter Handlungspfade, die auf ein oder wenige konkrete Ziele ausgerichtet sind.

Zielfindung und deren Bestimmung sind folglich vorgelagerte Kernelemente einer Strategie. Oder einfacher ausgedrückt: ohne Ziele keine Strategie.

Bereits Tuchtfeldt (1988) hat die konstitutive Bedeutung von Zielen in der Politik hervorgehoben. Ziele, so heißt bei ihm, „gäben die Marschrichtung der Politik an und ermöglichten erst politisches Handeln, weil sie dafür Vorstellungen hervorbrachten, die zur Formulierung von Sollzuständen unabdingbar sind“ (S. 2). Sie sind also richtungsweisend dafür, wohin sich ein Status künftig entwickeln soll, und machen darüber hinaus politische Masnahmen und Aktivtäten in einem gewissen Umfang bewertbar (Kap. 9.9.2). Diese eher allgemein gehaltenen Aussagen lassen sich in Gänze auf das strategische Health Policy Lobbying-Management übertragen, das sich im Einzelnen an folgenden Zieldimensionen orientieren sollte (z. B.: Köppl, 2017):

Zieldimensionen

Zielbestimmung: Was soll erreicht werden? Was soll verändert werden?

Zielrelevanz: Warum soll diese Veränderung herbeigeführt werden?

Zielausrichtung: Wie soll die Veränderung (Soll-Ziel) erreicht werden (Strategie, Taktik)?

Zielausmaß: In welchem Ausmaß ist das Ziel zu erreichen?

Zielgruppe: Wer (Stakeholder) kann die Veränderung herbeiführen?

Zielperiode: Bis wann soll das Ziel bzw. die angestrebte Veränderung erreicht werden (Zeitachse und Meilensteine)?

Zielstörung: Wodurch können Ziele beeinflusst werden?

Zielmittel: Welche Mittel sind zur Zielerreichung erforderlich (Ressourcenplanung einschließlich Verantwortlichkeiten)?

Bei den Lobbyingzielen ist strikt darauf zu achten, dass sie nicht überbordend verwendet werden. Es gilt der Grundsatz „Weniger ist mehr". An erster Stelle stehen daher zunächst die Zielbestimmung sowie die Festlegung der Zielrelevanz und der Zielausrichtung. Hilfreich ist zudem die Unterscheidung zwischen Final- und Subzielen: Während die Finalziele substanziell und strategisch aufgeladen sind, eine hohe Festigkeit besitzen und allenfalls dann angepasst werden müssen, wenn sie nicht mehr erreichbar sind und eine Second-best-Lösung erforderlich wird, handelt es sich bei den Subzielen mehr um operative oder operativ-strategische Zwischenziele. Je konkreter nun der tatsächliche Lobbyingfall wird und je tiefer der Lobbyingprozess in die Planungsebenen eindringt, desto vollständiger und differenzierter sind die einzelnen Zieldimensionen und die dahinterliegenden Fragstellungen auszufüllen (s. Kap. 9.8).

9.4 Lobbyingstrategien

Die Lobbyingstrategie beschreibt den Weg, wie Lobbyingziele konkret erreicht werden sollen. Sie legt in Anlehnung an Porter (1996) planvoll fest, was in Zukunft getan werden soll und was eben nicht. Folgerichtig strahlt die Strategie eine gewisse Konstanz aus, die kurzfristiges, planloses Herumlavieren möglichst vermeiden soll und sich von der operativen Hektik des Tagesgeschäfts abkoppelt. Dementsprechend bestehen starke Schnittstellen zur gewählten Repräsentationsprogrammatik, die für die jeweilige Strategiewahl grundsätzlich strukturprägend ist.

Wie bereits festgestellt, manifestiert sich das Wesen einer Interessenvertretung in ihrer vom Grundsatz her aktiv-partizipativen Repräsentationsausrichtung und dem daraus routinemäßig abgeleiteten proaktiven Lobbyingverhalten. Ungeachtet dessen ist es wichtig, das Routineverhalten immer wieder auf den konkreten politischen Einzelfall hin zu überprüfen. So kann die lobbyistische und kommunikative Ausrichtung mit Blick auf den jeweiligen spezifischen politischen Entscheidungsprozess und mit Blick auf einzelne Ansprechpartner in begründeten

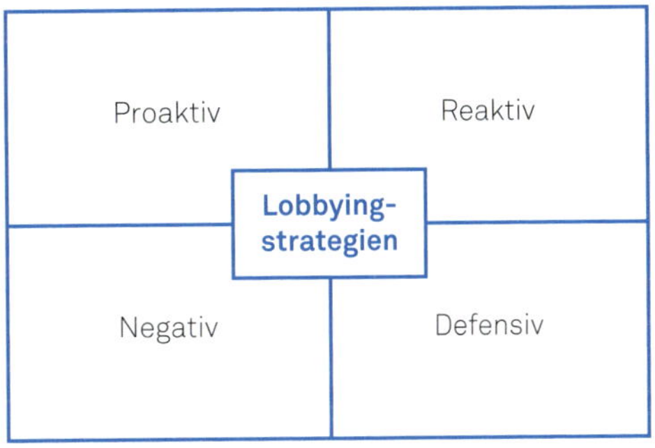

Abbildung 9-2: Vier Varianten des Lobbyings an der Schnittstelle zwischen strategischer Ausrichtung und fallbezogener Taktik (nach Guéguen, 2017).

Fällen von der Routinestrategie abweichen. Die Abweichung von der Norm sollte jedoch nicht regelhaft erfolgen, da ansonsten mittel- bis langfristig ein relevanter Bias zwischen der politischen Lobbyarbeit und der übergeordneten politischen Ausrichtung der Organisation entstehen würde. Insgesamt lassen sich vier Varianten von Lobbyingstrategien unterscheiden (Abbildung 9-2; nach Guéguen, 2017):

Pro-aktive Lobbyingstrategie: Eine Lobbyingstrategie wird als proaktiv verstanden, wenn sie folgende Merkmale erfüllt:

- Sie ist dauerhaft, beständig und vorausschauend.
- Sie ist zielgerichtet und lösungsorientiert: Das beinhaltet konkrete, gegebenenfalls ausformulierte Lösungs- und Änderungsvorschläge für Gesetzes- und Verordnungsentwürfe, konstruktive Stellungnahmen und die generelle Bereitschaft zum Dialog. Lösungs- und Änderungsvorschläge basieren auf Konsens und verschaffen den Entscheidungsträgern demokratische Akzeptanz für ihr Handeln.
- Sie basiert auf Engagement und persönlicher Präsenz: Dies bedeutet, sie wird mit großer Überzeugung, persönlichem Einsatz und partnerschaftlichem „Spirit" professionell umgesetzt.

- Sie ist glaubwürdig und transparent: Die Motive der Lobbyarbeit müssen klar erkennbar sein, dahinterstehende Interessen dürfen nicht verschleiert werden. Die Wahrhaftigkeit und Glaubwürdigkeit der Argumentation muss stets gewährleistet sein.

Reaktive Lobbyingstrategie: Eine reaktive Lobbyingstrategie ist keine Strategie im eigentlichen Sinne. Sie ist eine Non- oder Anti-Strategie: Sie beruht auf mangelnder Initiative, Zögern und Abwarten. Konflikten wird ausgewichen und Lösungsvorschläge werden allenfalls auf Nachfrage geliefert, sodass sie bestenfalls gerade noch rechtzeitig, oft aber auch zu spät kommen. Lobbying wird vom Treiber zum Getriebenen – also eine Non-Strategie.

Negative Lobbyingstrategie: Unter einer negativen Lobbyingstrategie werden Handlungen und Maßnahmen verstanden, die systematisch Widerspruch, Blockade und Ablehnung beinhalten, ohne konstruktive und glaubwürdige Alternativen aufzuzeigen. Sie ist punktuell eine relevante Alternativstrategie, wenn ein politisches Problem oder konkret eine Reform bzw. ein Gesetzgebungsverfahren aus zeitlichen, sachlichen oder inhaltlichen Gründen bewusst verzögert oder gar ganz blockiert werden soll. Sie bedarf jedoch einer wohlüberlegten Begründung, da sie potenziell langfristigen Schaden anrichten kann, indem z. B. Zugänge für die Zukunft versperrt bleiben. Negatives Lobbying sollte daher nur in Ausnahmefällen eingesetzt werden. Solange sie aber die Ausnahme bleibt, ist sie eine Strategiealternative.

Defensive Lobbyingstrategie: Die defensive Lobbyingstrategie ist eine Art „Vorteils-Verteidigungsstrategie“: Sie kann in bestimmten Einzelfällen begründet sein, jedoch ist ihr stets ein gewisser Strukturkonservatismus bzw. eine mangelnde Veränderungsfähigkeit und -bereitschaft zu attestieren. Zudem drückt sie emotional aus, dass die eigene Position als vorteilhafter wahrgenommen wird. Insofern ist die defensive Lobbyingstrategie ähnlich wie die Negativstrategie keine langfristig sinnvolle Verhaltenslinie, sondern eine Strategiealternative, die nur ausnahmsweise und zeitlich begrenzt zum Tragen kommen sollte – es sei denn, man ist so mächtig, dass man keinen spürbaren Schaden zu erwarten hat und Lobbying als Beobachtung des Gegners versteht, um dann initiativ zu werden, wenn der Vorteil gefährdet erscheint. Ein solches Vorgehen entspricht am ehesten der passiv-partizipativen Programmatik, stellt aber kein „echtes“ Lobbying dar.

Von den hier genannten vier strategischen Lobbyingvarianten ist die erste in der Regel die wichtigste: Sie ist am passfähigsten mit der aktiv-partizipativen Programmatik und ermöglicht am ehesten den für das (gesundheits-)politische Lobbying so wertvollen langfristigen Vertrauens- und Reputationsaufbau. Demgegenüber stellen die defensive und die negative Strategie eher kurzfristige, fall- bzw. themenbezogene Alternativen dar. Ihr tatsächlicher Einsatz muss jedoch immer vor dem Hintergrund der in der Programmatik gewählten Routinestrategie reflektiert werden.

9.5 Monitoring

Jedes Lobbying ist auf Informationen angewiesen. Hier setzt der Prozesskreislauf des Health Policy Arena-Managements an. Erster Teilschritt ist das Monitoring, mit dem eine dauerhafte und kontinuierliche Beobachtung des politikfeldspezifischen Lobbyingumfelds, aber auch generell relevanter gesellschaftlicher, politischer, ökonomischer und sonstiger Entwicklungen und Strömungen sichergestellt werden soll. Dabei werden sowohl Prozesse im öffentlichen als auch im nicht öffentlichen Umfeld beobachtet. Dementsprechend stützt sich das Monitoring auf formelle Informationen aus z. B. Statistiken, der Presse oder anderen zugänglichen Quellen oder, was für das (gesundheits-)politische Lobbying oft noch wichtiger ist, auf informelle Informationen wie Gerüchte und Entwicklungstendenzen in der politischen Arena, inoffizielle Gesprächsprotokolle etc. (z.B.: Buholzer, 1998; Rawe, 2005; Köppl, 2003, 2017).

Im Kern übt das Monitoring eine Radarfunktion aus, die sich organisatorisch als Querschnittsfunktion darstellt, weil sie die Analyse, die Strategiefindung und auch die operativ-taktische Ebene unterstützt sowie den erfolgreichen Einsatz spezifischer Lobbyingmethoden und -instrumente stärkt. In zeitlicher Hinsicht dient es der Früherkennung, der Ist-Beschreibung in Form von „Wasserstandsmessungen“ sowie der Trenderfassung.

Bei der Umsetzung des Monitorings stellt sich daher immer die Frage, was, für wen bzw. auf welcher Ebene, mit welchem Ziel, bis wann recherchiert und der Analyse zugeführt werden soll (Abbildung 9-3):

- Sollen allgemeine Routineinformationen oder spezielle Entwicklungen im Auge behalten werden? Handelt es sich um kurzfristige oder langfristige Trends?
- Handelt es sich um gesellschaftliche, politische, ökonomische oder sonstige für die Interessenorganisation relevante Problemlagen oder sollen eigene Entscheidungsprozesse unterstützt werden, z.B. wo stehen wir im aktuellen Gesetzgebungsverfahren?
- Gibt es interessensspezifische Problemlagen? Lassen sich Themen identifizieren, die als Reformthemen oder sonstige kritische Ereignisse auf die eigene Organisation zukommen? Öffnen sich Policy Windows, die für die Durchsetzung eigener Anliegen hilfreich sind? Lassen sich Themen als Vehikel für eigene Interessen identifizieren?
- Welche eigenen Themen sind zu treiben? Sind Unterstützungsleistungen für den Planungs- und Managementprozess oder für konkrete politische Aktivitäten zu erbringen?
- Welche Stakeholder sollen beobachtet werden? Auf welche Stärken und Schwächen ist der Fokus zu richten?
- Soll die Erfolgsmessung unterstützt werden?

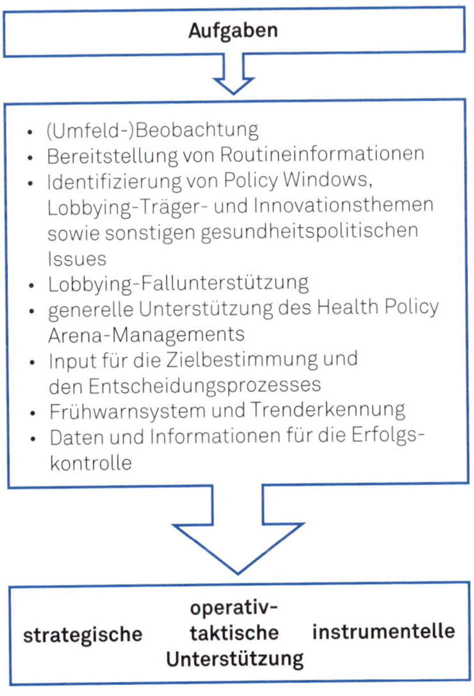

Abbildung 9-3: Querschnittsaufgaben für das Monitoring.

In der Praxis ist die Zahl der verfügbaren Monitoringverfahren kaum noch überschaubar, zumal viele private Lobbyingagenturen spezifische Methodenmodifikationen entwickelt haben, die sie teuer verkaufen wollen. Unabhängig von diesen spezifischen Ausprägungen sind für das (gesundheits-)politische Lobbying grundsätzlich zwei (Teil-)Verfahren relevant:

- Zum einen das (Gesundheits-)Umfeldmonitoring. Dieses Verfahren ist sehr grundsätzlich und eignet sich in erster Linie zur Erfassung von Makrofaktoren, wie sie bereits in der Infobox 8-1 kategorisiert wurden.
- Speziell für das Lobbying kommt als zweite Variante das Politikmonitoring hinzu, also die Beschäftigung mit dem gesundheitspolitischen Meso- und Mikroumfeld.

Beide Verfahren sollen hier kurz skizziert werden, wobei in diesem Zusammenhang noch zu unterscheiden ist, ob aktuelle Entwicklungen zu monitoren sind oder ob eher Informationen über zukünftige Trends gesammelt und ausgewertet werden sollen. Infolge veränderter Kommunikationsformen und -kanäle ist darüber hinaus ein Monitoring sozialer Netzwerke unerlässlich. Es versteht sich von selbst, dass alle Monitoringverfahren zunehmend KI-gestützt arbeiten.

9.5.1 (Gesundheits-)Umfeldmonitoring

Das (Gesundheits-)Umfeldmonitoring orientiert sich an gängigen Verfahren der Marktbeobachtung. Ziel ist es, politikfeldrelevante Umfeldfaktoren frühzeitig zu identifizieren, um daraus resultierende Chancen und Risiken zu antizipieren. Für das Lobbying ist das (Gesundheits-)Umfeldmonitoring insbesondere dann von Relevanz, wenn Entscheidungs- und Richtungsvorgaben ganzheitlich entwickelt werden sollen, d.h. wenn eine systematische Verbindung zwischen den übergeordneten Organisations- und Interessengruppenzielen und den konkreten Lobbyingzielen hergestellt werden soll. Aus interessenpolitischer Sicht fokussiert das (Gesundheits-)Umfeldmonitoring somit nicht ausschließlich auf kurz- bis mittelfristige lobbyistische Anforderungen, sondern auf die Wettbewerbsfähigkeit einer Organisation bzw. den Zweck einer Interessengruppe insgesamt.

Dementsprechend werden allgemeine und gesundheitsspezifische Entwicklungen und Herausforderungen, die auf die eigene Organisation sowie auf andere (Gesundheits-)Akteure und gegebenenfalls auch Konkurrenten zukommen können, kontinuierlich beobachtet. An dieser Stelle sei nochmals auf die in der Infobox 8-1 (Kap. 8.1) in Anlehnung an Collins et al. (1999) abgeleiteten fünf Makroumfeldfaktoren für den Gesundheitsbereich verwiesen:

- gesellschaftliche Umwelt
- politische Umwelt
- ökonomische Umwelt
- (Gesundheits-)Systemumwelt
- technologische Umwelt

Im Rahmen dieser Systematik können dann je nach Schwerpunktsetzung quantitative Faktoren bewertet werden, wie z.B.

- die Entwicklung des Bruttoinlandsprodukts, der Arbeitsmarktzahlen und der Inflation,
- die Ausgaben- und Einnahmeentwicklung im Gesundheitswesen insgesamt und nach Sektoren,
- die Bevölkerungsentwicklung und die sich daraus ergebenden Herausforderungen für das Gesundheitswesen wie Demografie, Mortalität und Morbidität, Pflegepersonal,
- die Zahl und Entwicklung der Leistungsanbieter und Leistungseinrichtungen,
- die Nachfrage auf verschiedenen Gesundheitsmärkten, oder
- eher akteursbezogene Faktoren wie die Einkommensentwicklung innerhalb der Ärzteschaft, die Mittelverteilung innerhalb der dualistischen Krankenhausfinanzierung oder die Entwicklung des Risikostrukturausgleichs bei den gesetzlichen Krankenkassen
- ... und vieles mehr.

Ebenfalls lassen sich gezielt qualitative Faktoren beobachten und einschätzen, wie z.B.

- der medizinisch-technische Fortschritt und die technologische Entwicklung im Bereich der Digitalisierung und KI,
- der mögliche gesellschaftliche (Werte-) Wandel hin zu einer Gesundheits- und Präventionswelt, oder
- der umweltbedingte Transformationsprozess und die Fortentwicklung der Globalisierung.

Dies sind nur einige exemplarische (Teil-)Faktoren, die je nach Bedarf erweitert oder themenspezifisch zusammengestellt werden können. Ihre Erfassung kann im Wesentlichen über allgemein zugängliche statistische Quellen, Expertenwissen und organisationsspezifisches Know-how erfolgen.

Infolge der Tatsache, dass die damit verbundenen Recherchen und Auswertungen oft erhebliche zeitliche und personelle Ressourcen binden können, nehmen Interessenorganisationen zunehmend professionelle Unterstützung durch Beratungsagenturen in Anspruch. Dies gilt für alle Monitoringverfahren, so auch für das nachfolgend skizzierte Politikmonitoring.

9.5.2 (Gesundheits-)Politikmonitoring

Das (Gesundheits-)Politikmonitoring ist inhaltlich deutlich fokussierter als das Makro-Umfeldmonitoring. Es konzentriert sich auf die institutionellen und rechtlichen Rahmenbedingungen und politischen Aktionspläne der gesundheitspolitischen Arena (Monitoring der Mesoebene) sowie auf deren politisches Innenleben, Debatten und Gerüchte (Monitoring der Mikroebene). Das (Gesundheits-)Politikmonitoring ist damit in besonderem Maße für das gesundheitspolitische Tagesgeschäft und die mittelfristige Maßnahmenplanung des Lobbyings von Bedeutung. Es unterstützt das Lobbying in seiner originären Funktion: Denn wenn Information als das zentrale Tauschgut lobbyistischer Tätigkeit verstanden wird, dann ist Politikmonitoring, das regelmäßig aktuelle Informationen bereitstellt und Informationsvorsprünge generiert, für das Lobbying selbst unentbehrlich (Liehr-Gobbers, 2006). Dies gilt umso mehr, als hier Informationen einfließen, die nicht allein mit statistischen Daten erfasst werden können.

Im Kern richtet sich der Blick des (Gesundheits-)Politikmonitorings auf das Umfeld von

- Bundestag – und gegebenenfalls standortbezogen Landtag –, Bundesrat sowie Bundes- und Landesministerien,
- Parteien, Fraktionen und Abgeordneten,
- korporatistische und freie Gesundheitsverbände und andere Akteure des Gesundheitswesens sowie
- die (gesundheits-)politische Öffentlichkeit und politikfeldspezifische Medien.

Beobachtenswert sind u. a. die Tagesordnungen und Inhalte von Plenar- und Fraktionssitzungen, des Gesundheitsausschusses oder der Gesundheitsministerkonferenz sowie die Positionen einzelner Abgeordneter und vor allem auch der konkrete Sachstand einschließlich der Terminplanung von Gesetzgebungsverfahren. Darüber hinaus werden Informationen über zahlreiche weitere Kanäle gesammelt. Dazu zählen Berichte und Meldungen in den klassischen Medien und gesundheitsspezifischen Newslettern, politische Trend- und Themendiskussionen im legislativen Raum sowie im Internet und hier wiederum vor allem in den sozialen Medien. Ebenso werden amtliche Statistiken, wissenschaftliche und populärwissenschaftliche Analysen und Beiträge herangezogen und ausgewertet. Weitere spezifische Informationsquellen können Konferenzdokumentationen, Expertenvorträge und Interviews sein. Von herausragender Wichtigkeit sind beim (Gesundheits-)Politikmonitoring aber vor allem auch Insiderinformationen aus persönlichen Netzwerken und Kontakten, einschließlich Gerüchten und Einschätzungen zu charakteristischen Machtverhältnissen.

Die Auswahl der Quellen richtet sich nach der jeweiligen Frage- und Aufgabenstellung, ist aber zugleich durch deren Verfügbarkeit und Zugänglichkeit begrenzt. Die gesammelten Informationen und Daten werden anschließend themen- und zielgruppenspezifisch auf ihre Relevanz hin bewertet und in Form von Übersichtszusammenstellungen wie klassischen Tagespressespiegeln oder tagesaktuellen Berichten und Briefings aufbereitet. Das (Gesundheits-)Politikmonitoring stellt jedoch nicht nur sicher, dass relevante Entwicklungen und die möglicherweise dahinterstehenden Protagonisten frühzeitig erkannt und erforderliche Lobbyingmaßnahmen vorausschauend eingeleitet werden können, sondern speist in besonderem Maße die Arena-Analysen und unterstützt darüber hinaus die interessengruppenbezogenen Routinen und das strategische Lobbyingmanagement. Dazu mehr in Kap. 9.6.

9.5.3 Sozialnetzwerkmonitoring

Angesichts der zentralen Bedeutung veränderter Kommunikationsformen und -kanäle ist es heute unerlässlich, das Monitoring um die

Beobachtung sozialer Netzwerke zu erweitern. Dies gilt umso mehr, als der Gesundheitsbereich von einer Vielzahl unterschiedlichster Interessenkonstellationen und -allianzen beeinflusst wird. Professionelles gesundheitspolitisches Lobbying muss dem Rechnung tragen. Entsprechend sind all jene in sozialen Netzwerken behandelten Inhalte zu beobachten, die sich zu relevanten Issues für die eigene Interessengruppe entwickeln können. Gleichzeitig sind die sozialen Beziehungen zwischen einzelnen Stakeholdern, Netzwerkgruppen und Interessenorganisationen abzubilden und zu ermitteln, wer hier welche Position einnimmt (Buse et al., 2023). Für diese Zwecke kann spezielle Computersoftware eingesetzt werden, mit der Kriterien wie beispielsweise Relation, Zentralität, Dichte, Distanz und Erreichbarkeit von sozialen Netzwerken und ihren Akteuren ausgewertet werden können (z. B.: Brandwatch, 2024).

9.5.4 Prospektives Monitoring

Das gezielte Beobachten und Erkennen von gerade einsetzenden oder künftigen Trends ist eine weitere wichtige Aufgabe des Monitorings. Dies vor allem deshalb, um frühzeitig Erkenntnisse darüber zu gewinnen, wie sich das politische Umfeld, ein bestimmtes gesundheitspolitisches Thema oder die Positionierung relevanter Akteure entwickeln könnte. Überträgt man an dieser Stelle die theoretischen Überlegungen aus dem Issue Attention Cycle (Kap. 4.6.4) auf das Lobbying, so lässt sich ableiten: Je früher es gelingt, einen politischen Trend zu antizipieren, desto größer sind die Chancen, die sich potenziell abzeichnenden Veränderungen so zu steuern, dass sie möglichst mit den eigenen Zielen übereinstimmen (Willener, 2013) und desto größer sind auch die Chancen, interessenpolitische Gelegenheitsfenster zu erkennen. Dies gilt für jede Phase des Politikzyklus, da jede dieser Phasen von der Politikidentifikation über das Agenda Setting bis hin zur Politikformulierung dem Gang der politischen Ereignisse unterliegt (Schendelen, 2012; Buse et al., 2023).

Entsprechend kann ein gezielt prospektiv ausgerichtetes Monitoring den Erfolg bei der Beeinflussung gesundheitspolitischer Ergebnisse erhöhen. Dabei können Daten und Informationen mit den gängigen Prognoseverfahren aufbereitet werden, die beispielsweise aus der Unternehmensentwicklung und dem Controlling hinreichend bekannt sind (z. B.: Grant & Nippa, 2006; Bamberger & Wrona, 2012); zunehmend kommen aber auch Methoden zum Einsatz, die der Zukunftsforschung zuzuordnen

Infobox 9-1: Methodenbeispiel Horizon Scanning

(Behrendt et al., 2015, S. 24 ff.; Breitkopf et al., 2020, S. 57 ff.)

Das Horizon Scanning ist ein spezielles wissenschaftliches Verfahren der Umfeldbeobachtung, das aus der Zukunftsforschung stammt, und einen besonderen Fokus auf die strategische Früherkennung neuartiger und unerwarteter Entwicklungen sowie anhaltender Probleme in spezifisch ausgewählten Umfeldern von Institutionen, Verwaltungen oder speziellen Themenfeldern legt, den sogenannten Scanfeldern. Horizon Scanning findet vor allem in der Politik- und Verwaltungsberatung Anwendung und eignet sich daher auch für ein systematisches Monitoring im Politikfeld Gesundheit oder einer zugehörigen Institution wie beispielsweise der GKV. Beim Horizon Scanning werden insbesondere die Auswirkungen von Megatrends, Megatopics (Megathemen) und Emerging Issues („Aufkommende Probleme") für das jeweils definierte Scanfeld untersucht. Dabei vollzieht sich die Analyse in klar definierten Arbeitsschritten (Abbildung 9-4).

Die Ergebnisse des Horizon Scanning fließen oft in Langfrist-Szenarien für die strategische Politikberatung ein.

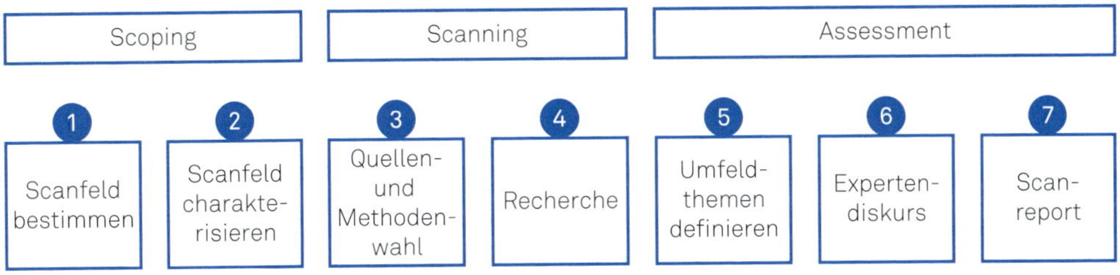

Abbildung 9-4: Methodenbeispiel Horizon Scanning (nach Behrendt et al., 2015, S. 55).

sind (Infobox 9-1). Dies wird durch die weiter erhöhte Verfügbarkeit digitaler Technologien wie Big Data und KI, die automatisierte und zielgerichtete Analysen ermöglichen, zusätzlich erleichtert.

9.6 Health Policy Arena-Analyse und -Management

Als eine weitere Ausbaustufe eines professionellen gesundheitspolitischen Lobbyings kann die Health Policy Arena-Analyse angesehen werden, in welche die Ergebnisse des Monitorings einfließen. Die Arena-Analyse stellt dabei einen integrierten Ansatz dar, der konzeptionell das Zusammenwirken mehrerer Hauptkomponenten umfasst. Im Rahmen eines ganzheitlichen Health Policy Lobbying-Managements konzentrieren wir uns auf die vier in Abbildung 9-5 dargestellten Komponenten. Das sind die Stakeholder-Analyse, die Themenanalyse, die Zeitanalyse und die Risikoanalyse.

Die Arena-Analyse stellt eine grundlegende Voraussetzung für das strategische Interessenmanagement im Politikfeld Gesundheit dar und liefert wichtige Priorisierungserkenntnisse. Dies gilt jeweils bezogen auf die vier einzelnen Hauptkomponenten, erfordert aber darüber hinaus, wie in der Abbildung 9-1 zur Systematik des Health Policy Lobbying-Managements dargestellt, einen situations- und fallbezogenen Abgleich der Analyseergebnisse mit den übergeordneten Zielen und strategischen Vorgaben auf der Metaebene der Interessenorganisation. Dabei ist zudem zu beachten, dass die Analysen theoretisch in jeder Phase eines Politikzyklusses durchgeführt werden sollten bzw. müssen (Schendelen, 2012). Dies ist auch deshalb geboten, weil sich eine Arena im Zeitverlauf regelmäßig durch eine andere Stakeholder-Zusammensetzung und andere Detailprobleme eines Themas auszeichnet als zu Beginn eines Prozesses (März & Pütz, 2015).

Zur besseren Didaktik werden im Folgenden die Analysekomponenten mit den dazugehörigen Managementbausteinen zusammengezogen. Zur Verdeutlichung: Die Hauptkomponente Stakeholder-Analyse wird hier nicht gesondert behandelt, sondern die Dimension wird ganzheitlich als Stakeholder-Analyse und -Management betrachtet. Gleiches gilt für die übrigen Felder der Arena-Analyse, lediglich die Zeitanalyse wird zusätzlich in die Themenanalyse integriert. Darüber hinaus sei darauf hingewiesen, dass die hier durchgeführte Strategieaufplanung mittels Matrizen lediglich exemplarisch für eine breite Behandlung unterschiedlicher strategischer Steuerungs- und Planungsinstrumente steht. So werden in der Praxis häufig alternativ oder ergänzend Mappings eingesetzt, die in Form einer Lobbyinglandkarte die Navigation durch den Lobbyingprozess transparenter und systematischer gestalten und ermöglichen sollen.

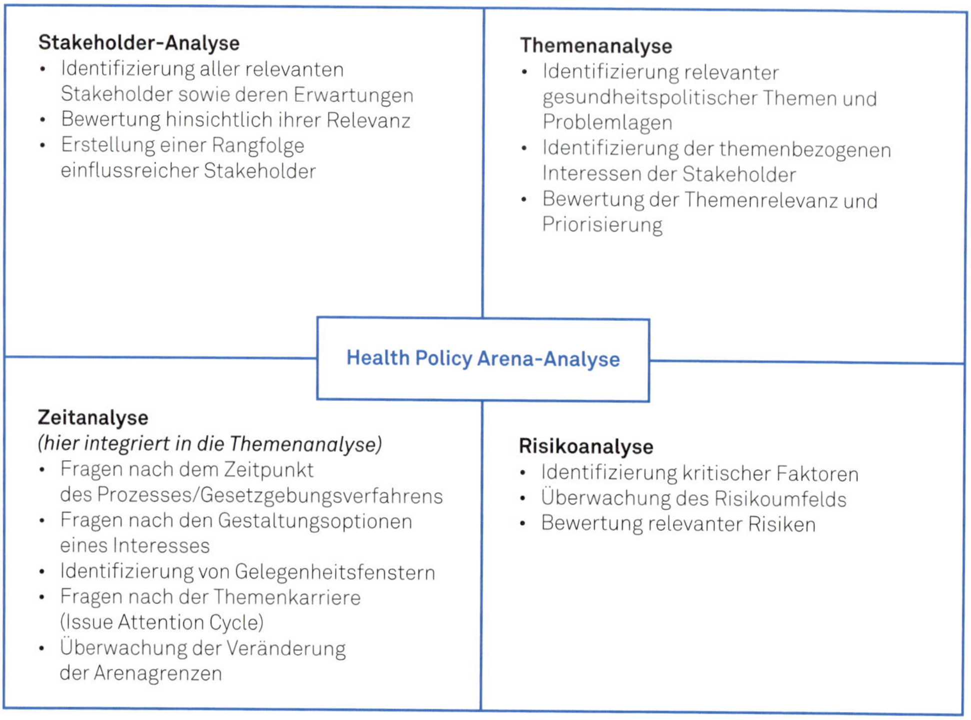

Abbildung 9-5: Hauptkomponenten der Arena-Analyse im Politikfeld Gesundheit (modifiziert nach März & Pütz, 2015, S. 33).

9.6.1 Stakeholder-Analyse und -Management

Stakeholder-Analyse und -Management bestehen aus verschiedenen Bausteinen. In der Stakeholder-Analyse werden primäre und sekundäre Anspruchsgruppen, ihre Erwartungen und ihre Relevanz klassifiziert. Das Stakeholder-Management hingegen behandelt den strategischen Umgang mit lobbyistisch unterschiedlich relevanten Anspruchsgruppen (ausgewählte Standardliteratur z. B.: Freeman, 1984; Bryson, 2004; Lawrence et al., 2022)

Stakeholder-Analyse

Mittels der Stakeholder-Analyse sollen diejenigen Anspruchsgruppen identifiziert werden, die durch das Lobbying gezielt zu beobachten, zu betreuen und zu beeinflussen sind. Dabei werden in Anknüpfung an die Definition in Kap. 2.1.4 unter Stakeholder Akteure verstanden, die ein eigenes Interesse am Verlauf oder Ergebnis eines politischen Prozesses haben. Verdichtet auf das Lobbying lassen sich darunter in Anlehnung an Lawrence et al. (2022) auch diejenigen Akteure zusammenfassen, die die Zielerreichung einer Interessengruppe grundsätzlich beeinflussen können oder die im Verlauf eines politischen Entscheidungsfindungsprozesses von einer Interessengruppe beeinflusst werden sollen.

In reduzierter Form basiert die Stakeholder-Analyse auf einer politikfeldspezifischen Übersicht der Ziel- bzw. Dialoggruppen. Für die Gesundheitspolitik sind dies im Wesentlichen die in der Infobox 9-2 überblicksartig aufgelisteten Kontaktgruppen. Diese sind dann im Hinblick auf das jeweilige Lobbyingziel und -thema zu prüfen, zu priorisieren und namentlich zu konkretisieren. Derart vereinfachte Ziel- und Dialoggruppenauswertungen sind durchaus praxisrelevant, zumal häufig Zeitdruck herrscht und Ressourcenengpässe existieren.

Infobox 9-2: Ausgewählte Ziel- und Dialoggruppen des Gesundheitslobbyings im Überblick

- Bundestags- und Landtagsabgeordnete – insbesondere die der Bundes- und Landesausschüsse für Gesundheit
- Leitungsebene der Gesundheitsministerien von Bund und Ländern – je nach Thema auch „Schnittstellenministerien"
- Bundesrat (Ministerpräsidentin bzw. Ministerpräsident und Staff), Landesvertretungen
- Kanzleramt – v. a. Mitarbeiter der Spiegelreferate
- Ministerialbeamte
- Fraktionsmitarbeiter
- Vertreter der Selbstverwaltungsgremien wie der Gemeinsame Bundesausschuss
- Sachverständige, Experten
- Politiker der Parteizentralen
- Entscheidungsträger kooperierender und konkurrierender (Gesundheits-)Verbände und Vereinigungen
- Vertreter der Arbeitgeberverbände und Gewerkschaften
- Presse und sonstige Medien
- Öffentlichkeit

Eine professionelle Stakeholder-Analyse geht jedoch deutlich über diese vereinfachte Vorgehensweise hinaus. Denn sie will zusätzlich die Interessen der Stakeholder verstehen sowie ihre Aktivitäten und Erwartungen und ihre möglichen Antworten und Reaktionen auf ein spezifisches Thema abschätzen (Freeman, 1984). Intention ist es also, nicht nur die einzelnen interessenseitigen Anspruchsgruppen zu kennen, sondern ihre Interessenlagen, ihr Mindset und damit vor allem ihre Wertehaltungen zu antizipieren, um sie lobbyistisch jeweils dort abzuholen, wo sie normativ und positionell stehen. Das Lobbying orientiert sich insoweit an den Stakeholdern, indem es deren Interessenlagen bzw. Positionierungen vorwegnimmt und in die eigene politische Argumentation einflechtet.

Die professionelle Stakeholder-Analyse ist zudem differenzierter als eine simple Ziel- und Dialoggruppenanalyse. Sie unterscheidet bei der Kategorisierung der Anspruchsgruppen zwischen primären und sekundären Stakeholdern (Clarkson, 1995; Definition hier abgewandelt nach Köppl, 2017, S. 52):

Zu den **primären Stakeholdern** zählen jene Anspruchsgruppen, die zum Geschäftsumfeld (auch: Transaktionsfeld) der jeweiligen Interessenorganisation gehören (Abbildung 9-6). Dies sind in erster Linie diejenigen, zu denen die spezifische Interessenorganisation eine funktionale Beziehung unterhält, die sich wiederum in einem direkten Einfluss auf die Erfüllung des Zwecks der Interessenorganisation manifestiert. Primäre Stakeholder und Interessenorganisation sind hierbei entweder über die Output- oder die Inputseite direkt miteinander verbunden. Auf der Outputseite sind dies für das hier gewählte Beispiel „Gesetzliche Krankenkassen" deren funktionale Beziehungen zu den Vertragspartnern (mit oder ohne Kontrahierungszwang), Selbstverwaltungsgremien und Versicherten, während auf der Inputseite die Einflussnahme über den Verwaltungsrat (je nach Organisation: Arbeitgeber/Arbeitnehmer) oder auch über Gewerkschaften, Mitarbeiter, Banken, interne Berater, etc. erfolgt.

Das zweite Beziehungsfeld umfasst gemäß der Stakeholder-Analyse die Bezugsgruppen, die sich dem sogenannten Kontextumfeld zuordnen lassen (Abbildung 9-7). Diese **sekundären Stakeholder** sind nicht unmittelbar mit der eigenen Organisation verbunden, können diese aber spürbar beeinflussen. Das sind erstens sogenannte ermächtigte Beziehungen, die zum Gesetzgeber, dem Gesundheitsministerium, den Gesundheitsbehörden, den (Sozial-) Gerichten und anderen Exekutiv- und Legis-

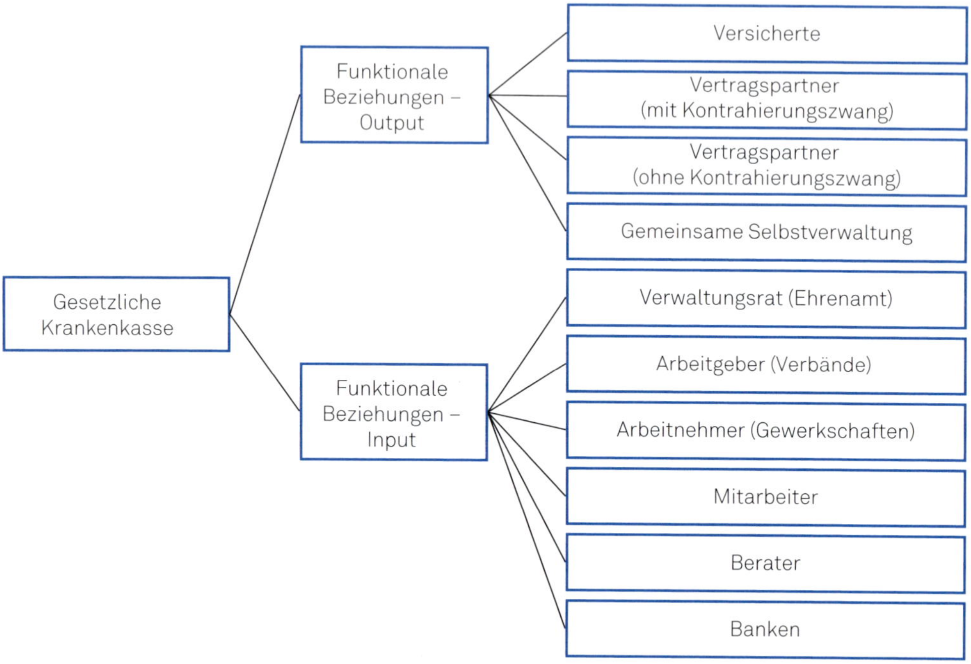

Abbildung 9-6: Kategorie „Primäre Stakeholder" – Transaktionsumfeld-Mapping am Beispiel einer gesetzlichen Krankenkasse (in Anlehnung an Köppl, 2017, S. 52).

lativorganen etc. bestehen. Allen diesen Anspruchsgruppen ist gemeinsam, dass sie über mehr oder minder starke Machtbefugnisse verfügen bzw. Aufsichts- und Amtsgewalt besitzen. Zweitens können normative Beziehungen zu Stakeholdern mit gemeinsamen oder ähnlichen Problemlagen, Wertvorstellungen und Interessen existieren, so z.B. zu den Kammern, Gesellschaften und Vereinigungen von Leistungserbringern, zu den regierenden und nicht regierenden Parteien oder auch zu den Kassenverbänden von Wettbewerbern. Schließlich bestehen drittens noch sogenannte diffuse Beziehungen, die nicht auf formalen Kriterien basieren und insgesamt als relativ instabil gelten, wozu in erster Linie die Berührungspunkte mit Medien, Wissenschaft, Selbsthilfegruppen und Patientenverbänden oder auch anderen freien Berufsverbänden zählen.

Nicht immer lassen sich die Grenzen zwischen den primären und sekundären Stakeholdern eindeutig abstecken. So kann beispielsweise eine Selbsthilfegruppe gegenüber einer Krankenkasse als sekundärer Stakeholder klassifiziert werden, während sie im Rahmen eines speziell etablierten Modellprojekts die Rolle des primären Ansprechpartners einnimmt. Ebenso können die Beziehungen zu Gesundheitsexperten je nach konkreter Wahrnehmung diffus oder eher normativ ausgestaltet sein.

Aufgabe 9-1: Primäre und sekundäre Stakeholder

Wie im Text dargestellt, unterscheidet die Stakeholder-Analyse zwischen primären und sekundären Stakeholdern. Erstellen Sie analog zu Abbildung 9-6 und Abbildung 9-7 zwei entsprechende Umfeld-Mappings für die Pharmaindustrie.

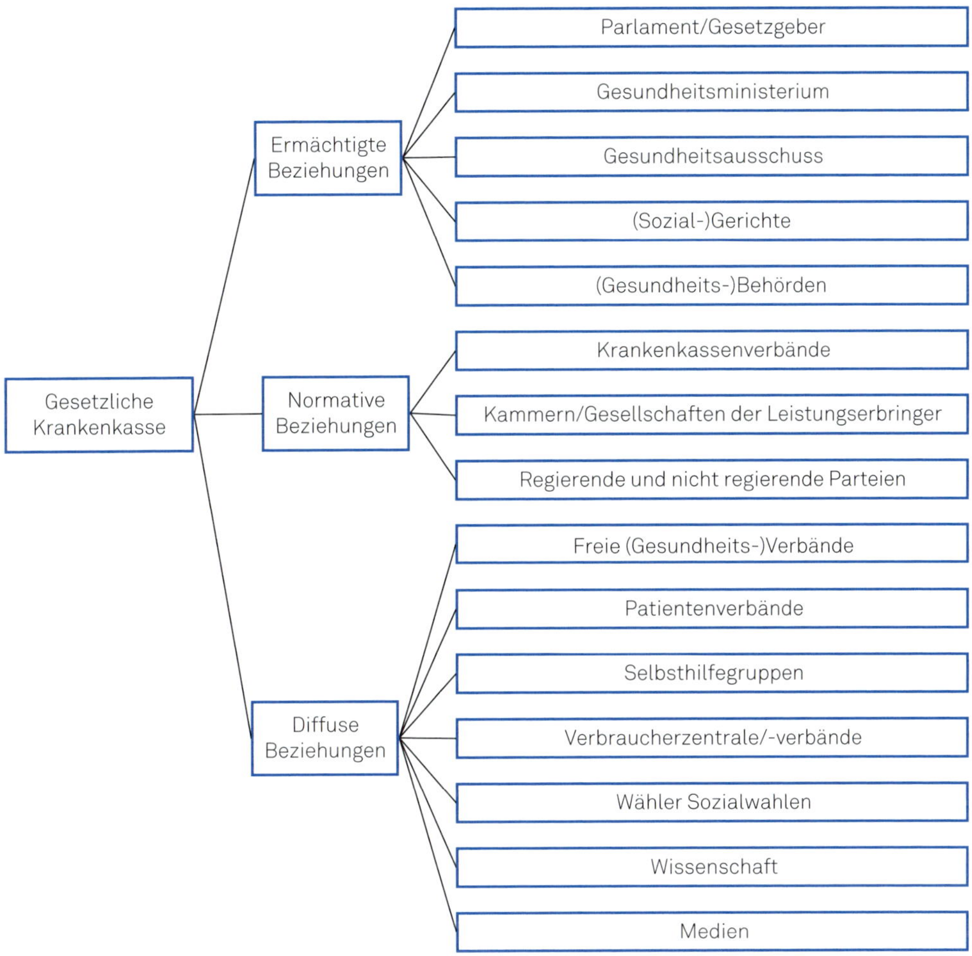

Abbildung 9-7: Kategorie „Sekundäre Stakeholder" – Kontextumfeld-Mapping am Beispiel einer gesetzlichen Krankenkasse (in Anlehnung an Köppl, 2017, S. 52).

Schließlich sollte deutlich sein, dass gerade im korporatistisch organisierten deutschen Gesundheitswesen sekundäre Bezugsgruppen im Sinne der Terminologie von sekundär nicht grundsätzlich weniger bedeutsam sind als primäre. Ganz im Gegenteil, angesichts der typischen korporatistischen Abstimmungsprozesse und des für das Gesundheitswesen prägenden Gesetzes-Lobbyismus sind die Begriffe eher verwirrend! Denn letztlich sind es oftmals die sekundären Stakeholder, die maßgeblichen Einfluss auf die Ausgestaltung und Umsetzung von gesetzlichen Regelungen, Verordnungen und allgemeinen Verfahren ausüben oder die Wahrnehmung von Themen beeinflussen. Auch deshalb sollte eine umfassende Stakeholder-Analyse nicht nur die Stakeholder systematisch ordnen und ihre Interessen und Werte transparent machen, sondern sie hat darüber hinaus auch die Relevanz (Mächtigkeit) der einzelnen Anspruchsgruppen zu bewerten (Bryson 2004; Lawrence et al., 2022). Dabei lassen sich aus Sicht der Public Affairs allgemein vier Arten von „Relevanz" überprüfen (Köppl, 2003, 2017). Das sind

- die politische Relevanz,
- die ökonomische Relevanz,

- die mediale Relevanz sowie
- die Mobilisierungsrelevanz.

In der Praxis können die einzelnen Kategorien der Stakeholder-Relevanz durchaus kombiniert auftreten. Daher ist es erforderlich, sie jeweils im Vorfeld zu definieren. So können die Relevanzkategorien direkt mit Machtpotenzialen aufgeladen sein, wie beispielsweise „ein Stakeholder hat selbst politische Macht" oder indirekt mit Zugangspotenzialen, also „ein Stakeholder hat Zugang zu politischen Entscheidungsträgern". Auch hinsichtlich der Fragen, wie die Teilkategorie Macht grundsätzlich zu definieren ist und welche spezifischen Ressourcen damit verbunden sind, sind Vorfestlegungen notwendig. Hierzu wird auf die Ausführungen in Kap. 5 verwiesen.

Tabelle 9-1 veranschaulicht beispielhaft, wie eine Stakeholder-Relevanztabelle aussehen könnte. In den Zeilen sind die relevanten Stakeholder im Gesundheitswesen aufgelistet. In den Spalten wird das jeweilige Macht- und Beeinflussungspotenzial einer Anspruchsgruppe anhand einer Sechserskala abgebildet. Die einzelnen Bepunktungen werden sodann am Ende der Zeile zusammengezogen (Scoring), um eine einfache und transparente Priorisierung der Relevanz einzelner Stakeholder zu ermöglichen.

Eine weitere wichtige Komponente, die einer systematischen Auswertung bedarf, ist das Interesse, das Commitment bzw. die Positionierung der Stakeholder zum Politikfeld und zur eigenen Organisation im Allgemeinen und fallbezogen zu einem interessenpolitisch relevanten Thema im Besonderen (s. Kap. 9.6.2). Hierfür kann jeweils eine dreistufige Skalierung verwendet werden. So z. B. „hohes Interesse - neutral - geringes Interesse" am Politikfeld, oder „hohes Commitment - neutral - geringes Commitment" in Bezug auf die eigene Organisation oder auch „hohe Unterstützung (Zustimmung) - neutral - starke Opposition (Ablehnung)" bezüglich einer spezifischen Problemlage.

All diese Bewertungen beruhen freilich auf persönlichen Einschätzungen, sodass für die lobbyistische Praxis eine möglichst hohe Informationsdichte zu den einzelnen Stakeholdern erforderlich ist, um die jeweiligen Kategorien zutreffend bewerten zu können. Auch sollten die Einschätzungen möglichst nicht nur von einer Person, sondern von allen Top-Entscheidern einer Interessengruppe gemeinsam vorgenommen werden. Im Idealfall, so einige Autoren, sollten relevante Stakeholder sogar direkt in den Bewertungsprozess einbezogen werden (z. B.: Bryson, 2004). Je nach Relevanz des Lobbyingthemas kann es im Einzelfall zudem ratsam sein, ergänzend externe Interviews und andere mündliche Befragungen durchzuführen.

Stakeholder-Management

Das Stakeholder-Management stellt eine Weiterführung der Stakeholder-Analyse dar. Mit diesem Instrumentarium soll der Umgang mit den für das gesundheitspolitische Lobbying re-

Tabelle 9-1: Stakeholder-Relevanztabelle (unter Verwendung von Köppl, 2003, S. 52 ff.; 2017, S. 54).

Stakeholder	Politische Relevanz	Ökonomische Relevanz	Mediale Relevanz	Mobilisierungsrelevanz	Einfluss auf fallspezifische Zielerreichung	Scoring
Politiker A						
Politiker B						
...						

Relevanzkategorien: 0 bis 5; 0: nicht vorhanden, 1: sehr gering, 2: gering, 3: mittel, 4: hoch, 5: sehr hoch

levanten Anspruchsgruppen optimiert werden. Da Lobbying auf vertrauensvollen Beziehungen beruht, die kontinuierlich gepflegt werden müssen, ist das Stakeholder-Management zunächst eine Routineaufgabe, die dann bezogen auf den jeweils akuten Lobbying-Einzelfall zu fokussieren und konkretisieren ist.

Beim Stakeholder-Management sind die Ergebnisse der Stakeholder-Analyse in eine Stakeholder-Managementmatrix zu übertragen (z. B.: Savage et al. 1991), so wie sie in Abbildung 9-8 modellhaft (mit Fokus auf das Lobbying) dargestellt ist: auf der vertikalen Achse der Matrix ist die Relevanz des Stakeholders (Mächtigkeit) gemäß Relevanztabelle abzutragen, während auf der horizontalen Achse das Kriterium „Interesse und Anspruch auf Mitwirkung des Stakeholders“ am Politikfeld und seinen Themen im Allgemeinen verortet wird. Grundsätzlich lassen sich auf diese Weise vier Typen von Stakeholdern kategorisieren (WHO, 2015):

Stakeholder-Typ 1: Öffentlichkeit (Crowd)

Die Kategorie „Öffentlichkeit“ charakterisiert marginale Stakeholder, deren spezifisches Interesse und konkreter Beteiligungsanspruch am Politikfeld, seinen Akteuren und spezifischen Themen als gering einzustufen ist und die nur über ein geringes Macht- und Einflusspotenzial verfügen.

Strategischer Umgang:

- Einbindung nur, wenn es die Ressourcen erlauben, Monitoring in geringem Umfang und mit möglichst geringem Aufwand
- keine aufwendige Kommunikation

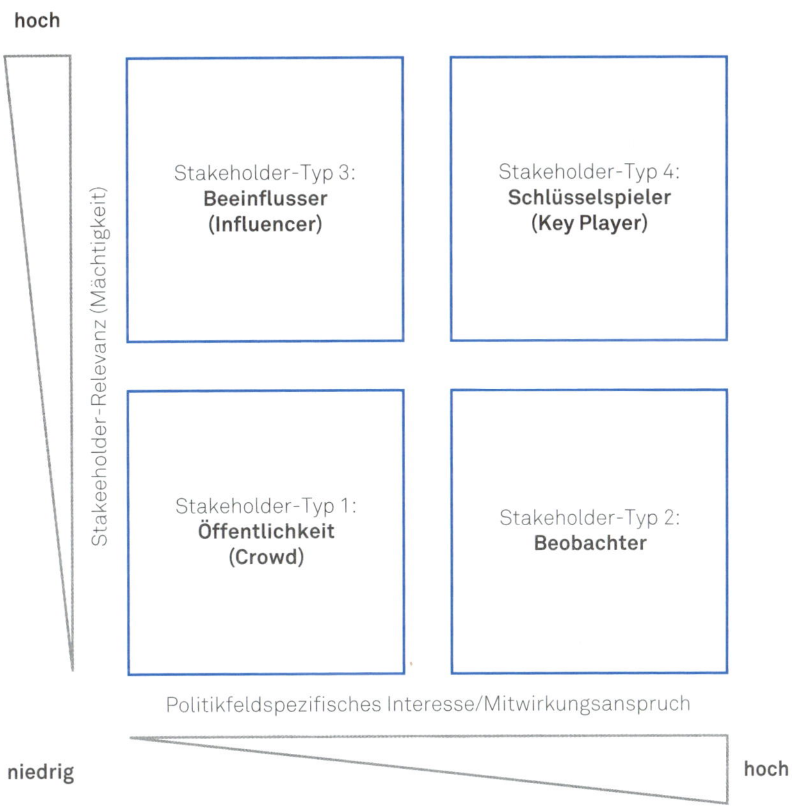

Abbildung 9-8: Stakeholder-Managementmatrix (modifiziert nach WHO, 2015, S. 106).

Stakeholder-Typ 2: Beobachter

Der „Beobachter" hat ein hohes Interesse oder einen ausgeprägten Anspruch an dem jeweiligen Politikfeld und den daran mitwirkenden Organisationen und Themen. Seine Stärke, Ergebnisse zu beeinflussen, ist jedoch gering. Er beobachtet und analysiert das Geschehen eher zurückhaltend.

Strategischer Umgang:

- Einbindung dieser Stakeholdertypen, insbesondere dann, wenn sie eine unterstützende Funktion ausüben können
- kontinuierlich informieren

Stakeholder-Typ 3: Beeinflusser (Influencer)

Der „Influencer" oder auch „nicht unterstützender Schlüsselakteur (Key Player)" verfügt signifikant über Macht und Einfluss, setzt diese aber nicht unbedingt ein, weil seine Ansprüche an das Politikfeld, seine Themen und Akteure eher gering ausfallen.

Strategischer Umgang:

- Influencer zufriedenstellen, um zu verhindern, dass sie von gegnerischen Interessengruppen als Key Player aufgebaut werden
- potenziell unterstützende Influencer proaktiv in die eigenen Interessen einbinden und sie zu mehr (interessen-)politischem Engagement für die eigene Interessenorganisation ermutigen

Stakeholder-Typ 4: Schlüsselspieler (Key Player)

Der „Key Player" kann die Interessen der eigenen Organisation signifikant beeinflussen, weil er über Macht verfügt und hohe Ansprüche an das Politikfeld, seine Akteure und Themen stellt.

Strategischer Umgang:

- proaktiv und umfassend einbinden, ein enges und möglichst persönliches Vertrauensverhältnis aufbauen und kontinuierlich weiterentwickeln
- ihn motivieren, sich unterstützend für die Themen der eigenen Organisation einzubringen
- ihn gegen gegnerische Einflussnahme verteidigen

Die vorliegende Matrix versetzt die jeweilige Interessenorganisation in die Lage, ihr Stakeholder-Umfeld systematisch zu managen. Dabei gilt: Je wichtiger der Stakeholdertyp, desto bedeutsamer sind verständlicherweise persönliche Kontakte. Langfristig umgesetzt, verbessert eine gut gepflegte Matrix die Möglichkeiten, systematisch ein interaktives Netzwerk zwischen der Interessenorganisation und ihren Stakeholdern aufzubauen. Das Stakeholder-Management stellt folglich – wie bereits eingangs festgestellt – eine Routineaufgabe dar, während die Stakeholder-Matrix das Instrument ist, mit dem sich alle eigenen Anliegen in Bezug auf die Stakeholder selbstbestimmt organisieren lassen.

Eine wesentliche Grundlage für das Stakeholder-Management stellt die Zukunftsorientierung dar (Bryson, 2004). In diesem Zusammenhang ist es erforderlich, die Erwartungen der Stakeholder gegenüber der Interessenorganisation zu identifizieren und möglichst zu antizipieren. Dies vor allem deshalb, weil ansonsten das Risiko besteht, dass zwischen den Erwartungen der Stakeholder und dem tatsächlichen Handeln der Interessenorganisation eine Kluft – der sogenannte Expectation Gap (z. B.: Köppl, 2017) – entsteht, die das Potenzial hat, die bestehenden interaktiven Beziehungen einzutrüben und im Extremfall zu Konflikten führen kann.

9.6.2 Themenanalyse und -management

Es ist evident, dass die Themenanalyse und das Themenmanagement mehr oder weniger große Schnittstellen zum Interest-based Policy Cycle aufweisen. Während der Policy Cycle jedoch primär die einzelnen Entwicklungs- und Verarbeitungsstufen eines spezifischen politischen Problems in den Fokus nimmt, wird im Rahmen der Themenanalyse und des Themenmanagements eher das Gesamtspektrum an interessenpolitisch relevanten Themen aus akteursspezifischer Sicht in einem Politikfeld betrachtet und eingeordnet. Dazu werden unterschiedliche Bausteine eingesetzt: in der Analyse sind dies die Themenidentifikation, die Themenpriorisierung und die Bewertung der zeitlichen Dringlichkeit der Themen. Das Management befasst sich hingegen mit dem Themenportfolio und dem Themen-Timing (Themenverlauf).

Themenanalyse

Die Themenanalyse ist ein wesentlicher Bestandteil jeder gesundheitspolitischen Lobbyingarbeit. Dazu sind einige Vorbemerkungen erforderlich, die der Frage nachgehen: Was soll und kann eine Themenanalyse leisten? In diesem Kontext ist zunächst hervorzuheben, dass ein professionelles Lobbying proaktiv solche Themen setzt bzw. besetzt, die die Interessen und Problemlagen einer Organisation widerspiegeln oder zu ihrer Profilierung beitragen.

Wie in Abbildung 9-9 ersichtlich, können diese Themen objektiver Natur oder auch selbstkonstruiert sein. Zudem können Themen von innen kommen und nach außen wirken oder umgekehrt von außen kommend nach innen wirken. Sind sie interner Herkunft, sollten sie als eigenständig gesetzte Themen möglichst systematisch aus den wirtschaftlichen und politischen Zielen, Visionen sowie Diskussionsprozessen der eigenen Organisation und ihrer Mitglieder abgeleitet werden. Dies schließt eine Reflexion der Besonderheiten und Handlungslogiken des jeweiligen Politikfeldes mit ein. In vielen Fällen unterliegen Themen jedoch nicht der eigenen Kontrolle, sondern werden von Dritten systematisch oder im Rahmen sich zufällig öffnender Policy Windows vorangetrie-

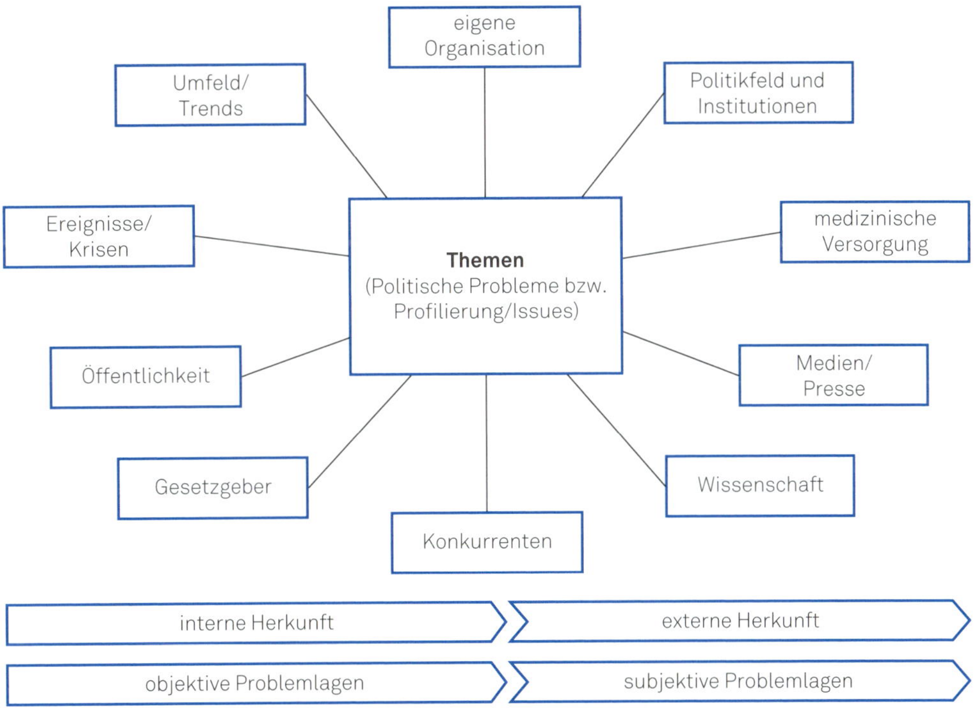

Abbildung 9-9: Themenherkunft.

ben – sind also externer Herkunft. Erfahrungsgemäß gilt dies auch im regulierungsintensiven und problemdurchdrungenen Gesundheitssektor. Entscheidend ist an dieser Stelle die Erkenntnis, dass Themen im Gesundheitswesen selbst dann, wenn sie eher zufällig an die Oberfläche gespült werden, oftmals nicht aus dem „Nirwana" kommen, sondern Resultat des Handelns, Tuns und Planens des Gesundheitsministeriums und anderer Stakeholder sind. Für eine Interessenorganisation im Gesundheitsbereich bedeutet dies, dass sie die von außen auf sie einströmenden Themen im Auge behalten muss und sie hinsichtlich ihres kritischen Potenzials im Sinne von Issues und ihrer möglichen Chancen im Sinne von positiv assoziierten Profilierungsthemen zu bewerten hat.

Themenidentifikation und -priorisierung

Lobbyingthemen sind also stets sowohl daraufhin zu überprüfen, ob sie kritisch sind und gemanagt werden müssen, um Risiken und Konflikte zu minimieren, als auch daraufhin, ob sie positiv besetzt werden können, um (Profilierungs-)Chancen zu nutzen oder auch die Reputation zu stärken (Eisenegger & Marschlich, 2024). Die Themenanalyse ist folglich mehr als eine reine Themenbeobachtung, da sie die für die Interessenorganisation relevanten Themen identifiziert und nach verschiedenen Aspekten sortiert und bewertet (Kuhn et al. 2009; Lütgens, 2015). Umsetzungstechnisch sind bei der Themenidentifikation zunächst in regelmäßigen Abständen alle Themen, die aus dem Monitoring herausfallen, in einer Checkliste aufzulisten. Diese Liste ist dann einer ersten Vorpriorisierung hinsichtlich der Themenrelevanz zu unterziehen. Dazu können die identifizierten Themen beispielsweise nach folgenden Kategorien bewertet werden:

- organisations- bzw. unternehmensstrategische Relevanz
- wirtschaftliche Relevanz
- gesetzgeberische/gesellschaftspolitische Relevanz
- Chancen- und Reputationsrelevanz
- Risiko- und Konfliktrelevanz

Die Relevanzbewertung sollte sich nicht nur auf die Perspektive der eigenen Organisation beschränken, sondern auch die Sichtweise der Stakeholder einbeziehen. Infolge strategischer Prioritäten und zeitlicher Ressourcenengpässe ist es in der Praxis jedoch üblich und auch notwendig, allenfalls die tatsächlich handlungsrelevanten Stakeholder zu berücksichtigen. Die jeweiligen Bewertungen sollten dann, soweit möglich, mit harten Zahlen durchgeführt werden. Da die meisten Einzelpositionen jedoch kaum messbar sind, ist ergänzend eine qualita-

Tabelle 9-2: Themen-Relevanztabelle.

Themen/ Issues	Organisations-/ unternehmensstrategische Relevanz	Wirtschaftliche Relevanz	Gesetzgeberische/ gesellschaftspolitische Relevanz	Chancen- und Reputationsrelevanz	Risiko- und Konfliktrelevanz	Scoring
Thema 1						
Thema 2						
Thema 3						
...						

Relevanzkategorien: 0 bis 5; 0: nicht vorhanden, 1: sehr gering, 2: gering, 3: mittel, 4: hoch, 5: sehr hoch

tive Bewertung erforderlich. Analog zum Stakeholder-Management empfiehlt es sich daher, vor allem die Top-Entscheider einer Organisation in regelmäßigen zeitlichen Abständen zu befragen. Deren Einschätzungen lassen sich dann nach identischer Systematik wie bei der Stakeholder-Relevanztabelle mittels Bepunktung in eine Themen-Relevanztabelle (Tabelle 9-2) einpflegen.

Themen-Dringlichkeitsanalyse

Die nach Relevanz (vor-)priorisierten Themen sind im nächsten Analyseschritt hinsichtlich ihrer zeitlichen Dimension zu bewerten. Dabei gilt es, unter Rückgriff auf die Ergebnisse des prospektiven Monitorings, die „Eintrittswahrscheinlichkeit und gesundheitspolitische Dringlichkeit potenzieller oder sich abzeichnender Themen" einzuschätzen, während bei akut bestehenden Themen der weitere „Entwicklungsverlauf (auch: Themenkarriere) und die Dringlichkeit" bewertet werden müssen. Das in Hinblick auf die zeitliche Dimension final relevante Kriterium der Dringlichkeit lässt sich dann beispielsweise in einer dreistufigen Skala nach niedrig, mittel und hoch kategorisieren.

Um die Dringlichkeit adäquat einordnen zu können, ist es empfehlenswert, im Vorfeld spezifische Fragen zu formulieren, die im Rahmen von politischen Managementaudits, Expertendiskursen oder sonstigen Interviews und Befragungen beantwortet werden können. Beispiele für solche Fragen sind:

- Welche Themen sollten gesetzt bzw. besetzt werden?
- In welcher Phase befindet sich ein Thema?
- Welche Personen, Faktoren und sonstige externe Umfeldfaktoren werden das Thema voraussichtlich vorantreiben?
- Eignet sich das Thema für eine Gesundheitsreform?
- In welchem Zeitrahmen wird sich ein möglicher Gesetzgebungsprozess bewegen und wann öffnen sich gegebenenfalls interessenpolitisch relevante Zeitfenster?
- Sind bereits Termine bekannt?
- Sind weitere spezifische Issues absehbar?

Die Antworten auf die gestellten und untersuchten Fragen sind zur Vorbereitung des sich anschließenden Themenmanagements beispielsweise in einem Kurzreport, einer Briefing-Checkliste oder einem Scan-Report (s. z. B.: Infobox 9-1 in Kap. 9.5.4) schriftlich zusammenzufassen und bei Bedarf in den jeweiligen Politikphasen zu wiederholen.

Themenmanagement

Das Themenmanagement zielt auf die Systematisierung des Umgangs mit gesundheitspolitischen Chancen- und Problemlagen ab, die für die Lobbyingarbeit einer Interessenorganisation relevant sind. Insofern fungiert es als Koordinations- und Steuerungssystem, kann jedoch zugleich als Reaktions- und Frühwarnsystem eingesetzt werden (Eisenegger & Marschlich, 2024).

Umsetzung und Schwerpunktsetzung des Themenmanagements sind maßgeblich von den Zielen einer Organisation, ihrem Professionalisierungsgrad und den Ressourcen abhängig, die sie in das Lobbying investieren will bzw. kann. Für die Praxis gibt es diesbezüglich keine eindeutige Handlungsempfehlung, sondern die Entscheidung muss organisationsspezifisch getroffen werden. Wie eingangs erwähnt, empfiehlt sich im Folgenden eine weitere Differenzierung zwischen Themenportfoliomanagement und Themenkarrieremanagement.

Themenportfoliomanagement

Im Rahmen des Themenportfoliomanagements werden die Ergebnisse und Bewertungen der Themenanalyse aufgegriffen und so weiter selektiert und verdichtet, dass sie für die Erreichung der strategischen Lobbyingziele mit den in der Praxis nur begrenzt verfügbaren Ressour-

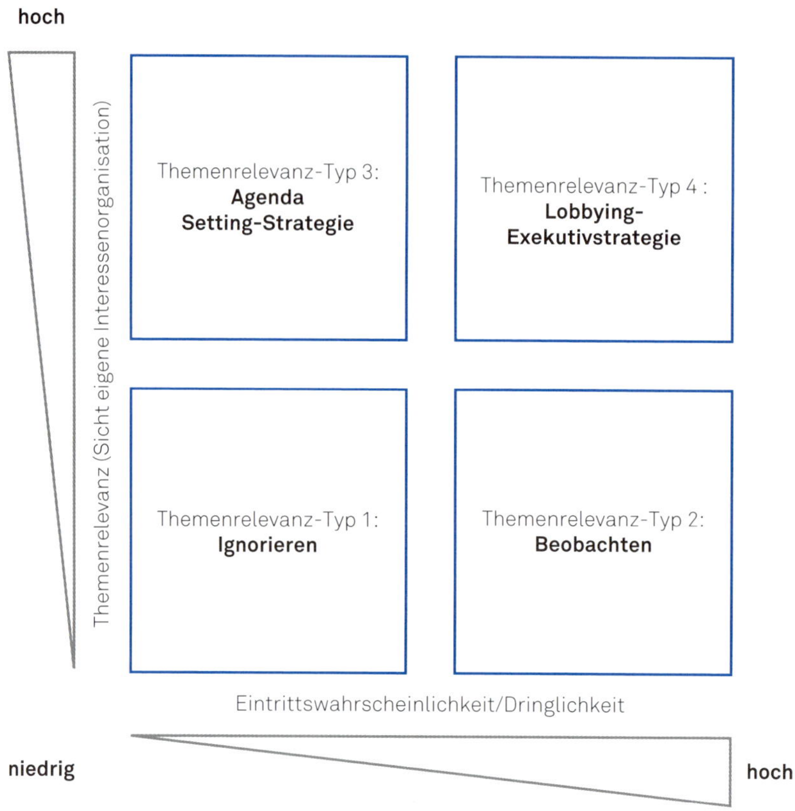

Abbildung 9-10: Themenrelevanz-Managementmatrix.

cen handhabbar werden. Zur Veranschaulichung wird an dieser Stelle exemplarisch eine Themenrelevanz-Managementmatrix (Abbildung 9-10) aufgebaut. Diese ist zweidimensional ausgerichtet und basiert auf den aus der Themenanalyse entnommen Kriterien

- Themenrelevanz und
- Themen-Eintrittswahrscheinlichkeit/-Dringlichkeit.

Dabei stellt das Kriterium „Themenrelevanz", das hier aus Sicht der eigenen Organisation abgeleitet wurde, die vertikale Achse der Matrix dar, während die horizontale Achse die „Eintrittswahrscheinlichkeit" bzw. „allgemeine gesundheitspolitische Dringlichkeit" des Themas abbildet. Auf diese Weise lassen sich vier Typen von Themen bestimmen, die es zu managen gilt:

Themenrelevanz-Typ 1: Diese Kategorie umfasst Themen, die für die eigene Interessenorganisation keine oder nur eine geringe Bedeutung haben und deren Wahrscheinlichkeit, auf der gesundheitspolitischen Agenda zu erscheinen, als gering eingeschätzt wird.

Strategischer Umgang:

- ignorieren.

Themenrelevanz-Typ 2: Der Thementyp 2 umfasst Themen, deren Eintrittswahrscheinlichkeit hoch ist, die aber keine oder nur geringe Relevanz für die eigene Organisation besitzen.

Strategischer Umgang:

- regelhaft beobachten und überprüfen, ob sich die betreffenden Themen als Brückenthemen für Gesprächsanlässe eignen.

Themenrelevanz-Typ 3: Der Typ 3 umfasst Themen, die für die eigene Interessenorganisation signifikant sind, denen aber im gesundheitspolitischen Umfeld (noch) wenig Aufmerksamkeit geschenkt wird.

Strategischer Umgang:

- fallbezogene „Agenda Setting-Strategie" entwickeln – in Abhängigkeit vom inhaltlichen Schwerpunkt des Themas proaktives oder defensives Lobbying betreiben (s. strategische Varianten des Lobbyings in Abbildung 9-2).

Themenrelevanz-Typ 4: Dieser Typ behandelt die Schlüsselthemen, die eine hohe bis sehr hohe Dringlichkeit aufweisen und darüber hinaus ein hohes interessenpolitisches Gewicht für die eigene Organisation haben.

Strategischer Umgang:

- fallbezogene „Exekutiv-Strategie" entwickeln, die von den Top-Entscheidern bzw. politischen Sprechern der Interessenorganisation zielgerichtet umzusetzen bzw. einzuhalten ist – erfordert in der Regel ein proaktives gesundheitspolitisches Lobbying; je nach inhaltlichem Schwerpunkt des Themas kann aber auch ein defensives oder negatives Lobbying verfolgt werden (s. strategische Varianten des Lobbyings in Abbildung 9-2).

Die Themenrelevanz-Matrix stellt lediglich eine von mehreren Möglichkeiten dar, den Umgang mit gesundheitspolitisch wichtigen Themen zu strukturieren und strategisch zu steuern: Je nach Schwerpunktsetzung können die Achsen angepasst werden. Will man beispielsweise gezielt die spezifischen Top-Themen bestimmter Sta-

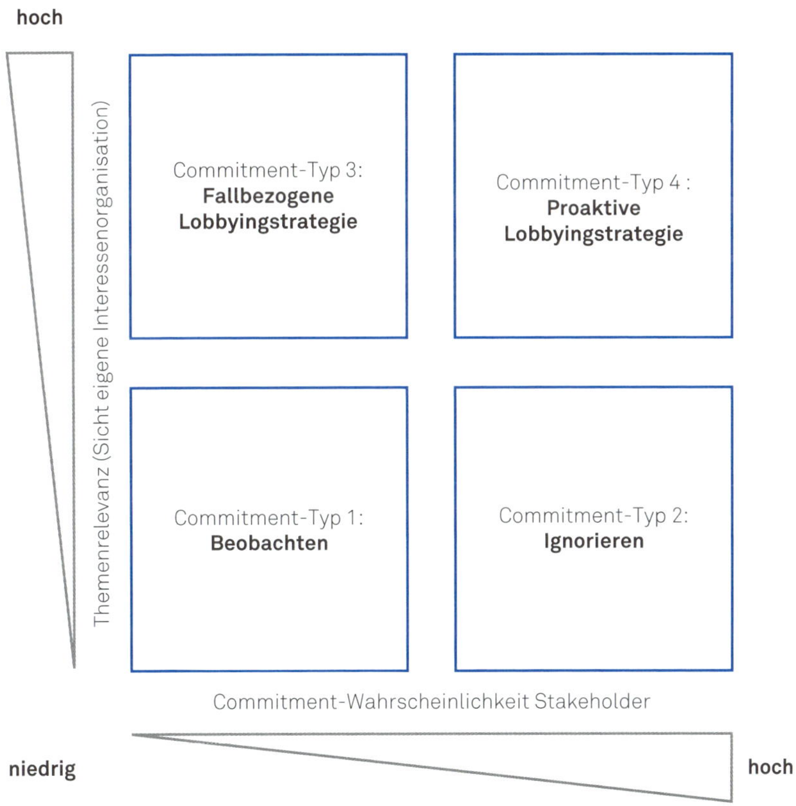

Abbildung 9-11: Commitment-Managementmatrix.

keholder in den Blick nehmen, um diese möglicherweise selbst zu besetzen, frühzeitig zu beeinflussen oder gar nicht erst entfalten zu lassen, so ist es ratsam, die vertikale Achse gezielt aus Sicht der Stakeholder zu definieren. Auch ist es möglich einzelne Kriterien aus der Themenrelevanz-Tabelle herauszulösen. So eignet sich insbesondere das Kriterium Konfliktpotenzial im Sinne von Zustimmung oder Widerspruch zu den eigenen Themen für eine gesonderte Betrachtung. Dies ist in Abbildung 9-11 beispielhaft dargestellt anhand der Commitment-Managementmatrix:

Commitment-Typ 1: Der Commitment-Typ 1 befasst sich mit gesundheitspolitischen Themen, bei denen ein hoher Widerspruch bzw. ein geringes Commitment seitens der Stakeholder erwartet wird, die aber für die eigene Organisation nur von geringer Relevanz sind.

Strategischer Umgang:
- regelmäßig beobachten.

Commitment-Typ 2: Typ 2 umfasst gesundheitspolitische Themen, die bei den Stakeholdern auf große Zustimmung stoßen, aber für die eigene Interessengruppe keine oder nur eine geringe Bedeutung haben.

Strategischer Umgang:
- Thema ignorieren, fallweise proaktiv als Brückenthema einsetzen.

Commitment-Typ 3: In die Kategorie Typ 3 fallen gesundheitspolitische Themen, die für die eigene Interessenorganisation bedeutsam sind und die ein signifikantes Widerspruchspotenzial seitens der Stakeholder beinhalten.

Strategischer Umgang:
- intensives Lobbying und sehr enges Monitoring, strategische Ausrichtung ist im Einzelfall zu prüfen (zwischen „blockierend", „zurückhaltend bis defensiv" oder „freundlich bis feindlich proaktiv"; s. strategische Varianten des Lobbyings in Abbildung 9-2).

Commitment-Typ 4: Commitment-Typ 4 umfasst gesundheitspolitische Themen, die von den relevanten Stakeholdern erwartungsgemäß positiv bewertet werden und gleichzeitig eine hohe Relevanz für die eigene Interessenorganisation besitzen.

Strategischer Umgang:
- freundliche, eng begleitete proaktive Lobbyingstrategie.

Themen-Verlaufsmanagement

Jedes Thema durchläuft eine Themenkarriere bzw. einen Themenlebenszyklus, wie er in diesem Band in Kap. 4.6.4 am Beispiel des Issue Attentions Cycle dargestellt wurde. Auch politische Probleme durchlaufen gemäß dem Policy Cycle eine Art Lebenszyklus (Kap. 8.3). Zwischen dem Themenverlaufsmanagement aus Public-Affairs-Sicht und dem Interest-based Policy Cycle bestehen daher große Schnittmengen, wobei der letztgenannte Ansatz stärker darauf fokussiert, wie für Interessenprobleme durch Inside-Lobbying gesetzgeberische Reformen herbeigeführt werden können und wie an im Gesetzgebungsverfahren befindlichen Prozessen mitzuwirken ist. Demgegenüber lenkt die Public Affairs das Gewicht auf das generelle strategische Themenmanagement und schenkt vor allem auch kritischen Themen, die sich aus der allgemeinen Öffentlichkeit heraus entwickeln, mehr Aufmerksamkeit.

Gemeinsam ist beiden Ansätzen, dass es sich jeweils um einen dynamischen Prozess handelt. Themen bzw. politische Probleme durchlaufen verschiedene Entwicklungsphasen und es ist mit ihnen entsprechend ihres Verlaufs zu unterschiedlichen Zeitpunkten unterschiedlich umzugehen. Das Timing eines (interessen-)politischen Themas ist damit in jedem Arbeitsschritt der Arena-Analyse und des Arena-Managements eine relevante Größe. Dabei ist immer wieder rückgekoppelt die Frage zu stellen, in welcher Phase des Politikzyklus oder konkret eines Gesetzgebungsverfahrens man sich gerade befindet.

Mit dem Themenverlaufsmanagement sollte zudem die bereits mit dem Portfolioprozess eingeleitete Komplexitätsreduktion fortgeführt und weiter verfeinert werden. Mit Bezug auf die beiden zuvor dargestellten Matrizen ist vor allem der Umgang mit den Thementypen 3 und 4 strategisch enger und verfeinert zu managen. Dazu ist das Entwicklungsstadium eines Themas mit den interessenpolitischen Verhaltensoptionen zu verknüpfen. Als kommunikationsseitige Faustregel gilt in diesem Zusammenhang: Je frühzeitiger im Themenzyklus mit der Steuerung eines Themas begonnen wird, desto aussichtsreicher sind die Erfolgschancen der Einflussnahme und umgekehrt (s. Kap. 4.6.4: Issue Attention Cycle). Übertragen auf das Lobbying hieße dies, dass Interessenpolitik tendenziell umso erfolgreicher ist, je früher im Rahmen des Interest-based Policy Cycles die Lobbyingarbeit aufgenommen wird. Oder umgekehrt: Je weiter ein Politikzyklus fortgeschritten ist und je mehr Entscheidungsträger bereits ihre Zustimmung signalisiert haben, desto schwieriger wird es, noch Einfluss zu nehmen (Merkle, 2003). Diese Hypothese wird durch eine Studie gestützt, der zufolge etwa 80 Prozent der Inhalte von Gesetzesentwürfen in die endgültige Gesetzesfassung einfließen (Willener, 2013).

Die Konsequenz daraus ist, dass je weiter der Prozess vorangeschritten ist, desto enger werden die strategischen Handlungsspielräume: Während zu Prozessbeginn prinzipiell noch alle Varianten des Lobbyings offenstehen und vor allem noch proaktives Verhalten möglich ist, verdichten sich die Verhaltensoptionen in Abhängigkeit vom Thema bei späterem Einsteigen zunehmend auf reaktiv, defensiv oder blockierend. In bestimmten Fällen können politische Ergebnisse zur Konfliktvermeidung dann nur noch adaptiv hingenommen werden.

Die zeitliche Koordination und Planung des Lobbyings, das richtige Timing, sind daher unabdingbare Voraussetzungen für ein professionelles Lobbyingmanagement (Merkle, 2003). So kann Lobbying zum falschen Zeitpunkt nicht nur wirkungslos, sondern sogar kontraproduktiv sein. Dementsprechend sind alle interessenpolitischen Aktivitäten kontinuierlich daraufhin zu überprüfen, ob und inwieweit sie zur jeweiligen politischen Situation passen oder ob und inwieweit sich gegebenenfalls die Arenagrenzen verschoben haben. Dabei darf nicht übersehen werden, dass es insbesondere mit Blick auf die Politikfeldansätze in Kap. 4.6 keine Patentrezepte für das Themenmanagement gibt: So lässt sich Lobbying zwar grundsätzlich entlang von Themen- und Policy-Zyklen zeitlich systematisch strukturieren und managen, beinhaltet aber immer zugleich einen Mix aus strategischen Absichten, dem Erkennen situativer Chancen und taktischen Anpassungen an sich mehr oder weniger zufällig ergebende situative Konstellationen.

Strategieabgleich

Die Analyse bildet den Input für die Bestimmung der strategischen Ausrichtung des Lobbyingmanagements. Dabei ist zu beachten, dass der in den Managementmatrizen dargestellte strategische Umgang mit den einzelnen Stakeholder- und Thementypen nicht mit der Repräsentationsprogrammatik der Interessenorganisation und den damit verbundenen grundsätzlichen Lobbyingzielen und -strategien quer läuft (s. Abbildung 9-1). Die Ergebnisse aus dem Health Policy Arena-Management müssen daher regelmäßig mit den Vorgaben auf der Metaebene abgeglichen werden: Wählt eine Organisation beispielsweise in ihrer Programmatik eine aktiv-partizipative Strategie in Verbindung mit einer kontinuierlichen proaktiven Lobbyingstrategie, so ist zu prüfen, ob und inwieweit situationsbezogen im Rahmen des Themenmanagements davon abgewichen werden kann. Dies ist im Einzelfall und aus taktischen Gründen möglich und gegebenenfalls auch sinnvoll, muss aber stets wohlbegründet sein.

9.6.3 Risikoanalyse und -management

Politische Risikoanalysen stellen einen eigenständigen Baustein des Lobbyingmanagements dar und vervollständigen dieses (März & Pütz, 2015). Häufig sind diese Analysen bereits in die Stakeholder- oder Themenanalyse in Form einer Einschätzung von „konfligierenden Positionen, Widersprüchen oder allgemein Risiken“ integriert.

Risiken sind grundsätzlich Abweichungen vom Sollziel. Sie können sowohl Bedrohungen darstellen als auch Chancen eröffnen. Im politischen Umfeld lassen sie sich nur schwierig präzise und vollständig im Vorfeld erfassen, denn politische Arenen sind lebendige und sich ständig verändernde Konstrukte. Dementsprechend können niemals alle Risiken a priori identifiziert, objektiv bewertet und in der Folge gemanagt werden. Dies gilt in besonderem Maße für das hochkomplexe Politikfeld Gesundheit. Dennoch ist es im Rahmen eines gut aufgestellten Lobbyings nicht nur sinnvoll, sondern notwendig, zumindest einige Kategorien zu bilden, mit denen sich potenzielle Risiken einordnen und benennen lassen. Im Zuge gesundheitspolitischer Gesetzgebungsprozesse sind das beispielsweise (Köppl, 2017):

- organisationsinterne Risiken
- administrative und bürokratische Risiken sowie Hemmnisse bei der Umsetzung gesetzgeberischer Entscheidungen
- Risiken, die von einer potenziell abgeschlossenen gesetzgeberischen Entscheidung ausgehen
- Risiken aus eigenen oder fremden politischen Interventionen und Rechtsstreitigkeiten
- Risiken aus konkurrierenden Interessen und dem Entstehen von Interessenallianzen
- generelle Konflikte und Bedrohungen durch Dritte, z. B. durch die Öffentlichkeit, die Medien oder Konkurrenten

Nachdem die Risiken identifiziert und aufgelistet wurden, sind in einem zweiten Arbeitsschritt die potenziell größten Gefahrenquellen nach folgenden Gesichtspunkten zu bewerten:

- mögliche Kosten
- mögliche (organisationsinterne) Auswirkungen von Verzögerungen
- die Benennung von Faktoren, die den Eintritt des zu bewertenden Risikos begünstigen

Je exakter nunmehr die Kategorisierung und Bewertung der Risiken erfolgt, desto zielgerichteter kann anschließend das Lobbying gesteuert werden. Die Ausgestaltung des Risikomanagements hängt dabei von der verfolgten Risikobewältigungsstrategie ab. Formal kann es sich um Risikovermeidung, Risikominderung, Risikoüberwälzung oder Risikoteilung handeln (Köppl, 2017).

9.7 Lobbyingmethoden und -instrumente

In Kap. 2.4.1 wurden fünf Varianten der politischen Kommunikation definiert. Dies waren das direkte und indirekte Lobbying, die politische Öffentlichkeitsarbeit, das Advocacy und die politische Kampagne. Nicht alle Kommunikationsvarianten sind für den im Gesundheitswesen zentralen Gesetzes-Lobbyismus gleichermaßen bedeutsam. Zumal Lobbying von seinem Grundgedanken her „Non public“ ist und die Öffentlichkeit in vielen Fällen erst gar nicht erwünscht ist. Aus der Sicht des gesundheitspolitischen Lobbyings gibt es daher eine Priorisierung der Kommunikationsvarianten, wobei im engeren Sinne von Lobbyingmethoden gesprochen wird, die sich am Kriterium der Nicht-Öffentlichkeit orientieren (z. B.: Wehrmann 2007; Willener, 2013). Dies sind das

- direkte Lobbying (Kap. 9.7.1) und
- indirekte Lobbying (Kap. 9.7.2).

Beide Methoden bedienen sich spezifischer Lobbyinginstrumente (z. B.: Peters, 2017; Winter, 2024), die ihrerseits wiederum auf verschiedene (Umsetzungs-)Techniken (Infobox 9-3) zurückgreifen.

Ein modernes Health Policy Lobbying-Management – insbesondere im Rahmen des Agenda Settings – bedarf allerdings weiterer flankierender Unterstützungsleistungen, die von der Public Affairs durch politische Öffentlichkeitsarbeit erbracht werden (Hoffjann, 2024). Diese ermöglicht die gezielte Ansprache eines breiteren Spektrums von Stakeholdern bzw. einer breiteren (Fach-)Öffentlichkeit (Kap. 9.7.3). Darüber hinaus stellt sie im Rahmen von Advocacy ein hybrides Instrument zur Verfügung, um Dritte für die eigenen Interessen zu gewinnen und gegebenenfalls zu instrumentalisieren (Kap. 9.7.4).

Infobox 9-3. Ausgewählte Lobbyingtechniken

(in Anlehnung an Köppl, 2003, S. 110 ff. und 2017, S. 100 f.)

Techniken des direkten und indirekten Lobbyings

- persönliche Briefings von politischen Entscheidungsträgern und ihrem engeren fachlichen Umfeld
- Weitergabe von Positionspapieren und Stellungnahmen als Orientierungs- und Entscheidungsgrundlage für Politik und Ministerien
- Bereitstellung von angeforderten Informationsmaterialien, Faktenblättern, Evaluationen sowie Folgeabschätzungen zu Politikentscheidungen
- Aushändigung von politischen Hand-outs
- Unterstützung bei der Planung, (Vor-)Formulierung und Umsetzung parlamentarischer Instrumente wie Kleine Anfragen, parlamentarische Anträge etc.
- Unterstützung der politischen Entscheidungsträger bei der Gestaltung und Formung ihrer themenspezifischen Agenda
- persönliche Assistenzleistungen bei Recherchen oder beim Verfassen von Reden und Vorträgen
- Entsendung von Expertinnen und Experten in Gremien und Arbeitsgruppen
- Beauftragung von Gutachten, Studien und Rechtsbewertungen etc.
- Einladungen zu persönlichen Gesprächen im eigenen Haus
- Vorformulierung von Gesetzesmaterialien oder konkreten Änderungsvorschlägen zu Gesetzesentwürfen
- zeitliche Verfügungstellung, Entsendung oder Abordnung von Experten zur Unterstützung von Gesetzgebungsverfahren
- Organisation und Aufbau von Interessenkoalitionen

Unterstützende PA-Techniken im Grenzbereich zwischen direktem und indirektem Lobbying

- Einladungen von Entscheidungsträgern zu eigenen Veranstaltungen, Festen, Kaminabenden oder allgemein repräsentativen Terminen in das eigene Haus
- Bereitstellung eigener Medien für Stakeholder wie die Hauspostille, eigene Websites etc.
- Initiierung, Konzeption und Organisation von Umfragen, Unterschriftensammlungen, Petitionen etc.

9.7.1 Direktes Lobbying

Das direkte Lobbying bezeichnet eine Lobbyingmethode, die auf direkter, interessengeleiteter Kommunikation und persönlicher Kontaktaufnahme mit den jeweiligen Adressaten des Lobbyings beruht (z.B.: Baumgartner et al., 2009: Peters, 2017). Diese Methode wird informell und ohne Öffentlichkeit eingesetzt. Dabei findet ein wechselseitiger Informationsaustausch zwischen Interessenvertretern und politischen Entscheidungsträgern ohne Zwischenschaltung eines weiteren Akteurs statt. In der Fachliteratur wird sie daher auch Inside-Lobbying genannt (Kollman, 1998; Weiler & Brändli, 2015; De Bruycker & Beyers, 2019).

Das direkte Lobbying umfasst ein Bündel an Lobbyinginstrumenten. Das Wichtigste darunter ist das persönliche Gespräch. Weitere

Hebel sind Voice-to-Voice-Kontakte oder die schriftliche Kommunikation. Darüber hinaus hat sich im Gesundheitsbereich das Gremienlobbying als Variante des direkten Lobbyings etabliert.

Persönliches Gespräch

Das persönliche Gespräch gilt in der Fachliteratur als das zentrale und mitunter effektivste Instrument des direkten Lobbyings (z. B.: Maldaner 2003; Nownes 2006; Baumgartner et al., 2009; Willener, 2013). Es dient der Interessenverfolgung mittels interessenpolitischer Positionierung und Argumentation, dem Informationsaustausch sowie ganz allgemein der Beziehungspflege.

Das persönliche Gespräch kann zu unterschiedlichen Anlässen und Zeitpunkten situativ und spontan stattfinden, wird aber in der Regel mehr oder weniger stark geplant. Im Mittelpunkt des persönlichen Gesprächs stehen die Vertraulichkeit und der informelle Charakter. Typisch dafür ist das Vier-Augen-Gespräch zwischen Interessenvertreter und Entscheidungsträger, das in Fachkreisen auch als Hintergrundgespräch bezeichnet wird. In der Praxis ist es jedoch weitaus häufiger, dass bei einem solchen Gespräch mehr als vier Augen anwesend sind. So werden insbesondere bei Spitzengesprächen zwischen hochrangigen Entscheidungsträgern persönliche Mitarbeiter und Fachexperten unterstützend hinzugezogen.

Die Vorbereitung und Durchführung des persönlichen Gesprächs unterliegt einigen strukturellen Vorgaben, die für alle weiteren direkten lobbyistischen Kontaktaufnahmen und Instrumente prägend sind. Hierzu gibt es in der einschlägigen Literatur (z. B.: Merkle, 2003; Köppl, 2017) und aus informellen Unternehmensquellen (z. B.: AOK-BV, n. d.) zahlreiche Ratschläge. So gilt als wichtiger Grundsatz die Orientierung der Gesprächstaktik an der sogenannten Kiss-Regel: Keep it short and simple (McGrath, 2005). Entscheidungsträger, insbesondere Politiker, haben nur wenig Zeit und benötigen daher klare, verständliche und nachvollziehbare Botschaften. Nur sie entscheiden darüber, ob eine Information bedeutsam und das vorgebrachte Anliegen akzeptabel und zu berücksichtigen ist (Rieger, 2024). Die Relevanz und der Nutzen einer Botschaft für den Adressaten sollten daher immer im Fokus stehen, wobei konkrete und klar definierte Problemlösungsvorschläge erfahrungsgemäß als hilfreich empfunden werden.

„Keep it short and simple" (McGrath, 2005).

Wichtig ist darüber hinaus, beim Hintergrundgespräch auf eine respektvolle, vermittelnde und kompromissorientierte Atmosphäre zu achten. Konflikte und Drohungen sind möglichst zu vermeiden und sollten allenfalls in wohlüberlegten Einzelfällen als Mittel eingesetzt werden. Glaubwürdigkeit und Akzeptanz des Lobbyisten gelten als bedeutsame Ressourcen für den langfristigen Lobbyingerfolg. Sie tragen dazu bei, dem Lobbyisten einer Organisation ein „Gesicht" zu geben. Dieses Gesicht ist auch deshalb wichtig, weil bei späteren Nachfragen zu einem bestimmten Thema „Thema und Person" miteinander verknüpft werden. Im besten Fall greifen Entscheidungsträger dann reflexartig auf den Lobbyisten der jeweiligen Organisation zurück.

Aufgabe 9-2: Verfassen Sie einen Policy Brief

(modifiziert nach Rieger, 2024, S. 174)

Persönliche Gespräche erfordern oft eine gründliche und präzise Vorbereitung. Es empfiehlt sich, die wichtigsten Botschaften und Einschätzungen in einem prägnanten und aussagekräftigen Text, dem sogenannten Policy Brief, zusammenzufassen. Dieser sollte dem Gesprächspartner am Ende des Gesprächs ausgehändigt werden.

- Im Internet finden Sie zahlreiche Beispiele für Policy Briefs, so z.B. bei der Bertelmann-Stiftung (n.d.) (https://www.bertelsmann-stiftung.de/de/unsere-projekte/zukunft-soziale-marktwirtschaft/uebersicht-policy-briefs). Schauen Sie sich die dort hinterlegten Beispiele an. Welcher Grundstruktur folgen die Policy Briefs? Bitte notieren Sie sich diese.
- Versuchen Sie nun, zu einem aktuell diskutierten gesundheitspolitischen Problem in Ihrem Berufsfeld einen entsprechenden Policy Brief zu verfassen. Als Hilfestellung können Sie auch auf den Leitfaden zur Erstellung von Policy Briefs der ICPA (2017) zurückgreifen (https://icpolicyadvocacy.org/sites/default/files/2024-04/icpa-policy-briefs-essential-guide.pdf).

Voice-to-Voice

Als weiteres effektives Instrument des direkten Lobbyings kann die Voice-to-Voice-Kommunikation angesehen werden (Wehrmann, 2007). Das klassische Mittel ist dabei das Telefongespräch, das laut Befragung von Lobbying-Experten eine ähnliche Wirkung wie das persönliche Gespräch entfalten kann (Willener, 2013). Es ist direkt, persönlich und schnell und bietet somit einen kurzen, unkomplizierten und mitunter spontanen Zugang zum gewünschten Gesprächspartner. Insbesondere bei Zeitmangel kann das Telefongespräch durchaus als Ersatz für ein geplantes und vorstrukturiertes persönliches Gespräch eingesetzt werden.

Zunehmend werden Formate aus dem Umfeld der neuen Medien wie Webkonferenzen oder WhatsApp- oder Viber-Telefonie als Voice-to-Voice-Instrument ergänzend und teilweise substituierend zur Telefonie eingesetzt. Auch sie bieten einen direkten Zugang zum Gesprächspartner, haben aber darüber hinaus den entscheidenden Vorteil, dass sie über den Gesichtskontakt eine größere Nähe und damit Vertraulichkeit herstellen können als die klassische analoge Telefonie. Damit kommen sie dem direkten Instrument des persönlichen Gesprächs sehr nahe.

Zusammenfassend kann festgehalten werden, dass Voice-to-Voice-Kontakte eine wichtige und ergänzende Funktion im direkten Lobbying einnehmen. Allerdings können sie das persönliche Gespräch auch heute noch nicht vollständig ersetzen. Insbesondere bei Erstkontakten, kontroversen Themen oder stark divergierenden Positionen gelten sie als weniger geeignet (Willener, 2013). Um die Effektivität von Voice-to-Voice-Lobbying voll ausschöpfen zu können, ist es zudem in der Regel erforderlich, dass der Interessenvertreter und sein Gegenüber einander bekannt sind (Joos, 2011), besser noch, dass sie sich zugleich machtpolitisch auf Augenhöhe befinden. Und schließlich haftet der Voice-to-Voice-Kommunikation aufgrund ihrer Schnelligkeit und Direktheit etwas Flüchtiges an. Dieser Herausforderung kann mit dem nächsten Lobbyinginstrument, dem Schriftverkehr, begegnet werden.

Schriftverkehr

Der Schriftverkehr stellt ein weiteres wichtiges Instrument der Interessenvertretung dar. In vielen Fällen dient sie der Unterstützung der persönlichen Kommunikation, beispielsweise durch die Übermittlung von Stellungnahmen, Positionspapieren oder Gutachten an relevante Gesprächspartner. Von zentraler Bedeutung ist die schriftliche Kommunikation jedoch im Rahmen von Gesetzgebungsverfahren. Denn sie erlaubt es einer Interessenorganisationen, gegenüber dem Ministerium und anderen politischen Entscheidungsträgern offiziell Stellung zu beziehen, Formulierungshilfen zu Gesetzesentwürfen zu übermitteln und sich selbst dann einzubringen, wenn sie keine Einladung zu bestimmten Anhörungen oder sonstigen Abstimmungsrunden erhalten hat.

Die schriftliche Direktkommunikation stellt folglich eines der effektivsten und wichtigsten

Instrumente des Lobbyings dar (Leif & Speth, 2006). Qualitativ sorgfältig und seriös aufbereitet, entspricht sie nicht nur einer interessenpolitischen Information, sondern auch einer Art lobbyistischer Tauschware. In der Regel geschieht dies in Form der hier klassischen Lobbyingtechnik „Anschreiben per Brief", zunehmend jedoch auch per E-Mails. Beide Schriftformate haben den Vorteil, dass mit ihnen Informationen übermittelt werden können, die eine gewisse inhaltliche Tiefe und Reife erlangt haben. Ergänzt wird die schriftliche Direktkommunikation wiederum durch die Formate der neuen Medien, die sich aber eher für den knappen, schnellen und flexiblen Austausch von Informationen eignen. Sie ähneln damit in ihrer Funktionsweise eher der Telefonie.

Gremienlobbying

Gerade im deutschen Gesundheitswesen mit seinen korporatistischen Strukturen erlangt das Gremienlobbying eine nicht zu unterschätzende Bedeutung. Die Teilnahme und Mitwirkung in Gremien wie beispielsweise der Gemeinsamen Selbstverwaltung sowie in (Fach-)Ausschüssen, Beiräten, vorbereitenden Arbeitsgruppen und eigens eingerichteten Expertenkommissionen kann im erweiterten Sinne als institutionalisierte Form der lobbyistischen Direktkommunikation bezeichnet werden. Da hier Entscheidungen für bestimmte Aufgaben, Arbeitsschwerpunkte oder Programme vorbereitet werden, eignen sie sich hervorragend, um eigene Vorstellungen und Interessen einzubringen und voranzutreiben (Winter, 2024). Eine Nichtbeteiligung an diesen Gremien bedeutet hingegen, dass keine Möglichkeit der Einflussnahme besteht. Daher ist es ein regelmäßiges Ziel von Interessengruppen, zumindest einen Fuß in die für sie relevanten Gremien zu setzen. Dies kann durch die Entsendung eigener Vertreter oder besser noch durch die Besetzung relevanter Entscheidungspositionen im jeweiligen Gremium geschehen. Im letztgenannten Fall ist allerdings einschränkend zu berücksichtigen, dass die entsprechenden Interessenvertreter zwei Hüte tragen müssen, nämlich den des Gremiums und den der eigenen Organisation.

9.7.2 Indirektes (nicht öffentliches) Lobbying

Indirektes Lobbying bezeichnet eine Methode der Interessenvertretung, bei der diese nicht direkt gegenüber einem politischen Entscheidungsträger erfolgt, sondern über Dritte, die nicht oder nicht mehr der originären Interessenorganisation angehören (Baumgartner et al., 2009; Willener, 2013). In ihrer originären Form ist sie noch immer informell und ohne Öffentlichkeit. Sie unterstützt das direkte Lobbying und kommt insbesondere dann zum Einsatz, wenn das direkte Lobbying nicht zum gewünschten Ziel führt. So etwa, wenn kein persönlicher Zugang zu den Entscheidungsträgern existiert oder deren Akzeptanz fehlt.

Zu den wichtigsten Instrumenten des indirekten, nicht öffentlichen Lobbyings zählen primär das Multiplikatoren-Lobbying, das Cross-Lobbying, das Built-in-Lobbying und im weiteren Sinne die Unterstützung von Politikern und Parteien. Im Mittelpunkt dieser Instrumente steht jeweils die persönliche Gewinnung von natürlichen Personen oder Organisationen für das eigene Anliegen.

Multiplikatoren-Lobbying

Multiplikatoren-Lobbying ist die Suche und Initiierung von Verbündeten und persönlichen Unterstützern, sogenannten Multiplikatoren, die sich persönlich für das eigene Anliegen bei Entscheidungsträgern und anderen Einflussnehmern einsetzen. Es umfasst im Wesentlichen zwei Unterformate:

- Zuvorderst ist hier das **Meinungsführer-Lobbying** bzw. das Konzept des **„Opinion Leaders"** zu nennen (z. B.: Leif & Speth, 2003). Unter Meinungsführern versteht man im Allgemeinen Personen, die politisch bekannt und besonders glaubwürdig sind und denen daher erhöhte Aufmerksamkeit und Gehör geschenkt wird. Wichtig ist nunmehr, dass die betreffenden Meinungsführer, zu denen beispielsweise Politiker, Wissenschaftler oder auch Journalisten gehören können, den Positionen der jeweiligen Interessengruppe aufgeschlossen gegenüberstehen. Folglich sollten Interessengruppen immer auch nach Unterstützern in ihrem eigenen Umfeld suchen, z. B. unter ihren Mitgliedern oder Mitarbeitern. Professionelles Multiplikatoren-Lobbying setzt voraus, dass die ausgewählten Meinungsführer im Sinne eines spezifischen Stakeholder-Managements besonders betreut und gezielt mit Informationen versorgt werden. Dabei verschwimmen mitunter die Grenzen zwischen legitimem und illegitimem Lobbying, was Fragen der Compliance aufwirft.

- Eine weiteres Unterformat des Multiplikatoren-Lobbyings ist die **Interessenkoalition.** Hierbei werden Verbündete gesucht, die gleiche oder ähnliche Interessen wie die eigene Organisation nach außen vertreten. Im Gegensatz zu den meisten in Kap. 4.3 beschriebenen Netzwerken und Allianzen sind solche Interessenkoalitionen als kurzfristige und befristete Interessenbündnisse einzuordnen, die häufig auf ein kritisches Ereignis, wie z. B. eine bestimmte Gesetzesreform, zurückzuführen sind. Für das Zustandekommen einer Interessenkoalition ist demnach keine prinzipielle Interessenübereinstimmung erforderlich, sondern es genügt, wenn sich zu einer spezifischen Frage temporäre Gemeinsamkeiten ergeben (Wendt & Lavaud, 2007; Köppl, 2017).

Cross-Lobbying

Das Cross-Lobbying ähnelt in seiner Funktionsweise dem zuvor beschriebenen Gremienlobbying. Allerdings werden beim Cross-Lobbying die Strukturen anderer Verbände, Vereinigungen und Kammern explizit von der eigenen Interessenorganisation genutzt. Beispielsweise indem dort Fürsprecher für die eigenen Anliegen gesucht und initiiert werden oder indem man selbst Funktionen in der fremden Organisation übernimmt und aus dieser Rolle heraus Interessenpolitik betreibt. Kern der Überlegung ist dabei, dass jede größere Organisation gleichzeitig Mitglied in anderen Interessen- und Fachverbänden ist, deren Strukturen wiederum zum eigenen Vorteil genutzt werden können (Willener, 2013). Kurzum lässt sich das Cross-Lobbying daher als Lobbying „vom eigenen Verband zum Fremdverband" charakterisieren.

Built-in-Lobbying

Intentional gleicht das Built-in-Lobbying dem Cross-Lobbying. Auch bei dieser Lobbyingmethode geht es darum, dass eine Interessenorganisation in die Strukturen „Dritter" eindringen und diese für sich nutzen will. Allerdings handelt es sich bei diesen Dritten nicht um Verbände oder verbandsähnliche Organisationen, sondern das Ziel sind Parlament und die Ministerialbürokratie. Der dort „eingebaute Lobbyist" (Built-in-Lobbyist) kann und soll somit mehr oder weniger direkt oder zumindest unterstützend an der politischen Entscheidungsfindung mitwirken (Willener, 2013).

In der stärksten Ausprägung sind Built-in-Lobbyisten selbst Parlamentarier, d.h. sie wären Abgeordnete und stünden gleichzeitig im Dienst einer Interessenorganisation (Willener, 2013). Dieser direkten Verknüpfung von Mandat und beruflicher Tätigkeit sind in Deutschland allerdings enge Grenzen gesetzt. Als deutlich mildere Variante des Built-in Lobbyists könnte daher der Fall konstruiert werden, dass der Parlamentarier für die Zeit seiner Abgeordnetentätigkeit von seinem Arbeitgeber freigestellt oder beurlaubt wird, um mögliche Interessenkollisionen zu vermeiden. Damit wäre zwar formal sichergestellt, dass der Betreffende unabhängig ist, es kann aber nicht zwingend ausgeschlossen werden, dass er im Einzelfall die Interessen seines ursprünglichen Arbeitgebers berücksichtigt oder diesem zumindest als Informant zur Verfügung steht.

Eine weitere Unterform des „eingebauten Lobbyisten“ ist die Implementierung eines Mitarbeiters in den Stab eines Abgeordnetenbüros oder, was im Gesundheitsbereich durchaus häufig vorkommt, in die Ministerialbürokratie. Gerade von Ministerien werden Fachexperten oft konkret für die Beratung und Ausarbeitung von Gesetzen, Richtlinien und Verordnungen angefragt, manchmal wünschen sich Ministerien auch eine zeitlich befristete, kontinuierliche Unterstützung. Um diesen Wünschen nachzukommen, sind die angefragten Organisationen gerne bereit, entsprechende Fachexperten zu entsenden. Dieses Entsendeverfahren wird sicherlich dadurch begünstigt, dass viele große Gesundheitsorganisationen Körperschaften des öffentlichen Rechts sind, denen Staatsnähe und eine gewisse Neutralität unterstellt wird. Es liegt aber auf der Hand, dass in den sich anschließenden Arbeitsprozessen die Grenzen zwischen fachlich objektiver Mitwirkung und lobbyistischer Einflussnahme nicht immer gewahrt bleiben.

Ähnliches gilt, wenn Mitarbeiter von Verbänden, Vereinigungen und Kammern vollständig in die Ministerialbürokratie wechseln. Auch wenn hier formell eine klare Trennung zwischen alter und neuer Funktion besteht, ist nicht auszuschließen, dass Positionen des früheren Arbeitgebers indirekt in die neue Tätigkeit einfließen. Praktische Erfahrungen hierzu gibt es im Gesundheitsbereich zuhauf.

Direktunterstützung von Politikern und Parteien

Nicht eindeutig einer spezifischen Methode zuzuordnen ist das Instrument der Direktunterstützung bzw. auch des Sponsorings von Politikern und Parteien. Vom Prinzip her handelt es sich zunächst einmal um indirektes Lobbying. Dabei werden von der Interessenvertretung Unterstützungsleistungen wie Fahrzeuge, Büroausstattung und Räumlichkeiten oder auch Beratungsleistungen für Kampagnen zur Verfügung gestellt. Eine Interessenvertretung kann relevanten Stakeholdern aber auch Instrumente zur Selbstinszenierung anbieten, indem sie z. B. Statements, Positionspapiere oder Interviews von ihnen in den eigenen Hauspostillen und anderen Medien abdruckt. In diesem Fall würde es sich eher um eine Form der politischen Öffentlichkeitsarbeit handeln, wie sie im folgenden Kap. 9.7.3 dargestellt wird.

Das Instrument der Direktunterstützung von Stakeholdern ist rechtlich nicht unstrittig. Die Übergänge zur Compliance sind hier fließend (Ifsits & Mause, 2023). Vor dem Hintergrund eines mittlerweile sehr sensiblen und schnell kommunizierenden öffentlichen Umfelds sowie verschärfter gesetzlicher Compliance-Regelungen sind alle Formen von Zuwendungen grundsätzlich mit höchster Sensibilität und Vorsicht zu handhaben, und zwar von beiden Seiten. Darüber hinaus wurde in Kap. 4.5 im Rahmen der Public-Choice-Theorie bereits dargelegt, dass sich Zuwendungen für eine Interessengruppe nur dann lohnen, wenn der Wettbewerb zwischen den Gruppen als gering einzustufen ist. Bei hoher Wettbewerbsintensität hingegen heben sich die Leistungen der Direktunterstützung tendenziell gegenseitig auf.

9.7.3 Outside-Lobbying: Politische Öffentlichkeitsarbeit

Bei der Abgrenzung der Aufgaben und Kompetenzen des öffentlichen Teils der Public Affairs (PA), also der politischen Öffentlichkeitsarbeit, gegenüber dem Lobbying ist Vorsicht geboten: Der Hund wedelt mit dem Schwanz und nicht umgekehrt. Wie in Kap. 2.1.2 definiert, ist Lobbying zwar Teil der Public Affairs, jedoch ist Public Affairs nicht gleichzusetzen mit Lobbying. Lobbying, insbesondere dann, wenn es von den Top-Entscheidungsträgern einer Organisation wahrgenommen wird, ist machtlegitimiert. Aus dieser Perspektive unterstützt die Public Affairs die ausführenden Lobbyisten im Tagesgeschäft, kann sie strategisch und kommunikativ beraten und den PA-Prozess begleitend managen. Sie hat jedoch keine abschließende strategische Entscheidungskompetenz.

Zu den wesentlichen Stärken des öffentlichen Teils der Public Affairs zählt, dass sie eine Reihe von Instrumenten und Techniken bereitstellt, die das Lobbying unterstützen. Diese stammen hauptsächlich aus den Bereichen Presse, politisches Veranstaltungsmanagement und Online-Medien. Sie richten sich an ein Fachpublikum, manchmal aber auch an eine breitere Öffentlichkeit. Dementsprechend wird in den Fachmedien auch von Outside-Lobbying gesprochen (Kollman, 1998; De Bruycker & Beyers, 2019). Dies bedeutet aber auch, dass sich diese Form des Lobbyings mehr oder weniger weit vom Kern des ursprünglichen Lobbying-Konzepts entfernt, das auf persönlichen Kontakten und Vertraulichkeit im Sinne einer Eins-zu-eins-Kommunikation beruht.

Dennoch können PA-spezifische Öffentlichkeitsinstrumente in bestimmten Phasen des Politikzyklus eine wichtige Rolle spielen: So tragen sie insbesondere zur Problemwahrnehmung und zum Agenda Setting bei, indem sie Informationen vermitteln sowie durch die Konstruktion von Narrativen, beispielsweise in Form des Storytellings (s. auch Infobox 8-7), für ein Thema sensibilisieren, ihm Relevanz verleihen und es bei Entscheidungsträgern verankern. Auch das bereits beschriebene Framing und Priming (Kap. 5.1.2) ist hier fallspezifisch möglich. Grundsätzlich ist jedoch immer zu bedenken: Je öffentlicher und breitenwirksamer ein Instrument eingesetzt wird, desto größer sind die zu erwartenden Streuverluste und desto weniger zielgruppengenau wirkt es. Alle öffentlichkeitswirksamen Instrumente der Public Affairs sind daher fokussiert und professionell zu managen. Die wichtigsten werden im Folgenden überblicksartig skizziert.

Politische Veranstaltung und öffentliche Information

Unter politischer Veranstaltung und öffentlicher Information werden in der Tabelle 9-3 diejenigen PA-spezifischen Instrumente und Techniken aufgeführt und beschrieben, die nicht der Massenkommunikation zuzurechnen sind und gezielt auf die Beziehungspflege, den politischen Diskurs und die fachliche Information der relevanten Stakeholder und einer im Kern politikfeldspezifischen Öffentlichkeit setzen. Die eingesetzten Techniken sind dabei sehr unterschiedlich und reichen von der Direktansprache im Rahmen geschlossener Veranstaltungen im kleinen Kreis bis hin zur reinen Kontaktpflege bei eher offeneren Festivitäten. Als Trägerformate für Lobbying bieten sie Orte und Kanäle, die

- Agenda Setting ermöglichen;
- auf das Konto der Kontakt- und Imagepflege einzahlen;
- Direktkontakte eröffnen und je nach Format kleinere oder mittlere „Mikrofenster" bieten, um ein Thema zu platzieren oder späteren Gesprächsbedarf anzukündigen;
- Hinweise darauf geben, welche Inhalte gerade ganz oben auf der politischen Agenda stehen;
- je nach Format flüchtige Einblicke vermitteln, welche Positionen Dritte zu einem bestimmten Thema einnehmen und wie sie ihre Kernargumente platzieren; sowie
- grundsätzlich Unterstützung bieten, um sich zu einem Thema inhaltlich auf den neuesten Stand zu bringen.

Tabelle 9-3: Spezifische PA-Instrumente (unter Verwendung von Wehrmann, 2007; Köppl, 2017, S. 104; AOK-BV, n.d.).

Instrumente/Techniken	Beschreibung
Politisches Forum	Das politische Forum bietet eine Plattform zur Diskussion, Darstellung und Präsentation gesundheitspolitischer Problemlagen und Herausforderungen sowie zum Austausch und zur Identifizierung von Standpunkten. Dazu können Symposien, Konferenzen und Tagungen selbst veranstaltet werden oder man tritt z.B. als zahlender Gast (Pate oder Sponsor) bei mehrtägigen Großkongressen auf und nimmt indirekt über dort eingerichtete Fachbeiräte Einfluss auf die Themenschwerpunkte und Inhalte. Weitere Unterformate und Techniken des Politikforums sind politische Workshops, Podiumsdiskussionen etc.
Politischer Abend	Der politische Abend ist eine in der Regel geschlossene Veranstaltung mit einem exklusiven Kreis von Stakeholdern und einer im Wesentlichen gesteuerten Themenagenda, an die sich eine offenere Diskussion und persönliche Gespräche anschließen. Varianten des Politischen Abends sind Parlamentarische Abende, abendliche Fraktionstreffen, Treffen mit Fachpolitikern der Landesvertretungen. Noch intimer sind z.B. Gesprächs- oder Kaminabende.
Politisches Meet-and-Greet	Das politische Meet-and-Greet ist ein Veranstaltungsformat, in sich Entscheidungsträger in mehr lockerer Atmosphäre treffen, dem sogenannten Meet-and-Greet. Es dient der Kontaktpflege und dem kurzen informellen Gesprächsaustausch. Zu den typischen Veranstaltungsformaten zählen beispielsweise Neujahrstreffen, Sommerfeste, Jahrtagsfeste, Jubiläumsfeiern, Tage der offenen Tür etc.
Politischer Vortrag	Der politische Vortrag kann in Form eines Referats, einer Stellungnahme oder Positionierung oder eines Diskussionsbeitrags erfolgen. Der politische Vortrag ist ein eigenständiges Lobbyingformat und kann im Rahmen eigener Veranstaltungen oder auf Einladung Dritter stattfinden.
Politische Fachpublikation	Die politische Fachpublikation eignet sich, um einen fachlich mehr elitären Kreis von Meinungsbildnern anzusprechen. Dazu können Beiträge in Fachzeitschriften oder Fachbüchern publiziert werden.
Themenförderung der politischen (Fach-)Agenda	Mit der Themenförderung soll die politische (Fach-)Agenda indirekt beeinflusst werden. Dazu werden wissenschaftliche Gutachten und Projekte in Auftrag gegeben oder Preise zu bestimmten politisch relevanten Themen öffentlich ausgeschrieben und verliehen.
Politischer Infodienst	Der politische Informationsdienst bietet ein Format, um eigene Positionen und Herausforderungen öffentlich zu formulieren. Dies kann über eigene Gesundheitsmagazine, einfachere politische Hauspostillen, Newsletter, Infobriefe etc. erfolgen.
Politisches Inserat	Mit dem politischen Inserat kann öffentlich mobilisiert oder ein Konflikt geschürt werden. Dazu können Boykottaufrufe, Unterschriftenaktionen oder auch Bürgerinitiativen initiiert werden. Unterstützend können Flyer und Broschüren eingesetzt werden. Typisch sind auch bezahlte Printanzeigen oder offene Briefe, die in den Medien abgedruckt oder online eingestellt werden und sich direkt an Politiker oder Parteien richten. Das politische Inserat weist damit starke Schnittstellen zur medialen Öffentlichkeitsarbeit auf.

Mediale und medial hybride Öffentlichkeitsarbeit

Interessenpolitik kann medial begleitet und unterstützt werden. Medial bedeutet zunächst einmal, dass Kommunikation nicht an Ort und Zeit gebunden ist. Klassischerweise zählen dazu alle auf Dauer angelegten Formate der Massenkommunikation wie Presse, Hörfunk und Fernsehen. Seit nunmehr geraumer Zeit sind die neuen, onlinebasierten Medienkanäle hinzugekommen, die als besonderes Merkmal zur Hybridisierung der Kommunikation beitragen.

Das zentrale, klassische Medieninstrument der Interessenpolitik ist aber auch heute noch die politische Pressearbeit. Die wichtigsten ihrer Subinstrumente und Grundtechniken, mit denen zugleich die anderen Medienformate überwiegend gespeist bzw. aktiviert werden, sind in Tabelle 9-4 dargestellt.

Abgesehen von der Presse sind alle anderen klassischen Medien für die Interessenpolitik im deutschen Gesundheitswesen allenfalls ergänzend von Bedeutung. Dies trifft insbesondere auf Hörfunk und Fernsehen zu. Besondere Aufmerksamkeit verdient jedoch die Digitalisierung, die zu einer Vervielfachung und zugleich Ausdifferenzierung der Medienkanäle geführt hat (Donges & Jarren, 2020). Online erfolgen die Ansprachemodi nicht mehr nach der klassischen Dichotomie von „Sender – empfangene Öffentlichkeit (Rezipient)“, sondern erweitern sich zur Trias „Sender – empfangene Öffentlichkeit – Dritte“. So ist nunmehr sowohl eine breitenwirksame Ansprache als auch eine persönliche Ansprache möglich, beides potenziell damit verknüpft, Informationen und News immens schnell zu streuen (Jarren & Klinger, 2017). Hinzu kommt, dass die neuen Online-Medien, zu denen Social-Media-Plattformen, private Web- und News-Channels, Blogs, Videoportale, Messenger-Dienste und andere gehören, weniger auf Dauer angelegt sind und weniger hierarchisch informieren, sondern eher vernetzt kommunizieren und zudem Interaktionen mit den anvisierten Zielgruppen ermöglichen. In diesem Sinne hat sich die mediale Öffentlichkeitsarbeit hybridisiert (Chadwick, 2013).

Die (gesundheits-)politische Problemdefinition und das Agenda Setting erhalten unter den Bedingungen der Online-Kommunikation andere Optionen und erfahren vor allem andere Dynamiken. Aufgrund ihrer hohen Spontaneität und Reichweite, ihres Missbrauchspotenzials sowie der Tatsache, dass nicht immer nachvollziehbar ist, wer hinter welchen Botschaften steht, erfordern die neuen Medien aus lobbyistischer Sicht ein kontinuierliches Monitoring sowie ein professionelles Management und eine umsichtige Steuerung. Auch wenn der Kern der Interessenpolitik grundsätzlich auf vertraulichen Beziehungen und direkter Kommunikation beruht, darf nicht aus den Augen verloren werden, dass die neu entstehenden digitalen Kanäle ein erhebliches Potenzial haben, das klassische Direktlobbying mittel- bis langfristig strukturell zu verändern.

9.7.4 Indirektes Outside-Lobbying: Advocacy

Beim Advocacy wird die Öffentlichkeit oder größere Teilgruppen der Öffentlichkeit von einer Interessengruppe mobilisiert bzw. instrumentalisiert, um sich gegenüber der Politik, der Ministerialbürokratie und auch den Medien für ein bestimmtes Anliegen einzusetzen, das sich mit den eigenen Interessen deckt. Die Öffentlichkeit fungiert damit indirekt als Fürsprecher bzw. Advokat der Interessengruppe. Advocacy kann dementsprechend als eine Form des Lobbyings durch die Mobilisierung von Fürsprechern verstanden werden. Sie eignet sich in besonderem Maße zur Unterstützung des Agenda Settings.

In der US-amerikanischen Fachliteratur wird Advocacy u. a. als eigenständige Methode der politischen Einflussnahme dargestellt und der öffentlichkeitswirksamen politischen Kampagne, also den Public Relations, zugeordnet (z. B.: Drivers, n. d.), während es hingegen in der deut-

Tabelle 9-4: Politische Pressearbeit (unter Verwendung von AOK-BV, n. d.).

Instrumente/Techniken	Beschreibung
Pressekonferenz	Die Pressekonferenz ist eine Veranstaltung, zu der Journalisten eingeladen werden, und mit der die einladende Interessenorganisation über einen bestimmten (gesundheits-)politischen Sachverhalt oder ein anderes für sie relevantes Anliegen informiert.
Pressemitteilung	Die Pressemitteilung, synonym auch Presseerklärung oder Presseinformation, ist das am häufigsten eingesetzte Instrument der politischen Öffentlichkeitsarbeit. Sie informiert Journalisten, Medienredaktionen oder Nachrichtenagenturen proaktiv oder reaktiv über für die Interessenorganisation relevante politische Inhalte und aktuelle Problemlagen. Sie zielt in erster Linie auf die Veröffentlichung in Print- oder Online-Nachrichten ab, kann bei besonders relevanten oder brisanten Themen aber auch an Radio, Fernsehen oder Web-Channels gerichtet werden. Entscheidend für die erfolgreiche Verbreitung der Pressemitteilung ist neben der professionellen Aufbereitung des Presseverteilers der möglichst direkte Kontakt zu den Journalisten.
Ergänzende Presseinformationsformate	Die beiden zuvor genannten Presseinstrumente dienen in erster Linie der Darstellung von Nachrichten, Kommentaren oder Verlautbarungen. Zur politischen Unterstützung können aber auch Interviews genutzt werden, um von Seiten der Interessenorganisation ausführlicher Stellung zu nehmen und politische Kernbotschaften zu platzieren. Weiterhin zählen Leserbriefe und kommentierende Kurzantworten auf externe Presseveröffentlichungen sowie Telefonforen zu den prominenteren ergänzenden Formaten der Presseinformation.
Pressehintergrundgespräch	Das Pressehintergrundgespräch ist, wie der Name schon sagt, ein informelles Gespräch, in dem vertrauliche Informationen oder (fach-)spezifische Einblicke in ein Thema vermittelt werden.
Redaktionsbesuche und Informationsveranstaltung	Redaktionsbesuche und Informationsveranstaltungen dienen vorrangig der Beziehungspflege. Gleichzeitig bieten sie eine Plattform, um sich grundsätzlich inhaltlich auszutauschen, Journalisten über aktuelle Themen zu informieren, gegebenenfalls zu briefen oder auf zukünftige Issues und Projekte hinzuweisen.
Pressespiegel	Der Pressespiegel, der heute alle klassischen und digitalen Medien umfasst, informiert die internen Entscheidungsträger und Mitglieder einer Organisation über tagesaktuelle Entwicklungen. Daneben dient der Pressespiegel dem politischen Monitoring.

schen Literatur eher dem indirekten Lobbying zugerechnet wird (zur definitorischen Einordnung s. z. B.: Röttger et al., 2021; Rieger, 2024).

Allerdings verlässt Advocacy in Bezug auf die Adressatenebene den kleineren und eher vertraulichen Rahmen und setzt weniger auf konsensorientierte Problemlösungen. Stattdessen sucht Advocacy den Weg über den politischen Druck der Masse und bevorzugt potenziell das Mittel der Drohung. Damit entspricht es nicht dem klassischen Bild des „Non-public-" bzw. Inside-Lobbying, sondern stellt vielmehr eine eigenständige Lobbyingmethode im Rahmen des Outside-Lobbyings dar, die in einem sich wandelnden medialen und digitalen Umfeld zweifellos weiter an Bedeutung gewinnen wird.

Im Wesentlichen lassen sich folgende zwei Unterformen des Advocacy unterscheiden:

- Grassroots-Lobbying
- Astroturfing

Grassroots-Lobbying

Im Kern handelt es sich beim sogenannten Grassroots-Lobbying um ein Lobbyinginstrument, bei dem eine Interessenorganisation die Öffentlichkeit, definiert als eine hinreichend große Zahl von Menschen, mobilisiert, um sie quasi vor den Karren der eigenen Interessenanliegen zu spannen. Dabei kann die impulsgebende Organisation sowohl gesellschaftliche oder gemeinnützige Ziele verfolgen als auch spezifische eigennützige Positionen im Auge haben (Speth, 2013). Letztlich geht es aber immer darum, die jeweils initiierte (Teil-)Öffentlichkeit dazu zu bewegen, gemeinsam mit einem bestimmten Standpunkt zu einem spezifischen Thema an die Politik und sonstige Entscheidungsträger heranzutreten. Die Öffentlichkeit dient somit als Multiplikator konkreter Anliegen der Interessenorganisation an ausgewählte Adressaten und soll so deren Entscheidungen beeinflussen helfen.

Für die Umsetzung von Grassroots-Lobbying steht ein breites Instrumentarium zur Verfügung. Dazu zählen Leserbriefe, Unterschriftensammlungen, Petitionen, Protestaktionen, Massenbriefe sowie Telefon- und Mailingaktionen (Speth, 2013; Schiffers, 2023) Zunehmend erweisen sich zudem die sozialen Medien als äußerst durchschlagskräftig (Röttger et al., 2021). Dies umso mehr, wenn es um die gezielte emotionale Mobilisierung durch öffentlichkeitswirksame Aktionen geht. Dann gilt es nicht primär Fakten zu vermitteln, sondern es sollen emotionale Erlebnisse und Einzelfälle geschildert werden, die eine erhöhte Aufmerksamkeit erzeugen und ein öffentlichkeitswirksames Potenzial entfalten, um weitere gesellschaftliche Gruppen und gegebenenfalls die Medien als Unterstützer zu gewinnen mit dem Ziel, den Druck auf die politischen Entscheidungsträger zu erhöhen.

Im Gesundheitswesen wird das Graswurzel-Lobbying von verschiedenen Akteuren in unterschiedlicher Intensität betrieben. Gängig ist beispielsweise, dass niedergelassene Ärzte von ihren freien Verbänden dazu angehalten werden, in der eigenen Praxis interessenpolitisch aktiv zu werden. Dies gipfelt mitunter darin, dass Ärzte ihre Patientinnen und Patienten auch während der ärztlichen Sprechstunde mit berufspolitischen Aussagen konfrontieren und versuchen, sie für ihre Anliegen zu gewinnen. Erfahrungen liegen auch vor, wie durch E-Mail-Aktionen zu bestimmten Gesetzgebungsverfahren, zu denen die Ärztekammern ihre Mitglieder inoffiziell aufriefen, die Ministerialbürokratie quasi lahmgelegt wurde (z. B.: Köhling, 2008). Bekannt ist auch eine vom Verband der privaten Krankenversicherung initiierte Protestbriefaktion gegen eine Gesundheitsreform, bei der gezielt Privatversicherte mobilisiert wurden (Althaus, 2008).

Grassroots-Lobbying hat immer nur eine unterstützende Funktion für das klassische Lobbying. Die Herstellung von Öffentlichkeit, insbesondere Medienöffentlichkeit, ist für vertrauliche und langfristige Lobbyingbeziehungen nicht unbedingt förderlich. Im Einzelfall kann sie sogar kontraproduktiv wirken, wenn das Vertrauen in eine Interessengruppe nachhaltig beschädigt wird. Dem Grassroots-Lobbying haftet somit etwas Konflikthaftes an, das an das Instrument der politischen Drohung erinnert und aus lobbyistischer Sicht allenfalls selektiv eingesetzt werden sollte, etwa wenn es darum geht, ein Gesetzesvorhaben zu verhindern.

Astroturfing

Infolge des hohen Konfliktpotenzials, das der Graswurzelbewegung innewohnt, besteht für Interessengruppen ein Anreiz, verdecktes Lobbying in Form des sogenannten Astroturfing bzw. der Kunstrasen-Kampagne einzusetzen. Dieses funktioniert instrumentell grundsätzlich wie das Grassroots-Lobbying, jedoch gibt sich der initiierende Akteur hier nicht zu erkennen bzw. versucht, seine finanzielle oder organisatorische Beteiligung an einem bestimmten interessengeleiteten Sachverhalt bewusst zu verschleiern (Irmisch, 2011; Lock et al., 2016). Astroturfing beschreibt insofern eine Art künstliche Graswurzelbewegung, mit der Politikern und anderen Entscheidungsträgern vorgegaukelt werden soll, dass es sich bei der jeweiligen Interessenbekundung um eine unabhängige öffentliche Meinungsäußerung oder Bürgerinitiative handelt (McNutt & Boland, 2007). So ist aus der gesundheitspolitischen Praxis bekannt, dass beispielsweise pharmazeutische Unternehmen gezielt die moralische Strahlkraft und Authentizität von Selbsthilfegruppen nutzen, um dahinter getarnt, quasi im Verborgenen, Lobbyarbeit zu betreiben. Den betroffenen Gruppen und ihren politischen Ansprechpartnern ist dann oft gar nicht bewusst, wem sie tatsächlich als Sprachrohr dienen.

Kurzfazit: Insgesamt sollte deutlich geworden sein, dass das Lobbying auf ein sehr breites Spektrum an Hilfsmitteln und Unterstützungstechniken zurückgreifen kann, das sich zudem aufgrund der beschriebenen Professionalisierungstendenzen und digital getriebenen Veränderungen kontinuierlich weiterentwickelt. Darüber hinaus ist zu beachten, dass die hier vorgenommene einfache und klare Unterteilung in Methoden und Instrumente in der Praxis nicht durchgängig eingehalten werden kann, da sie im Rahmen fallspezifischer Lobbyingstrategien und der darauf aufbauenden Lobbyingplanung in der Regel kombiniert eingesetzt werden. So zeichnet sich politikfeldübergreifend ein Trend ab, bei dem das Non-public- bzw. Inside-Lobbying zunehmend durch Elemente des Outside-Lobbyings ergänzt wird (De Bruycker & Beyers, 2019; Antoine, 2024).

9.8 Neun Schritte der operativ-taktischen Lobbyingplanung

Die Lobbyingplanung dient der Vorbereitung und Durchführung eines konkreten Lobbyingvorhabens. Sie erfolgt mithilfe eines Werkzeugkastens, der sich am klassischen Projektmanagement anlehnt (s. z. B.: Rosenthal & Wagner, 2004). Dabei sind Ist- und Sollzustände entlang einer Zeitachse festzulegen, oder anders ausgedrückt: Auf dem Weg zum interessenpolitischen Hauptziel sind Subziele zu benennen und mit Meilensteinen zu versehen, die jeweils differenziert auszuarbeiten, konsequent zu verfolgen und begleitend zu reporten sind.

Die Subziele sind jedoch nicht in Stein gemeißelt, sondern sollten im Laufe des Lobbyingprozesses und während der einzelnen (gesundheits-)politischen (Gesetzgebungs-)Phasen immer wieder überprüft und sofern erforderlich angepasst werden. Genau darin drückt sich die operativ-taktische Dimension der Lobbyingplanung aus, die einerseits stets flexibel gehandhabt werden muss und andererseits den verantwortlichen Lobbyisten und sonstigen Prozessbeteiligten einer Interessenorganisation ausreichend Orientierung geben sollte.

Die Lobbyingplanung baut auf den Erkenntnissen und Vorgaben des analytisch-strategischen Lobbyingmanagements auf, ist aber deutlich konkreter und anwendungsorientierter. Sie umfasst hier insgesamt neun Teilplanungsschritte. Dabei ist es hilfreich, auf die in Kap. 9.3 definierten Zieldimensionen und die dort hinterlegten W-Fragen zurückzugreifen. Da Lobbying und Kommunikation eng miteinander verwoben sind, kann man sich prinzipiell aber auch an der Kommunikationsformel von Laswell (1948) im Sinne von „wer“, „sagt was“, „über welchen Kanal", „zu wem", „mit welcher Wirkung" orientieren. Aus der Lobbyingperspektive ist diese Formel dann um einige weitere W-Fragen zu ergänzen wie „wann?" „wo?" „wie viel?"

Planungsschritt 1: Planungsvorbereitende Entscheidungen

Im Rahmen einer professionellen Lobbyingplanung sind mit Blick auf das jeweils relevante Gesundheits-(reform-)thema fallbezogen ganz zuvorderst zunächst

- Hauptziel (Warum soll es erreicht werden?),
- (Fall-)Strategie (Wie soll es erreicht werden?),
- Kernbotschaften (Welche Kernaussagen sollen vermittelt werden?),
- Hauptverantwortlicher (Wer ist der federführende interessenpolitische Repräsentant bzw. der Spitzenkommunikator?) und
- Steuerungs- bzw. Prozessverantwortlicher (Wer koordiniert und verantwortet die Hintergrundprozesse?)

zu benennen. Diese vorbereitenden strategischen Festlegungen sind durch die weiteren operativen Planungsschritte zu konkretisieren und zu finalisieren.

Planungsschritt 2: Aufgabenlistung

Als erster operativer Teilschritt sind Haupt- und Teilaufgaben sowie Maßnahmenpakete abzuleiten und möglichst konkret zu benennen. Dies kann zunächst in Form einer einfachen Auflistung erfolgen (Tabelle 9-5). Im Vordergrund steht dabei die Frage: Was ist wie zu tun?

Planungsschritt 3: Botschaften- und Stakeholder-Bestimmung

Die Lobbyingplanung ist kommunikationsgetrieben. Daher sind im nächsten Schritt zum einen die aufgaben- und maßnahmenbezogenen Botschaften festzulegen und zum anderen die im weiteren Verlauf des Prozesses zu beeinflussenden Stakeholder zu benennen. Es ist also der Frage nachzugehen, welche Botschaften an wen

Tabelle 9-5: Aufgabenlistung: Was ist wie zu tun? (strukturell angelehnt an Rosenthal & Wagner, 2004, S. 293 ff.)

Hauptaufgaben	Teilaufgaben	Maßnahmen
Hauptaufgabe I (Abstimmung)	Teilaufgabe I.1 (intern)	Maßnahme I.1.1 (Vorsitzende)
		Maßnahme I.1.2 (Mitglieder) ...
	Teilaufgabe I.2 (extern)	Maßnahme I.2.1 (Verbündete A)
		Maßnahme I.2.2 (Verbündete B) ...
Hauptaufgabe II (direktes Lobbying)	Teilaufgabe II.1 (z.B. persönliche Gespräche)	Maßnahme II.1.1 (Gesundheitsminister)
		Maßnahme II.1.2 (Politiker des Gesundheitsausschusses) ...
	Teilaufgabe II.2 (z.B. Schriftverkehr)	Maßnahme II.2.1 (Stellungnahme)
		Maßnahme II.2.2 (Politische Positionierung) ...
Hauptaufgabe III (indirektes Lobbying)	Teilaufgabe III.1 (z.B. Built-in-Lobbying)	Maßnahme III.1.X. (Praktikum Mitarbeiter X in Behörde Y) ...

Tabelle 9-6: Lobbyingaufgaben- und Kommunikationsplan.

Was und wie?	Botschaft (Welche?)	Stakeholder (Zu wem?)
Hauptaufgabe I		
Teilaufgabe I.1		
Maßnahme I.1.1		
Maßnahme I.1.2		
...		
Teilaufgabe I.2		
Maßnahme I.2.1		
Maßnahme I.2.2		
...		
Hauptaufgabe II		
...		

gerichtet werden sollen. Die Antworten darauf fließen in den Lobbyingaufgaben- und Kommunikationsplan ein (Tabelle 9-6).

Zu beachten ist dabei, dass auf der Maßnahmenebene durchaus der eine oder andere Stakeholder bereits benannt wurde. Handelt es sich beispielsweise um die Maßnahme II.1.1 (persönliches Gespräch mit dem Gesundheitsminister), so ist der Stakeholder bekannt. Handelt es sich hingegen um die Maßnahme II.2.1 (schriftliche Stellungnahme), so ist zu hinterlegen, an wen sich die Stellungnahme richten soll: an das Gesundheitsministerium, an das Bundeskanzleramt, an die (Fach-)Öffentlichkeit oder an eine andere Instanz.

Planungsschritt 4: Kreis der Kommunikationsverantwortlichen festlegen

Wenn die Aufgabenbeschreibung abgeschlossen ist, und die Botschaften und Stakeholder fixiert sind, können im nächsten Schritt die Personen aufgelistet werden, die im Weiteren die interessenpolitischen Botschaften an die Stakeholder transportieren sollen. Wer sind also die Kommunikatoren und gesundheitspolitischen Sprecher der Interessenorganisation?

Diese Frage ist im Prinzip bereits zu Beginn des Planungsprozesses beantwortet worden, zumal die Spitzenrepräsentation einer (Interessen-)Organisation in der Regel Chefsache ist und direkt vom Vorsitzenden wahrgenommen wird. Je nach Größe und Umfang des interessenpolitischen Einzelfalles kann es jedoch erforderlich sein, den Repräsentationskreis zu erweitern. Rein hierarchisch kann dies der Stellvertreter des Vorsitzenden sein, es kann sich aber auch um Personen handeln, die über besondere Zugänge verfügen oder für bestimmte Anlässe zeitlich zur Verfügung stehen. Auch ist der Frage nachzugehen, wie die Rolle des Steuerungsverantwortlichen interpretiert werden soll. Ist er nur für die Backoffice-Tätigkeiten zuständig oder nimmt er selbst eine proaktive Rolle im Lobbying ein, indem er Prozesse vor Ort persönlich scoutet, Vertrauen zu Stakeholdern aufbaut und den Vorsitzenden gegebenenfalls in bestimmten Bereichen interessenpolitisch vertritt? Gerade im selbstverwalteten Gesundheitswesen mit seiner Vielzahl an institutionalisierten Prozessen und seiner organisatorischen Aufteilung in Wahl- und Ehrenamt einerseits sowie Hauptamt andererseits kann ein solcher Aufgabenzuschnitt für den Steuerungsverantwortlichen sinnvoll sein. Dies gilt umso mehr, als auch Minister und Politiker regelmäßig über einen koordinierenden Mit-

Tabelle 9-7: Lobbyingstrukturplan.

Was und wie?	Botschaft (Welche?)	Stakeholder (Zu wem?)	Lobbyingverantwortlicher/Kommunikator (Wer?)
Hauptaufgabe I			
Teilaufgabe I.1			
Maßnahme I.1.1			
Maßnahme I.1.2			
.....			
Teilaufgabe I.2			
Maßnahme I.2.1			
Maßnahme I.2.2			
.....			
Hauptaufgabe II			
.....			

arbeiterstab verfügen, der häufig sehr zentrale Unterstützungsfunktionen wahrnimmt. Es empfiehlt sich daher, diese Struktur zu spiegeln.

Auf der Grundlage dieser Überlegungen und der dazu getroffenen Entscheidungen wird der Lobbyingaufgaben- und Kommunikationsplan um eine Spalte erweitert und in den sogenannten Lobbyingstrukturplan überführt (Tabelle 9-7).

Planungsschritt 5: Zeitrahmenbestimmung und vorläufige Meilensteinplanung

Wenn der Lobbyingstrukturplan fertiggestellt ist, kommt eine der wohl wichtigsten Dimensionen des Lobbyings ins Spiel, das ist die Zeitplanung. Dazu ist als erstes ein Zeitrahmen zu definieren. Dieser Zeitrahmen gibt Auskunft darüber, welcher „Bearbeitungs- oder interessenpolitische Einflussnahmezeitraum" für einen spezifischen Lobbyingsachverhalt zur Verfügung steht. Er stellt ein limitierendes Zeitkorsett für die weitere Maßnahmen- und Ressourcenplanung dar.

Beim Bestimmen des Zeitrahmens sind der Beginn und das voraussichtliche Ende des spezifischen Lobbyingfalls zu definieren. Vor allem das in der Zukunft liegende Ende des Prozesses ist nicht eindeutig prognostizierbar und stellt eine besondere Herausforderung dar: Je länger dabei der zu planende Weg ist, desto schwieriger wird es sein, diesen Finalzeitpunkt richtig einzuschätzen. Befindet man sich beispielsweise in der Phase der Problementstehung eines Interest-based Policy Cycles und strebt einen Lobbyingprozess an, der in eine Gesundheitsgesetzgebung münden soll (Phase der Problemformulierung), so ist das Finalziel noch relativ weit entfernt und nur sehr vage zu prognostizieren. Ist das Gesetzgebungsverfahren hingegen bereits eingeleitet, kann sich die Lobbyingplanung zumindest an den formal vorgegebenen Eckpunkten des Verfahrens orientieren. Absolute Sicherheit existiert aber auch hier nicht, da in der Realität gerade im Gesundheitswesen sehr komplexe Abstimmungs- und Aushandlungsprozesse im politischen Hintergrund ablaufen. Faktisch gibt es für keinen (gesundheits-)politischen Prozess einen idealtypischen zeitlichen Ablauf, sodass sich einzelne Maßnahmen und Entscheidungspunkte verzögern, überlagern oder auch vorziehen können.

Trotz dieser Planungsschwierigkeiten ist eine zumindest grobe Bestimmung des finalen Lobbyingzeitpunkts dringend zu empfehlen, wenn nicht sogar zwingend erforderlich. Denn selbst bei einer gewissen Unschärfe stellt er einen wichtigen Fixpunkt für das Planungskorsett dar und hilft damit, die in der Summe durchaus komplexen und zahlreichen Lobbyingmaßnahmen erfolgreich zu koordinieren.

Ist der Finalzeitpunkt erst einmal bestimmt, kann mit der „eigentlichen" Zeitplanung begonnen werden. Dazu wird der konkrete Lobbyingfall in einzelne Zeitabschnitte zerlegt. Hierbei spielen externe zeitliche und prozedurale Vorgaben wie der Turnus der parlamentarischen Sitzungswochen, aber auch interne Abstimmungserfordernisse eine wichtige strukturierende Rolle.

Wenn die einzelnen Zeitabschnitte definiert sind, müssen sie als nächstes in den festgelegten Zeitrahmen eingepasst werden. Dies geschieht am besten, indem der Planungsprozess von hinten nach vorne aufgebaut wird. So lassen sich zeitliche Flaschenhälse am ehesten erkennen und es lässt sich abschätzen, bis wann bestimmte Prozesse nach vorne hin abgeschlossen sein müssen. Markante Zeitpunkte sind sodann mit Meilensteinen zu versehen. Dies sind Zeitpunkte, zu denen relevante Zwischenergebnisse vorliegen sollten, die dann in der Regel mit Zwischenreports hinterlegt werden und Abstimmungen auslösen, die gegebenenfalls inhaltliche oder taktische Anpassungen nach sich ziehen.

Mit der Festlegung bestimmter Zeitabschnitte und Meilensteine ist die vorläufige Meilensteinplanung abgeschlossen. Vorläufig deshalb, weil sie sich in der nun anschließenden detaillierten Terminplanung noch bewähren muss.

Planungsschritt 6: Vorbereitende Terminplanung

Im nächsten, sehr arbeitsintensiven Planungsschritt müssen die zuvor in eine zeitliche Abfolge gebrachten Aufgaben- und Maßnahmenblöcke konkret und detailliert mit Terminen, Orten und Verantwortlichkeiten hinterlegt werden. Dazu sind Termine in den Büros von Gesundheitspolitikern, Ministerien und anderen relevanten Stakeholdern anzufragen und

Tabelle 9-8: Vorbereitender Lobbyingterminplan.

Was und wie?	Was ist vorbereitend zu tun?	Zeitbedarf/-fenster	Operative Verantwortung	Termin	Ort	Finalverantwortung
Hauptaufgabe I						
Teilaufgabe I.1						
Maßnahme I.1.1						
Maßnahme I.1.2						
.....						
Teilaufgabe I.2						
Maßnahme I.2.1						
Maßnahme I.2.2						
.....						
Hauptaufgabe II						
.....						

intern abzustimmen, Unterlagen vorzubereiten, Vorgespräche zu geplanten Treffen mit Büroleitern zu führen etc. Der vorbereitende Lobbyingterminplan selbst ist analog zum Lobbyingstrukturplan in tabellarischer Form aufzustellen (Tabelle 9-8).

Planungsschritt 7: Personal, Kosten und Risiken

Im siebten Planungsschritt sind die für den Lobbyingprozess insgesamt anfallenden (Personal-)Kosten und die insgesamt zur Verfügung stehenden Budgets sowie die Prozessrisiken aufzulisten und den Lobbyingplänen als Anlage beizufügen. Insbesondere bei der Beschreibung der Risiken kann in der Regel vollumfänglich auf die zuvor durchgeführten Analysen zurückgegriffen werden.

Planungsschritt 8: Gesamthafte Einzelplanprüfung

Sofern es sich um einen sehr komplexen Lobbyingfall handelt, kann es sinnvoll sein, die Einzelpläne vor der zusammenführenden Planungsfinalisierung nochmals auf Redundanzen, unpräzise Formulierungen in den Botschaften, Unschärfen in der Abgrenzung von Aufgaben- und Maßnahmenpaketen oder hinsichtlich potenzieller Planungsengpässe zu überprüfen.

Planungsschritt 9: Planungsabschluss

Zum Abschluss der Planung sollten die Einzelpläne zusammengezogen werden, d.h. der Lobbyingstrukturplan und der vorbereitende Lobbyingterminplan sind in einer Tabelle zusammenzuführen, dem sogenannten Lobbyinggesamtfahrplan. Da dieser Gesamtfahrplan sehr umfangreich und komplex werden kann, bieten sich für eine schlankere und übersichtlichere Steuerung des Lobbyingprozesses komprimierte Planungsblätter in Form von Steckbriefen an, in denen wesentliche Planungseckpunkte zusammengefasst sind (Tabelle 9-9).

Darüber hinaus beinhaltet die abschließende Lobbyingplanung das sogenannte „Meilensteinblatt“. Das heißt, die vorläufige Meilensteinplanung wird mit dem konkreten vorbereitenden Lobbyingterminplan abgeglichen und in eine finale Meilensteinplanung überführt. Zur Visualisierung dieser Meilensteinplanung werden in der Regel Balkendiagramme in Verbindung mit definierten Zwischenzielen (Meilensteinen) verwendet, wie in Abbildung 9-12 dargestellt. Die Meilensteine gliedern den Verlauf des geplanten Lobbyingvorhabens in einzelne Etappen und erleichtern damit dessen Steuerung und Kontrolle.

Tabelle 9-9: Lobbying-Planungsteckbrief.

- Hauptziel (Warum soll es erreicht werden?)
- (Fall-)Strategie (Wie soll es erreicht werden?)
- Hauptbotschaften (Welche Kernaussagen sollen vermittelt werden?)
- Hauptverantwortlicher (Wer ist der federführende Repräsentant?)

Prioritäre Aufgaben und Maßnahmen (Was und wie?)	Botschaft (Welche?)	Stakeholder (Zu wem?)	Ort (Wo?)	Termin (Wann?)	Verantwortlicher Kommunikator (Wer?)

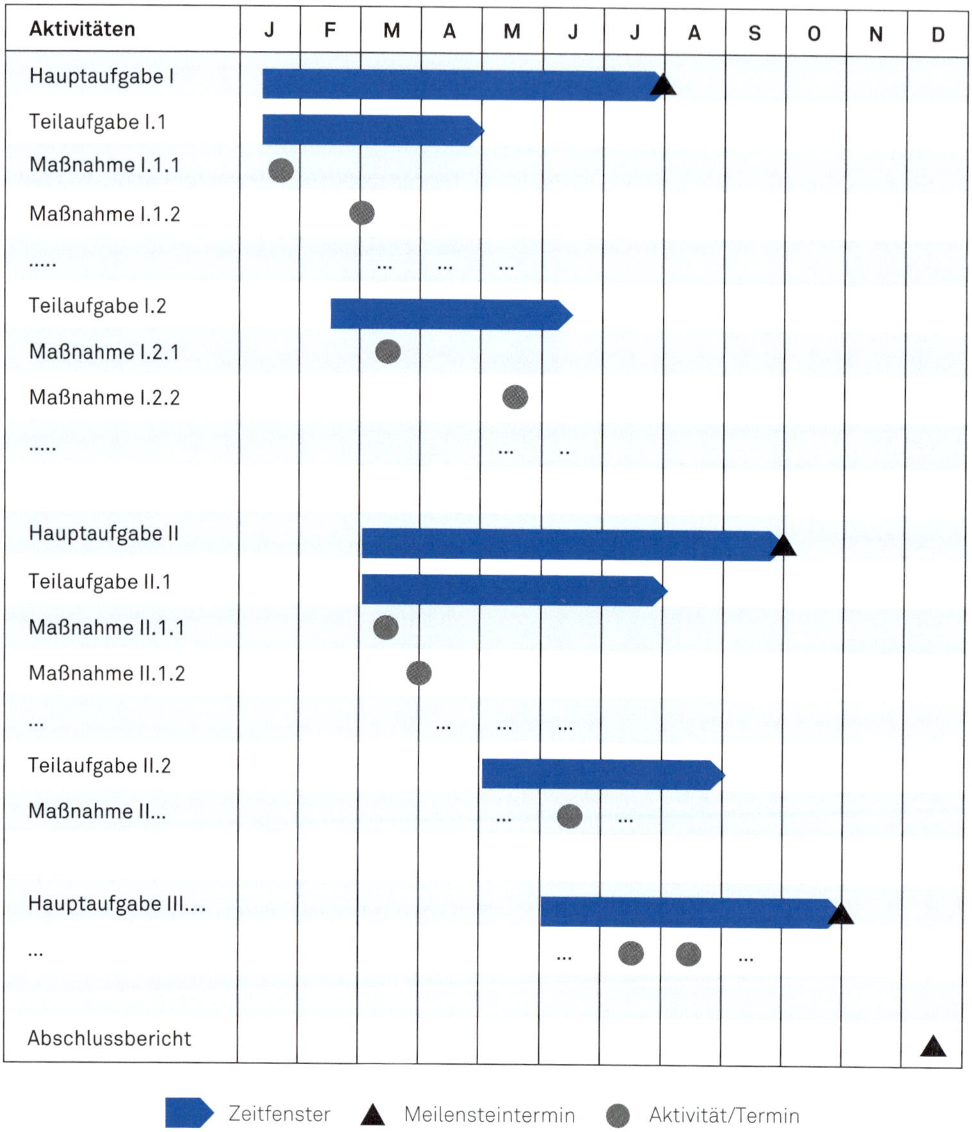

Abbildung 9-12: Beispielhafte Meilensteinplanung eines Lobbyingfalls.

Drittens können zum Abschluss der Planung Organigramme erstellt werden, die die spezifischen Prozessverantwortlichkeiten dokumentieren. Ob dieser Prozessschritt tatsächlich durchgeführt wird, hängt maßgeblich von der Größe der Interessenorganisation und der Relevanz des spezifischen Lobbyingplanungsfalles ab.

Wie bereits eingangs ausgeführt, ist die Lobbyingplanung grundsätzlich als Gerüst zu verstehen, das als Hilfestellung dient. Sie ist jedoch nie starr, sondern muss immer wieder flexibel an sich verändernde Situationen angepasst werden. Lobbying findet nicht in geschlossenen, mechanischen Systemen statt, sondern in sich wandelbaren gesellschaftlichen und politischen

Kontexten und muss dementsprechend gemanagt werden. Die operativ-taktische Planung umfasst daher zwei Dimensionen:

a. den vorab erstellten Plan und
b. die fortlaufende Steuerung entlang des Interest-based Policy Cycles und der einzelnen Stufen des gesundheitspolitischen Gesetzgebungsverfahrens.

Aufgabe 9-3: Setzen Sie Ihre gesundheitspolitischen Ziele um!

Zum Abschluss dieses Bandes sollten Sie in der Lage sein, gesundheitspolitische Prozesse und Interessenpolitik zu verstehen und die notwendigen Schritte zur Realisierung von spezifischen gesundheitspolitischen Zielen einzuleiten.
Greifen Sie auf Aufgabe 2-2 zurück. Gemäß dieser Aufgabe sollten Sie für einen fiktiven Gesundheitsverband, dessen Cheflobbyistin bzw. Cheflobbyist Sie sind, mindestens ein gesundheitspolitisches Ziel nennen, das nur mittels gesetzlicher Änderungen der aktuellen Rahmenbedingungen realisierbar ist.

- Wie wollen Sie dieses Lobbyingziel nun erreichen? Erstellen Sie unter dem verfügbaren Kenntnisstand einen Lobbyingplan.

9.9 Lobbyingcontrolling

Im Anschluss eines jeden Lobbyingmanagement- und Planungsprozesses, sei er grundsätzlicher Natur oder politikfeldspezifisch, erfolgt das Lobbyingcontrolling. Dieses wird – um es vorwegzunehmen – im Vergleich zu vielen anderen Einsatzarten des Controllings auch heute noch recht stiefmütterlich behandelt. Dabei darf jedoch nicht ausgeblendet werden, dass mit dem in diesem Kapitel vorgestellten Managementansatz zum gesundheitspolitischen Lobbying bereits wesentliche Elemente zur Anwendung kommen, die die klassischen Informations-, Planungs-, Koordinations- und Kontrollfunktionen des Controllings gewährleisten, wenn nicht sogar übernehmen. Das Lobbyingcontrolling sollte sich daher darauf konzentrieren, den arbeitsteiligen Prozess des Lobbyingmanagements zu unterstützen und beratend tätig zu werden, indem es Transparenz schafft und geeignete Methoden, Strukturen und Kennzahlen für die unterschiedlichen Prozessphasen des Lobbyings bereitstellt (in Anlehnung an: Volk & Zerfaß, 2024), ohne dabei das Lobbying selbst zu überfrachten oder zu verkomplizieren. Als weiterer, zunehmend wichtiger werdender Aspekt muss das Controlling zudem das Thema Rechtskonformität und damit die Compliance des Lobbyings im Auge behalten.

9.9.1 Handlungsebenen

Lobbyingcontrolling ist weder ein in der Fachliteratur etablierter Standardbegriff noch eine spezifische, ausgereifte Methode. Vielmehr kann es an das theoretisch deutlich weiter entwickelte Kommunikationscontrolling angelehnt und politikfeldspezifisch ausgebaut werden. Dabei ist zu berücksichtigen, dass es sich beim Lobbying im Gesundheitswesen, so wie hier definiert, hauptsächlich um Non-public-, also Inside-Lobbying handelt, auch wenn mit dessen Professionalisierung vermehrt Elemente des Outside-Lobbyings aus der politischen Öffentlichkeitsarbeit und dem Advocacy hinzukommen.

Das Lobbyingcontrolling basiert auf den Daten und Informationen, die im Rahmen des Health Policy Lobbying-Managements generiert werden. Mit Bezug auf das Kommunikationscontrolling lassen sich dabei die beiden Handlungsebenen „strategisch“ und „operativ“ unterscheiden (z. B.: DPRG, 2011; Volk & Zerfaß, 2024).

Strategisches Lobbyingcontrolling

Beim strategischen Lobbyingcontrolling steht das Kriterium der Effektivität im Vordergrund. Hier stellt sich die Frage, ob die richtigen bzw.

adäquaten „Dinge“ getan werden. Zu diesem Zweck sind im Wesentlichen zwei Aspekte Gegenstand des Controllings:

- Einerseits geht es um die Steuerung und Bewertung des Lobbyingmanagements selbst. Dazu kann beispielsweise überprüft werden, ob und inwieweit sich das Lobbying an den Phasen und den damit verbundenen Aktivitäten des klassischen Politikzyklus oder – wie in diesem Band dargestellt – des Interest-based Policy Cycle orientiert. Auch der Lobbyinginput in Form von finanziellen oder personellen Ressourcen kann in diesem Kontext betrachtet werden.
- Andererseits übernimmt das strategische Lobbyingcontrolling eine Steuerungs- und Kontrollfunktion im Hinblick auf die Lobbyingstrategie. Die zentrale Frage in diesem Zusammenhang lautet: Welchen Beitrag leistet das Lobbying zur Erreichung der strategischen Gesamtziele eines Verbandes oder Unternehmens? Gemäß Abbildung 9-1 befindet man sich damit auf der Metaebene. Aufgabe des Controllings ist in diesem Fall, die Anschlussfähigkeit an das generelle Controlling sicherzustellen und spezifische Methoden und Kennzahlen zu liefern, die eine konsequente Verknüpfung des Lobbyings mit den Organisationszielen sowie die Ermittlung der durch das Lobbying geschaffenen Werte (kommunikationstheoretisch sogenannter Outflow) ermöglichen. Hierzu können hilfsweise aus dem Kommunikationsbereich entlehnte Bewertungssysteme wie die Corporate Communication Score Card herangezogen werden, bei der das Lobbying in Relation zu anderen Erfolgsfaktoren und Werttreibern der allgemein gängigen Balanced Score Card gesetzt wird (Zerfaß, 2004).

Operatives Lobbyingcontrolling

Das operative Lobbyingcontrolling befasst sich erstens konkret mit der Stringenz, Zielnähe und Umsetzung des Lobbyingprogramms und bewertet zweitens die Steuerung und Wirkung der Lobbyingmaßnahmen selbst. Es setzt also am Kriterium der Effizienz an und fragt, ob die „Dinge“ richtig gemacht wurden? Das operative Lobbying-Controlling erfasst und bewertet demnach retrospektiv die Prozesse und Maßnahmen des Lobbyings. Dies kann sich sowohl auf die Qualität der Durchführung, die prozessuale und zeitliche Konsistenz als auch auf die Wirkung des Lobbyings im Sinne des Lobbyingerfolgs – einschließlich der Effekte auf die Stakeholder und das Image – beziehen (in Anlehnung an: DPRG, 2011).

Verknüpfung der Handlungsebenen

Die Kommunikationstheorie bedient sich einer Reihe von Bewertungsmodellen, die den Wertschöpfungsbeitrag der Kommunikation ganzheitlich (operativ und strategisch) evaluieren wollen. Dazu wird der Kommunikationsprozess entlang der Wirkungsstufen Initiierung, Prozessverlauf sowie Ergebnis untersucht und mit von Stufe zu Stufe spezifisch definierten Input-, Output-, Outcome- und Outflow-Bewertungsgrößen versehen. Zur Definition dieser Größen sowie zur Erläuterung der unterschiedlichen Bezugsmodelle im Überblick sei auf die weiterführende Literatur verwiesen (Macnamara & Gregory, 2018; Volk & Zerfaß, 2024).

Auf eine vertiefende Betrachtung kann hier verzichtet werden, da die Übertragung dieser Modelle auf das Non-public-Lobbying nicht ohne Weiteres möglich ist und sich in der Praxis zudem als sehr aufwendig darstellt. Dies ist oftmals weniger eine Frage der Machbarkeit als eine Frage der begrenzten finanziellen und zeitlichen Ressourcen. Hinzu kommt, dass das Lobbyingcontrolling – wie eingangs erwähnt – erhebliche Schnittstellen zum Lobbyingmanagement aufweist, welches bei professioneller Durchführung laufend Informations- und Planungsfunktionen bereitstellt, die angesichts der Bedeutung des Lobbyings regelmäßig auf der Top-Managementebene erfasst, abgestimmt und zeitnah koordiniert werden. Aus dieser Sicht ist es daher nicht unbedingt zielführend, neben einer bereits vielfältig vorhandenen Dokumentation weitere Controllingdateien anzulegen, die dann keine unmittelbare Verwendung im Lobbyingmanagement finden. Dieser Einwand wiegt umso schwerer, da die empirische Lobbyingforschung deutlich aufgezeigt hat, dass eine direkte Zurechnung von Erfolgen auf vorangegangene Lobbyingaktivitäten nur unter Vorbehalt möglich ist (z.B.: De Bruycker & Beyer, 2019; Polk, 2020; Bombardini & Trebbi, 2020) Dementsprechend werden in der Praxis für das Lobbyingcontrolling gewöhnlich eher Behelfskontrollen selektiv eingesetzt. Diese können zwar kein umfassendes und an die Organisationssteuerung anschlussfähiges Controllingsystem ersetzen, haben aber den Vorteil, dass sie einfacher zu implementieren sind und den Lobbyingprozess im Kern nicht überfrachten.

9.9.2 Ausgewählte Behelfskontrollen

Im Folgenden werden einige potenzielle behelfsmäßige Erfolgs- und ergänzende Kontrollen für das Lobbying vorgestellt. Dabei handelt es sich im Wesentlichen um reine Kontroll- oder auch Evaluationsmethoden. Gemeinsam ist ihnen, dass eine klare Trennung zwischen strategischen und operativen Handlungsfeldern nicht durchgängig vorgenommen wird, wenngleich der Schwerpunkt eher auf der operativen Ebene liegt. Die vorliegende Auswahl an Kontrollmethoden erhebt keinen Anspruch auf Vollständigkeit, sondern ist vielmehr als exemplarisch zu verstehen.

Zielkontrollen

Ein wichtiger Praxisbehelfshebel zur Evaluierung des Lobbyingerfolgs stellt das Kriterium Zielerreichung dar. Die Wirksamkeit des Lobbyings ist dabei durch einen Soll-Ist-Abgleich zu überprüfen (z.B.: Liehr-Gobbers, 2006; Nothhaft & Bentele, 2022). Die dafür notwendigen spezifischen Steuerungsgrößen entsprechen den im Planungsprozess definierten Lobbyingzielen.

Der ultimative Erfolg wäre nun die vollständige Durchsetzung einer interessenpolitischen Forderung. Ein solches Ergebnis wird jedoch eher die Ausnahme sein, da politische Entscheidungen und mögliche interessenpolitische Forderungen in Demokratien und speziell im korporatistisch organisierten Gesundheitswesen üblicherweise im Konsens ausgehandelt und verabschiedet werden. Infolgedessen rückt bei der Erfolgsmessung von Lobbying der Zielerreichungsgrad in den Vordergrund, bei dem Soll und Ist gegenübergestellt werden müssen.

Da Lobbyingziele aber häufig nicht eindeutig quantifizierbar sind, hängt die Anwendbarkeit von Zielkontrollen davon ab, dass die Ziele im Rahmen der Planung möglichst genau beschrieben werden. Also beispielsweise: Was soll interessenpolitisch konkret erreicht werden? Bis zu welchem Zeitpunkt? Sollen (Reform-) Entscheidungen herbeigeführt, verzögert oder verhindert werden? Zwischen Lobbyingplanung und ihrer Kontrolle besteht folglich eine enge Interdependenz.

Der Abgleich zwischen den in einem gesundheitspolitischen Prozess angestrebten und schließlich erreichten Lobbyingzielen kann am Ende des Prozesses oder auch während dessen erfolgen. Zu diesem Zweck werden insbesondere Monats-, Quartals- oder Jahresberichte verwendet, wobei der Erfolg dann beispielsweise mithilfe eines Ampelsystems ausgewiesen wird. Des Weiteren besteht die Möglichkeit, zur Bewertung der Soll-Mittel-Abweichung Scorings (Punktbewertungssysteme) heranzuziehen, die beispielsweise über Abfragen ermittelt werden.

Neben den Zielen des Lobbyings können auch strategische Entscheidungen einer Wirkungskontrolle unterzogen werden. Die zentrale Frage lautet dann: Wurden die richtigen (Teil-)Strategien zur Lösung des interessenpolitischen Falles gewählt? Um diese Frage zu beantworten, lassen sich die im Planungsprozess erstellten Steckbriefe als Orientierungshilfe heranziehen. Die Bewertung erfolgt sodann in Form von subjektiven Einschätzungen durch Diskussionen, schriftliche Befragungen oder auch Miniaudits, die beispielsweise im Rahmen einer Klausurtagung durchgeführt werden.

Maßnahmenkontrollen

Die Maßnahmenkontrollen dienen der Überprüfung der im gesundheitspolitischen Prozess initiierten Lobbyingaktivitäten und der zugrundeliegenden zeitlichen Abläufe. Sie umfassen zwei (Teil-)Kontrollkategorien: die Methoden- und Instrumentenkontrolle einerseits sowie die Zeitkontrolle andererseits.

- Die Methoden- und Instrumentenkontrolle kann sehr simpel gestaltet sein, indem beispielsweise Checklisten erstellt und überprüft werden oder es kann eine zahlenmäßige Erfassung bestimmter Lobbyingaktivitäten erfolgen. Das schließt die Kontrolle der Folgeeffekte einer Maßnahme mit ein, so z. B.: Wie viele politische Gesprächstermine konnten im Anschluss an eine selbstorganisierte Veranstaltung vereinbart werden?
- Wichtigster Hebel der Maßnahmenkontrolle ist jedoch die Zeitkontrolle und hier wiederum der Lobbyingterminplan. Die dort in der Regel detailliert hinterlegten Maßnahmen müssen daraufhin überprüft werden, ob sie tatsächlich umgesetzt wurden oder nicht. Daran anknüpfend lässt sich fragen: Bei welchen Maßnahmen gab es Hemmnisse und woran lag das? Oder auch: Welche Methoden und Instrumente haben sich als besonders zielführend erwiesen?

Alternativ dazu kommt das Milestone-Controlling infrage. Dabei wird der Lobbyingprozess entlang der Zeitachse bewertet:

- Läuft er wie vorgesehen?
- Und wiederum: Konnten geplante Lobbyingmaßnahmen nicht umgesetzt werden und warum nicht?
- Können sie nachgeholt werden?
- Wurden die richtigen Instrumente eingesetzt?
- Müssen ergänzende Maßnahmen platziert werden?
- Ist der Zeitplan anzupassen? Etc.

Budget- und Personaleinsatzkontrollen

Budget- und Personaleinsatzkontrollen eignen sich im Rahmen des Health Policy Lobbying-Managements vor allem, um während eines Lobbyingprozesses über den Stand der noch verfügbaren Ressourcen zu informieren, oder um rückblickend die Ausgaben für ein Lobbyingvorhaben zu bewerten. Letzteres ist umso wichtiger, da Lobbying mitunter beträchtliche Kosten verursacht und zudem Personal bindet. Allerdings ist auch hier zu berücksichtigen, dass die Höhe und Einhaltung der Budgetgrößen noch keine ausreichende Auskunft darüber gibt, ob und inwieweit die richtigen Lobbyinghebel mit der erforderlichen Effizienz und angemessenen Qualität eingesetzt wurden.

Gegenstandskontrollen

Die Gegenstandskontrollen ergänzen die bisher genannten Kontrollen. Wichtigster Überprüfungsgegenstand sind dabei die affektiven Wirkungen des Lobbyings. Dies können sein

- die Veränderung der Einstellung der Stakeholder zu einem Thema,
- das Image einer Organisation, oder
- die Zufriedenheit der eigenen Mitglieder oder Klienten.

Die affektiven Wirkungen lassen sich als Output- oder auch Outcome-Größen naturgemäß nur indirekt erfassen. Zu diesem Zweck stehen verschiedene Techniken zur Verfügung, darunter Zufriedenheitsbefragungen, die Erstellung von Imageprofilen oder Einstellungsmessungen, z. B. mittels einfacher Ratingskalen wie

„Lobbying gefällt mir/gefällt mir nicht". Die Gegenstandskontrollen werden nur höchst selten von einer Organisation in Eigenregie durchgeführt, sondern stützen sich in der Regel auf den Input von Untersuchungen und Evaluationen externer Agenturen.

Compliancekontrollen

Spätestens mit der gesetzlichen Einführung des Lobbyregisters für die Interessenvertretung ist ein organisationsinternes Überwachungs- und Sicherungscontrolling unerlässlich, um zu überprüfen, ob und inwieweit die eigenen Lobbyingaktivitäten mit den geltenden gesetzlichen und regulatorischen Vorgaben übereinstimmen. Das Controlling hat dabei die Aufgabe, mögliche Interessenkonflikte offenzulegen und unterstützend tätig zu werden, um Korruption oder unzulässige Einflussnahme auf politische Entscheidungsträger zu verhindern. Dazu kann es beispielsweise auf die Erarbeitung und Etablierung organisationsbezogener ethischer Standards für Transparenz, Fairness und Integrität der eigenen Lobbyingarbeit hinwirken.

9.9.3 Entwicklungspotenzial

Gegenwärtig werden in das Lobbyingcontrolling in der Regel nur geringe finanzielle und zeitliche Ressourcen investiert. Wenn überhaupt, dient es in erster Linie der (Erfolgs-)Kontrolle und Evaluation. Allerdings ist das Controlling auch in diesem Kontext nur eingeschränkt anwendbar und nutzbar. Als Hauptkritikpunkt gilt, dass viele Kontrollen häufig nicht auf eindeutigen und quantifizierbaren Messgrößen basieren, sondern qualitativ erfolgen. Dabei ist das jeweils bewertete Indikatorenset stark von subjektiven Einschätzungen abhängig. Und selbst dort, wo auf professionell initiierte Befragungsergebnisse zurückgegriffen wird, fließen häufig in hohem Maße Selbstauskünfte ein. Im Ergebnis stellt die Ermittlung des Lobbyingerfolgs und dessen Übersetzung in objektive Kennzahlen eine kritische Größe dar. Mit anderen Worten: Das Verhältnis von Input an Ressourcen und Output an Ergebnissen bzw. die Gegenüberstellung von Kosten und Nutzen des gesundheitspolitischen Lobbyingmanagements im Sinne seiner Effektivität und Effizienz ist nicht robust bewertbar.

Trotz dieser Kritik können Controllingaktivitäten für das Management des Lobbyings nützlich sein: Denn indem sie systematisch Feedback geben, tragen sie dazu bei, das Lobbying insgesamt transparenter und besser zu machen. Im Bereich des Lobbyingcontrollings im Gesundheitssektor besteht daher zweifellos noch Entwicklungspotenzial, wobei insbesondere die Verknüpfung mit den Organisationszielen in Zukunft an Relevanz gewinnen sollte.

Literatur

Althaus, M. (2008). PKV: Versichertenaufstand gegen die Gesundheitsreform. In M. Althaus (Hrsg.), *Kampagne! 3: Neue Strategien im Grassroots Lobbying für Unternehmen und Verbände* (S. 164–174). LIT Verlag.

Antoine, E. (2024). Lobbying global venues: Sitting in or speaking out? *Governance, 38*(2), 1–20. https://doi.org/10.1111/gove.12903

AOK-BV (Allgemeine Ortskrankenkasse Bundesverband). (n.d.). *Interessenvertretung und PR-Instrumente*. mimeo: Berlin.

Bamberger, I. & Wrona, T. (2012). *Strategische Unternehmensführung* (2. Aufl.). Vahlen. https://doi.org/10.15358/9783800642724

Baumgartner, F.R., Berry, J.M., Hojnacki, M., Kimball, D.C. & Leech, B.L. (2009). *Lobbying and policy change: Who wins, who loses, and why*. University of Chicago Press. https://doi.org/10.7208/chicago/9780226039466.001.0001

Behrendt, S., Scharp, M., Zieschank, R. & van Nouhuys, J. (2015). *„Horizon Scanning" und Trendsmonitoring als ein Instrument in der Umweltpolitik zur strategischen Früherkennung und effizienten Politikberatung: Konzeptstudie (im Auftrag des Umweltbundesamts)*. Verfügbar unter https://www.umweltbundesamt.de/publikationen/horizon-scanning-trendmonitoring-als-ein-instrument

Bertelsmann-Stiftung. (n.d.). *Übersicht Policy Briefs*. Verfügbar unter https://www.bertelsmann-stif

tung.de/de/unsere-projekte/zukunft-soziale-marktwirtschaft/uebersicht-policy-briefs, abgerufen am 02.10.25.

Bombardini, M. & Trebbi, F. (2020). Empirical models of lobbying. *Annual Review of Economics, 12*(1), 391–413. https://doi.org/10.1146/annurev-economics-082019-024350

Breitkopf, S., Häckl, D. & Lintener, H. (2020). Horizon Scanning im Gesundheitssystem. In M. Pfannstiel, R. Jaeckel & P. Da-Cruz (Hrsg.), *Market Access im Gesundheitswesen: Hürden und Zugangswege zur Gesundheitsversorgung* (S. 57–75). SpringerGabler.

Buholzer, R.P. (1998). *Legislatives Lobbying in der Europäischen Union: Ein Konzept für Interessengruppen*. Paul Haupt.

Buse, K., Mays, N., Colombini, M., Fraser, A., Khan, M. & Walls, H. (2023). *Making health policy* (3rd ed.). McGraw-Hill Education – Open University Press.

Brandwatch. (2024). *The 10 best social media analytics tools for 2025*. Verfügbar unter https://www.brandwatch.com/blog/social-media-analytics-tools/

Bryson, J.M. (2004). What to do when stakeholders matter: Stakeholder identification and analysis techniques. *Public Management Review, 6*(1), 21–53. https://doi.org/10.1080/14719030410001675722

Chadwick, A. (2013). *The hybrid media system: Politics and power* (2nd ed.). Oxford University Press.

Clarkson, M.B.E. (1995). A stakeholder framework for analyzing and evaluating corporate social performance. *Academy of Management Review, 20*(1), 92–117. https://doi.org/10.2307/258888

Collins, C., Green, A. & Hunter, D. (1999). Health sector reform and the interpretation of policy context. *Health Policy, 47*(1), 69–83. https://doi.org/10.1016/S0168-8510(99)00003-2

De Bruycker, I. & Beyers, J. (2019). Lobbying strategies and success: Inside and outside lobbying in European Union legislative politics. *European Political Science Review, 11*(1), 57–74. https://doi.org/10.1017/S1755773918000218

Donges, P. & Jarren, O. (2020). *Differenzierung und Institutionalisierung des Medien- und Kommunikationssystems*. University of Zurich. Verfügbar unter https://www.zora.uzh.ch/id/eprint/184732/1/donges_jarren_differenzierung.pdf https://doi.org/10.24989/medienjournal.v43i3.1831

DPRG (Deutsche Public Relations Gesellschaft). (2011). *Positionspapier Kommunikations-Controlling*. Gauting.

Drivers. (n.d.). *Advocacy vs. Lobbying & Campaigning: What's the Difference?* Verfügbar unter https://resources.peopleinneed.net/documents/24-advocacy-vs-lobbying-and-campaigning.pdf

Eisenegger, M. & Marschlich, S. (2024). Issues, Frames und Thematisierung. In P. Szyszka, R. Fröhlich & U. Röttger (Hrsg.), *Handbuch der Public Relations* (4. Aufl., S. 455–476). Springer VS. https://doi.org/10.1007/978-3-658-28034-5_25

Freeman, R.E. (1984). *Strategic management: A stakeholder approach*. Pitman.

Grant, R.M. & Nippa, M. (2006). *Strategisches Management* (5. Aufl.). Pearson Studium.

Guéguen, D. (2017). *Adopting a Lobbying Strategy*. Verfügbar unter https://www.aalep.eu/adopting-lobbying-strategy

Hoffjann, O. (2024). Public Affairs. In P. Szyszka, R. Fröhlich & U. Röttger (Hrsg.), *Handbuch der Public Relations* (4. Aufl., S. 721–740). Springer VS. https://doi.org/10.1007/978-3-658-28034-5_40

ICPA (International Centre for Policy Advocacy). (2017). *An Essential Guide to Writing a Policy Brief*. Eigenverlag. Verfügbar unter https://icpolicyadvocacy.org/sites/default/files/2024-04/icpa-policy-briefs-essential-guide.pdf

Ifsits, C. & Mause, K. (2023). Politiksponsoring als Lobby-Instrument. In A. Polk & K. Mause (Hrsg.), *Handbuch Lobbyismus* (S. 307–328). Springer VS.

Irmisch, A. (2011). *Astroturf. Eine neuen Lobbystrategie in Deutschland?* VS Verlag für Sozialwissenschaften. https://doi.org/10.1007/978-3-531-92890-6

Jarren, O. & Klinger, U. (2017). *Öffentlichkeit und Medien im digitalen Zeitalter: zwischen Differenzierung und Neu-Institutionalisierung. Bundeszentrale für politische Bildung*. Verfügbar unter https://www.bpb.de/shop/buecher/schriftenreihe/medienkompetenz-schriftenreihe/257592/oeffentlichkeit-und-medien-im-digitalen-zeitalter-zwischen-differenzierung-und-neu-institutionalisierung/

Joos, K. (2011). *Lobbying im neuen Europa: Erfolgreiche Interessenvertretung nach dem Vertrag von Lissabon*. Wiley-VCH.

Köhling, D. (2008). Interessenvertretung durch Protest? Die niedergelassenen Ärzte und ihre Ansätze einer Grassroots-Lobbykampagne. In M. Althaus (Hrsg.), *Kampagne! 3: Neue Strategien im Grassroots Lobbying für Unternehmen und Verbände* (S. 383–434). LIT Verlag.

Kollman, K. (1998). *Outside Lobbying*. Princeton University Press. https://doi.org/10.1515/9780691221472

Köppl, P. (2003). *Power Lobbying: Das Praxishandbuch der Public Affairs – Wie professionelles Lobbying die Unternehmenserfolge absichert und steigert*. Linde Verlag.

Köppl, P. (2017). *Advanced Power Lobbying: Erfolgreiches Public Affairs in Zeiten der Digitalisierung*. Linde Verlag.

Kuhn, M., Kinter, A. & Kalt, G. (Hrsg.). (2009). *Strategisches Issues Management: Vom erfolgreichen Umgang mit Krisen und Profilierungsthemen. Konzepte – Implikationen – Best Practices* (2. Aufl.). Frankfurter Allgemeine Buch.

Laswell, H.D. (1948). The structure and function of communication in society. In L. Bryson (Ed.), *The communication of ideas: A series of addresses* (S. 32–51). Harper.

Lawrence, A.T., Weber, J., Hill, V.D. & Wasieleski, D.M. (2022). *Business and society: Stakeholders, ethics, public policy* (17th ed.). McGraw Hill Education.

Leif, Th. & Speth, R. (Hrsg.). (2003). *Die stille Macht: Lobbyismus in Deutschland*. Westdeutscher Verlag.

Leif, Th. & Speth, R. (2006). Die fünfte Gewalt – Anatomie des Lobbyismus. In Th. Leif & R. Speth (Hrsg.), *Die fünfte Gewalt – Lobbyismus in Deutschland* (S. 10–36). Bundeszentrale für politische Bildung.

Liehr-Gobbers, K. (2006). *Erfolgsfaktoren des legislativen Lobbying in Brüssel: Konzeptualisierung, Analyse und Handlungsempfehlungen für Genossenschaften in der EU*. Shaker Verlag.

Lock, I., Seele, P. & Heath, R.L. (2016). Where grass has no roots: The concept of ‚shared strategic communication' as an answer to unethical astroturf lobbying. *International Journal of Strategic Communication, 10*(2), 87–100. https://doi.org/10.1080/1553118X.2015.1116002

Lütgens, S. (2015). Issues Management. In R. Fröhlich, P. Szyszka & G. Bentele (Hrsg.), *Handbuch der Public Relations* (3. Aufl., S. 773–793). Springer VS. https://doi.org/10.1007/978-3-531-18917-8_47

Macnamara, J. (2018). *Evaluating public communication: Exploring new models, standards, and best practice*. Routledge.

Maldaner, K. (2003). Lobbyismus ist Politikberatung. In Th. Leif & R. Speth (Hrsg.), *Die stille Macht: Lobbyismus in Deutschland* (S. 144–156). Westdeutscher Verlag.

März, D. & Pütz, J. (2015). Vom Lobbyismus zum Public Affairs Management: Professionalisierungstendenzen in der politischen Arena politischer Interessenvertretung. *ZPB,* 1–2, 28–38. https://doi.org/10.5771/1865-4789-2015-1-2-28

McGrath, C. (2005). *Lobbying in Washington D.C., London, and Brussels: The persuasive communication of political issues*. Edwin Mellen Press.

McNutt, J. & Boland, K. (2007). Astroturf, technology and the future of community mobilization: Implications for nonprofit theory. *The Journal of Sociology & Social Welfare, 34*(3), 165–178. https://doi.org/10.15453/0191-5096.3278

Merkle, H. (2003). *Lobbying: Das Praxishandbuch für Unternehmen*. Primus.

Nothhaft, H. & Bentele, G. (2022). Konzeption von Kommunikationsprogrammen in der Unternehmenskommunikation. In A. Zerfaß, M. Piwinger & U. Röttger (Hrsg.), *Handbuch Unternehmenskommunikation* (3. Aufl., S. 493–518). SpringerGabler. https://doi.org/10.1007/978-3-658-22933-7_22

Nownes, A.J. (2006). *Total Lobbying: What lobbyists want (and how they try to get it)*. Harvard University Press. https://doi.org/10.1017/CBO9780511840395

Peters, B.G. (2017). *The art of lobbying: Institutional strategies and political influence*. Sage.

Polk, A. (2020). What do we know about lobbying in Germany. *Review of Economics, 71*(1), 43–79. https://doi.org/10.1515/roe-2019-0035

Porter, M. (1996). What is a strategy? *Harvard Business Review, 74*(6), 61–78.

Rawe, S. (2005). Monitoring. In M. Althaus (Hrsg.), *Handlexikon Public Affairs* (Bd. 1, S. 39–40). LIT Verlag.

Rieger, G. (2024). *Lobbying in der Sozialwirtschaft. Eine Einführung*. Springer VS. https://doi.org/10.1007/978-3-658-34261-6

Rosenthal, T. & Wagner, E. (2004). *Organisationsentwicklung und Projektmanagement im Gesundheitswesen: Grundlagen – Methoden – Fallstudien*. Economica-Verlag.

Röttger, U., Ecklebe, S. & Dudenhausen, A. (2021). Grassroots Lobbying und Grassroots Campaigning als Public-Affairs-Strategie. In U. Röttger, P. Donges & A. Zerfaß (Hrsg.), *Handbuch Public Relations* (3. Aufl., S. 479–496). SpringerGabler.

Savage, G.T., Nix, T.W., Whitehead, C.J. & Blair, J.D. (1991). Strategies for assessing and managing organizational stakeholders. *Academy of Management Perspectives, 5*(2), 61–75. https://doi.org/10.5465/amc.1991.4274682

Schendelen, R. van (2012). *The art of lobbying EU: More Machiavelli in Brussels* (rev. ed.). Amsterdam University Press.

Schiffers, M. (2023). Grassroots Lobbying im Spannungsfeld von unorganisierten und organisierten Interessen. In A. Polk & K. Mause (Hrsg.), *Handbuch Lobbyismus* (S. 457–475). Springer VS. https://doi.org/10.1007/978-3-658-32320-2_46

Speth, R. (2013). Grassroots-Campaigning: Mobilisierung von oben und unten – Einleitung. In R. Speth (Hrsg.), *Grassroots-Campaigning* (S. 7–25). Springer VS. https://doi.org/10.1007/978-3-531-18876-8_1

Tuchtfeldt, E. (1988). Grundlagen der Wirtschaftspolitik. In O. Issing (Hrsg.), *Allgemeine Wirtschaftspolitik* (2. Aufl., S. 1–18). Vahlen.

Volk, S. Ch. & Zerfaß, A. (2024). Kommunikationscontrolling und PR-Evaluation. In P. Szyszka, R. Fröhlich & U. Röttger (Hrsg.), *Handbuch der Public Relations* (4. Aufl., S. 925–943). Springer VS. https://doi.org/10.1007/978-3-658-28034-5_51

Wehrmann, I. (2007). Lobbying in Deutschland: Begriff und Trends. In R. Kleinfeld, A. Zimmer & U. Willems (Hrsg.), *Lobbying: Strukturen. Akteure. Strategien* (S. 36–64). VS Verlag für Sozialwissenschaften.

Weiler, F. & Brändli, M. (2015). Inside vs. outside lobbying: How the institutional framework shapes the lobbying behavior of interest groups. *European Journal of Political Research, 54*(4), 745–766.

Wendt, N. & Lavaud, B. (2007). *Lobbying. PGA 10*. AK Österreich.

WHO (World Health Organization). (2015). *Health in all policies: Training manual*. World Health Organization. Verfügbar unter https://apps.who.int/iris/handle/10665/151788

Willener, R. (2013). *Erfolgreiches legislatives Lobbying in der Schweiz: Zentrale Methoden und Faktoren*. Kompetenzzentrum für Public Management, KPM-Verlag.

Winter, Th. von (2024). *Lobbyismus in der deutschen Politik*. UTB (Universitäts-Taschenbücher). https://doi.org/10.36198/9783838562100

Zerfaß, A. (2004). Die Corporate Communication Scorecard – Kennzahlensystem, Optimierungstool oder strategisches Steuerungsinstrument? *prportal.de, 57*, 1–8.

Zimmer, A. (2021). Lobbying als nicht-öffentliche Form der Public Affairs: Konzeption, Gestaltungsformen, Fallbeispiele. In U. Röttger, P. Donges & A. Zerfaß (Hrsg.), *Handbuch Public Affairs* (S. 457–478). Springer.

10 Ausblick

Zu Beginn dieses Buches wurde auf die nur ungenügende wissenschaftliche Beachtung der Interessenpolitik als ein elementarer Bestandteil der deutschen Gesundheitspolitik hingewiesen. Die Gründe hierfür sind vielfältig. Einer der wichtigsten ist sicherlich die Unkenntnis und Intransparenz über die faktischen Inhalte und Abstimmungswege interessenpolitischer Prozesse.

Unkenntnis und Intransparenz sind in der Interessenpolitik aber geradezu systemimmanent. Denn in einer Welt, in der darüber spekuliert wird, dass das bloße Verschieben einer Cola-Flasche durch Cristiano Ronaldo während einer Pressekonferenz zur Fußball-Europameisterschaft 2021 zu einem Kursverlust von 4 Mrd. US-$ beim betreffenden Softdrink-Hersteller geführt haben soll (Hlusiak, 2021; Fieldhouse, 2024), werden Öffentlichkeit, öffentliche Informationen und die dazu (konstruierten) Narrative zu einem immensen Werttreiber und politischen Entscheidungshebel. Es versteht sich daher fast von selbst, dass die Akteure der Interessenpolitik, die nicht selten als Vermittler wirtschaftlich und gesellschaftlich relevanter Informationen und Positionierungen auftreten, in ihrem Handeln und Wirken auf leisen Sohlen gehen und sich nur selten in die Karten schauen lassen. Dies gilt umso mehr, als in der Gesundheitspolitik die vielen Gerechtigkeitsfragen eine offene Diskussion mit der Suche nach konsensualen Lösungen oftmals gar nicht erst zulassen.

Erschwerend kommt die Multidisziplinarität dieses Arbeits- und Politikfeldes hinzu: Die hohe Komplexität der Interessenpolitik als mitgestaltendes Element der Gesundheitspolitik, die sich in der Notwendigkeit der Integration von mehr als drei unterschiedlichen Disziplinen – nämlich der Politik, der Ökonomie und der Gesundheitswissenschaften nebst ihren übergreifenden Bezügen zur Kommunikation und Soziologie – widerspiegelt, führt zwangsläufig zu der Gefahr, nur oberflächlich an den Themen herumzudoktern. Und wer will sich das schon nachsagen lassen?

Wer aber die Rolle der Interessenpolitik bewusst ausklammert oder nicht wenigstens in ihren Grundzügen und Grundstrukturen zu erfassen versucht, wird gesundheitspolitische Diskussionen, Entwicklungspfade und Entscheidungen oftmals nicht nachvollziehen können: Ohne ausreichende Berücksichtigung des „Cui bono" muss die Bewertung der Ergebnisse gesundheitspolitischer Entscheidungsprozesse unvollständig bleiben und verursacht nicht selten Unverständnis.

Dieses Problem wird sich nie vollständig auflösen lassen. Schon gar nicht in der Gesundheitspolitik. Denn aufgrund der hier rein technisch bedingten Marktversagensphänomene wird kein Gesundheitssystem der Welt ohne mehr oder weniger weitgehende Regulierungen funktionieren können. Und Regulierungen ziehen nun einmal politischen Wettbewerb um Rahmenbedingungen nach sich. Dies wiegt umso schwerer in einem korporatistischen System wie dem deutschen Gesundheitswesen, in dem Interessenpolitik und Lobbyismus nicht nur immanent sind, sondern einige ihrer relevanten Akteure über institutionelle Zugänge zu gesundheitspolitischen Gestaltungs-, Aushandlungs- und Entscheidungsprozessen verfügen.

Aufgabe der Wissenschaft sollte und muss es daher sein, systematisch Einsicht in diese Materie zu vermitteln, damit künftige gesundheitspolitische Reformdebatten, -prozesse und -entscheidungen grundsätzlich umfassender als bisher eingeordnet werden können. An dieser Stelle besteht, wie das Buch zeigt, noch deutliches Entwicklungspotenzial und weiterer Forschungsbedarf.

Interessenpolitik – Quo vadis? Auch wenn Zukunftsprognosen über die Entwicklung von Interessenpolitik und Lobbyismus im Gesundheitswesen kaum möglich sind, scheint sich ihre grundsätzlich zunehmende Bedeutung anhand der folgenden Megatrends deutlich abzuzeichnen. Diese sind

- die Professionalisierung und Digitalisierung der Kommunikation,
- die wieder zunehmenden finanziellen Engpässe im deutschen Gesundheitswesen, sowie
- die globalen Herausforderungen und Krisen und die damit vermutlich verbundenen transformativen Veränderungserfordernisse.

Auf diese Zukunftsfelder und die sich im Resultat verdichtenden verteilungspolitischen Spielräume, die den Lobbyismus von innen heraus zusätzlich treiben werden, soll im Folgenden kurz eingegangen werden.

Professionalisierung und Digitalisierung

Die Professionalisierung der Kommunikation schreitet in den letzten Jahrzehnten kontinuierlich voran. Dies betrifft auch den Bereich des Lobbyings. Zwar ist Lobbying infolge seines primär nicht öffentlichen Charakters Inside-Lobbying, jedoch werden im Zuge der Interessenvertretung durch professionelle Lobbyingabteilungen und -agenturen zunehmend Elemente der politischen Öffentlichkeitsarbeit oder auch des Advocacy ergänzend eingesetzt. Damit kommt die Öffentlichkeit als weitere Arena der Interessenpolitik ins Spiel, wodurch das Lobbying über den vorparlamentarischen Raum hinaus ausgedehnt wird (Zimmer, 2023). Diese Entwicklung hin zu einer engeren Verzahnung von Inside-Lobbying mit Elementen des Outside-Lobbyings spiegelt die wachsende Bedeutung der Public Affairs wider. Sie wird durch die Digitalisierung und die damit verbundenen Technologien weiter vorangetrieben, die ihrerseits Chancen und Herausforderungen für das Feld der Interessenpolitik im Gesundheitswesen bieten.

Dies betrifft zum einen den Bereich der Analytik. Denn durch den Einsatz von Big Data und KI lassen sich Daten und Textinhalte automatisiert präzise erfassen und zuordnen, Interessens- und Verhaltensmuster relevanter Gruppen systematischer ausloten und darüber hinaus kann die in den Social-Media-Kanälen und anderen Open-Data-Portalen vorherrschende Stimmungslage gezielt ausgewertet und taktisch zum eigenen Vorteil genutzt werden (z. B.: Wiencierz & Röttger, 2019; Stieglitz & Wiencierz, 2022; Meinhardt & Straub, 2024). Diese zusätzlichen digitalen Analyseoptionen unterstützen demzufolge ein Lobbying, das sich an einem strategischen Kommunikationsmanagement orientiert, so wie es in Kap. 9 dargestellt wird.

Zum anderen wirft die Digitalisierung aber auch grundsätzliche Fragen zur Transparenz und Intransparenz von Lobbying auf. Unmittelbar augenfällig ist, dass mit einfachen Metriken wie Visitors, Clicks, Views, Likes oder Downloads transparent überprüft werden kann, ob und inwieweit digitale Kommunikationsangebote in Form von Websites, digitalen Mitgliedermagazinen, Newslettern, politischen Stellungnahmen etc. wahrgenommen werden (Hoffmann, 2021). Als vorteilhaft erweist sich im Bereich Interessenpolitik zudem das digitale Lobbyregister, das eine bessere Nachvollziehbarkeit von Lobbyingkontakten und konkreten Einflussnahmen auf Gesundheitspolitiker ermöglicht. Diesem Mehr an Transparenz steht jedoch an vielen anderen Stellen ein Weniger an Transparenz gegenüber.

Tatsächlich bergen die diversen digitalen Instrumente die Gefahr, dass die für die Interessenpolitik so typische Datenarmut durch eine Datenflut ersetzt wird (Hoffmann, 2021). Denn neben tendenziell besseren und zielgruppengerechteren Auswertungen betreffen viele der im Netz generierten Informationen eher breitere Bevölkerungsgruppen, als dass sie tiefere Einblicke in die konkrete Lobbyingarbeit mit Politikern und Ministerialbeamten ermöglichen. Gleichzeitig bieten die mit der Digitalisierung verstärkt genutzten neuen und erweiterten Formen des Outside-Lobbyings wie das Advocacy und hier wiederum insbesondere das Astroturfing (s. Kap. 9.7.4) Möglichkeiten, Druck auf Politiker und andere Entscheidungsträger auszuüben, ohne dass diese den Absender der Botschaft unmittelbar erkennen. Ebenso kann eine digital geframte (Teil-)Öffentlichkeit als Transmissionsriemen für interessenpolitische Botschaften genutzt, gekapert und auch missbraucht werden. Diese Vorgehensweise entspricht dann zwar nicht mehr der klassischen Interessenpolitik im Gesundheitswesen, die ganz wesentlich auf institutionelle Zugänge, Vertraulichkeit und Glaubwürdigkeit setzt, dürfte aber für bestimmte Akteursgruppen eine strategische Lobbyingoption sein und dort auf positive Resonanz stoßen.

Das Verschleiern und Verbergen finanzieller Motive vor dem Hintergrund gemeinwohlorientierter oder versorgungspolitischer Anliegen wurde in Kap. 2 und Kap. 3 thematisiert und stellt bereits heute eine gängige Lobbyingalternative dar. Die dafür verwendeten und teils konstruierten Narrative und Framings dürften jedoch im Rahmen der Möglichkeiten der Digitalisierung noch professioneller, d.h. noch zielgruppenspezifischer, breitenwirksamer und vor allem kampagnengetrieben eingesetzt werden. Langfristig eröffnen sich in diesem Zusammenhang durch das sogenannte Deep Lobbying (s. Kap. 2.1.3) sogar Optionen, Verhaltens-, Einstellungs- und Stimmungsänderungen herbeizuführen. Damit einher geht aber eine allmähliche Verschiebung von einer eher vertraulichen, auf Expertise basierenden, nicht öffentlichen Interessenpolitik hin zu einer mehr emotionalisierten und mitunter auch manipulativen digital getriebenen Meinungsbildung, die das eingeübte gesundheitspolitische System der konsensualen und mitgestaltenden Aushandlung von Rahmenbedingungen zwischen Politik und institutionellen Akteuren an seinen Wurzeln angreift.

Digitalisierung und partizipative Pluralisierung

Die Digitalisierung bietet aber nicht nur neue Instrumente für das gesundheitspolitische Lobbyingmanagement, sondern schafft generell ein neues strukturelles Umfeld für interessenpolitische Kommunikation, Interaktion und Partizipation. Interessenpolitik wird pluraler, heterogener und zugleich widersprüchlicher. Dies lässt sich am Beispiel der im vorigen Unterpunkt erwähnten Advocacy verdeutlichen. Den dort genannten Nachteilen steht gegenüber, dass die im Rahmen von Advocacy und hier wiederum vor allem von Grassroots-Lobbying entstehenden Themennetzwerke im Vergleich zu klassischen gesundheitspolitischen Netzwerkstrukturen offener im Zugang und heterogener in der Zusammensetzung sind, sich schneller, aber weniger dauerhaft konstituieren können und weniger an informelle Spielregeln gebunden sind. Gesundheitspolitische Problemlagen können entsprechend pluraler und zugleich singulärer thematisiert und beeinflusst werden.

Grundsätzlich werden auf den sozialen Plattformen durch nutzergenerierte Inhalte neue gesundheitspolitische Narrative und Botschaften generiert, die sowohl untereinander als auch mit der „traditionellen" Welt der Gesundheitskommunikation konkurrieren. Neben einer größeren Pluralität und Individualität nimmt als Folge die Zahl der Stakeholder zu, was sich auch darin zeigt, dass (Gesundheits-)Politiker vermehrt selbst den Weg ins Netz suchen und sich dort mittels Twitter und weiterer professioneller Nertzwerkplattformen proaktiv einbringen.

Insbesondere für etablierte Interessengruppen stellt die „neue" digitalisierte Welt eine Herausforderung dar, schließlich entstehen neue Schnittstellen und eingespielte Prozesse werden gestört, während die Steuerbarkeit der Kommunikationsprozesse insgesamt abnimmt (Hoffmann, 2021). Interessenpolitik muss zwangsläufig darauf reagieren: Sie muss das soziale Netz kontinuierlich beobachten und in der Lage sein, frühzeitig auf potenziell negative Ereignisse zu reagieren. Organisationsintern hat dies häufig zur Folge, dass die Legitimation zur Außenpositionierung auf mehrere Köpfe zu verteilen ist. Interessenpolitik wird damit auch innerhalb von Interessengruppen pluraler und macht daher eine Vereinheitlichung ihrer Kommunikation unabdingbar.

All dies bedeutet für das gesundheitspolitische Lobbying der Zukunft nicht, dass es sich in seinen Inhalten, Verhaltens- und Interaktionsmustern komplett wandeln und transformieren muss, wohl aber, dass es sich der Plattformkommunikation und ihren Mechanismen öffnen sollte: Denn nur wer diese Mechanismen versteht und beherrscht, kann in Zukunft Chancen nutzen und das Risiko begrenzen, die Kontrolle über das Agenda Setting zu verlieren. Ungeachtet dessen bleibt aber das persönliche Direktlobbying das entscheidende Instrument der Interessenpolitik. Zumal Studien zeigen (z. B.: Blank & Lutz, 2017), dass der digitale Zugang und die digitale politische Interaktion nur für einen Teil der Bevölkerung prägend sind, und dieser ist überwiegend jung, (hoch-)gebildet und urban.

Finanzlage der GKV und Gesundheitspolitik

Die demografische und medizinisch-technische Entwicklung stellt das deutsche Gesundheitswesen schon heute vor große Herausforderungen. Diese werden umso anspruchsvoller, wenn die Volkswirtschaft nicht wieder auf den Wachstumspfad zurückfindet und von weiteren multiplen Krisen erschüttert wird, wie sie gegenwärtig nahezu gängig sind.

Vor diesem gesamtwirtschaftlichen und gesamtgesellschaftlichen Hintergrund stellt sich dann die Frage, wie speziell das Gesundheitssystem weiterentwickelt werden sollte, um zukunftsfähig zu sein. Wie in Kap. 7 dargelegt, stehen dazu mehrere Wege zur Verfügung. Will man jedoch gesundheitspolitisch nicht weiter mäandern, bleiben aus konzeptioneller und hier vor allem steuerungstheoretischer Sicht prinzipiell nur zwei Optionen: Entweder tritt man wieder in eine Phase verstärkten Wettbewerbs ein (Forcierung des Konzepts der Gesundheitspolitik als Wirtschaftspolitik) oder man versucht, das Gesundheitswesen durch eine mehr staatlich geprägte, interventionistische Gesundheitsförderungspolitik im Rahmen einer transformativen Gesellschaft langfristig zu stabilisieren (Forcierung des Konzepts der Gesundheitspolitik als gesundheitsbasierte Interventionspolitik).

In beiden Fällen wird die Interessenpolitik weiterhin eine mitbestimmende und mitgestaltende Rolle im Gesundheitswesen spielen. Während im letzteren Fall eine stärkere staatliche Regulierung und Gesamtverantwortung erforderlich ist, werden im ersteren Fall ökonomisch-materielle Fragen wieder an Bedeutung gewinnen. Eine Revitalisierung solidarischer Wettbewerbsansätze im Gesundheitswesen dürfte dann die Konsequenz sein. Wie diese Revitalisierung im Einzelnen aussehen wird und ob und inwieweit dabei die Fehler der 1990er und 2000er Jahre, insbesondere im Hinblick auf die Resistenz des deutschen Korporatismus, vermieden werden können, wird Gegenstand reformpolitischer Diskussionen und Maßnahmen sowie interessenpolitischer Einflussnahmen sein. In diesem Kontext sollte auch eine ordnungs- und versorgungspolitisch saubere Einordnung der künftigen Rolle von Prävention erfolgen.

Die Schlussfolgerung, dass dann unabhängig von spezifischen Präventionserfordernissen unweigerlich mehr Wettbewerb ins System käme, würde allerdings erneut einen extensiven Professionalisierungsschub in der Interessenpolitik auslösen. Einige Akteure, wie z. B. die gesetzlichen Krankenkassen, die diesen Schub schon einmal durcherlebten, sich aber aufgrund der letztjährigen Entwicklungen zunehmend in die „kollektive Hängematte" zurückgelegt haben (Jacobs, 2020), werden in diesem Szenario wieder mehr gefordert sein. Da der Wettbewerb aber nicht wie in der Vergangenheit auf der Ebene der Kostenträger stehen bleiben darf, sondern konsequenterweise auch auf die Ebene der Leistungserbringer ausgedehnt werden muss (Beek et al., 2024), wird die Professionalisierung der Interessenpolitik in Richtung Lobbyismus zwangsläufig alle (institutionellen) Bereiche des Gesundheitswesens erfassen. Die Bedeutung der etablierten Interessenakteure dürfte dabei tendenziell zugunsten einer stärkeren Partikularisierung der Interessenvertretung durch mehr Lobbying von großen Krankenhausketten, Medizinischen Versorgungszentren, freien Verbänden der Leistungserbringer etc. abnehmen. Die intensivere Einbindung der Digitalisierung in die interessenpolitische Gesundheitskommunikation bekäme daher auch von dieser Seite her zusätzliche Impulse.

Globalisierung und Transformation

„Die Welt wird kleiner". Diese Metapher steht nicht nur für die rasante Entwicklung der Kommunikation, sondern auch für die übersektorale und überregionale Notwendigkeit der Vernetzung von Wirtschaft und Umwelt im Rahmen einer transformativen, sich wandelnden Gesellschaft. Unter der Überschrift „Phase der (globalen) Krisen- und Resilienzpolitik" wird in Kap. 7.4.4 in diesem Zusammenhang von einer Gabelung bzw. von einem Scheideweg in der gesundheitspolitischen Realpolitik gesprochen. So sind die aktuellen gesellschaftlichen, sozialen und ökonomischen Krisen und Herausforderungen wie Demografie, Rentenproblematik, Pflegenotstand, Infrastrukturprobleme, Migration oder Bundeswehrreform eng mit globalen Elementen verknüpft.

Im Gesundheitsbereich hat insbesondere die COVID-19-Krise allen vor Augen geführt, dass Gesundheit – ähnlich wie Umwelt und Klima – ein grenzüberschreitendes (Kollektiv-)Gut ist (Beek et al., 2024). Gesundheitliche Chancengleichheit für alle Menschen und der Schutz vor globalen, überregionalen Bedrohungen gewinnen vor diesem Hintergrund an gesundheitspolitischem Gewicht und lassen Forderungen nach mehr öffentlicher Politik laut werden. Transformation im Sinne einer nachhaltigen Gesellschaft werden daher nicht nur von der Umwelt- und Klimapolitik gefordert, sondern sind auch gesundheitspolitisch geboten (IPCC, 2022; ExpertInnenrat der Bundesregierung „Gesundheit und Resilienz", 2024).

Kostenträger, Leistungserbringer und andere Unternehmen des Gesundheitswesens müssen sich aus dieser Perspektive auf mehr supranationale und sektorübergreifende Regelungen sowie auf eine insgesamt stärkere strukturelle Einflussnahme des Staates einstellen: Nicht der Schumpeter'sche Wettbewerb (1911) führt in diesem Szenario zu einer schöpferischen Zerstörung mit anschließendem Neuaufbau von Strukturen, sondern unter staatlicher Aufsicht werden bestehende Wertschöpfungsketten auf ihre Nachhaltigkeit und damit auf ihre gesellschaftliche Relevanz überprüft. Beispielhaft seien in diesem Zusammenhang die europäischen Programme „Next Generation EU", der „European Green Deal" und der „European White Deal" genannt. Sie alle zusammen umfassen einen gewaltigen, mehrjährigen Finanzrahmen, mit dem die Transformation der europäischen Wirtschaft und anderer Politikfelder systematisch vorangetrieben werden soll. Auch das gigantische Verschuldungsprogramm, das die neue Bundesregierung zu Beginn der 21. Legislaturperiode beschlossen hat, weist in dieser Hinsicht sichtbare Schnittstellen auf.

In der Konsequenz muss das gesundheitspolitische Lobbying der Zukunft in der Lage sein, die genannten gesamtgesellschaftlichen und gesamtpolitischen Entwicklungen zu antizipieren. Denn auf der einen Seite werden hier immense Fördermittel ausgeschrieben, die dann vor allem von jenen Akteuren abgeschöpft werden können, die nachweisen oder glaubhaft ein Narrativ entwickeln, dass ihre Aktivitäten nicht nur der Gesundheit, sondern auch der Umwelt zugutekommen – womit sich ein weites Betätigungsfeld für Rent Seeker eröffnet. Auf der anderen Seite dürften sich die sektoralen Ressourcenspielräume trotz einer zunehmend laxen staatlichen Finanzpolitik allein schon angesichts der immensen demografischen Herausforderungen in Zukunft weiter verengen. Dies wird den Kampf um die Mittel im Gesundheitsbereich deutlich zuspitzen und den Druck auf die lobbyistisch agierenden Akteure erhöhen. Das betrifft dann nicht nur den nationalen Bereich, sondern auch die EU-Ebene, sodass mit einem deutlichen Internationalisierungsschub des gesundheitspolitischen Lobbyings zu rechnen ist. Vieles wird von der gesamtwirtschaftlichen Entwicklung abhängen.

Fazit: Verteilungskämpfe pushen Lobbying.

Wohin der Weg führt, ist offener denn je. „In the long run, we are all dead" (Keynes, 1923). Diese Metapher steht dafür, dass die aktuellen Probleme nicht nur langfristiger, sondern auch kurzfristiger Natur sind: Dem scheinbar unumstößlichen Vernunftsanspruch eines allgegenwärtigen Untergangsszenarios, dessen Risiken global sind und denen aus dieser Logik heraus permanent präventiv begegnet werden muss, steht das Problem gegenüber, dass Politik ohne Berücksichtigung der materiellen Interessen der breiten Mitte der Bevölkerung demokratisch kaum durchsetzbar ist.

Unabhängig davon, welche gesundheitspolitische Grundausrichtung vor diesem Hintergrund eingeschlagen wird, deutet doch vieles darauf hin, dass sich die internen Verteilungsmaßstäbe zwischen den Gesundheitssektoren und auch innerhalb der Sektoren zwangsläufig verändern werden. Dementsprechend dürften die Verteilungskämpfe um die limitierten finanziellen und personellen Ressourcen im derzeit noch stark fragmentierten und korporatistisch geprägten deutschen Gesundheitswesen an Schärfe gewinnen. Dies bildet den Nährboden für den weiteren Ausbau der Interessenpolitik im Gesundheitswesen hin zu einer Professionalisierung des Lobbyings. Vor allem aber werden die aufgrund der Trittbrettfahrerproblematik interessenpolitisch schwächer positionierten Gruppen wie Patienten und Versicherte ihre Anliegen auf dem Weg der Digitalisierung singulärer und zugleich pluraler artikulieren können. Insofern sind zukünftig nicht nur spröde Technikfragen zum Lobbyingmanagement im Gesundheitswesen relevant. Vielmehr ist die Auseinandersetzung mit den Demokratieaspekten sowie den systemischen und makroökonomischen Effekten der Interessenpolitik von großer Bedeutung und sollte daher grundsätzlich stärker in den Fokus der (Gesundheits-)Wissenschaften und der universitären Bildungspolitik gerückt werden. Es ist dem „Cui bono – wem nützt es?" eine zentrale Rolle in der Interpretation und Beurteilung von Gesundheitspolitik einzuräumen.

Literatur

Beek, C. van der, Beek, G. van der & Boroch, W. (2024). *Gesundheitsökonomie: Eine Einführung* (2. Aufl.). De Gruyter Oldenbourg.

Blank, G. & Lutz, C. (2017). Representativeness of social media in Great Britain: Investigating Facebook, LinkedIn, Twitter, Pinterest, Google+, and Instagram. *American Behavioral Scientist, 61*(7), 741–756. https://doi.org/10.1177/0002764217717559

ExpertInnenrat der Bundesregierung „Gesundheit und Resilienz". (2024). *Klimawandel und Gesundheit: Zusammen denken, Systemgrenzen überwinden.* Verfügbar unter https://www.bundesregierung.de/resource/blob/975228/2316964/b447f13789821257f713312a15cda3e5/2024-10-22-expertinnenrat-stellungnahme-5-data.pdf?download=1

Fieldhouse, S. (2024). Did Cristiano Ronaldo really move the stock market? *The Armchair Trader*. Verfügbar unter https://www.thearmchairtrader.com/features/cristiano-ronaldo-stock-market-coca-cola/

Hlusiak, M. (2021). *Cristiano Ronaldo lässt Coca-Cola-Aktie durch Aktion auf Pressekonferenz im Wert sinken.* Verfügbar unter https://www.eurosport.de/fussball/euro-2020/2021/em-cristiano-ronaldo-lasst-durch-aktion-auf-pressekonferenz-coca-cola-aktie-im-wert-sinken_sto8376610/story.shtml

Hoffmann, C. P. (2021). Digitale Instrumente der Public Affairs. In U. Röttger, P. Donges & A. Zerfaß (Hrsg.), *Handbuch Public Affairs: Politische Kom-*

munikation für Unternehmen und Organisation (S. 577–595). SpringerGabler.

IPCC (Intergovernmental Panel on Climate Change). (2022). *Climate action for a healthy future: Health messages from the IPCC Sixth Assessment Report on migration and climate change*. Verfügbar unter https://climateandhealthalliance.org/wp-content/uploads/2022/05/IPCC_Briefing-AR6-WG3.pdf

Jacobs, K. (2020). Vertragswettbewerb: Neustart geboten. *Gesundheits- und Sozialpolitik, 74*(1/2), 24–28. https://doi.org/10.5771/1611-5821-2020-1-24

Keynes, J. M. (1923). *A tract on monetary reform*. Macmillan.

Meinhardt, A. & Straub, S. (2024). KI im Gesundheitswesen – Definition und Typologien. *G+G Wissenschaft, 24*(3), 7–13.

Schumpeter, J. (1911). *Theorie der wirtschaftlichen Entwicklung*. Duncker & Humblot.

Stieglitz, S. & Wiencierz, C. (2022). Digitalisierung, Big Data und soziale Medien als Rahmenbedingungen der Unternehmenskommunikation. In A. Zerfaß, M. Piwinger & U. Röttger (Hrsg.), *Handbuch Unternehmenskommunikation* (3. Aufl., S. 289–309). SpringerGabler. https://doi.org/10.1007/978-3-658-22933-7_10

Wiencierz, C. & Röttger, U. (2019). Big data in public relations: A conceptual framework. *Public Relations Journal, 12*(3), 1–15.

Zimmer, A. (2023). Lobbyismus aus politikwissenschaftlicher Perspektive. In A. Polk & K. Mause (Hrsg.), *Handbuch Lobbyismus* (S. 21–40). Springer VS. https://doi.org/10.1007/978-3-658-32320-2_3

V Anhang

Abkürzungsverzeichnis

ABDA	Bundesvereinigung Deutscher Apothekenverbände
ACF	Advocacy Coalition Framework
ACHSE	Allianz Chronischer Seltener Erkrankungen
AMNOG	Arzneimittel-Neuordnungsgesetz
ANG	Arbeitsgemeinschaft der niedergelassenen Gefäßchirurgen und Gefäßmediziner Deutschlands
AOK	Allgemeine Ortskrankenkasse
bagp	Bundesarbeitsgemeinschaft der Patientenstellen
BAK	Bundesapothekenkammer
BÄK	Bundesärztekammer
BAS	Bundesamt für Soziale Sicherung; Bundesamt für Soziales und Gesundheit
BBMV	Bundesverband der Betreiber medizinischer Versorgungszentren
BDI	Berufsverband Deutscher Internisten
BDK	Berufsverband der Deutschen Kieferorthopäden
BD	Berufsverband Deutscher Oralchirurgen für Zahnärzte
BDPK	Bundesverband Deutscher Privatkliniken
BfArM	Bundesinstitut für Arzneimittel und Medizinprodukte
BfHD	Bund freiberuflicher Hebammen in Deutschland
BGH	Bundesgerichtshof
BiM	Bundesverband der Internetmedizin
BIÖG	Bundesinstitut für Öffentliche Gesundheit
bkj	Berufsverband der Kinder- und Jugendlichenpsychotherapie
BKK	Betriebkrankenkasse
BMAS	Bundesministerium für Arbeit und Soziales
BMC	Bundesverband Managed Care
BMLEH	Bundesministerium für Landwirtschaft, Ernährung und Heimat
BMG	Bundesministerium für Gesundheit („Bundesgesundheitsministerium“)
BMVZ	Bundesverband Medizinische Versorgungszentren – Gesundheitszentren – Integrierte Versorgung e. V.
bpa	Bundesverband privater Anbieter und sozialer Dienste
BPI	Bundesverband der Pharmazeutischen Industrie
BSG	Bundessozialgericht
BV	Bundesverband
bvitg	Bundesverband Gesundheits-IT
BVDAK	Bundesverband Deutscher Apothekenkooperationen
BVDVA	Bundesverband Deutscher Versandapotheken

BVMed	Bundesverband Medizintechnologie
BVND	Berufsverband der niedergelassenen Diabetologen
BVRD	Berufsverband für den Rettungsdienst
BZgA	Bundeszentrale für Gesundheitliche Aufklärung (s. a. BIÖG, Bundesinstitut für Öffentliche Gesundheit)
COVID	Coronavirus Disease
DAG-SHG	Deutsche Arbeitsgemeinschaft der Selbsthilfegruppen
DAV	Deutscher Apothekerverband
DBfK	Deutscher Berufsverband für Pflegeberufe
DBR	Deutscher Behindertenrat
DHV	Deutscher Hebammenverband
DIMDI	Deutsches Institut für Medizinische Dokumentation und Information
DKV	Deutsche Krankenhausgesellschaft
DMP	Disease Management Programm
DPR	Deutscher Pflegerat
DPtV	Deutsche Psychotherapeuten Vereinigung
DPV	Deutscher Pflegeverband
DRG	Diagnosis Related Groups
DRK	Deutsches Rotes Kreuz
DVTA	Dachverband für Technologen/innen und Analytiker/innen in der Medizin Deutschland
EBM	Einheitlicher Bewertungsmaßstab
EK	Ersatzkasse
EU	Europäische Union
FVDZ	Freier Verband Deutscher Zahnärzte
G-BA	Gemeinsamer Bundesausschuss
GbR	Gesellschaft des bürgerlichen Rechts
GG	Gemeinsame Geschäftsordnung der Bundesministerien
GKV	Gesetzliche Krankenversicherung
GKV-FKG	Gesetz für einen fairen Kassenwettbewerb in der GKV; auch: Faire-Kassenwettbewerb-Gesetz
GKV-SV	Spitzenverband Bund der Krankenkassen
GMK	Gesundheitsministerkonferenz
GOÄ	Gebührenordung für Ärzte
GO-BT	Geschäftsordnung des Deutschen Bundestags
GPV	Gesetzliche Pflegeversicherung
GSG	Gesundheitsstrukturgesetz
HiAP	Health in All Policies
HZV	Hausärzteverband
IGel	Individuelle Gesundheitsleistungen
IKK	Innungskrankenkasse
InEK	Institut für das Entgeltsystem im Krankenhaus
IQTiG	Institut für Qualitätssicherung und Transparenz im Gesundheitswesen
IQWiG	Institut für Qualität und Wirtschaftlichkeit im Gesundheitswesen
Kap.	Kapitel
KBV	Kassenärztliche Bundesvereinigung

KKVD	Katholischer Krankenhausverband
kuk	Kooperationsgemeinschaft unternehmensnaher Krankenkassen
KV	Kassenärztliche Vereinigung
KZV	Kassenzahnärztliche Bundesvereinigung
LAK	Landesapothekenkammer
LÄK	Landesärztekammer
LKG	Landeskrankenhausgesellschaft
Mio.	Million(en)
Mrd.	Milliarde(n)
MSA	Multiple-Streams-Ansatz
MTA	Medizinisch-Technischer Assistent
MVZ	Medizinisches Versorgungszentrum
NAKOS	Nationale Kontakt- und Informationsstelle zur Anregung und Unterstützung von Selbsthilfegruppen
NG	Non-Governmental Organisation
NPÖ	Neue Politische Ökonomie
ÖPG	Öffentlicher Gesundheitsdienst
PA	Public Affairs
PEI	Paul-Ehrlich-Institut
PET	Punctuated-Equilibrium-Theorie
PHAC	Public Health Action Cycle
PKV	Private Krankenversicherung
PPV	Private Pflegepflichtversicherung
PR	Public Relations
RKI	Robert Koch-Institut
RSA	Risikostrukturausgleich
SBG	Sozialgesetzbuch
SHV	Spitzenverband der Heilmittelverbände
SoVD	Sozialverband Deutschland
SpiFA	Spitzenverband der Fachärzte
SPV	Soziale Pflegeversicherung
SVLFG	Sozialversicherung Landwirtschaft, Forsten und Gartenbau
SVR	Sachverständigenrat
VAG	Versicherungsaufsichtsgesetz
Vdek	Verband der Ersatzkassen
VFA	Verband der forschenden Arzneimittelhersteller
VKD	Verband der Krankenhausdirektoren Deutschlands
VMF	Verband medizinischer Fachberufe
VUD	Verband der Universitätsklinika Deutschlands
VVG	Versicherungsvertragsgesetz
VZA	Verband der Zytostatika herstellenden Apothekerinnen und Apotheker
VZBV	Bundesverband der Verbraucherzentralen
WHO	World Health Organization

Autorenvita

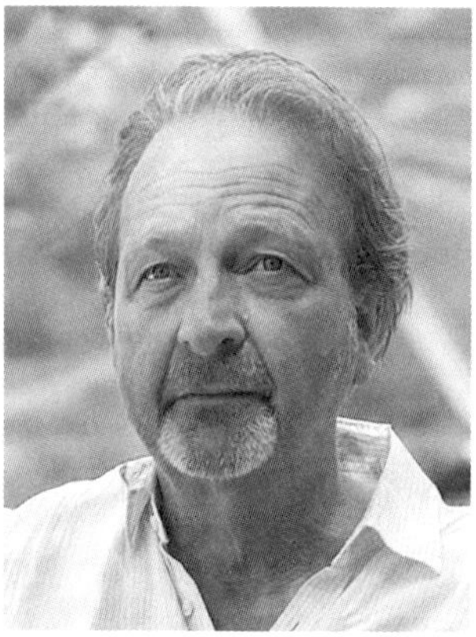

Wilfried Boroch, Jahrgang 1961, ist seit 2015 Professor für Gesundheitsmanagement und Gesundheitsökonomie an der FOM Hochschule in Essen. Seither Gastprofessuren an den Universitäten in Tai'an, Shandong und Maastricht. Zuvor Studium der Volkswirtschaftslehre in Duisburg und Indiana, Pennsylvania sowie später Promotion. Forschungsgruppenleiter am Weltwirtschaftsinstitut Hamburg und Sondergutachter für die baltischen Länder im Auftrag des Bundeswirtschaftsministeriums. Anschließend Referatsleiter Gesundheitsökonomie bei der Kassenärztlichen Vereinigung Westfalen-Lippe. 15 Jahre AOK Hessen als Direktor für Unternehmenspolitik, Kommunikation und Marketing. Mitglied des Managementboards und Unternehmenssprecher.

Sachwortverzeichnis

B

C

D

E

F

G

H

I

K

L

M

N

Q

R

Z

Im Inhalt erwähnte Gesetze

(z. B. nach BGB, GSG, SGB, etc.)